MANUAL PRÁCTICO DE ANESTESIA OBSTÉTRICA

Coordinadores:
Lucas Paseiro García
Adrián Fernández Castiñeira

© 2024 Amazing Books S.L. www.amazingbooks.es

Director editorial: Javier Ábrego Bonafonte

Razón social: C/ Rosa Chacel N.º 8 escalera 1º oficina 4º C. 50018 Zaragoza – España

Primera edición: diciembre 2024

ISBN: 978-84-19792-10-5

Depósito Legal: Z 2113-2024

Cómo citar este libro: Manual práctico de anestesia obstétrica, Lucas Paseiro García, Adrián Fernández Castiñeira. ISBN: 978-84-19792-10-5

AMAZING BOOKS S.L. dispone de un repositorio en su web en donde se puede acceder a las «fe de erratas» o «fe de errores» de sus publicaciones cuando son detectadas tras la impresión del libro. A dicho repositorio se puede acceder a través del link con su PC o con un smartphone haciendo la lectura a través del código QR.

Índice de contenidos

Directores de la obra

- **Lucas Paseiro García.** Adjunto de anestesiología, reanimación y dolor en el Hospital Quirónsalud Miguel Domínguez (Pontevedra).

- **Adrián Fernández Castiñeira.** Médico especialista en Anestesiología, Reanimación y Terapéutica del Dolor en el Hospital del Mar (Barcelona).

Autores

- **Angie Catherine Carpintero Cruz.** Médico especialista en Anestesiología, Reanimación y Terapéutica del Dolor en el Hospital del Mar (Barcelona).

- **Anna Valle Beltran.** Médico especialista en Anestesiología, Reanimación y Terapéutica del Dolor en el Hospital Parc Taulí de Sabadell. (Barcelona).

- **Beatriz Fort Pelay.** Médico especialista en Anestesiología, Reanimación y Terapéutica del Dolor en el Hospital del Mar (Barcelona).

- **Cinthya Connie Llaja Villa**. Médico especialista en Anestesiología, Reanimación y Terapéutica del Dolor en el Hospital del Mar (Barcelona).

- **Cristina Rodríguez-Cosmen.** Médico especialista en Anestesiología, Reanimación y Terapéutica del Dolor en el Hospital del Mar (Barcelona).

- **Daniela Nieuwveld Contreras.** Médico especialista en Anestesiología, Reanimación y Terapéutica del Dolor en el Hospital del Mar (Barcelona).

- **Dawid Rozenkiewicz.** Médico especialista en Anestesiología, Reanimación y Terapéutica del Dolor en el Hospital General de Granollers (Barcelona).

- **Eliana López Argüello.** Médico especialista en Anestesiología, Reanimación y Terapéutica del Dolor en el Hospital del Mar (Barcelona).

- **Irene Romero Bhathal.** Médico especialista en Anestesiología, Reanimación y Terapéutica del Dolor en el Hospital del Mar (Barcelona).

- **Juan José Macías Frías.** Médico especialista en Anestesiología, Reanimación y Terapéutica del Dolor en el Hospital General de Granollers (Barcelona).

- **Júlia Candel Pau.** Metgessa Adjunta de Neonatologia. Tutora de residents. Servei de Pediatria. Hospital del Mar de Barcelona. Professora associada mèdica de l'Universistat Pompeu Fabra.

- **Leire Larrañaga Altuna.** Médico especialista en Anestesiología, Reanimación y Terapéutica del Dolor en el Hospital del Mar (Barcelona).

- **Lorena Rivera Vallejo.** Médico especialista en Anestesiología, Reanimación y Terapéutica del Dolor en el Hospital del Mar (Barcelona).

- **Maider Puyada Jáuregui.** Médico especialista en Anestesiología, Reanimación y Terapéutica del Dolor en el Hospital del Mar (Barcelona).

- **Mireia Armengol Gay.** Médico especialista en Anestesiología, Reanimación y Terapéutica del Dolor en el Hospital del Mar (Barcelona).

- **Nuria Alegret Monroig.** Jefa de servicio de Anestesiología, Reanimación y tratamiento del dolor. Consorci Sanitari de Terrassa.(Barcelona)

- **Rosa Parra González.** Médico especialista en Anestesiología, reanimación y dolor en el Hospital General de Granollers.

- **Rosa Rodríguez Mauriz.** Farmacéutica hospitalaria en el Hospital Duran i Reynals Institut Català d'Oncologia (Hospitalet de Llobregat).

- **Sheila Solsona Carcasona.** Médico especialista en Anestesiología, Reanimación y Terapéutica del Dolor en el Hospital General de Granollers (Barcelona).

CAPÍTULO 1

INTRODUCCIÓN

Adrián Fernández Castiñeira, Lucas Paseiro García

El descenso de la natalidad se ha convertido en uno de los mayores retos demográficos de nuestro país. Circunstancias como la crisis financiera de 2008, la aparición de la pandemia del SARS-CoV-2 y la estabilidad laboral más tardía en las mujeres han acentuado este fenómeno, hasta el punto de que 2021 fue el año con menos alumbramientos desde que existen registros.

Asimismo, fruto de estos mismos cambios sociodemográficos, España se ha convertido en el país europeo con más embarazadas mayores de 35 años, y en parte, derivado de esto, también en el que más partos instrumentales se realizan y en uno de los que cuenta con mayor tasa de cesáreas de la Unión Europea (aproximadamente un 25 % de todos los partos).

Esto conlleva, evidentemente, que la atención anestésica a la paciente obstétrica haya adquirido una mayor complejidad y requiera desarrollarse en centros que ofrezcan una atención integral de alta calidad y superespecializada. No hay que olvidar que la paciente obstétrica presenta una situación realmente ambivalente; se trata de una persona sana pero con un riesgo anestésico incrementado y que desde el momento en que acude al hospital es potencialmente quirúrgica (a pesar de carecer de una condición patológica como tal) y, por lo tanto, requerirá de un método y técnica anestésicos determinados dirigidos al máximo bienestar del binomio madre-feto.

El dolor de trabajo de parto se considera como uno de los más severos que experimentará una mujer a lo largo de su vida, y es por ello que, como especialistas en anestesia y analgesia obstétrica, tenemos la obligación de procurar mitigarlo y así garantizar un proceso del nacimiento lo más satisfactorio y dichoso posible. Lamentablemente, algo dado por sentado en nuestro medio, no lo es en otros lugares del mundo y el mandato de parir con dolor sigue vigente en muchos países en vías de desarrollo donde la analgesia del parto no es una prestación contemplada dentro de su Sistema Nacional de Salud.

Aunque es individual y único para cada gestante, el dolor de parto puede ser descrito como el peor dolor que una mujer siente en su vida. Así que para llevar a cabo el noble cometido de combatir este dolor, contamos con un arsenal variadísimo de técnicas y métodos (muchos de ellos todavía sin haber probado eficacia clara), pero que resultan útiles, solos o en combinación, para algunas gestantes en ciertos momentos del proceso del parto. Nos referimos a métodos como la aromaterapia, inyecciones de agua estéril, acupuntura, hipnosis, el TENS (*transcutaneous electrical nerve stimulation*) –que se trata de corrientes aplicadas en la zona lumbar que mitigan el dolor inicial– o el entonox –una mezcla de oxígeno y óxido nitroso al cincuenta por ciento que se inhala al inicio de la contracción, calma el dolor y mantiene los reflejos laríngeos de la madre intactos–. En cualquier caso, todas ellas se encuentran muy alejadas del efecto analgésico logrado con la analgesia epidural o a las modificaciones de esta técnica regional, como son la anestesia espinal y la anestesia combinada (espinal y epidural).

Además del alivio del dolor, utilizar la epidural durante el parto ha demostrado otros beneficios, no menos trascendentales, como la disminución del riesgo de morbilidad materna grave, tal y como se recoge en una reciente investigación de la Universidad de Columbia (Estados Unidos) y publicada en la prestigiosa revista *Jama Network Open*. Concretamente, el estudio refleja que los partos llevados a cabo con analgesia neuroaxial reducen el riesgo de hemorragia posparto, la principal causa de morbilidad materna grave prevenible, ya que permiten mayor facilidad en la evaluación y manejo tempranos de la tercera etapa del trabajo de parto y evitar que la hemorragia posparto se convierta en una complicación muy grave, e incluso, letal. Otras ventajas más antiguamente conocidas y atribuidas a la analgesia epidural son la disminución de la acidosis fetal (al disminuir la activación simpática por ansiedad, dolor…) y la posibilidad de garantizar un proceso expulsivo más seguro al ofrecer la posibilidad de reconversión a dosis anestésicas en caso de cesárea (particularmente interesante en gestantes con vía aérea de difícil acceso).

Introducción de la obra

El actual nivel de desarrollo ha provocado que en nuestras áreas obstétricas surjan nuevos desafíos que involucran a gestantes que son cada vez más añosas, con mayor potencial patológico y que demandan planes de parto cada vez más específicos.

Esto ha dado lugar a que la formación en la subespecialidad (aún no estandarizada en España, pero sí en otros países) de anestesia obstétrica sea cada vez más exigente, requiriendo un conocimiento amplísimo y actualizado de la naturaleza de la paciente obstétrica y de todo el proceso que atravesará hasta el puerperio desde el punto de vista fisiológico, patológico y anestésico.

Con el objetivo de dar respuesta a estas nuevas problemáticas, hemos decidido editar este libro, que ahondará en cuestiones habituales de anestesia obstétrica y ayudará al aprendizaje de cualquier anestesiólogo en proceso de formación o que desee consultar uno o varios temas de una forma visualmente ágil y didáctica.

Es importante señalar que esta obra no pretende ser un manual más, sino una herramienta moderna adaptada al mundo de las redes sociales y las nuevas técnicas (más visuales) de información y divulgación. Por ello, todos los contenidos ofrecidos en nuestro texto de anestesia obstétrica se desarrollan a través de infográficos, mnemotecnias, algoritmos y apartados presentados de forma sintética y en formato de resolución de problemas.

Creemos firmemente que la formación y el aprendizaje del siglo XXI, aunque deben ser rigurosamente científicas, no tienen que ser tediosas. Esperamos que con esta moderna perspectiva, tanto los especialistas en proceso de formación como los más experimentados, dispongan así de un recurso que pueda dar una respuesta rápida a sus dudas o incluso proporcionarles nuevos conocimientos de una manera inmediata y fácilmente comprensible y memorizable.

Objetivos de este manual

El objetivo general de este libro es proporcionar a sus lectores los elementos necesarios para ampliar su conocimiento anestésico en el área obstétrica. Está dirigido a todos los profesionales de la anestesia y, también, a aquellos en proceso de formación o que quieran profundizar en el ámbito obstétrico.

Con la conquista de nuevas cotas de bienestar social y sanitario, también hemos asistido a la medicalización de procesos naturales como puede ser el parto. De este modo, las salas de parto se han convertido en un ámbito fundamental de nuestra práctica clínica.

En este escenario es importante replantear y modificar el papel del anestesiólogo obstétrico, tratando de alejarlo de un perfil eminentemente técnico basado en el uso de prácticas estandarizadas; y acercarlo a un nuevo modelo en que responda de una forma más flexible e individualizada a las necesidades de la gestante.

Es en base a esta perspectiva, según la cual se ha creado este libro. A lo largo de los capítulos se satisfacen objetivos específicos como describir el proceso del embarazo y el parto desde un punto de vista fisiopatológico, identificar la problemática actual de la violencia obstétrica; determinar las diferencias existentes entre aliviar el dolor de parto e ir más allá, comprendiendo el parto como un proceso integral en que debemos atender aspectos variados como la libertad de movimiento, el confort o el contexto ambiental; y por último, proponer de forma rápida y didáctica guías de actuación ante problemas específicos en el medio obstétrico.

Así pues, la obra se estructura siguiendo la lógica de los modelos de aprendizaje de Kolb, comenzando por los capítulos más abstractos (fisiología, patología, etc.), hasta llegar a los más específicos, que hacen referencia a problemas clínicos concretos.

A su vez, todos los capítulos, en sí mismos, se estructurarán siguiendo este modelo y de forma estandarizada, de modo que el lector pueda prever dónde estará la información que está buscando y, con la lectura de un solo capítulo, comprender la estructura de todos los demás.

Hemos creado este manual para garantizar que el recurso que hemos creado sea intuitivo y permita establecer los fundamentos teóricos y abstractos, antes de proceder al conocimiento más específico, que será, tal y como describe Gasser en su pirámide, con la puesta en práctica, evolucionando hasta el dominio y la maravillosa fase inherente a la medicina: la transmisión del conocimiento a nuestros compañeros y compañeras, y a futuros especialistas.

En definitiva, se presenta un manual práctico, el cual contiene anexos y protocolos de actuación clínica, pautas sobre bombas (explicado con tablas), algoritmos, Infografías y diverso material gráfico que ayudará a comprender más facilmente la información escrita por los/as autores/as.

CAPÍTULO 2

FISIOLOGÍA DEL EMBARAZO

Angie Catherine Carpintero Cruz

Durante el embarazo, las mujeres experimentan cambios anatómicos y hormonales para adaptarse al feto. El peso aumenta un 17 % (12 kg), debido al crecimiento del útero, feto y líquido amniótico[1].

2.1 Cambios cardíacos

Durante el embarazo, el corazón y la masa del ventrículo izquierdo aumentan por el mayor volumen sanguíneo y la contractilidad, creciendo hasta un 50 % a término. Las válvulas se dilatan, causando insuficiencia tricuspídea y pulmonar en el 94 % de las mujeres y mitral en el 27 %. El corazón se desplaza hacia delante y a la izquierda, el primer ruido cardíaco se acentúa, puede aparecer un cuarto ruido y un soplo sistólico benigno es común[1]. En el tercer trimestre, el electrocardiograma muestra mayor frecuencia cardíaca, acortamiento de los intervalos PR y QT, desplazamiento del eje QRS y cambios en ST y ondas T[2]. La depresión del segmento ST aparece en hasta un 75 % de las gestantes en pruebas de esfuerzo y puede aparecer en cesáreas sin hipocinesia segmentaria[2].

Tabla 1

Cambios en la exploración cardíaca de la embarazada[1]

Examen cardíaco	Cambios electrocardiográficos	Cambios ecocardiográficos	Enzimas miocárdicas[2]
• Acentuación (S1) • Soplo sistólico	• Aumento de la FC • Acortamiento de PR y QT no corregido • Eje QRS desplaza a la derecha en el 1t y a la izquierda en el 3t • ST deprimidos y Ondas T isoeléctricas en derivaciones precordiales sin hipocinesia en el ecocardiograma[2].	• HVI • 94 % IT e IP • 27 % IM	**CK-MB:** Los niveles aumentan en el postparto. **BNP:** Aumentan en las primeras 48 horas postparto, vinculados a la transfusión uteroplacentaria.

(S1) Primer sonido cardíaco; (S3) tercer sonido; (S4) cuarto sonido; (HVI) Hipertrofia ventricular izquierda; (FC) Frecuencia cardíaca; (1t) Primer trimestre; (3t) Tercer trimestre; (IT) Insuficiencia tricúspidea; (IP) Insuficiencia pulmonar; (IM) Insuficiencia mitral; (CK-MB) Creatina quinasa MB; (BNP) Péptido natriurético de tipo B

2.2 Cambios hemodinámicos

Durante el embarazo, el gasto cardíaco (GC) aumenta hasta un 50 % en el segundo trimestre debido a una mayor frecuencia cardíaca (FC) y volumen sistólico (VS), y un 15 % más en embarazos gemelares[3]. El flujo sanguíneo uterino, renal y cutáneo también aumenta. Durante el parto, el GC se eleva hasta un 40 %, aunque la perfusión uteroplacentaria disminuye durante las contracciones, lo que puede elevar el lactato si el expulsivo se prolonga[4]. Las arritmias son más comunes en mujeres con antecedentes cardíacos, pero no aumentan durante el parto. La presión arterial (PA) disminuye durante el embarazo, alcanzando su mínimo a las 20 semanas, mientras que la resistencia vascular sistémica (RVS) también baja inicialmente, pero luego se eleva, manteniéndose un 20 % por debajo de los niveles previos al final del embarazo[1].

Tabla 2
Cambios de la compresión aorto-cava según posición[1]

Posición lateral	Posición supina
• Compresión parcial de la vena cava	• Obstrucción casi completa de la VCI
• Aumenta la actividad del SNS cardíaco	• Síndrome hipotensión supina
• Menor supresión de la actividad vagal cardíaca	• Caída retorno venoso
• Disminución 20 % del VS y GC	

(SNS) Sistema nervioso simpático; (VS) Volumen sistólico; (GC) Gasto cardíaco; (VCI) Vena cava inferior

Compresión aorto-cava: puede reducir el volumen sanguíneo y el GC en un 10-20 %, causando bradicardia y descenso de presión en hasta el 15 % de las mujeres, conocido como síndrome de hipotensión supina[1,5,6].

Un estudio para determinar el beneficio de la inclinación lateral izquierda (ILI) en el GC después del bloqueo subaracnoideo (BSA), evidenció disminución en la presión arterial media (PAM), el GC, el volumen sistólico (VS) y la resistencia vascular sistémica (RVS) después del BSA en posición supina, y en la posición lateral, un aumento en el GC, la FC y la PAM. No se observó diferencia entre los dos ángulos de inclinación (15° y 30°)[6].

Tabla 3
Cambios hemodinámicos y cardíacos de la gestante[1,5,6]

Cambios hemodinámicos	Consideraciones anestésicas
• Aumenta la FC, VS del 20-30 % • Aumenta la contractilidad miocárdica • Aumento del GC del 35-50 % • Disminuye la RVS • Aumento FSU de 50 mL/min a 700-900 mL/min. **Complicaciones Potenciales:** • Síndrome de hipotensión supina	• Evitar compresión de la vena cava en posición supina; preferir posición lateral. • La epidural disminuye el consumo de oxígeno materno[7]. • Evitar la hipotensión súbita en anestesia neuroaxial para no comprometer el flujo uterino y renal. Administrar líquidos y vasopresores cuando sea necesario.

(FC) Frecuencia cardíaca; (VS) Volumen sistólico; (GC) Gasto cardíaco; (RVS) Resistencia vascular sistémica; (FSU) Flujo sanguíneo uterino

La analgesia epidural durante el parto disminuye los niveles de noradrenalina, reduce el esfuerzo respiratorio, el consumo de oxígeno, el índice cardíaco (IC) y la presión arterial (PA). En el parto vaginal, se observa una reducción en la presión arterial media (PAM) y en el IC[3]. En cesáreas realizadas con anestesia neuroaxial, se ha evidenciado una disminución en la frecuencia cardíaca (FC) y el gasto cardíaco (GC), mientras que el volumen sistólico (VS) se mantiene estable[8].

El aumento del volumen sanguíneo durante el embarazo es fundamental para el crecimiento fetal y el peso al nacer. Una expansión insuficiente del volumen se asocia con complicaciones como la preeclampsia y la restricción del crecimiento intrauterino. Tras el parto, el gasto cardíaco (GC) puede aumentar entre un 60 y un 80 %, pero regresa a la normalidad en la primera hora. Esta expansión del volumen sanguíneo también protege a la madre durante la pérdida de sangre[9]. Además, los cambios en el sistema cardiovascular durante el embarazo crean un entorno de alto riesgo para las mujeres con afecciones cardiovasculares preexistentes.

2.3 Cambios respiratorios

Durante el embarazo, el consumo de oxígeno (VO_2), aumenta progresivamente por las demandas del feto, útero y placenta, alcanzando 4,5 a 5 mL/kg/min, con un incremento del 20-30 % cerca del término. En embarazos múltiples, este consumo es un 20 % mayor[10].

La ventilación pulmonar minuto (VE) aumenta un 45 %, impulsada por el mayor volumen tidal (VT) y la reducción del volumen residual (VR), probablemente por los niveles elevados de progesterona y el aumento de la tasa metabólica, resulta en niveles reducidos de dióxido de carbono y alcalosis respiratoria[10]. La concentración de oxígeno arterial varía entre las posiciones sentada y supina, con niveles de saturación de oxígeno más bajos observados en posición supina[2]. Aunque las mediciones espirométricas no cambian, el aumento de PaO_2 facilita la transferencia de oxígeno a la placenta. Hasta el 70 % de las gestantes experimentan disnea fisiológica a las 30 semanas[2,10].

Durante el trabajo de parto la VE de la madre aumenta entre un 70 y un 200 % respecto a los valores previos al embarazo, y el VO_2 se eleva un 40 % en la primera etapa y un 75 % en la segunda, influenciado por el dolor y la actividad uterina. La analgesia neuroaxial puede ayudar a mitigar estos cambios. Después del parto, el volumen residual funcional (VRF) aumenta, pero se mantiene por debajo de los niveles pregestacionales durante 1 a 2 semanas, mientras que la VE y el VO_2 siguen elevados hasta 6 a 8 semanas postparto[1,10].

Tabla 4

Cambios respiratorios en gestantes[1,10]

Cambios respiratorios	Consideraciones anestésicas
• Aumento VO_2	• Son más propensas a la hipoxemia más rápida durante la apnea
• Aumento del VT del 30-40 % la FR y VE	
• CFR disminuye 20 %	• Mayor riesgo de obstrucción de vía aérea y dificultad de la IOT
• Mejor oxigenación aumento de la perfusión pulmonar y del intercambio gascoso	• Usar TOT más pequeños y tener un plan de manejo en caso VAD y de complicaciones respiratorias.
• Edema de la faringe oral y nasal, la laringe y la tráquea (exacerba en la preeclampsia)	• La epidural disminuye el VO_2
• Alcalosis respiratoria leve	• La ventilación durante la anestesia general mantener la PaCo2 de 30 mm Hg.
• Incremento de la resistencia en las vías respiratorias superiores	

(VO_2) Consumo de oxígeno; (VT) Volumen Tidal; (FR) Frecuencia respiratoria; (VE) Ventilación minuto; (CFR) Capacidad funcional residual; (IOT) Intubación orotraqueal; (TOT) Tubo orotraqueal; (VAD) Vía aérea difícil.

2.4 Cambios del sistema nervioso central (SNC)

Durante el embarazo aumenta el flujo sanguíneo cerebral (FSC), debido a una menor resistencia cerebrovascular (RCV) y un mayor diámetro de la arteria carótida, lo que también eleva la permeabilidad de la barrera hematoencefálica (BHE)[11], también aumenta el umbral del dolor y la dependencia del sistema nervioso simpático para la estabilidad hemodinámica, regresando a niveles normales 36-48 horas postparto. Durante la gestación a término, en posición supina y durante el parto, hay un aumento de la grasa epidural y de la presión epidural debido a la compresión de la vena cava inferior y a una mayor presión intraabdominal. Estos valores se normalizan entre 6 y 12 horas postparto. La presión del líquido cefalorraquídeo (LCR) se mantiene similar a la de mujeres no embarazadas, pero aumenta con las contracciones y pujos por la distensión de la vena epidural[1,12].

El volumen de LCR disminuye debido a la expansión del plexo venoso epidural, causada por el aumento del flujo sanguíneo (FS) y la presión en la zona vertebral. Esta compresión del saco dural reduce el espacio del LCR y potenciando los efectos de la anestesia neuroaxial. Además, factores mecánicos, como el crecimiento del útero y el aumento de la presión abdominal, que alteran la anatomía de los espacios espinal y epidural. Como resultado, la anestesia espinal actúa más rápido y dura más, requiriendo un 25 % menos de bupivacaína hiperbárica. Después del parto, las dosis regresan a la normalidad en 24-48 horas, sin cambios en la toxicidad de lidocaína o bupivacaína[1,9,12].

El sistema nervioso autónomo (SNA) también desempeña un papel central en la adaptación fisiológica durante el embarazo, provocando cambios normales en la variabilidad de la frecuencia cardíaca (VFC)[2].

Tabla 5

Cambios en el SNC y consideraciones anestésicas[1,12]

Cambios del SNC	Consideraciones anestésicas[13]
• Aumenta el FSC y permeabilidad de BHE • Aumenta el volumen del plexo venoso epidural y la presión epidural • Disminución de la RCV • Disminuye el volumen LCR • Incremento en la tolerancia al dolor debido a la liberación de endorfinas y cambios hormonales • Cambios vertebrales (aumenta lordosis)	• Menores requerimientos de AL • Reducción del 25 % de la dosis de BH • La AS tiene inicio más rápido y duración más prolongada • La adición de SSN 0,9 % a los AL amplifica el efecto del volumen epidural logrando un bloqueo extenso con menor dosis[12] • CSE: aumenta la altura del bloqueo sensorial de anestesia espinal debido a la mayor compresión del saco dural y desplazamiento del LCR[8]

(FSC) Flujo sanguíneo cerebral; (BHE) Barrera hematoencefálica; (RVC) Resistencia cerebrovascular; (LCR) Líquido cefalorraquídeo; (AL) Anestésicos locales; (AS) Anestesia espinal; (BH) Bupivacaína hiperbárica; (SSN 9 %) Solución salina; (CSE) Técnica epidural-espinal combinada

2.5 Cambios hematológicos

Durante el embarazo, el volumen plasmático aumenta hasta un 50 % a la semana 34, causando anemia por dilución y disminución de hemoglobina. La elevación del volumen plasmático, impulsada por hormonas como los estrógenos y la progesterona, provoca una hipervolemia fisiológica que favorece la entrega de nutrientes al feto y protege contra hipotensión. La disminución de albúmina aumenta la cantidad de anestésico libre, intensificando su efecto y toxicidad. El aumento de globulina altera el equilibrio de proteínas, lo que altera el metabolismo y eliminación de anestésicos, requiriendo ajustes de dosis para un control adecuado del dolor [1].

La coagulación también se acelera, elevándose el fibrinógeno y factores VII, VIII y IX, mientras disminuye la antitrombina III. La trombocitopenia gestacional es común en el tercer trimestre debido a la hemodilución y mayor destrucción plaquetaria[9].

La tromboelastografía (TEG) muestra hipercoagulabilidad en el embarazo y mayor fibrinólisis en el postparto, evidenciado por un aumento del D-dímero[13]. Estos cambios son más notables durante el parto. Durante el puerperio, se pierde 600 mL de sangre en partos vaginales y 1000 mL en cesáreas. La hemoglobina y el hematocrito disminuye inicialmente, normalizando en 3 semanas. La albúmina y las proteínas totales bajan, recuperándose en 6 semanas. Aunque hay una rápida disminución de plaquetas y factores de coagulación, el estado hipercoagulable persiste hasta que el perfil de coagulación se normaliza en 2 semanas[1,9,14].

Tabla 6

Cambios hematológicos y consideraciones anestésicas[1,9]

Cambios hematológicos	Consideraciones anestésicas
• Aumento del volumen sanguíneo • Hipervolemia fisiológica • Anemia dilucional • Conteo plaquetario: no cambia o disminuye. • Aumento de productos de degradación de fibrinógeno, factores de la coagulación I, VII, VIII, IX, X, XII y el plasminógeno e Inhibidor activador del plasminógeno-II • TP y TTPa: acorta el 20 % • Estado hipercoagulable que persiste en el postparto • Disminución de albúmina • Aumento de globulina	• La hipervolemia afecta la distribución del líquido en el espacio epidural • Afectar la capacidad de transporte de O2. Mayor vulnerabilidad a la hipoxia • Riesgo aumentado de trombosis en el puerperio; monitorizar y prevenir • Aumenta la cantidad de anestésico libre, intensificando su efecto y toxicidad • Altera el metabolismo y eliminación de anestésicos, requiriendo ajustes de dosis para un control adecuado del dolor

(Factor I) Fibrinógeno; (Factor VII) Proconvertina; (Factor VIII) Factor antihemofílico; (Factor IX) Factor de Christmas; (Factor X) Factor Stuart-Prower; (Factor XII) Factor de Hageman; (TP) Tiempo de Protrombina; (TTPa) Tiempo de Tromboplastina Parcial Activado; (O$_2$) Oxígeno

2.6 Cambios renales

Durante el embarazo, el volumen intravascular y la función renal aumentan; la tasa de filtración glomerular (TFG) sube un 50 % y vuelve a la normalidad tres meses postparto. La creatinina y el ácido úrico bajan, mientras que la excreción de proteínas y glucosa en la orina aumenta, normalizando tras el parto. La relación proteína-creatinina es clave para diagnosticar preeclampsia. Los niveles de ANP (péptido natriurético auricular) y BNP aumentan después del parto, facilitando la diuresis postparto[14]. Complicaciones potenciales en el embarazo incluyen compresión de los uréteres, riesgo elevado de hidronefrosis (80 %) en el tercer trimestre y un 40 % más de riesgo de pielonefritis en casos de bacteriuria asintomática.

Tabla 7

Cambios renales y consideraciones anestésicas[14]

Cambios renales	Consideraciones anestésicas
• Aumento de la TFG un 50 %	• Ajustes en las dosis de los anestésicos para mantener una analgesia adecuada sin causar toxicidad
• Dilatación del sistema colector (uréteres, pelvis renal)	
• Aumento de la excreción de proteínas y albúmina, glucosa	• Monitoreo de la función renal y de electrolitos
• Reducción de Crs	• Atención a la Proteinuria: puede ser un signo de preeclampsia

(TFG) Tasa de filtración glomerular; (Crs) Creatinina sérica

2.7 Cambios inmunológicos

Durante el parto y el postparto, los leucocitos aumentan a 13,000-15,000/mm^3, especialmente células polimorfonucleares e inmaduras, mientras linfocitos, eosinófilos y basófilos disminuyen. Además, hay menor quimiotaxis y adherencia, aumentando el riesgo de infecciones. Las adaptaciones inmunológicas incluyen tolerancia a antígenos fetales, producción de linfocitos T protectores y predominio del perfil Th2, esencial para un embarazo exitoso. Los títulos de anticuerpos contra ciertos virus también disminuyen[1].

Tabla 8

Cambios del sistema inmunológico de la gestante[1,9]

Cambios inmunológicos	Consideraciones anestésicas
• Aumento de leucocitos • Disminución en la quimiotaxis y adherencia • Disminución en títulos de anticuerpos humorales frente a ciertos virus	• Vigilar gestantes con historial de infecciones o enfermedades autoinmunitarias

2.8 Cambios endocrinológicos

Durante el embarazo, la tiroides crece un 50-70 %, aumentando los niveles de T3 y T4, mientras que la TSH disminuye y luego se normaliza. Los niveles de glucosa suelen ser normales, aunque más bajos en el tercer trimestre por la demanda fetal, y hay resistencia a la insulina. La función adrenal también se modifica, con un aumento de cortisol hasta 2.5 veces el nivel normal debido al incremento de la globulina unidora de corticosteroides (CBG)[1,9].

Los niveles elevados de progesterona y estrógenos pueden aumentar la sensibilidad a los anestésicos y afectar la respuesta cardiovascular.

Tabla 9

Cambios endocrinológicos en la gestante[1,9]

Cambios endocrinológicos	Consideraciones anestésicas
• Aumento del 50 % en T3 y T4 totales • Disminución de TSH en el primer trimestre->no requiere tratamiento • Aumenta la resistencia a la insulina • Aumento del cortisol	• Monitorear posibles complicaciones relacionadas con el hipotiroidismo • Controlar niveles de glucosa • Evaluar riesgo de insuficiencia adrenal, en pacientes con enfermedad suprarrenal conocida • Posible ajuste en la dosis de esteroides

(T3) Triiodotironina; (T4) Tiroxina; (TSH) Hormona estimulante de la tiroides

2.9 Cambios gastrointestinales

Durante el embarazo, el estómago se desplaza hacia arriba, aumentando el reflujo gastroesofágico (RGE) del 10 % al 55 %. Los factores de riesgo incluyen la edad gestacional, antecedentes de acidez estomacal y multiparidad[9]. Alrededor del 80 % de las embarazadas experimentan náuseas y vómitos, y un 1-5 % desarrolla hiperémesis gravídica. Durante el trabajo de parto y el postparto, el vaciamiento gástrico se ralentiza, normalizando en 18 horas. Estudios evidencian que la anestesia epidural con anestésicos locales y opioides no retrasan el vaciamiento gástrico[15].

Tabla 10
Cambios gastrointestinales y consideraciones anestésicas

Cambios gastrointestinales	Consideraciones anestésicas
• Aumento (RGE) 55 % • La secreción ácida basal disminuye sin diferencias en los niveles de gastrina • Vaciamiento gástrico lento durante el trabajo de parto y el postparto	• Aumento del riesgo de bronco-aspiración • Profilaxis de broncoaspiración

(RGE) Reflujo gastroesofágico

2.10 Consideraciones de fármacos utilizados durante la anestesia[1]

- **Propofol:** Dosis de inducción reducida; vida media de eliminación sin cambios.
- **Tiopental:** Dosis de inducción reducida; vida media de eliminación prolongada.
- **Agentes anestésicos volátiles:** MAC disminuida; velocidad de inducción aumentada.
- **Succinilcolina:** Duración del bloqueo sin alteraciones.
- **Rocuronio:** Mayor sensibilidad.
- **Agentes cronotrópicos y vasopresores:** Sensibilidad reducida.
- La dosis de AL subaracnoidea se reduce un 25 %.
- La dosis epidural se reduce ligeramente.

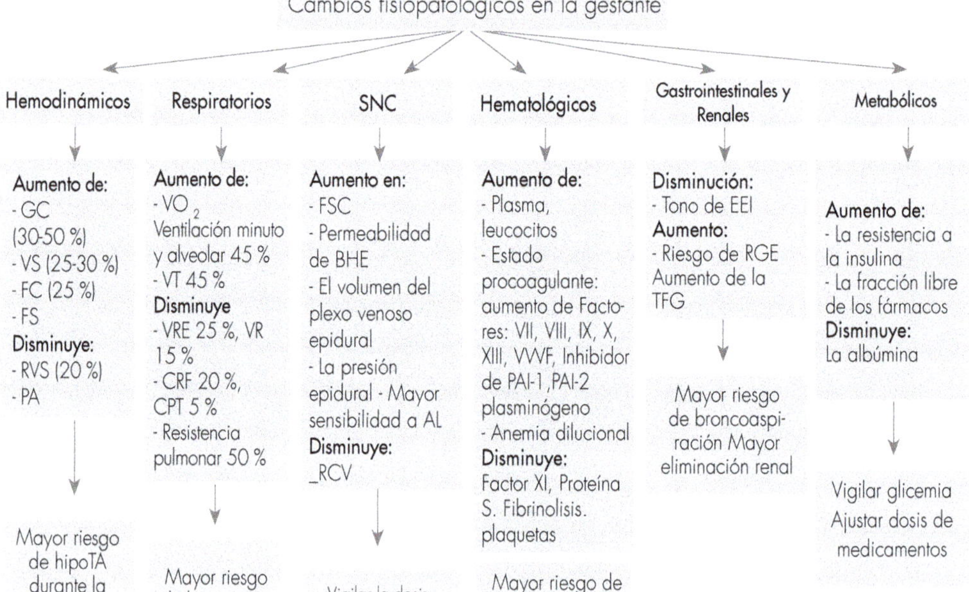

(GC) Gasto cardiaco; (VS) Volumen sistólicos; (FC) Frecuencia cardíaca; (FS) Flujo sanguíneo; (RVS) Resistencia vascular sistémica; (PA) Presión arterial; (VT) Volumen tidal; (VRE) Volumen residual espiratorio; (VR) Volumen residual; (CRF) Capacidad residual funcional; (CPT) Capacidad pulmonar total; (FSC) Flujo sanguíneo cerebral; (BHE) Barrera hematoencefálica; (RCV) Resistencia cerebrovascular; (EEI) Esfínter esofágico inferior; (RGE) Reflujo gastroesofágico; (TFG) Tasa de filtración glomerular

Fuente: David H. Chestnut & Cynthia A Wong & Lawrence C Tsen & Warwick D Ngan Kee & Yaakov Beilin & Jill Mhyre & Brian T. Bateman & Naveen Nathan. Chestnut. Anestesia obstétrica. Principios y práctica. 6ª Edición – 2020 ISBN: 9788491137665, Editorial: Elsevier, Edición: 6°, Especialidad: Anestesiología, Pág: 29-50.

2.11 Cambios fisiológicos en la gestante obesa

A nivel respiratorio la obesidad agrava esta disminución del VR y CFR y puede causar cierre de la vía aérea en posiciones supinas o con anestesia general. Las mujeres embarazadas obesas son más susceptibles a la desaturación rápida de oxígeno, resaltando la necesidad de preoxigenación. Los aumentos significativos en el GC en la gestante se agravan con la obesidad, llevando a hipertrofia ventricular izquierda y disfunción sistólica. La resistencia periférica también aumenta, lo que puede resultar en complicaciones como hipertensión pulmonar y falla del ventrículo derecho. La compresión de aorto-cava por el útero agrandado puede causar síndrome hipotensivo supino, agravado en mujeres obesas. La obesidad incrementa el riesgo de desarrollar o exacerbar una hernia hiatal y aspiración gástrica durante la anestesia. Las parturientas obesas tienen un volumen gástrico significativamente mayor, aumentando las probabilidades de regurgitación[16].

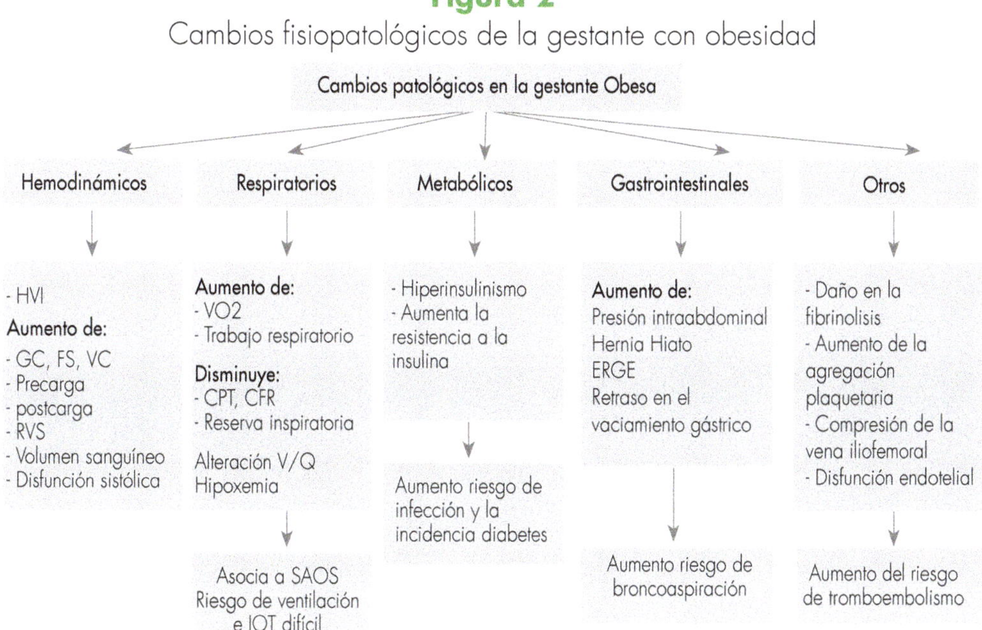

Figura 2
Cambios fisiopatológicos de la gestante con obesidad

(HVI) Hipertrofia ventricular izquierda; (GC) Gasto cardíaco; (FS) Flujo sanguíneo; (VC) Volumen cardíaco; (VO2) Consumo de oxígeno; (CPT) Capacidad pulmonar total; (CFR) Capacidad funcional residual; (ERGE) Enfermedad de reflujo gastroesofágico

Fuente: Kim ST. Anesthetic management of obese and morbidly obese parturients. Anesth Pain Med [Internet]. 2021;16(4):313–21. Disponible en: http://dx.doi.org/10.17085/apm.21090

Bibliografía

1. David H. Chestnut & Cynthia A Wong & Lawrence C Tsen & Warwick D Ngan Kee & Yaakov Beilin & Jill Mhyre & Brian T. Bateman & Naveen Nathan. Chestnut. *Anestesia obstétrica. Principios y práctica.* 6ª Edición – 2020 ISBN: 9788491137665, Editorial: Elsevier, Edición: 6ª, Especialidad: Anestesiología, Pág: 29-50.

2. Morton A. (2021). Physiological Changes and Cardiovascular Investigations in Pregnancy. *Heart, lung & circulation*, 30(1), e6–e15.

3. Melchiorre, K., Sharma, R., & Thilaganathan, B. (2012). Cardiac structure and function in normal pregnancy. *Current opinion in obstetrics & gynecology*, 24(6), 413–421. https://doi.org/10.1097/GCO.0b013e328359826f

4.   Turner, J. M., Mitchell, M. D., & Kumar, S. S. (2020). The physiology of intrapartum fetal compromise at term. *American journal of obstetrics and gynecology*, 222(1), 17–26. https://doi.org/10.1016/j.ajog.2019.07.032

5.   Humphries, A., Mirjalili, S. A., Tarr, G. P., Thompson, J., & Stone, P. (2019). The effect of supine positioning on maternal hemodynamics during late pregnancy. *The journal of maternal-fetal & neonatal medicine*: the official journal of the European Association of Perinatal Medicine, the Federation of Asia and Oceania Perinatal Societies, the International Society of Perinatal Obstetricians, 32(23), 3923–3930. https://doi.org/10.1080/14767058.2018.1478958

6.   Hasanin A, Soryal R, Kaddah T, Raouf SA, Abdelwahab Y, Elshafaei K, *et al.* Hemodynamic effects of lateral tilt before and after spinal anesthesia during cesarean delivery: an observational study. BMC *Anesthesiol* [Internet]. 2018;18(1):8. Disponible en: http://dx.doi.org/10.1186/s12871-018-0473-0

7.   Wydall S, Zolger D, Owolabi A, Nzekwu B, Onwochei D, Desai N. Comparison of different delivery modalities of epidural analgesia and intravenous analgesia in labour: a systematic review and network meta-analysis. *Can J Anaesth* [Internet]. 2023;70(3):406–42. Disponible en: http://dx.doi.org/10.1007/s12630-022-02389-9

8.   Liao, Z., Feng, S., Song, H., & Huang, H. (2021). Continuous transthoracic echocardiographic monitoring for changes in maternal cardiac hemodynamics during cesarean section under combined epidural-spinal anesthesia: a prospective, observational study. *Journal of clinical monitoring and computing*, 10.1007/s10877-021-00777-y. Advance online publication. https://doi.org/10.1007/s10877-021-00777-y

9.   Ouzounian JG, Elkayam U. Physiologic changes during normal pregnancy and delivery. *Cardiol Clin* [Internet]. 2012;30(3):317–29. Disponible en: http://dx.doi.org/10.1016/j.ccl.2012.05.004

10.   Eliasson AH, Phillips YY, Stajduhar KC, Carome MA, Cowsar JD Jr. Oxygen consumption and ventilation during normal labor. Chest 1992;102(2):467–71. Disponible en: http://dx.doi.org/10.1378/chest.102.2.467

11.   Nevo O, Soustiel JF, Thaler I. Maternal cerebral blood flow during normal pregnancy: A cross-sectional study. *Am J Obstet Gynecol*. 2010;203:475.e1–475.e6

12.   Higuchi H, Takagi S, Onuki E, Fujita N, Ozaki M. Distribution of epidural saline upon injection and the epidural volume effect in pregnant women. *Anesthesiology* [Internet]. 2011;114(5):1155–61. Disponible en: http://dx.doi.org/10.1097/ALN.0b013e31820a4c29

13.   Sharma SK, Philip J, Wiley J. Thromboelastographic changes in healthy parturients and postpartum women. *Anesth Analg* [Internet]. 1997;85(1):94–8. Disponible en: http://dx.doi.org/10.1097/00000539-199707000-00017

14.   Kazma JM, van den Anker J, Allegaert K, Dallmann A, Ahmadzia HK. Anatomical and physiological alterations of pregnancy. *J Pharmacokinet Pharmacodyn* [Internet]. 2020;47(4):271–85. Disponible en: http://dx.doi.org/10.1007/s10928-020-09677-1

15.   Fiszer, E., Aptekman, B., Baar, Y., & Weiniger, C. F. (2022). The effect of high-dose versus low-dose epidural fentanyl on gastric emptying in nonfasted parturients: A double-blinded randomised controlled trial. *European journal of anaesthesiology*, 39(1), 50–57. https://doi.org/10.1097/EJA.0000000000001514

16.   Kim ST. Anesthetic management of obese and morbidly obese parturients. *Anesth Pain Med* [Internet]. 2021;16(4):313–21. Disponible en: http://dx.doi.org/10.17085/apm.21090

CAPÍTULO 3

FISIOLOGÍA DEL DOLOR DURANTE EL TRABAJO DE PARTO

Juan José Macías Frías, Dawid Rozenkiewicz

3.1 Introducción

El final del embarazo desencadena una serie de procesos destinados a permitir el descenso del feto a través del canal de parto. Estos procesos estimulan fibras nerviosas provocando diversas percepciones sensoriales, siendo común percibir dolor en alguna etapa del parto[1]. El dolor experimentado durante el parto ha sido descrito como uno de los más intensos, comparado con el dolor causado por una amputación traumática[2]. Este dolor tiene tanto componentes viscerales como somáticos, así como una clara influencia emocional y cognitiva, lo que hace que su percepción sea única e individual en cada parturienta. En este capítulo se discutirá en primer lugar la fisiología del dolor, continuando con las características particulares del dolor obstétrico.

3.2 Fisiología del dolor

La Asociación Internacional para el Estudio del Dolor (IASP) ha definido el dolor como una experiencia sensorial y emocional desagradable asociada o similar a la asociada con el daño tisular real o potencial. Esta definición toma en consideración que el dolor es una experiencia individual que está influenciada por factores biológicos, psicológicos y sociales. A su vez, distingue entre dolor y nocicepción, considerando el dolor como el resultado final de la integración e influencia de múltiples vías además de las nociceptivas[3]. Con el fin de lograr un análisis sistematizado y metódico del tema, este se dividirá en sus diversas etapas y componentes.

Figura 1

Durante la primera etapa del trabajo del parto, el cuerpo uterino y el cuello del útero transmiten información nociceptiva a través de ramas simpáticas del plexo hipogástrico originadas en las raíces T10 a L1. Durante la segunda etapa del trabajo, la vagina y el periné transmiten información nociceptiva a través del nervio pudendo, formado por las raíces de S2 a S4. Esta doble inervación determina diferencias en las características, temporalidad y tratamiento del dolor durante el trabajo de parto

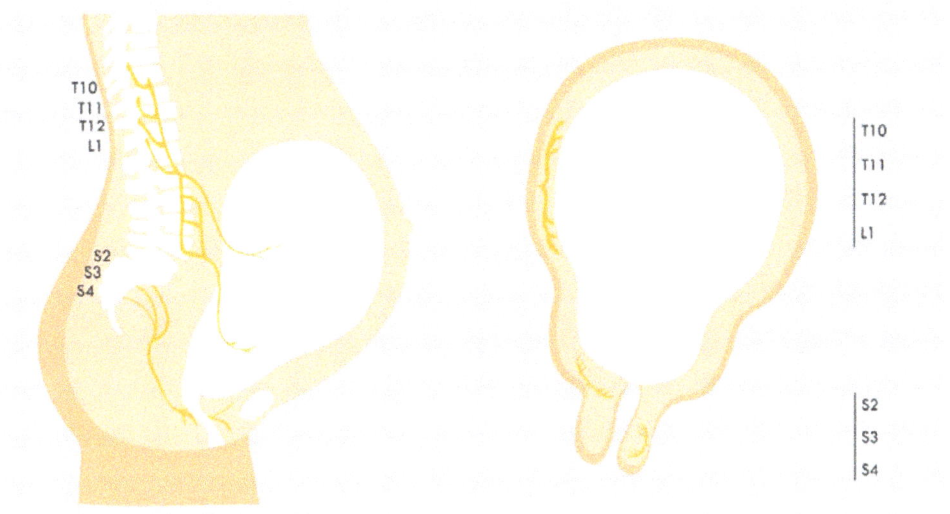

Fuente: Juan José Macías Frías

3.2.1 Nociceptores y fibras aferentes nociceptivas

Los nociceptores son receptores que tienen la capacidad de transmitir señales, es decir, despolarizarse ante estímulos dañinos o potencialmente dañinos. Las características distintivas necesarias para esta función son tener un alto umbral de despolarización, diferenciando así entre estímulos dañinos de inocuos y carecer de actividad de despolarización espontánea[4-6].

Los nociceptores pueden clasificarse según el tipo de estímulo que causa su activación[7]:

- Nociceptores mecánicos: responden a la deformación mecánica o al exceso de presión.

- Nociceptores térmicos: responden ante temperaturas elevadas (> 45°) o bajas (< 5 °C).

MANUAL PRÁCTICO DE ANESTESIA OBSTÉTRICA

- Nociceptores químicos: responden ante diversos mediadores indicadores de daño celular, tal como bradicinina, acetilcolina, protones.

- Nociceptores silentes: receptores que no responden ante noxas a menos que se activen en presencia de inflamación.

- Nociceptores polimodales: responden ante una diversidad de estímulos y no ante un único tipo particular de estímulo nociceptivo.

Una vez activados los nociceptores la información se transmite hacia el sistema nervioso central por medio de diversas fibras nerviosas. Existen diversas formas de clasificar estas fibras nerviosas, siendo una de las más ampliamente usadas y aceptadas la clasificación de Erlanger y Gasser (Tabla 1), que se basa en la velocidad de conducción del potencial de acción, dependiente en última medida del diámetro del axón y del grado de mielinización[8]. Según esta clasificación, las fibras pueden dividirse según un grado descendiente de diámetro y mielinización en Aα, Aβ, Aγ, Aδ, B y C[8]. Dadas las características del dolor agudo obstétrico nos centraremos en las fibras Aδ y C. Estas fibras se originan en los ganglios de la raíz dorsal, característicamente de neuronas unipolares.

Tabla 1

Clasificación de las fibras nerviosas de Erlanger-Gasser[8]

Tipo de fibra	Localización	Diámetro (μm)	Velocidad (m/s)
Aα	Fibra muscular	15	100 (70-120)
Aβ	Aferentes de tacto y presión	8	50 (30-70)
Aγ	Husos neuromusculares	5	20 (15-30)
Aδ	Aferentes temperatura y dolor	< 3	15 (12-30)
B	Fibra simpática preganglionar	3	7 (3-15)
C	Aferentes cutáneos de dolor/fibras simpáticas postganglionar	1	1 (0,2-2)

Las fibras Aδ tienen un diámetro de menor a 3 μm y una velocidad de conducción de 12 a 30 m/s. Por su parte, las fibras C tienen un diámetro menor, de alrededor de 1 μm, con una velocidad de conducción que se encuentra entre 0n2 a 2 m/s[8]. Esta diferencia de velocidades determina un patrón temporal característico en la percepción del dolor; percibiéndose un dolor inicial transmitido por fibras Aδ, de localización precisa, y un dolor secundario transmitido por fibras C, más vago y difuso[7].

Estos receptores se encuentran distribuidos a lo largo del organismo, con particularidades específicas del tipo y número de receptores dependientes de cada órgano en cuestión[9]. Simplificando, se tiende a dividir en aferencias sensitivas superficiales o somáticas y profundas o viscerales. Los receptores somáticos presentan nociceptores mecánicos, que son transmitidos principalmente por fibras Aδ, y nociceptores multimodales, que son transmitidos por fibras C, con una relación Aδ:C algo mayor de 3:1[9]. El superficial o somático se caracteriza por ser un tipo de dolor de localización y límites precisos, siendo descrito como punzante, lacerante o desgarrador. Los receptores viscerales presentan un patrón diferente de respuesta frente a los estímulos, desencadenando dolor característicamente ante distensión, inflamación o isquemia. Estos órganos se inervan en grado variable por el sistema nervioso simpático y parasimpático[9], teniendo una amplia distribución y ramificación a nivel medular. Estas características originan un tipo de dolor mal definido, vagamente localizado, sordo y fluctuante en característica, pudiendo estar referido a estructuras superficiales.

3.2.2 Médula y vía ascendentes

Las fibras aferentes Aδ y C ingresan en la médula espinal donde ascienden o descienden uno o dos niveles, vía tracto de Lissauer, hasta realizar sinapsis con la segunda neurona en la raíz dorsal de la médula espinal, siendo diferente la ubicación de esta sinapsis dependiendo el tipo de fibra. Las fibras Aδ tienen su estación sináptica a nivel de las láminas I y V, mientras que las fibras C a nivel de la lámina II[9].

Las neuronas nociceptivas del asta posterior emiten axones que formarán el tracto espinotalámico lateral, cruzando (decusación) característicamente a través de la comisura anterior en el rango de dos niveles metaméricos a la sustancia blanca anterolateral de la médula contralateral, para luego ascender[11]. Durante el ascenso las fibras adquieren una organización somatotópica, ubicándose de medial a lateral la información cervical, torácica, lumbar y sacra. Otros tractos se forman a partir de neuronas del asta posterior, entre los que merece mencionar el tracto espinorreticular[11].

La sinapsis excitatoria se efectúa por medio de aminoácidos neurotransmisores, como el glutamato y el aspartato, y péptidos neurotransmisores, como el péptido C y el péptido relacionado con el gen de la calcitonina (CGRP).

A nivel medular se produce diversos mecanismos de modulación en la transmisión del dolor, teniendo particular relevancia la teoría de la compuerta de propuesta por Melzack y Wall, que postula que estímulos inocuos propioceptivos (Aβ) bloquean la transmisión de señales dolorosas (fibras C) en un entorno dinámico denominado neuromatrix, influenciado a su vez por factores cognitivos y neurohumorales[12]. Por otro lado, es importante remarcar que a nivel presináptico hay una gran presencia de receptores opioides inhibitorios, relevante dado que es el objetivo de las vías descendentes inhibitorias supraespinales desde la sustancia gris periacueductal[13-15]; así como el objetivo de los tratamientos analgésico con opioides.

3.2.3 Tálamo, núcleos intermedios y corteza

Los diferentes tractos ascendentes nociceptivos harán sinapsis con diversos núcleos, ubicados tanto en el tronco cerebral como en el tálamo. Esta diferencia determinará características funcionales de cada uno de los diferentes tractos.

Según sus características funcionales, así como su origen evolutivo, se puede dividir al tracto espinotalámico lateral en dos componentes: un componente de aparición evolutiva más reciente, el tracto neoespinotalámico, y un componente más antiguo evolutivamente, el tracto paleoespinotalámico. Por un lado, el tracto neoespinotalámico tiene su núcleo a nivel talámico en el núcleo ventral posterolateral (VPL), y se encarga de transmitir aspectos del dolor sensitivo y discriminatorios. Por otro lado, el tracto paleoespinotalámico tiene su núcleo talámico a nivel del núcleo ventral posteromedial (VPM), aunque también realiza sinapsis durante su trayecto con la sustancia gris periacueductal, formación reticular y núcleos hipotalámicos. La función del tracto paleoespinotalámico se cree que está relacionada con el componente afectivo/emotivo del dolor y la respuesta vegetativa al mismo[9].

Cabe mencionar al tracto espinorreticular, que hace sinapsis con diversos núcleos de la formación reticular a nivel del bulbo y la protuberancia, y es la vía de transmisión del dolor más antigua evolutivamente. Se encarga de transmitir los componentes de rechazo y aversión del dolor[9-11].

Desde el tálamo, que funciona como un centro de relevo e integración de la información, se envía múltiples proyecciones hacia la corteza cerebral y núcleos subcorticales. A saber, la corteza sensitiva primaria recibe principalmente la información sensitivo-discriminativo del dolor desde los núcleos VPL del tálamo. Los diversos núcleos que componen el sistema límbico reciben información de naturaleza afectiva/emotiva desde los núcleos VPM[9,11].

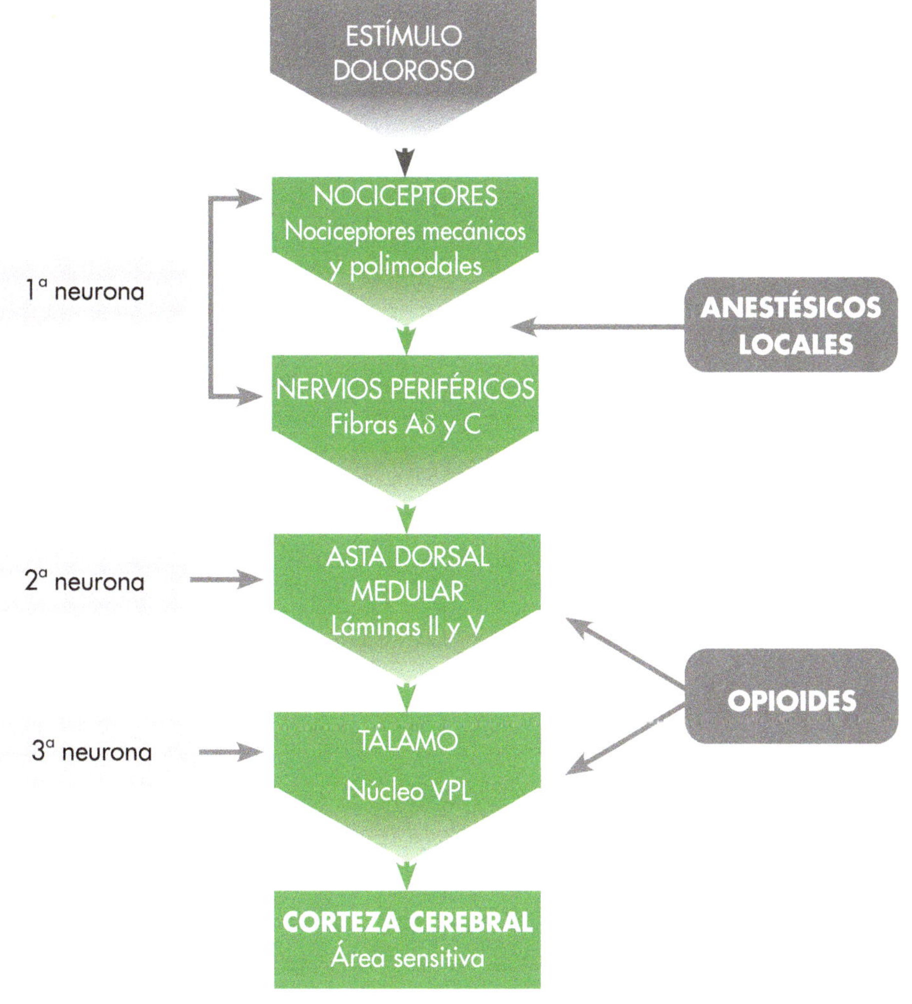

Figura 2

Esquema de la vía nociceptiva relevante en el dolor obstétrico,
con los objetivos terapéuticos para el tratamiento de este dolor

3.3 Dolor obstétrico

3.3.1 Trabajo de parto

Se designa trabajo de parto a las contracciones uterinas que causan el borramiento del cuello uterino y el posterior descenso del feto hasta su nacimiento, tradicionalmente dividido en tres etapas.

3.3.2 Primera etapa del trabajo de parto

La primera abarca desde el comienzo de las contracciones uterinas hasta la dilatación completa del cuello uterino. Esta etapa está subdividida en dos fases, la fase latente y la activa. La latente inicia con contracciones irregulares que producen modificaciones en el cuello uterino, siendo más prolongada en nulíparas que en multíparas. La activa inicia una vez la dilatación cervical alcanza unos 5 a 6 cm, completándose cuando se alcanza los 10 cm de dilatación. La segunda etapa del trabajo de parto consta de los diferentes procesos que llevan al descenso y la expulsión del feto, iniciando una vez el cuello uterino está completamente dilatado y termina con el nacimiento del producto de la concepción. La tercera etapa consiste en los cambios uterinos posteriores al nacimiento, completándose con el alumbramiento o expulsión de la placenta.

3.3.3 Segunda etapa del trabajo de parto

El útero y el cuello del útero son inervados por fibras autonómicas provenientes de los plexos hipogástricos superior e inferior, originadas en la cadena simpática paravertebral a nivel de T10 a L1 [16-18].

Con el aumento de la actividad mecánica uterina sobre sectores uterinos bajos y el cuello uterino, se produce una distensión y dilatación progresiva, que llevan al estímulo de mecanonociceptores que causan dolor [17,18]. El momento en que se supera el umbral doloroso es ampliamente variable, aunque a nivel general un tercio de las parturientas tendrá dolor severo durante la fase latente de dilatación; llegando casi a la totalidad de las parturientas al final de la fase activa [1].

Aunque los estímulos mecánicos son los principales responsables del dolor durante esta etapa del parto, también están implicados los nociceptores químicos estimulados por la respuesta inflamatoria e isquémica producida durante la modificación del cuello uterino y el aumento de la actividad uterina[18].

El dolor durante esta etapa es característicamente visceral, localizándose en el hemiabdomen inferior de forma vaga, con exacerbaciones y remisiones periódicas relacionadas con las contracciones uterinas. Puede compararse o rememorar el dolor sufrido durante la actividad menstrual, donde el paso del flujo menstrual dilata el cuello uterino produciendo un dolor de similares características. Aparece sobre estructuras inervadas por los dermatomas T10 a L1, principalmente en la pared abdominal, región lumbar y glúteos[17].

3.3.4 Tercera etapa del trabajo de parto

Una vez completada la dilatación del cuello uterino, el feto inicia el descenso, estimulándose durante el trayecto nuevas estructuras, a nombrar la vagina y el periné[17].

La vagina y el periné son inervados por ramas del nervio pudendo, rama a su vez del plexo sacro, originado por las raíces de S2 a S4[17-18]. La distensión que sufren estas estructuras durante el descenso del feto provoca dolor somático, lo que modifica las características y la localización del dolor respecto a la etapa anterior. El dolor se pasa a localizar paulatinamente en el piso de la pelvis, con una ubicación y límites precisos, de características lacerantes, que recuerdan a la distensión o desgarro muscular.

Diferentes estructuras pélvicas se ven comprimidas y estimuladas durante el descenso del feto, en particular, el recto, lo que provoca el deseo de pujar de la parturienta[18].

Tabla 2

Resumen de los órganos involucrados en el dolor obstétrico, inervación, mecanismos del dolor, ubicación y tipo de dolor. Durante la primera etapa del parto se estimulan fibras simpáticas a nivel de T10-L1, dando un dolor cólico visceral a nivel abdominal bajo. Durante la segunda etapa del parto se estimulan fibras somáticas sacras del nervio pudendo, dando un dolor somático a nivel perineal

	Inervación	Mecanismo dolor	Ubicación del dolor	Tipo de dolor
Útero	Aferentes simpáticos T10-L1	Isquemia, aumento de presión	Abdomen bajo	Visceral
Cuello uterino	Aferentes simpáticos T10-L1	Distensión, aumento de presión	Abdomen bajo	Visceral
Vagina	Aferente somático vía nervio pudendo S2-S4	Distensión, desgarro	Periné	Somático
Periné	Aferente somático vía nervio pudendo S2-S4	Distensión, desgarro	Periné	Somático

3.3.5 Efecto y consecuencias del dolor obstétrico

El dolor generado durante el trabajo de parto tiene numerosos efectos sobre la parturienta, pudiendo afectar al feto.

A nivel cardíaco, el dolor obstétrico se relaciona con un aumento de la concentración plasmática de catecolaminas. Esto incrementa la frecuencia cardíaca, la resistencia vascular sistémica y la tensión arterial. Es posible que el aumento de las catecolaminas circulantes pueda producir aumento del tono vascular de las arterias uterinas, provocando el descenso del flujo sanguíneo fetal. Otra consecuencia a tener en cuenta con el aumento de las catecolaminas plasmáticas, en particular la adrenalina circulante, es el posible efecto tocolítico β2[17].

A nivel respiratorio, los intervalos dolorosos se acompañan de aumento de la frecuencia respiratoria, con la consecuente hipocapnia. Esta hipocapnia provoca un desplazamiento de la curva de disociación de hemoglobina hacia la izquierda y aumentando la afinidad del oxígeno por la hemoglobina. Esto dificulta el transporte del oxígeno al feto. Por otro lado, la hipocapnia aumenta el tono vascular, pudiendo provocar aumento del tono de las arterias uterinas y, consecuentemente, disminución del flujo sanguino hacia la placenta[17].

A nivel gastrointestinal, se produce disminución del pH y aumento del contenido gástrico, habiéndose sugerido la relación entre el aumento del estrés inducido por el trabajo del parto, el aumento de los niveles de gastrina y la alteración de los reflejos vegetativos[17,18].

A nivel psicológico, el dolor durante el parto puede predisponer a eventos de depresión y síndrome de estrés postraumático en parturientas predispuestas.

3.3.6 Inervación peritoneo y cesárea

Durante la cesárea se realiza un acceso a la cavidad peritoneal típicamente por medio de una incisión abdominal transversa baja, que provoca estimulo y dolor a través de fibras somáticas y autonómicas.

Las fibras somáticas involucradas en la cirugía se suelen limitar a las fibras torácicas bajas y las lumbares altas, tradicionalmente los dermatomas T10 a L1.

En contraposición, las fibras peritoneales vegetativas tienen un amplio nivel de ramificación, tanto a nivel de la cadena simpática paravertebral como dentro de la médula espinal, llegando hasta niveles de T4/T6[19]. Por este motivo, la anestesia de una cesárea, particularmente la anestesia espinal, debe asegurarse de abarcar estos dermatomas para evitar el dolor y los reflejos vegetativos durante el procedimiento[20].

Bibliografía

1. Hardy JD, Javert CT. Studies on pain: measurements of pain intensity in childbirth. *J Clin Invest.* 1949;28:153–162

2. Melzack R. The myth of painless childbirth [*The John J. Bonica Lecture*]. *Pain.* 1984;19: 321–337

3. Raja SN, Carr DB, Cohen M, *et at.* The revised International Association for the Study of Pain definition of pain: concepts, challenges, and compromises. *Pain.* 2020 Sep 1;161(9):1976-1982

4. Torebjork E. Nociceptor activation and pain. *Philos Trans R Soc Lond B Biol Sci* 1985;308(1136):227–234

5. Torebjork E. Human microneurography and intraneural microstimulation in the study of neuropathic pain. *Muscle Nerve* 1993;16(10):1063–1065

6. McGuire C, Boundouki G, Hockley JRF, *et al*. Ex vivo study of human visceral nociceptors. *Gut* 2018;67:86–96

7. Gold MS. Chapter 3: Peripheral Pain Mechanisms and Nociceptor Sensitization. In Ballantyne JC, Fishman SM, Rathmell JP, *Bonica's Management of Pain*. 2019. (5e, p24-37). Wolters Kluwer.

8. Innocenti, G.M. Network causality, axonal computations, and Poffenberger. *Exp Brain Res* 235, 2349–2357 (2017).

9. Gómez Esquer F. Capiítulo 3: Bases estructurales y anatomía del dolor. En Vidal J, *Manual de medicina del dolor: Fundamentos, evaluación y tratamiento*. 2016, (p21-29). Editorial Médica Panamericana.

10. Deberry JJ, Randich A, Ness TJ. Chapter 4: Substrates of Spinal Cord Nociceptive Processing. In Ballantyne JC, Fishman SM, Rathmell JP, *Bonica's Management of Pain*. 2019. (5e, p38-51). Wolters Kluwer.

11. Griffin R, Fink E, J. Brenner GY. Chapter 9: Functional Neuroanatomy of the Nociceptive System. In Ballantyne JC, Fishman SM, Rathmell JP, *Bonica's Management of Pain*. 2019. (5e, p103-122). Wolters Kluwer.

12. Melzack R. From the gate to the neuromatrix. *Pain* 1999; 6:S121–S126

13. Mayer DJ, Wolfle TL, Akil H, *et al*. Analgesia from electrical stimulation in the brainstem of the rat. *Science* 1971;174(16):1351–1354

14. Oliveras JL, Redjemi F, Guilbaud G, *et al*. Analgesia induced by electrical stimulation of the inferior centralis nucleus of the raphe in the cat. *Pain* 1975; 1(2):139–145

15. Basbaum AI, Fields HL. Endogenous pain control mechanisms: review and hypothesis. *Ann Neurol* 1978;4(5):451–462

16. Berkley KJ, Robbins A, Sato Y. Functional differences between afferent fibers in the hypogastric and pelvic nerves innervating female reproductive organs in the rat. *J Neurophysiol*. 1993;69:533–544

17. Wong CA. Chapter 56: Obstetric Pain. In Ballantyne JC, Fishman SM, Rathmell JP, *Bonica's Management of Pain*. 2019. (5e, p940-954). Wolters Kluwer.

18. McClune G, Hill D (2016). Chapter 13: Non-pharmacological methods of pain relief and systemic analgesia in labour. In Clark V, Van de Velde M, Fernando R, *Oxford Textbook of Obstetric Anaesthesia*. 2016. (1ed, p201-226). Oxford University Press.

19. Russell IF. A comparison of cold, pinprick and touch for assessing the level of spinal block at caesarean section. *Int J Obstet Anesth*. 2004;13:146–152

20. 16. Struller F, *et al*. Peritoneal innervation: embryology and functional anatomy. *Pleura Peritoneum*. 2017 Dec 1;2(4):153-161.

CAPÍTULO 4

FARMACOLOGÍA DE LA GESTANTE

Irene Romero Bhathal, Rosa Rodríguez Mauriz

4.1 Cambios fisiológicos e impacto en la farmacocinética en el embarazo

Durante el embarazo se producen cambios en distintos aparatos y sistemas, adaptándose a la gestación[1], y en ocasiones persistiendo hasta varios meses tras el parto. Todos llevan asociados cambios en la farmacocinética de los fármacos.

La farmacocinética estudia los procesos a los que es sometido el fármaco a lo largo del organismo. Consta de diferentes etapas: absorción, distribución, metabolismo y eliminación.

Así, los cambios fisiológicos del embarazo pueden modificar la farmacocinética de un fármaco en las diferentes fases de la misma, lo que puede influir tanto en la eficacia como en la seguridad de los fármacos usados en la gestante[2].

Tabla 1

Cambios fisiológicos en la embarazada e implicaciones farmacológicas[1,3,4,5]

	Cambios fisiológicos	Cambios en la farmacocinética y farmacodinámica
Sistema Cardiovascular y Hemostasia	• ↑ Contractilidad, FC, volumen sistólico (gasto cardíaco ↑ 30-50 %). • ↓ Resistencias vasculares sistémicas y pulmonares → ↓ PA. • ↑ Volumen intravascular → ↓ concentración de albúmina, anemia dilucional. • Aumento de factores de coagulación: estado de hipercoagulabilidad.	• ↑ Volumen de distribución de fármacos hidrosolubles. • ↑ Fracción de fármaco libre relevante si gran unión a proteínas plasmáticas. • ↑ GC y el flujo sanguíneo intestinal pueden incrementar la absorción del fármaco.

	Cambios fisiológicos	Cambios en la farmacocinética y farmacodinámica
Sistema Respiratorio	• ↑ Vascularización y edemas en mucosas. • ↑ VT y ↑ VM (cierta alcalosis respiratoria desplaza curva de disociación de Hb favoreciendo llegada de O_2 al feto). • ↓ Volúmenes pulmonares por elevación de diafragma.	• ↑ Absorción de fármacos por vía transmucosa.
Sistema Gastrointestinal	• Náuseas y vómitos en 1er trimestre. • Retraso en vaciamiento gástrico, enlentecimiento de tránsito intestinal, disminución del tono del EEI, aumento de presión intragástrica • Aumento de síntesis hepática (colesterol, factores de coagulación, enzimas de fase I). • Incremento de la actividad de enzimas CYP2A6, CYP2C9, CYP2D6, CYP3A4; reducción de CYP1A2 y CYP2C19.	• Retraso en la absorción de fármacos si vómitos o reducción de motilidad intestinal. • Cambios en la metabolización de fármacos sustratos del CYP450.
Sistema Renal	• ↑ Agua corporal por retención de agua y sodio. • ↑ Flujo sanguíneo renal y filtrado glomerular. • Dilatación de vías urinarias.	• ↑ Excreción de fármacos por vía renal.
Sistema Endocrino	• Aumento de requerimientos de yodo. • Aumento de síntesis de hormonas tiroideas.	

(FC) Frecuencia cardíaca; (VT) Volumen corriente; (VM) Volumen minuto; (PA) Presión arterial; (GC) Gasto cardíaco; (EEI) Esfínter esofágico inferior

 MANUAL PRÁCTICO DE ANESTESIA OBSTÉTRICA

4.2 Clasificación del riesgo de teratogenia

Entre las clasificaciones de riesgo teratogénico de fármacos, la de mayor difusión es la de la Food and Drug Administration (FDA) publicada por primera vez en 1979 a raíz de la tragedia producida por el uso de talidomida en embarazadas.

La FDA clasifica los fármacos en cinco categorías en base de la evidencia (o falta de la misma) de riesgo de teratogenia en estudios controlados en embarazadas y animales:

Tabla 2

Clasificación FDA riesgos de teratogenia:

Categoría A	**Uso seguro en embarazo.** • Estudios controlados no han demostrado en gestantes riesgo aumentado para el feto durante el primer trimestre (no evidencias de riesgo en trimestres posteriores). Por ejemplo, ácido fólico.
Categoría B	**Se acepta su uso en embarazo.** • Estudios en animales no demostraron riesgo teratogénico fetal (no hay estudios controlados en mujeres embarazadas). • Estudios animales demostraron efectos adversos, pero estudios adecuados y controlados en mujeres embarazadas no demostraron riesgo en cualquiera de los trimestres. Por ejemplo, cefalosporinas.
Categoría C	**Fármacos usados en caso de que los beneficios potenciales justifiquen el potencial riesgo. Riesgo no descartable.** • No se dispone de estudios efectuados en mujeres ni animales. • Estudios en animales demostraron efectos adversos en el feto. Por ejemplo, fluconazol.
Categoría D	**Beneficios potenciales pueden justificar su uso en mujeres embarazadas a pesar de su riesgo** (si enfermedad grave materna, sin alternativas terapéuticas). • Se dispone de evidencia de efectos teratogénicos para el feto (demostrado a través de estudios adecuados, bien controlados u observacionales en mujeres embarazadas). Por ejemplo, doxiciclina.
Categoría X	**Contraindicado en embarazo.** • El riesgo potencial supera los beneficios. Estudios adecuados y controlados en mujeres embarazadas o animales demostraron anomalías congénitas manifiestas. Por ejemplo, talidomida.

Sin embargo, este sistema poseía ciertas limitaciones (no tenía en cuenta dosis o tiempo de exposición al fármaco). En 2015 se implementó la *Pregnancy and Lactation Labeling Rule* (PLLR) por la que entraban en vigor nuevos requisitos en cuanto al etiquetado de fármacos; sustituyendo la clasificación A, B, C, D, X por una descripción más exhaustiva de las recomendaciones de uso en embarazo, lactancia, y uso en hombres y mujeres en edad reproductiva[6,7].

4.3 La placenta y la transferencia de fármacos

La placenta está compuesta por una serie de estructuras anatómicas (cotiledones, vellosidades coriales, senos venosos, etc.), que incluyen transportadores, enzimas, etc. El intercambio de sustancias se realiza por múltiples sistemas de transporte: difusión pasiva, difusión facilitada, etc.

4.3.1 Las funciones de la placenta

La placenta es el órgano clave de intercambio entre la madre y el feto. Permite el paso de nutrientes hacia el feto y de productos de desecho hacia la madre. Durante cierto tiempo, se estableció la teoría de la barrera placentaria (protección fetal frente a toxinas, infecciones, etc.), pero tiene otras funciones:

- Transporte de nutrientes
- Intercambio de gases
- Biotransformación de xenobióticos (fármacos y agentes ambientales)
- Liberación hormonal
- Procesamiento de productos de desecho
- Metabolismo enzimático

4.3.2 Transporte de la placenta

El transporte de sustancias a través de la placenta depende de las características de la sustancia transportada (peso molecular, liposolubilidad, capacidad de unión a proteínas plasmáticas, grado de ionización según los cambios de pH, papel metabólico) y de los propios transportadores. Se ha demostrado que existe incluso variedad genética en una misma proteína transportadora.

Uno de los transportadores más estudiados es el *p-glycoprotein*, una bomba transportadora desde el espacio intracelular al espacio extracelular, y que está activo desde el primer trimestre hasta el alumbramiento[8]. Es responsable de transportar fármacos como los macrólidos, carvedilol, antagonistas de canales de calcio (diltiazem, verapamilo), ticagrelor, antirretrovirales, antifúngicos azólicos, entre otros. Otros, como las estatinas, inhiben este transportador.

4.3.3 Papel metabólico de la placenta

La propia placenta cuenta con enzimas capaces de metabolizar muchas de las sustancias circulando en la sangre materna. Concretamente, la placenta cuenta con enzimas de fase I (oxidación, reducción, hidrólisis; como las enzimas del citocromo P450) y de fase 2 (conjugación). Además, varía el tipo y la cantidad de estas enzimas a lo largo de la gestación y puede haber variaciones genéticas, complicando aún más la tarea de reguladores y la simplificación en guías clínicas o recomendaciones. Un ejemplo del papel metabólico de la placenta es el metabolismo de la prednisolona, la dexametasona o de la oxcarbacepina.

Es interesante destacar que es el órgano más variable entre los mamíferos, tanto a nivel anatómico como funcional, lo que hace que muchas de las observaciones realizadas en animales no sean extrapolables (o al menos no totalmente) a humanos. Existen modelos placentarios para estudiar el paso de sustancias de la madre al feto, y el parámetro estudiado suele ser el cociente entre concentraciones entre la vena umbilical y la arteria materna.

4.4 Fármacos relevantes para el anestesiólogo

La atención a una gestante por parte del equipo de anestesiología puede darse en cualquier momento del embarazo, ya sea para una cirugía no demorable (por ejemplo, apendicectomía), para la analgesia de trabajo de parto o para la anestesia durante una cesárea. Las necesidades anestésicas son muy distintas en cada procedimiento, pero en todos ellos han de tenerse en cuenta las consideraciones farmacológicas específicas de la gestante.

Existe una gran variedad de fármacos para realizar un procedimiento anestésico o para realizar una técnica neuroaxial, y es fundamental tener en cuenta cómo dosificar y administrar estos fármacos en embarazadas. Además, algunas de ellas presentan patología durante el embarazo que también puede producir alteraciones en el efecto de un fármaco o bien un tratamiento crónico puede interaccionar con alguno de los fármacos usados durante un procedimiento anestésico.

Una limitación importante a la hora de administrar fármacos es que no existen estudios de calidad sobre muchos de los tratamientos más habituales. Desde los efectos de la talidomida, ha habido una postura conservadora por parte de los reguladores a la hora de autorizar e incentivar estudios en mujeres embarazadas, así como un escaso interés por parte de la industria (no compensa hacer ensayos en una población que «solo» está embarazada durante 40 semanas). También se han argumentado cuestiones éticas, por la posibilidad de que el feto desarrolle secuelas a largo plazo. Todo ello hace que no se incluyan mujeres embarazadas (a veces ni siquiera mujeres en edad fértil) en los estudios, y esto implica que muchos de los fármacos que se usan a diario carecen de información sobre seguridad o farmacocinética en embarazo y lactancia[9].

A pesar de ello, la práctica clínica lleva al uso de muchos fármacos fuera de guía (*off-label*) y de ello se infieren datos en estudios observacionales y de farmacovigilancia. Además, muchas gestantes tienen tratamientos crónicos por patología pregestacional o precisan iniciar tratamientos durante el embarazo —en EE.UU. y Canadá, un estudio demostró que cada embarazada tomaba una media de 2,6 medicamentos cada día[10]. En Europa, existe gran variabilidad entre países, pasando de un 44 % de embarazadas que toman algún fármaco en países escandinavos a un 93 % en Francia, por ejemplo[11].

A continuación, se incluyen las consideraciones más relevantes para el anestesiólogo a la hora de tratar a gestantes. Se excluyen de este capítulo algunos grupos de fármacos (como los analgésicos, o los uterotónicos), por estar incluidos en otros capítulos del manual.

4.4.1 Hipnóticos y sedantes

Anestésicos inhalados

En general, las necesidades anestésicas están disminuidas en el embarazo. Hay una disminución de la concentración alveolar mínima (CAM) de los halogenados entre un 25-30 % con respecto a población no obstétrica[12,13]. Esto se prolonga hasta 12-72 horas tras el parto[14]. Esta reducción también ha sido confirmada cuando se usa el BIS para titular las necesidades de sevoflurano[15]. Son especialmente útiles en el mantenimiento de la anestesia, ya que la fracción que pasa al feto puede ser eliminada rápidamente a través de sus pulmones tras el nacimiento. Existen estudios que demuestran que hay menos depresión respiratoria neonatal con anestésicos inhalados que con anestésicos intravenosos como el propofol[16].

Es importante recordar que con CAM elevadas, existe riesgo de atonía uterina.

Hipnóticos intravenosos

Se considera que todos atraviesan la placenta y por tanto todos pueden tener efectos a nivel fetal.

Tiopental

En embarazadas hay un aumento del volumen de distribución y aclaramiento aumentado por mayor flujo sanguíneo hepático, disminuyendo su concentración plasmática[17]. No se altera la unión a proteínas plasmáticas (75-90 %), a pesar de la disminución de la concentración de albúmina.

Antes de la aparición del propofol era el anestésico intravenoso de elección. Actualmente, existen alternativas más seguras: los estudios realizados en animales han mostrado toxicidad para la reproducción, atraviesa la barrera placentaria. Como medida de precaución, es preferible evitar su uso y solo usarlo cuando los beneficios esperados superen cualquier riesgo potencial.

- *Dosis recomendada: sin cambios.*

Propofol

No se ha establecido la seguridad del propofol durante el embarazo y se recomienda que no se use en embarazadas «a menos que sea absolutamente necesario». En la práctica clínica, su uso está ampliamente extendido debido a su rápido inicio de acción, su rápida recuperación y probablemente un manejo más generalizado que el tiopental actualmente, debido a su mayor seguridad.

No se ha demostrado un efecto teratogénico pero se ha comprobado en algunos estudios en animales que puede haber una destrucción de sinapsis en sujetos en fase de desarrollo del sistema nervioso central, lo que podría conducir a un déficit neurocognitivo. No se ha confirmado este hallazgo en humanos.

Atraviesa la placenta (posibilidad de presentar depresión respiratoria neonatal, aunque no mayor que con tiopental a dosis equipotentes). Su presencia en leche materna es despreciable. Su concentración parece depender de la concentración de albúmina (98 % de unión a proteínas plasmáticas), por lo que puede haber más propofol libre[18].

- **Dosis recomendada para inducción:** 2 mg/kg (menos depresión neonatal).

Benzodiazepinas

Su uso estuvo limitado en el primer trimestre de embarazo por una mayor incidencia de hendidura facial o labial con el diazepam (en base a estudios observacionales retrospectivos de los años 70[19]), pero no se confirmó en estudios posteriores[20,21]. En general, no se recomiendan por los resultados controvertidos, pero no hay ensayos clínicos randomizados al respecto.

El midazolam se usa para ansiolisis y sedación ligera, y en gestantes se ha observado una reducción de la concentración máxima (tanto endovenosa como por vía oral) sin cambios en la vida media. Es la benzodiazepina de elección en embarazo a término por su vida media corta. En general, no se recomienda el uso prolongado de benzodiacepinas en embarazos a término.

4.4.2 Relajantes neuromusculares

Succinilcolina

Es un relajante neuromuscular despolarizante metabolizado por la pseudocolinesterasa (colinesterasa plasmática), cuya actividad está reducida en un 30 % desde la semana 30 de embarazo. Su paso es escaso a través de la placenta: no tiene repercusión en el tono muscular fetal si la actividad de la pseudocolinesterasa fetal es normal.

- **Dosis recomendada:** 1 mg/kg (sin cambios, salvo en gestantes con colinesterasa atípica).

Relajantes neuromusculares no despolarizantes

Debido a su ionización elevada y su tamaño, apenas hay paso a través de la placenta o en leche materna. Si fuera necesario su uso para cirugía fetal, es preciso administrarlo a través de la vena umbilical o directamente en el músculo fetal.

- *Dosis recomendada:* sin cambios con respecto a población no obstétrica. Se recomienda monitorización del bloqueo neuromuscular con vecuronio por efecto prolongado en la madre.

4.4.3 Anestésicos locales

Se considera que existe una disminución de las necesidades de anestésicos locales en las embarazadas para técnicas neuroaxiales. No solo por factores farmacológicos, sino también por factores anatómicos: una mayor distribución del anestésico por el espacio epidural por la ingurgitación de los plexos venosos epidurales, una mayor sensibilidad de los nervios a estos fármacos.

En general, se recomiendan dosis inferiores a las de la población no obstétrica ya que hay más riesgo de toxicidad incluso con dosis seguras. El anestésico local más estudiado en embarazadas es la bupivacaína.

En casos de acidosis fetal, puede haber acumulación a nivel de circulación fetal (por ionización del anestésico, al ser una base débil), y mayor riesgo de toxicidad.

4.4.4 Anticoagulantes y antiagregantes

Heparinas

La heparina no fraccionada (HNF) se usa de forma excepcional en la embarazada. Es importante saber que las necesidades de HNF son variables al final del embarazo: pueden estar aumentadas por el estado de hipercoagulabilidad o disminuidas en casos de envejecimiento placentario. El tiempo de tromboplastina activada (TTPA) puede ser una guía útil para titular su dosis y planear la retirada de la HNF cuando haya que realizar una intervención o una técnica neuroaxial, dependiendo de la dosis administrada.

La heparina de bajo peso molecular (HBPM) tiene indicación tanto como tromboprofilaxis como anticoagulante en función de las comorbilidades de la gestante. Debido a que algunas de las gestantes están en tratamiento con heparina en el embarazo a término, es importante respetar los tiempos de suspensión para reducir el tiempo de sangrado en caso de parto o cesárea y también el riesgo de hematoma epidural tras una anestesia neuroaxial (AN)[22].

Tabla 3

Dosis de heparinas de bajo peso molecular (HBPM) según los tipos:

	Enoxaparina	Bemiparina	Tinzaparina
Dosis para tromboprofilaxis	≤ 40 mg/24 h	2500-3500 UI/24 h	3500-4500 UI/24 h
Dosis anticoagulantes	1 mg/kg/12 h o ≥1,5 mg/kg/24 h	115 U /kg/24 h	175 UI/kg/24 h

Tabla 4

Manejo de la HBPM en función de dosis

	Intervalo hasta la anestesia neuroaxial (AN) desde última dosis		Reinicio de la HBPM	En portadora de catéter analgesia postparto
	Procedimiento electivo	Procedimiento urgente o emergente		
Dosis tromboprofilaxis	≥ 12 h después	<12 h No hay datos Solo si AN vital	4 h retirada catéter epidural o 12 h tras AN	Mantener HBPM en dosis cada 24 h, evitar otros fármacos (AAS, AINES)
Dosis anticoagulantes	≥ 24 h después	<24 h No hay datos	4 h retirada catéter epidural o 24 h tras AN	

Ácido acetilsalicílico (AAS)

A dosis altas, puede alcanzar la circulación fetal y causar complicaciones. A dosis inferiores a 150 mg/día, no suponen un riesgo para el feto y tienen beneficios en gestantes diagnosticadas de preeclampsia: menor riesgo de parto pretérmino, menor riesgo de muerte fetal o neonatal[23].

A nivel práctico, el AAS indicado como prevención primaria de patología obstétrica (abortos, riesgo de preeclampsia), se suele interrumpir en la semana 36. En partos o cesáreas no electivas, el tratamiento con AAS a dosis bajas no es contraindicación para la analgesia neuroaxial.

Antiagregantes inhibidores de P2Y12

Los inhibidores de P2Y12 son clopidogrel, prasugrel y ticagrelor. No hay datos de seguridad de clopidogrel y ticagrelor en embarazo, y estudios en animales han demostrado posible toxicidad, por lo que no se recomienda en embarazadas[24]. Los datos disponibles en embarazadas se derivan de publicaciones de casos, en la mayoría de ellos sin efectos adversos. En aquellos embarazos con complicaciones, no es posible demostrar causalidad por la escasa muestra. Por ejemplo, se han publicado dos estudios de casos con ticagrelor, sin efectos adversos durante el embarazo o en el feto[25] (uno de ellos con terapia puente con tirofiban por una cesárea electiva[26]).

En cuanto a prasugrel, solo hay datos en estudios con animales, que no muestran toxicidad, y parece que es el que tiene mejor perfil de los 3 fármacos como antitrombótico. Existen únicamente casos publicados, sin complicaciones[27].

En paciente no obstétrica, la recomendación sería suspender el clopidogrel y el ticagrelor 5 días antes de cualquier técnica neuroaxial, y el prasugrel 7 días debido a su mayor vida media.

4.4.5 Antihipertensivos

La hipertensión arterial aparece hasta en el 10 % de los embarazos y es una de las causas principales de morbimortalidad fetal y materna. Se suele iniciar un tratamiento hipotensor en el caso de PAS ≥ 150 mmHg y la PAD es 95-99 mmHg. Los casos de PA 160-170/110 mmHg suponen una emergencia hipertensiva que requerirá de medicación por vía endovenosa e incluso finalización de la gestación[28].

Los inhibidores de la enzima conversora de angiotensina (IECA) y los antagonistas de los receptores de la angiotensina II (ARA II) están clasificados por la FDA como categoría X, por lo que están contraindicados durante la gestación[29].

En caso de iniciar tratamiento por vía oral el fármaco de elección sería el labetalol, pudiendo usarse diferentes alternativas como el nifedipino, la alfametildopa, la hidralazina o la hidroclorotiazida (Tabla 1). En casos de emergencias hipertensivas se requiere tratamiento con fármacos por vía endovenosa. Además está recomendado iniciar profilaxis anticonvulsivante con sulfato de magnesio en aquellos caso de preeclampsia con criterios de gravedad, así como tratamiento en mujeres con eclampsia.

Tabla 5

Fármacos antihipertensivos para la gestante[30]

Antihipertensivos orales	Labetalol (comp. 100 y 200 mg)	100 mg/12 h; DM: 2400 mg dividido en 3-4 tomas
	Nifedipino (Retard® 20 mg, Oros® 30 mg)	Retard/12 h; Oros/24 h; DM: 120 mg/día
	Alfametildopa (comp. 250 y 500 mg)	250 mg 2/3 veces al día DM: 3 g/día (*Se recomienda suspender a los dos días del parto, favorece la depresión posparto)
	Hidralazina (comp. 25 y 50 mg)	DM: 200 mg/día

Antihipertensivos EV (Tto HTA grave)	Labetalol (amp. 100 mg/ 20 ml) Diluir 5 amp. (500 mg) en 250 ml de SF (2 mg/ml)	Bolus EV lento (1-2 minutos): 20 mg *repetir en 10 min si no control de PA doblando dosis (20,40, 80 mg; no sobrepasar los 220 mg). Perfusión continua 50-400 mg/6 h *Si la PA no se controla se puede doblar la perfusión cada 15 minutos. DM 600 mg/6 h.
	Hidralazina (amp. 20 mg/20 ml)	Bolus EV lento (1-2 minutos): 5 mg *repetir un máx. de 4 bolus cada 20 minutos. Continuar perfusión de 5 mg/h EV DM: 200 mg/día
	Nitroglicerina (amp. de 50 mg/10 ml) Diluir 50 mg en 250 ml SF o SG5 %	5 µg/min con aumento gradual, doblando dosis cada 5 min (DM 100 µg/kg/min).
	Nitroprusiato (vial 50 mg) Diluir 50 mg en 250 ml de SG5 %	0,25 µg/kg/min aumentando 0,25 µg/kg/min cada 5 min DM 10 µg/kg/min *Solo si fallan los tratamientos anteriores ya que es fetotóxico en uso prolongado (> 4 h).
Prevención preeclampsia	Ácido acetilsalicílico	100 mg/24 h (desde antes de las 16 semanas hasta las 36 semanas en pacientes clasificadas de alto riesgo).
Prevención convulsiones	Sulfato de magnesio 150 mg/ml (amp. 1,5 g/10 ml)	*Preeclampsia: Bolus 2 g IV en 10 min + Perf. Continua 1g/h. *Eclampsia: Bolus 4,5 g en 15-20 min+ Perf. Continua 2 g/h.

*(DM) dosis máxima

4.4.6 Antieméticos

Las náuseas y vómitos durante el embarazo constituyen un motivo de consulta frecuente en el primer trimestre del embarazo. En la mayoría de casos se controlan con medidas higiénico dietéticas. Si son muy intensos, a nivel ambulatorio se recomienda iniciar tratamiento con doxilamina/piridoxina (Cariban®) 10 mg/10 mg 1 cápsula/8 horas (dosis máxima 6 comprimidos/día).

En casos de hiperemesis gravídica, se podrá añadir metoclopramida 10 mg/8 h, máximo 5 días por el riesgo de la sintomatología extrapiramidal[31].

En septiembre de 2019 se publicó una alerta de la Agencia Española de Medicamentos y Productos Sanitarios (AEMPS) sobre el riesgo de defectos de cierre orofaciales por el uso de ondansetrón en el primer trimestre del embarazo[32]: no se podrá usar ondansetrón (ni oral ni endovenoso) en el embarazo especialmente en el primer trimestre.

4.4.7 Corticosteroides

Debido a las propiedades antiinflamatorias e inmunosupresoras de los corticoides, son muchas las situaciones clínicas que pueden requerir su uso durante el embarazo (insuficiencia adrenal, procesos inflamatorios maternos, alergia, amenaza de parto prematuro para la maduración pulmonar fetal...).

Los corticoides atraviesan la placenta por lo que se deben de usar en el embarazo únicamente si el beneficio potencial justifica el riesgo potencial para el feto. Existen diferencias en cuanto al paso transplacentario, determinado por la actividad de la 11β-hidroxisteroide deshidrogenasa (11β-HSDH), presente en cantidades abundantes en la placenta, y encargada de la inactivación del cortisol, por lo que la metabolización placentaria difiere entre los diferentes corticoides. Sin embargo, para valorar los posibles efectos sobre el feto, hay que tener en cuenta la duración del tratamiento, la vía de administración, así como la potencia del corticoide y la dosis utilizada.

En el caso de tratamiento sistémico, los más comúnmente usados son la prednisona, prednisolona y metilprednisolona ya que a pesar de atravesar la placenta no alcanzan grandes concentraciones en el feto. Se recomienda evitar los corticoides fluorados (betametasona, dexametasona) ya que alcanzan grandes concentraciones en el feto por lo que su uso en el embarazo debe limitarse a aquellas situaciones en las que se busque el tratamiento del feto (se utiliza la betametasona para la maduración pulmonar fetal[33,34]).

En cuanto al uso de corticoides tópicos también existe controversia sobre la seguridad de su uso[35]. Se recomienda el uso de corticoides de potencia baja o moderada, reservado los de potencia media alta como segunda línea y durante el menor tiempo posible.

Por vía inhalatoria, los niveles sistémicos de corticoides son bajos considerándose bastante segura su utilización.

4.4.8 Antibióticos

Los antibióticos permiten disminuir la incidencia de infección de herida quirúrgica, endometritis y otras complicaciones infecciosas. Los cambios farmacocinéticos en la embarazada (volumen de distribución y aclaramiento renal aumentados, a pesar de mayor disponibilidad de fármaco por proteínas plasmáticas disminuidas) pueden alterar la concentración libre de fármaco.

Profilaxis antibiótica en la cesárea

La cefazolina es uno de los antibióticos más estudiados en embarazadas, y se ha demostrado que existe un aclaramiento aumentado por aumento de la excreción renal[18]. Existen ciertas ventajas que lo convierten en el antibiótico de elección: su rapidez de administración (incluso en procedimientos emergentes), su amplia disponibilidad, y los conocimientos disponibles sobre los efectos en embarazadas.

La dosis óptima es 2 g endovenosos 15 minutos antes de la incisión, asegurando concentraciones plasmáticas adecuadas en cirugías de 1 h de duración (como es la cesárea) en el 100% de sujetos. Esta dosis debe aumentarse en casos de obesidad, por menor concentración tisular de cefazolina: 3 g si el índice de masa corporal (IMC) es entre 30 y 40, y 4 g si el IMC es superior a 40.

La dosis de repetición debe ser cada 3 a 6 horas, no 8 horas como en población no obstétrica.

Tabla 6

Antibióticos en el embarazo[36]

Antimicrobiano	Consideraciones en embarazadas
Penicilinas y cefalosporinas	No hay datos de teratogenia durante el embarazo, por lo que se consideran seguros.
Macrólidos	La azitromicina y la clindamicina cruzan la placenta pero las concentraciones fetales son bajas y se consideran seguras. No se recomienda el uso de eritromicina por posible hepatotoxicidad materna.
Quinolonas	No se recomiendan en embarazadas por potenciales malformaciones articulares evidenciadas en animales.
Tetraciclinas	No recomendadas por posible hepatotoxicidad materna y por malformaciones de estructuras óseas y dentales del feto (hipoplasia dental, coloración marronácea del esmalte).
Aminoglucósidos	La gentamicina es el más estudiado, y se han observado concentraciones fetales menores a las maternas. Se han descrito casos de sordera congénita en tratamientos con estreptomicina y kanamicina.
Sulfonamidas	Pueden tener efecto antifolato durante el embarazo aunque no se han evidenciado más malformaciones. Existe riesgo de ictericia neonatal en el periparto porque compiten con la bilirrubina en su unión a albúmina. Su uso no está contraindicado en el resto del embarazo. El trimetoprim se puede administrar con sulfametoxazol, y no se recomienda en el primer trimestre de embarazo por aumento de malformaciones.
Tuberculostáticos	Rifampicina, etambutol e isoniazida pueden administrarse durante el embarazo, la estreptomicina está contraindicada.
Cloramfenicol	Se relaciona con el síndrome gris del recién nacido en tratamientos a altas dosis durante el tercer trimestre de embarazo.
Metronidazol	Uso controvertido: no se recomienda en el primer trimestre del embarazo por posibles malformaciones, aunque no existe evidencia suficiente para contraindicarlo.
Fosfomicina	Es seguro, siendo el antibiótico de elección en infecciones de tracto urinario no complicadas en la embarazada.

Bibliografía

1. Costantine M. M. (2014). Physiologic and pharmacokinetic changes in pregnancy. *Frontiers in pharmacology*, 5, 65. https://doi.org/10.3389/fphar.2014.00065

2. Zhao, Y., Hebert, M. F., & Venkataramanan, R. (2014). Basic obstetric pharmacology. *Seminars in perinatology*, 38(8), 475–486. https://doi.org/10.1053/j.semperi.2014.08.011

3. Gil N. Essential drugs in anesthetic practice. *Anesthetic Pharmacology*. 2nd ed. Cambridge University Press; p. 648-65.

4. Van Donge, T., Evers, K., Koch, G., van den Anker, J., & Pfister, M. (2020). Clinical Pharmacology and Pharmacometrics to Better Understand Physiological Changes During Pregnancy and Neonatal Life. *Handbook of experimental pharmacology*, 261, 325–337. https://doi.org/10.1007/164_2019_210

5. Sandoval Paredes, José, & Sandoval Paz, Cindy. (2018). Uso de fármacos durante el embarazo. *Horizonte Médico* (Lima), 18(2), 71-79. https://dx.doi.org/10.24265/horizmed.2018.v18n2.11

6. Gin T (2021). Farmacología durante el embarazo y la lactancia. *Anest Obs Principios y práctica*. Elsevier España. 14: 313-335

7. Lemon LS, Venkataramanan R, Caritis SN (2019). Pharmacokinetics and Pharmacodynamics. *Fetal Medicine: Basic Science and Clinical Practice* (Third ed). Elsevier. 48: 581-587. https://doi.org/10.1016/B978-0-7020-6956-7.00048-8

8. Rubinchik-Stern, M., & Eyal, S. (2012). Drug Interactions at the Human Placenta: What is the Evidence? *Frontiers in pharmacology*, 3, 126. https://doi.org/10.3389/fphar.2012.00126

9. Sheffield, J. S., Siegel, D., Mirochnick, M., Heine, R. P., Nguyen, C., Bergman, K. L., Savic, R. M., Long, J., Dooley, K. E., & Nesin, M. (2014). Designing drug trials: considerations for pregnant women. *Clinical infectious diseases*: an official publication of the Infectious Diseases Society of America, 59 Suppl 7(Suppl 7), S437–S444. https://doi.org/10.1093/cid/ciu709

10. Mitchell, A. A., Gilboa, S. M., Werler, M. M., Kelley, K. E., Louik, C., Hernández-Díaz, S., & National Birth Defects Prevention Study (2011). Medication use during pregnancy, with particular focus on prescription drugs: 1976-2008. *American journal of obstetrics and gynecology*, 205(1), 51.e1–51.e518. https://doi.org/10.1016/j.ajog.2011.02.029

11. Daw, J. R., Hanley, G. E., Greyson, D. L., & Morgan, S. G. (2011). Prescription drug use during pregnancy in developed countries: a systematic review. *Pharmacoepidemiology and drug safety*, 20(9), 895–902. https://doi.org/10.1002/pds.2184

12. Gin, T., & Chan, M. T. (1994). Decreased minimum alveolar concentration of isoflurane in pregnant humans. *Anesthesiology*, 81(4), 829–832. https://doi.org/10.1097/00000542-199410000-00009

13. Chan, M. T., Mainland, P., & Gin, T. (1996). Minimum alveolar concentration of halothane and enflurane are decreased in early pregnancy. *Anesthesiology*, 85(4), 782–786. https://doi.org/10.1097/00000542-199610000-00013

14. Chan, M. T., & Gin, T. (1995). Postpartum changes in the minimum alveolar concentration of isoflurane. *Anesthesiology*, 82(6), 1360–1363. https://doi.org/10.1097/00000542-199506000-00006

15. Chan MT, Gin T. Pregnancy potentiates the sedative effects of sevoflurane. *Anesthesiology* 2008; A616. Disponible en: http://www.asaabstracts.com/strands/asaabstracts/abstract.htm?-year=2008&index=14&absnum=1037

16. Yau, G., Gin, T., *et al.* (1991). Propofol for induction and maintenance of anaesthesia at caesarean section. A comparison with thiopentone/enflurane. *Anaesthesia*, 46(1), 20–23. https://doi.org/10.1111/j.1365-2044.1991.tb09307.x

17. Russo, H., & Bressolle, F. (1998). Pharmacodynamics and pharmacokinetics of thiopental. *Clinical pharmacokinetics*, 35(2), 95–134. https://doi.org/10.2165/00003088-199835020-00002

18. Ansari, J., Carvalho, B., Shafer, S. L., & Flood, P. (2016). Pharmacokinetics and Pharmacodynamics of Drugs Commonly Used in Pregnancy and Parturition. *Anesthesia and analgesia*, 122(3), 786–804. https://doi.org/10.1213/ANE.0000000000001143

19. Saxén, I., & Saxén, L. (1975). Letter: Association between maternal intake of diazepam and oral clefts. *Lancet* (London, England), 2(7933), 498. https://doi.org/10.1016/s0140-6736(75)90567-x

20. Rosenberg, L., Mitchell, A., *et al.* (1983). Lack of Relation of Oral Clefts to Diazepam Use during Pregnancy. *New England Journal of Medicine*, 309(21), 1282–1285. https://doi.org/10.1056/nejm198311243092103

21. Dolovich, L. R., Addis, A., *et al.* (1998). Benzodiazepine use in pregnancy and major malformations or oral cleft: meta-analysis of cohort and case-control studies. *BMJ* (Clinical research ed.), 317(7162), 839–843. https://doi.org/10.1136/bmj.317.7162.839

22. Leffert, L. R., Dubois, H. M., Butwick, A. J., Carvalho, B., Houle, T. T., & Landau, R. (2017). Neuraxial Anesthesia in Obstetric Patients Receiving Thromboprophylaxis With Unfractionated or Low-Molecular-Weight Heparin: A Systematic Review of Spinal Epidural Hematoma. *Anesthesia and analgesia*, 125(1), 223–231. https://doi.org/10.1213/ANE.0000000000002173

23. Duley, L., Henderson-Smart, D., Knight, M., & King, J. (2001). Antiplatelet drugs for prevention of pre-eclampsia and its consequences: systematic review. *BMJ* (Clinical research ed.), 322(7282), 329–333. https://doi.org/10.1136/bmj.322.7282.329

24. Ficha técnica de prasugrel https://cima.aemps.es/cima/pdfs/es/ft/82930/82930_ft.pdf Ficha técnica de clopidogrel https://cima.aemps.es/cima/pdfs/es/ft/71773/71773_ft.pdf Ficha técnica de ticagrelor https://cima.aemps.es/cima/dochtml/ft/110655013/FT_110655013.html

25. Verbruggen, M., Mannaerts, D., Muys, J., & Jacquemyn, Y. (2015). Use of ticagrelor in human pregnancy, the first experience. *BMJ* case reports, 2015, bcr2015212217. https://doi.org/10.1136/bcr-2015-212217

26. Argentiero, D., Savonitto, S., D'Andrea, P., & Iacovelli, F. (2020). Ticagrelor and tirofiban in pregnancy and delivery: beyond labels. *Journal of thrombosis and thrombolysis*, 49(1), 145–148. https://doi.org/10.1007/s11239-019-01939-1

27. Tello-Montoliu, A., Seecheran, N. A., & Angiolillo, D. J. (2013). Successful pregnancy and delivery on prasugrel treatment: considerations for the use of dual antiplatelet therapy during preg-

nancy in clinical practice. *Journal of thrombosis and thrombolysis*, 36(3), 348–351. https://doi.org/10.1007/s11239-012-0830-7

28. Marín Iranzo R, Gorostidi Pérez M, Álvarez-Navascués R (2011). Hipertensión arterial y embarazo. *NefroPlus*. 4(2):21-30. doi:10.3265/NefroPlus.pre2011. Jun.10997

29. Gómez Ayala AE (2005). Hipertensión arterial y embarazo, actualización. *Farmacia Profesional*. 19 (11):44-47

30. Sociedad Española de Ginecología y Obstetricia (2020). Trastornos hipertensivos en la gestación, *Guía de asistencia Práctica*. Prog Obstet Ginecol;63:244-272.

31. Abizanda Garcia J, Alsina Hipólito M, Balanzó Joue M, Gómez Castelló T, López Insua A, Martínez Bueno, C, *et al.* (2022). *Guia farmacoterapèutica*. Atenció a la salut sexual i reproductiva. Barcelona: Institut Català de la Salut; 2022. https://scientiasalut.gencat.cat/bitstream/handle/11351/7186/guia_%20farmacoterapeutica_atencio_salut_sexual_reproductiva_2022.pdf?sequence=1&isAllowed=y

32. Ondansetrón: riesgo de defectos de cierre orofaciales (labio leporino, paladar hendido) tras su uso durante el primer trimestre de embarazo (2019). Nota informativa Agencia Española de Medicamentos y Productos Sanitarios (AEMPS).MUH (FV), 15 /2019.

33. Meriño-Ibarra, E., & Delgado Beltrán, C. (2011). Artritis reumatoide: cómo usar los fármacos en el embarazo y la lactancia? [Rheumatoid arthritis: how to use drugs during pregnancy and lactation?]. *Reumatologia clinica*, 7(4), 262–266. https://doi.org/10.1016/j.reuma.2010.11.017

34. Ruiz V, Manubens E, Puig L (2014). Psoriasis y embarazo: revisión. *Actas Dermosifiliogr*, 105(8):734-743. http://dx.doi.org/10.1016/j.ad.2013.06.004

35. Chi, C. C., Wang, S. H., Kirtschig, G., & Wojnarowska, F. (2010). Systematic review of the safety of topical corticosteroids in pregnancy. *Journal of the American Academy of Dermatology*, 62(4), 694–705. https://doi.org/10.1016/j.jaad.2009.09.041

36. Vallano, A., & Arnau, J. M. (2009). Antimicrobianos y embarazo [Antimicrobials and pregnancy]. *Enfermedades infecciosas y microbiología clínica*, 27(9), 536–542. https://doi.org/10.1016/j.eimc.2009.09.001

37. Feghali, M., Venkataramanan, R., & Caritis, S. (2015). Pharmacokinetics of drugs in pregnancy. *Seminars in perinatology*, 39(7), 512–519. https://doi.org/10.1053/j.semperi.2015.08.003

38. Pinheiro, E. A., & Stika, C. S. (2020). Drugs in pregnancy: Pharmacologic and physiologic changes that affect clinical care. *Seminars in perinatology*, 44(3), 151221. https://doi.org/10.1016/j.semperi.2020.151221

CAPÍTULO 5

ANESTESIA PARA PROCEDIMIENTOS NO OBSTÉTRICOS EN LA MUJER GESTANTE

Cinthya Connie Llaja Villa, Lorena Rivera Vallejo

5.1 Introducción

La necesidad de cirugía no obstétrica durante el embarazo puede presentarse en cualquier trimestre y constituye un gran reto en el manejo anestésico, ya que se debe garantizar tanto la seguridad materna como fetal y evitar el inicio del trabajo de parto pretérmino.

La indicación quirúrgica debe consensuarse entre un equipo formado por un cirujano, un obstetra, un anestesiólogo y un pediatra.

Siempre que sea posible, se debe intentar retrasar la cirugía hasta el segundo trimestre, cuando las contracciones uterinas prematuras y el riesgo de aborto espontáneo son menores.

Las cirugías electivas deben posponerse hasta las 6 semanas postparto como mínimo, según recomendaciones de la American College of Obstetricians and Gynecologists (ACOG). Sin embargo, hay que tener claro que el embarazo no puede ser, en ninguna circunstancia, motivo de denegación de una cirugía urgente o emergente.

Nuestro principal objetivo para garantizar tanto el bienestar materno como el fetal es mantener la estabilidad hemodinámica y la oxigenación de la gestante, asegurando una adecuada perfusión uteroplacentaria. Es necesario comprender los cambios anatómicos, fisiológicos y farmacocinéticos que ocurren durante el embarazo, así como su repercusión en el manejo anestésico, para brindar al binomio madre-feto los mejores cuidados durante el perioperatorio.

Figura 1

SEGURIDAD MATERNA
SEGURIDAD FETAL
PREVENCIÓN Y TRATAMIENTO TRABAJO DE PARTO PRETÉRMINO

Valorar posibilidad de ALR sobre AG

Monitorización básica materna: ECG, TA, $SatO_2$, T°, EtCO2, BIS

Evitar agentes teratogénicos

Ayuno 6h y profilaxis broncoaspiración. Inducción secuencia rápida

Desplazamiento Uterino a la izquierda (Evitar Compresión Aortocava)

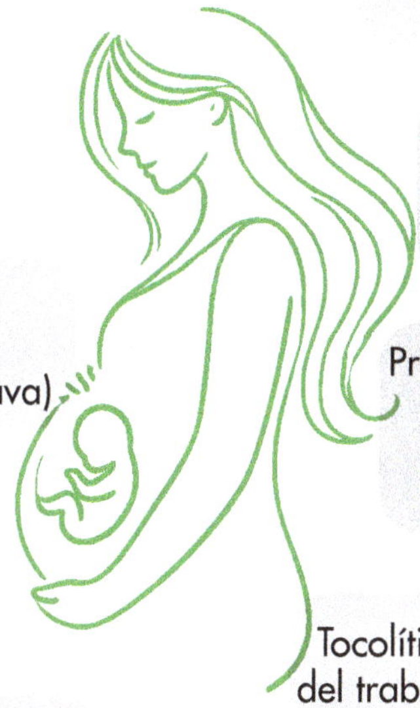

Profilaxis tromboembólica: mecánica y/o farmacológica. Deambulación precoz

Monitorización FCF +/- DU

Tocolíticos para el tratamiento del trabajo de parto pretérmino. No profiláctico

Ajustar dosis de anestésicos inhalatorios, endovenosos y AL

Fluidoterapia permisiva. +/- DVA (fenilefrina o efedrina)

Valorar corticoides para maduración pulmonar

Transfusión precoz. Hto > 30 %

(ECG) Electrocardiograma; (TA) Tensión arterial; (SatO2) Saturación arterial de oxígeno; (Ta) Temperatura; (EtCO2) End Tidal de dióxido de carbono; (BIS) Índice biespectral; (DVA) Drogas vasoactivas; (Hto) hematocrito; (AL) Anestésicos locales; (FCF) Frecuencia cardíaca fetal; (DU) Dinámica uterina; (ALR) Anestesia locorregional; (AG) Anestesia general

Fuente: elaboración propia

La incidencia de cirugía no obstétrica durante el embarazo es de 1-2 %. Entre las indicaciones quirúrgicas más frecuentes se encuentran las infecciones (encabezando la lista, la apendicitis), las patologías anexiales (principalmente torsión ovárica o neoplasia de ovario) y el traumatismo, entre otras.

Se han publicado varios estudios retrospectivos, revisiones sistemáticas y metaanálisis que evalúan la incidencia de la cirugía no obstétrica durante el embarazo, su relación con el parto pretérmino y la seguridad de la cirugía laparoscópica en comparación con la cirugía abierta.

Un estudio retrospectivo durante 11 años llevado a cabo por Vujic *et al.* evaluó una población de 76 gestantes que requirieron cirugía no obstétrica. Las indicaciones más frecuentes fueron apendicitis aguda (63 %), patología anexial (11 %), colecistitis litiásica (5 %) y otras indicaciones (21 %). El 16 % presentó trabajo de parto pretérmino y el 7 % terminó en aborto, mientras que 32 % concluyeron en parto espontáneo sin reportarse ningún caso de muerte neonatal.

Otro estudio retrospectivo de 16 años realizado en un hospital terciario de Corea encontró una incidencia de cirugía no obstétrica durante el embarazo del 0,96 % (155 cirugías en 16.197 gestantes). El 49,7 % se realizó durante el primer trimestre, siendo el 68,4 % cirugías urgentes. Se evidenció un aumento del riesgo de efecto adverso del 2 % por cada minuto de anestesia (considerado resultado adverso: aborto, amenaza de aborto, óbito fetal, trabajo de parto pretérmino, y parto prematuro).

En el 2019 otro estudio de cohortes retrospectivo de 16 años realizado en un hospital terciario en Bélgica encontró una incidencia de cirugía no obstétrica durante el embarazo del 0,48 %, la mayoría realizadas durante el 2° trimestre (44 %) bajo anestesia general (81 %). El 44 % fueron cirugías abdominales, siendo predominantemente laparoscópicas (79 %). Se observó mayor incidencia de parto pretérmino en gestantes sometidas a cirugía durante el embarazo respecto las no intervenidas (25 % vs. 17 %), así como un peso al nacer significativamente menor (3,16 vs. 3,27). Sin embargo, no se pudieron atribuir totalmente estos hechos a la cirugía.

Anne Staub *et al.* evaluaron en un estudio danés durante 20 años a más de un millón de gestantes encontrando una incidencia de cirugía no obstétrica durante el embarazo del 6,4 %. Observaron un aumento del uso de laparoscopia sobre cirugía abierta, principalmente en las apendicectomías (del 4,2 % al 79,2 % hacia finales del estudio, en 2015). Además, asociaron factores como el parto múltiple, la edad avanzada materna, el tabaquismo o el índice de masa corporal con la prevalencia de cirugía durante el embarazo.

Hasta la fecha no se han encontrado diferencias en cuanto a mortalidad de una gestante sometida a cirugía no obstétrica con respecto a una mujer no gestante.

5.3 Cambios anatómicos y fisiológicos durante el embarazo

Durante el embarazo ocurren cambios anatómicos y fisiológicos en respuesta a secreción hormonal para proveer un ambiente adecuado para el desarrollo fetal, atender las crecientes demandas metabólicas y preparar a la gestante para el parto.

5.3.1 Cambios cardiovasculares

Los cambios hormonales que ocurren en la gestante causan vasodilatación, con el consiguiente descenso de las resistencias vasculares sistémicas (RVS). Dado que no existe autorregulación de la circulación uteroplacentaria, el gasto cardíaco (GC) debe aumentar para mantener la tensión arterial. En el primer trimestre del embarazo, este incremento se logra con un aumento de la frecuencia cardíaca (15-25 %) y del volumen de eyección (20-30 %). Más adelante, la activación del sistema renina-angiotensina causa retención de agua y sodio aumentando la volemia. Todo ello permite que el GC aumente hasta en un 50 % a finales del segundo trimestre, pudiendo sufrir descompensaciones aquellas gestantes con cardiopatías preexistentes.

A partir de las 20 semanas de gestación (a pesar de que se ha descrito incluso a las 13 semanas), el útero grávido causa compresión mecánica sobre la vena cava inferior (VCI) y la aorta descendente en posición supina. Esto lleva a una disminución del retorno venoso y del gasto cardíaco, que puede prevenirse aplicando 15-20° de desplazamiento uterino hacia la izquierda.

5.3.2 Cambios en la vía aérea

A partir del primer trimestre y aumentando progresivamente con el embarazo ocurren cambios importantes en la vía aérea de la gestante, como un aumento de la friabilidad y del edema en la mucosa respiratoria. Otro cambio importante consiste en el aumento de vascularización de la mucosa nasal incrementando el riesgo de epistaxis en caso de intubación nasotraqueal.

Todo ello conlleva un aumento del riesgo de intubación y ventilación difíciles en la gestante.

La Difficult Airway Society (DAS) ha creado un algoritmo para el manejo de la vía aérea en la paciente obstétrica (Algoritmo 1). Este contempla la actuación tras la intubación fallida y en la situación de no intubable, no ventilable (NINO).

Algoritmo 1
Algoritmo maestro: anestesia general obstétrica e intubación traqueal fallida

Algoritmo 1
Anestesia general obstétrica segura

Planificación y preparación previa a la inducción. Discusión en equipo

Inducción de secuencia rápida
Considere ventilación con mascarilla facial (Pa 20 cmH,0)

Laringoscopia
(máximo 2 intentos de intubación, 3 intentos de intubación solo por colega exponencial)

Éxito → Verificar que la intubación traqueal sea exitosa y proceder
Planificar la extubación

Fallo

Algoritmo 2
Intubación traqueal fallida obstétrica

Declarar intubación fallida
Llamada de ayuda
Mantener la oxigenación
Dispositivo de vía aérea supraglótica (máximo 2 intentos) o mascarilla facial

Éxito → ¿Es esencial/seguro proceder con la cirugía inmediatamente?

Fallo

Algoritmo 3
No se puede intubar, no se puede oxigenar

Declarar CICO
Dar 100 % de oxígeno
Descartar laringoespasmo-asegurar bloqueo neuromuscular
Acceso cervical quirúrgico de emergencia

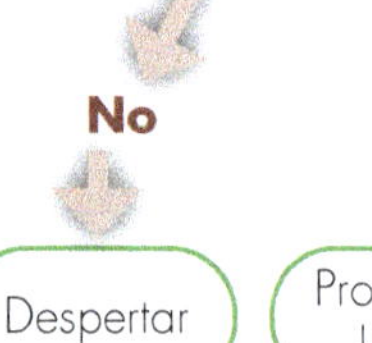

Fuente: Obstetric Anaesthetisth Association / Difficult Airway Society (2015)

5.3.3 Cambios respiratorios

Los cambios respiratorios en la gestante empiezan desde el primer trimestre. El consumo de oxígeno aumenta constantemente para satisfacer las demandas del feto que está creciendo.

La ventilación minuto también se incrementa a expensas del aumento del volumen corriente y de la frecuencia respiratoria, generando una hiperventilación con una alcalosis respiratoria crónica compensada secundaria.

La capacidad residual funcional (CRF) disminuye un 20 % debido a la elevación del diafragma, causando una disminución de la reserva de oxígeno que predispone a la rápida desaturación durante los periodos de apnea.

5.3.4 Cambios gastrointestinales

La gestante tiene riesgo elevado de regurgitación y broncoaspiración debido a la disminución de la presión del esfínter esofágico inferior que provoca la progesterona y el desplazamiento del estómago por el útero, que aumenta la presión intragástrica.

El riesgo de broncoaspiración también se puede ver aumentado por las náuseas y vómitos que pueden experimentar algunas gestantes.

No se han observado cambios en el tiempo de vaciamiento gástrico durante el embarazo (incluso en gestantes obesas), por lo que se deben seguir las mismas recomendaciones sobre el ayuno que en el resto de población general.

Sí se ha descrito enlentecimiento del vaciamiento gástrico durante el parto y el postparto. En caso de náuseas, vómitos, dolor, reflujo gastroesofágico, presencia de hernia de hiato o sospecha de estómago lleno se debe considerar la inducción de secuencia rápida.

5.3.5 Cambios hematológicos

La discrepancia entre el aumento del volumen plasmático y los glóbulos rojos resulta en la anemia fisiológica del embarazo, por hemodilución. Esta disminución de la viscosidad de la sangre permite disminuir la resistencia al flujo sanguíneo en la circulación uteroplacentaria.

Ocurre también un aumento del recuento leucocitario (a pesar de que los niveles de inmunoglobulinas permanecen inalterados) y un aumento de la producción plaquetaria (a pesar de que predomina una trombocitopenia por hemodilución). Aparece además un estado de hipercoagulabilidad para prevenir los eventos hemorrágicos, produciéndose un aumento de los factores I, VII, VIII, IX, X, XII y una disminución del sistema fibrinolítico (proteínas C y S).

La hipoproteinemia relativa por hemodilución causa un descenso de la concentración de albúmina de hasta un 60 %.

5.3.6 Cambios neurológicos

La gestante tiene un aumento del flujo cerebral y de la permeabilidad de la barrera hematoencefálica, explicando su mayor sensibilidad a los anestésicos.

Hacia el final del embarazo y durante el parto aumenta el umbral del dolor, probablemente debido al incremento de endorfinas y progesterona.

En el espacio epidural tiene lugar la dilatación de los plexos venosos epidurales y el incremento del tejido graso epidural.

5.3.7 Cambios renales y hepáticos

Durante el embarazo el flujo sanguíneo renal y el filtrado glomerular (FG) aumentan, disminuyendo las cifras de creatinina sérica y la urea.

Debido a la progesterona y la compresión mecánica de los uréteres las gestantes pueden presentar hidronefrosis e hidrouréter fisiológicos.

Todos estos cambios causan alteraciones en la farmacocinética y farmacodinámica.

5.3.8 Cambios endocrinos

La gestante presenta hiperplasia y aumento de la vascularización de la glándula tiroides. Tanto el hipotiroidismo como el hipertiroidismo subclínico pueden ocurrir durante el embarazo sin que esto represente peligro alguno para la madre o el feto.

El lactógeno placentario humano reduce la sensibilidad tisular a la insulina, provocando un incremento de los niveles de glicemia tras la ingesta de carbohidratos. Sin embargo, en periodos prolongados de ayuno las gestantes pueden desarrollar rápidamente hipoglicemia y acidosis.

5.3.9 Cambios musculoesqueléticos

Los cambios hormonales y el aumento de peso generan cambios en el sistema musculoesquelético, como la hiperlordosis marcada que se produce para compensar el cambio del centro de gravedad. Un aumento en la laxitud articular prepara a la futura madre para el momento del parto.

5.4 Manejo anestésico

El manejo anestésico de la paciente gestante constituye un gran reto para los anestesiólogos. Todos nuestros esfuerzos deben enfocarse en preservar la seguridad materna/fetal y prevenir o tratar el inicio del trabajo de parto pretérmino. La indicación quirúrgica, como ya se ha comentado anteriormente, debe consensuarse entre diferentes especialistas.

Algoritmo 2

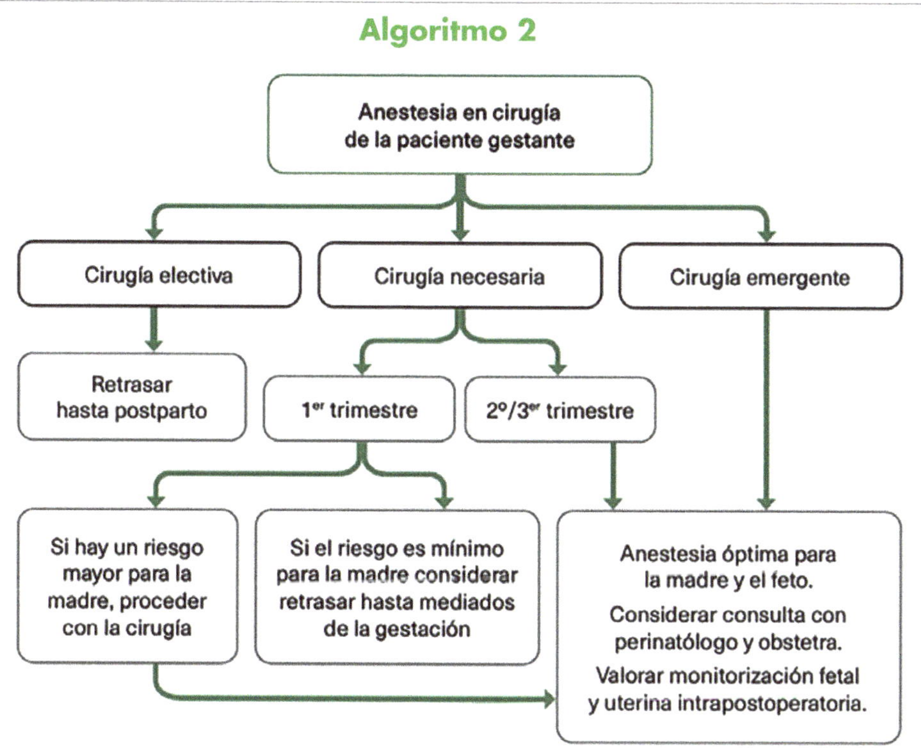

Fuente: C. Muñoz, S. Manrique, M. Pascual. Anestesia en cirugía del gestante. En: Actualización de los protocolos asistenciales de la Sección de Anestesia Obstétrica de la SEDAR 2ª edición, 2016. (Adaptado): Pal, S. (2014). Carvalho B, Anesth Analg Suppl IARS

5.4.1 Consideraciones fetales

Para intentar preservar la seguridad fetal es importante mantener una adecuada perfusión uteroplacentaria y evitar el uso de drogas potencialmente dañinas durante el desarrollo fetal. Para fines prácticos, el embarazo se divide en 3 trimestres.

- **Primer trimestre (1-12 semanas).**

En este periodo ocurren la diferenciación celular y la organogénesis. Se da la «Ley del todo o nada», preservación del feto o muerte (aborto).

Durante esta etapa es seguro utilizar benzodiacepinas u opioides como premedicación.

- **Segundo trimestre (13-26 semanas).**

Se considera el periodo de elección para cirugía no electiva, ya que hay menor riesgo de parto pretérmino, la organogénesis se encuentra casi completada y la visión del campo quirúrgico aún es correcta, pues el útero aún no ha alcanzado su tamaño máximo.

- **Tercer trimestre (27-40 semanas).**

Durante este trimestre se debe valorar, junto con el obstetra, la posibilidad de administrar corticoides para iniciar la maduración fetal 24-48 h previas a la cirugía, teniendo en cuenta que se desaconseja su uso en caso de proceso infeccioso. A partir de las 32 semanas se debe evitar el uso de antiinflamatorios no esteroideos (AINEs) por el riesgo del cierre prematuro del ductus arterioso.

Es importante evitar la hiper/hipotermia, hipoxemia, hipercapnia e hipotensión, pues estos factores maternos han demostrado ser dañinos para el feto.

La ACOG recomienda monitorizar la frecuencia cardíaca fetal (FCF) antes y después de la cirugía mediante el uso del Doppler, monitor eléctrico o ultrasonido vaginal, siempre, sin importar la edad gestacional. La monitorización de la FCF intraoperatoria debe ser individualizada y basada en los protocolos institucionales. Es importante que la persona que monitorice la FCF intraoperatoria sea conocedora de variabilidad de la FCF y de cómo los anestésicos pueden afectarla.

La monitorización de la FCF puede alertarnos sobre la necesidad de optimizar la posición materna, oxigenación o presión arterial.

Nuestro manejo anestésico debe ir orientado a:

1. **Mantener el flujo sanguíneo uteroplacentario:**

Como ya mencionamos en el apartado de «cambios anatómicos y fisiológicos durante el embarazo», la perfusión uteroplacentaria no se encuentra autorregulada, por lo que depende totalmente de la presión arterial materna.

La hipovolemia, determinados fármacos, el bloqueo neuroaxial y la compresión aortocava por el útero pueden causar hipotensión materna.

Las alteraciones en la madre pueden tener efectos nocivos en el feto: la hipoxemia prolongada produce vasoconstricción úteroplacentaria, la hipercapnia produce acidosis fetal con depresión miocárdica y vasoconstricción de la arteria uterina y la hipocapnia produce también disminución del flujo sanguíneo uterino.

Para mantener una adecuada oxigenación y perfusión, es importante tener unos objetivos hemodinámicos individualizados, con una adecuada gestión de fluidos (cristaloides vs. coloides) y uso de drogas vasoactivas (fenilefrina vs. efedrina).

2. Evitar el uso de drogas teratogénicas:

Un agente teratógeno se define como aquel capaz de producir una malformación o defecto en la etapa embrionaria o fetal, detectada durante la gestación, al nacimiento o posteriormente.

Se han realizado numerosos estudios para evaluar si los agentes anestésicos utilizados producen teratogénesis, pero ningún hallazgo ha sido concluyente.

Algunos estudios con modelos animales sí han encontrado relación, pero a dosis muy elevadas, jamás utilizadas en la práctica clínica.

Los estudios realizados en gestantes son retrospectivos debido a que, por motivos éticos, no pueden realizarse ensayos clínicos.

El paso de las drogas a través de la barrera placentaria depende de factores como la liposolubilidad o la unión a proteínas plasmáticas.

Es importante tener en cuenta que la mayoría de los fármacos pasan de la madre al feto en mayor o menor cantidad, por lo que hay que utilizarlos siempre que los beneficios superen los riesgos, eligiendo los más seguros para el feto, a las dosis mínimas eficaces y el menor tiempo posible.

Hace unos años la Food and Drug Administration (FDA) clasificaba los fármacos en 5 categorías de seguridad para su uso durante el embarazo (A, B, C, D, X). Actualmente la FDA requiere que se proporcione información sobre el medicamento, incluyendo un resumen de todos los riesgos, en un formato llamado *Pregnancy and Lactation Labeling Rule* (PLLR).

Los agentes anestésicos pueden tener efectos sobre los receptores neuronales, necesarios para la diferenciación, sinaptogénesis y supervivencia de las neuronas durante el desarrollo.

Tabla 1

FÁRMACO	EFECTO
Ketamina	Aumenta el tono uterino pudiendo afectar al flujo útero-placentario
Neostigmina	Aumenta el tono uterino
Óxido nitroso	Afecta la síntesis del ADN por inactivación de enzima metionina-sintetasa
Anestésicos locales	Afectan la mitosis celular y embriogénesis en animales La prilocaína a dosis elevadas produce metahemoglobinemia fetal.
Anestésicos inhalatorias	CAM 0,5 %: Electo tocolítico CAM 1 % Aumentan el flujo sanguíneo uterino. CAM » 1 %: Disminuir el flujo sanguíneo uterino por vasodilatación
Antiinflamatorios no esteroideos	1er trimestre: Uso esporádico (excepto ketorolaco e inhibidores selectivos de la COX-2) 3er trimestre: Efecto inhibidor en la síntesis de prostaglandinas: Cierre precoz del ductus arterioso, HTP y oligoamnios Electo antiagregante plaquetario: Prolongan la hemorragia materna y predisponen al recién nacido a hemorragia
Metamizol	1er y 2° trimestre: No se recomienda su uso. 3er trimestre: Efecto inhibidor en la síntesis de prostaglandinas: Cierre precoz del ductus arterioso, HTP y oligoamnios
Ácido acetilsalicílico	Riesgo de hemorragia materna y fetal utilizado en los días previos al parto. No se recomienda a dosis altas durante el embarazo (> 100 mg/día).
Indometacina	Sangrado fetal, alteración de la función renal y cierre del ductus arterioso
Opiáceos	A dosis altas pueden ocasionar una depresión respiratoria e hipoxia fetal. En madres que reciben tratamiento o bien por adicción control del síndrome abstinencia neonatal
Benzodiazepinas	1er trimestre: Labio leporino y malformación paladar si tratamiento crónico 3er trimestre: Síndrome de abstinencia en el neonato
Cafeína	Arritmias fetales
Antibióticos	Aminoglucosidos: Ototóxicos y nefrotóxicos Tetraciclinas: Supresión transitoria del crecimiento óseo y por la tinción de los dientes en desarrollo Cloranfenicol: Contraindicado. Trimetoprim y nitrofurantoina: Evitar en el 1er trimestre debido a un aumento de mal formaciones congénitas Fluoroquinolonas: Evitar durante embarazo y lactancia, ya que son tóxicos para el desarrollo del cartílago
Antihipertensivos	Betabloqueantes: bloqueo cardiaco y RCIU Calcioantagonistas, IECA y ARA-II: Contraindicados Diuréticas: Alteraciones hidroelectrolíticas
Antidiabéticos	No se recomienda el empleo de sulfonilureas, metformina, glitazonas o meglitinida
Alfa-adrenérgicos	Aumenta el tono uterino pudiendo afectar al flujo útero-placentario

Fuente: M. Sánchez, S. Manrique, A. Conesa. Anestesia en cirugía de la gestante. En: Actualización de los protocolos asistenciales de la Sección de Anestesia Obstétrica de la SEDAR 3ª edición 2021

5.4.2 Consideraciones maternas

Los cambios fisiológicos maternos durante el embarazo tienen repercusión en el manejo anestésico:

- Los cambios cardiovasculares en la gestante aumentan la reserva para el sangrado normal durante el parto o la hemorragia periparto. Esto conlleva que la paciente no presente signos ni síntomas de hipovolemia hasta que ha ocurrido una pérdida hemática de al menos 1500 ml.

- Es importante mantener un hematocrito mayor de 30 % para asegurar una oxigenación fetal óptima, por lo que hay que considerar la transfusión precoz.

- Hay que tener en cuenta que la disminución del volumen de eyección y del GC durante la anestesia general o el bloqueo neuroaxial puede agravar la hipotensión en supino de la gestante, por lo que es importante el desplazamiento uterino 15-20° colocando una cuña bajo el lado derecho de la gestante.

- Los cambios en la vía aérea descritos, el empeoramiento del Mallampati durante el embarazo junto con el aumento del tamaño de las mamas y la obesidad pueden dificultar la intubación. Puede ser necesario utilizar tubos endotraqueales de menor diámetro y la posición en rampa. Evitar la intubación nasotraqueal por el riesgo de epistaxis.

- La gestante es susceptible a una rápida desaturación durante los periodos de apnea debido al aumento del consumo de oxígeno y disminución de la CRF, por lo que se debe administrar oxígeno suplementario y preoxigenar durante 3 minutos antes de una anestesia general.

- El aumento del volumen minuto y la disminución de la CRF resultan en una desnitrogenización rápida durante la preoxigenación y un rápido consumo/eliminación de los agentes inhalatorios, con lo que la inducción y la recuperación de la anestesia inhalatoria son más rápidos.

- Se debe evitar la hiperventilación porque puede causar alcalosis respiratoria con desplazamiento hacia la izquierda de la curva de disociación de la hemoglobina y disminución de entrega de oxígeno al feto. El objetivo del $EtCO_2$ debe ser alrededor de 30 mmHg (32-34 mmHg durante la laparoscopia)

- Debido al aumento de riesgo de broncoaspiración se recomienda la profilaxis antiácida (citrato sódico, metoclopramida, antihistamínicos H_2) y la inducción de secuencia rápida. Las normas de ayuno son iguales al resto de la población.

- La CAM disminuye con el embarazo hasta en un 25-50 %. Las gestantes son más susceptibles a los sedantes y a la inducción endovenosa debido al aumento del GC, con lo cual es necesario ajustar la dosis.

- La progesterona aumenta la sensibilidad de las membranas neuronales a los anestésicos locales. Las gestantes son más susceptibles a la hipotensión e inestabilidad hemodinámica tras una anestesia neuroaxial.

- La congestión de los plexos venosos epidurales aumenta el riesgo de colocación intravascular de un catéter epidural.

- La gestación comporta un estado de hipercoagulabilidad por lo que se recomienda profilaxis mecánica (medias elásticas o sistemas de compresión neumática intermitente en extremidades inferiores) y/o farmacológica (heparina de bajo peso molecular), así como deambulación precoz.

- En un sangrado agudo la tromboelastografía puede ser útil para guiar la reanimación.

- Un ligero aumento de los valores de creatinina en la gestante puede reflejar un gran deterioro de la función renal.

- La hipoalbuminemia producida durante el embarazo lleva a un aumento de la fracción libre del fármaco en sangre.

- Se debe monitorizar la glicemia durante el intraoperatorio, pues la anestesia general puede enmascarar los signos y síntomas de una hipoglicemia.

- La hiperlordosis lumbar puede dificultar las técnicas neuroaxiales.

5.4.3 Monitorización materno fetal

La monitorización materna básica incluye la tensión arterial, frecuencia cardíaca, electrocardiograma, CO_2 espirado ($EtCO_2$), frecuencia respiratoria, temperatura, pulsioximetría y análisis del índice biespectral (BIS).

La monitorización fetal debe ser individualizada y basada en la edad gestacional.

La ACOG recomienda la monitorización de la FCF antes y después de la cirugía. En el caso de fetos viables (> 24 semanas) la SEDAR aconseja realizar un seguimiento continuo a lo largo de la cirugía.

La dinámica uterina también puede ser monitorizada con un tocodinamómetro externo antes y después de la cirugía.

5.4.4 Prevención del parto prematuro

Existe un aumento de la incidencia del parto pretérmino después de la cirugía no obstétrica durante el embarazo. Esto puede ser atribuido a la cirugía en sí misma, a la manipulación del útero o a la condición de base de la paciente, por ejemplo, la sepsis. Este riesgo es menor durante el segundo trimestre y en cirugías que no manipulan el útero.

La administración profiláctica de tocolíticos no está recomendada, a pesar de que se podrían considerar en el tercer trimestre en cirugía abdominal/pélvica de causa inflamatoria. En caso de dinámica uterina se pueden utilizar tocolíticos, teniendo en cuenta sus efectos secundarios principales:

- Betamiméticos (como la terbutalina): edema agudo de pulmón, síndrome de distrés respiratorio en la madre, hipopotasemia y arritmias.

- Sulfato de magnesio: potencia los relajantes musculares no despolarizantes y atenúa la respuesta vascular a la hipotensión.

- Bloqueadores del canal del calcio (nifedipino): vasodilatación.

- AINEs: cierre del ductus, oligohidramnios, hipertensión pulmonar fetal.

La analgesia postoperatoria es otro factor clave, pues el dolor causa aumento de las catecolaminas circulantes, comprometiendo la perfusión uteroplacentaria. Hay que tener en cuenta el potencial efecto adverso de los AINEs, por lo que las técnicas regionales para el manejo del dolor son una alternativa válida.

La técnica anestésica que elijamos debe ir dirigida a evitar factores que aumenten el tono uterino o alteren el flujo uteroplacentario:

- Evitar factores que aumenten la dinámica uterina como el tiempo quirúrgico largo, manipulación uterina, hipotensión, sobredosificación de anestésicos locales, fiebre y fármacos como la ketamina, neostigmina, acetilcolina y alfaadrenérgicos.

- Administrar fármacos con acción tocolítica como los halogenados y mantener una concentración alveolar mínima (CAM) entre 0,5-1. Recordemos que el sistema nervioso de la gestante es más sensible a los efectos de los anestésicos con lo cual necesitarán dosis menores, permitiéndonos así evitar los efectos indeseables como la hipotensión.

- Evitar factores que disminuyan el flujo uteroplacentario como la hipotensión y el estrés materno, los alfaadrenérgicos y las contracciones uterinas mantenidas.

- Monitorizar la FCF y dinámica uterina perioperatorias a partir de la semana 20.

5.5 Cirugía laparoscópica

No hay recomendaciones claras sobre cuándo se debe preferir la cirugía laparoscópica a la cirugía abierta en gestantes. Sin embargo, en los casos de abdomen agudo con sospecha de apendicitis aguda la Society of American Gastrointestinal and Endoscopic Surgeons (SAGES) recomienda la laparoscopia.

En el pasado la laparoscopia estaba contraindicada en las gestantes debido al riesgo de lesión uterina, aumento de la dificultad técnica por la disminución del campo quirúrgico secundario al crecimiento uterino, el riesgo de acidosis fetal por la insuflación de dióxido de carbono y la disminución del retorno venoso junto con el gasto cardíaco debido al aumento de la presión intraabdominal por el pneumoperitoneo. Las SAGES recomienda mantener estas presiones entre 10-15 mmHg en pacientes gestantes, mientras que la sección de Anestesia obstétrica de la Sociedad Española de Anestesiología y Reanimación (SEDAR) recomienda presiones de 8-12 mmHg.

En cuanto al riesgo de acidosis fetal por la insuflación de CO_2, la SEDAR recomienda mantener $EtCO_2$ entre 32-34 mmHg. La monitorización del $EtCO_2$ puede ayudarnos a actuar rápidamente en caso de sospecha de acidosis. Medidas simples como la hiperventilación materna, lateralización de la paciente hacia la izquierda para disminuir la compresión aortocava o la disminución de la presión abdominal del neumoperitoneo pueden mejorar la perfusión placentaria.

Los beneficios de la laparoscopia durante el embarazo incluyen: menor manipulación uterina, menor íleo paralítico, disminución de la depresión respiratoria fetal debido al menor requerimiento de narcóticos para el manejo del dolor, menor incidencia de complicaciones de la herida quirúrgica, menores efectos tromboembólicos, menor estancia hospitalaria, entre otras. Sin embargo, esto no quiere decir que no puedan ocurrir complicaciones que puedan afectar tanto a la madre como al feto.

Como ya mencionamos, la causa más frecuente de indicación quirúrgica no obstétrica en la gestante son las infecciones, siendo la apendicitis la que encabeza la lista. Es por este motivo que la mayoría de estudios sobre cirugía no obstétrica durante el embarazo se han realizado en gestantes con apendicitis aguda.

En el 2019 se publicó una revisión sistemática y metaanálisis que comparaba la apendicectomía laparoscópica (AL) versus la apendicectomía abierta (AA) durante el embarazo. Este metaanálisis recogía 801 estudios, con un total de 4694 gestantes sometidas a apendicectomía. De estas, 905 se sometieron a AL y 3789 a AA. No se encontraron diferencias entre ambos grupos en relación con el parto pretérmino, el riesgo de pérdida fetal, el peso al nacer o el Apgar. Se observó una asociación entre la pérdida fetal y el diagnóstico de apendicitis complicada. Otros estudios publicados previamente también encontraron que la pérdida fetal se estaba más asociada al tipo de infección y el retraso en el diagnóstico que al procedimiento laparoscópico en sí.

Otros metaanálisis publicados coinciden con estos hallazgos, con lo cual hasta ahora no existe evidencia de que la cirugía laparoscópica aumente el riesgo de pérdida fetal o parto prematuro.

Otra patología frecuente es la litiasis vesicular, ya que el embarazo constituye un estado prolitogénico. La colecistitis tiene una incidencia estimada durante la gestación del 0,1 %. Una revisión sistémica de un total de 590 gestantes sometidas a colecistectomía laparoscópica (CL), la mayoría realizada durante el segundo trimestre, concluyó que la CL es una alternativa segura con respecto a la cirugía abierta.

En conclusión, actualmente existen numerosos estudios que consideran la laparoscopia como una opción segura y efectiva durante el embarazo. Cabe resaltar que estos procedimientos deberían realizarse por cirujanos experimentados y en centros que dispongan de unidades obstétricas y neonatales.

Bibliografía

1. Haggerty, E. & Daly, J. Anaesthesia and non-obtetric surgery in pregnancy. *BJA*. 2021. 21(2): 42-3.

2. Upadya, M. & Saneesh, P.J. Anaesthesia for non-obstetric surgery during pregnancy. *Indian J. Anaesth*. 2016. 60(4): 234-41.

3. Bhatia, P. & Chhabra, S. Physiological and anatomical changes of pregnancy: Implications for anaesthesia. *Indian J. Anaesth*. 2018. 62(9): 651-57.

4. Sánchez, M.E., Manrique, S., & Conesa. Anestesia en cirugía de la paciente gestante. Protocolos asistenciales de la sección de anestesia obstétrica de la SEDAR. 2021. 3ra edición. 401-14.

5. Rasmussen, A.S., Christiansen, C.F., Uldbjerg, N. & NØrgaard, M. Obstetric and non-obstetric surgery during pregnancy: A 20-year Danish population-based prevalence study. *B.M.J. Open*. 2019. 9(5). E028136.

6. https://pmc.ncbi.nlm.nih.gov/articles/PMC6530408/pdf/bmjopen-2018-028136.pdf

7. Chwat, C., Terres, M., Ramírez, M., Valli, D., Alexandre, F., Lemme, G. Laparoscopic treatment for appendicitis during pregnancy: Retrospective cohort study. *Ann. Med. Surg.* (Lond).2021. 5:68:102668. https://pmc.ncbi.nlm.nih.gov/articles/PMC8361228/pdf/main.pdf

8. Lee, S.H., Lee, J.Y., Choi, Y.Y. & Lee J.G. Laparoscopic appendectomy versus open appendectomy for suspected apendicitis during pregnancy: a sistematic review and updated meta-analysis. *BMC Surg*. 2019. 19(1): 41. https://pmc.ncbi.nlm.nih.gov/articles/PMC6482586/pdf/12893_2019_Article_505.pdf

9. Cho, S., Chung, R.K. & Jin, S.H. Factors Affecting Maternal and Fetal Outcomes of Non-Obstetric Surgery and Anaesthesia during Pregnancy: a Retrospective Review of Data at a Single Tertiary University Hospital. *J. Korean Med Sci*. 2020. 35(16): e113. https://jkms.org/pdf/10.3346/jkms.2020.35.e113

10. Vujic, J., Marsoner, K., Lipp-Pump, A.H. Klaritsch, P., Mischinger, J. & Kornprat, P. (2019). Non-obstetric surgery during pregnancy an eleven-year retrospective análisis. Graz, Austria. *BMC pregnancy and Childbirth*.

11. Devroe, S., Bleeser, T., Van de Velde, M., Verbrugge, L., De Buck, F., Deprest, J., Devlieger, R., Rex, S. Anaesthesia for non-obstetric surgery during pregnancy in a tertiary referral center: a 16-year retrospective, matched case-control, cohort study. *Int J.Obstet Anaesth*. 2019. 39: 74-81.

CAPÍTULO 6

ANESTESIA EPIDURAL PARA EL TRABAJO DE PARTO

Lucas Paseiro García, Adrián Fernández Castiñeira

6.1 Introducción

El dolor del trabajo de parto es una de las experiencias más dolorosas que puede experimentar una mujer a lo largo de su vida. Este dolor no aporta ningún beneficio, sin embargo se ha relacionado con alteraciones fisiológicas como hiperventilación, alcalosis respiratoria severa, aumento de catecolaminas y hormonas de estrés, o problemas psicológicos, como depresión postparto y trastorno de estrés. Todas ellas son susceptibles de afectar negativamente a la madre y al feto y, por tanto, el dolor durante el trabajo de parto debe ser tratado.

La analgesia neuroaxial es el tratamiento más efectivo y comúnmente utilizado para el tratamiento de dicho dolor. La técnica epidural la técnica combinada espinal-epidural y la técnica espinal son algunas de las técnicas disponibles en la actualidad y que ofrecen la posibilidad de proveer a la mujer en trabajo de parto, una analgesia excelente, con mínimos efectos adversos sobre la madre y el feto. (incorporar recomendación de la OMS y de alguna sociedad de anestesia/obstetricia).

6.2 Características del dolor del trabajo de parto

La experiencia dolorosa de la gestante en trabajo de parto presenta una gran variabilidad individual. Intervienen factores tan diversos como los obstétricos (multiparidad, grado y velocidad de dilatación cervical, distocia...), psicológicos (miedo, ansiedad, expectativas...) y ambientales (apoyo familiar, posibilidad de deambulación, entorno de la habitación...).

El dolor de parto es agudo, intenso y progresivo. Se inicia en la primera fase del parto (dilatación) con un dolor cólico de tipo visceral y difuso, ocasionado por las contracciones uterinas y la dilatación cervical, que se transmite a los segmentos medulares de T10-L1 fundamentalmente mediante aferencias nerviosas tipo C (amielínicas) y, en menor medida, simpáticas A delta escasamente mielinizadas (con mayor implicación conforme avanza el parto). Estos estímulos nociceptivos viscerales continúan durante la segunda fase del parto (expulsivo), pero se suma otro dolor continuo, localizado y de características somáticas, originado por la distensión de las estructuras del canal de parto, que se transmite mediante los nervios pudendos (somáticos) a los segmentos medulares S2-S4.

6.3 Técnicas neuroaxiales: epidural convencional, intradural y bloqueo combinado subaracnoideo-epidural

6.3.1 Epidural convencional

El bloqueo epidural es la técnica neuroaxial más empleada en analgesia obstétrica. Desde un punto de vista técnico, es más difícil en la paciente obstétrica que en la población general por el aumento de la lordosis lumbar (propia del embarazo), el edema de los tejidos, la alta prevalencia de sobrepeso/obesidad y la dificultad para que la mujer adopte una buena posición al realizar la técnica. Además, el aumento de la presión intraabdominal gravídico provoca ingurgitación venosa epidural (con el consiguiente aumento del riesgo de punción vascular con la aguja o el catéter) y esto reduce el espacio epidural en un 40 %, lo cual disminuye los requerimientos de anestésico local y favorece una mayor difusión cefálica. Asimismo, el riesgo de punción dural también es mayor debido al aumento en la presión en el espacio epidural, sobre todo durante las maniobras de Valsalva.

La localización del espacio epidural L3-L4 o L4-L5 se acomete, de forma generalizada, mediante la palpación de referencias óseas (línea intercrestal ilíaca o de Tuffier); no obstante, en aquellos casos en que ubicar estos espacios puede ser dificultoso (obesidad, escoliosis, cirugía espinal previa), la ecografía puede ayudarnos a delimitar el espacio interespinoso correcto y la profundidad de los espacios epidural y subaracnoideo (de hecho, metaanálisis recientes ya sugieren que el uso de la ecografía pre-procedimiento para guiar la cateterización epidural mejora la eficacia, reduce el número de intentos y de riesgo de lesión nerviosa o punción hemática accidental).

En la mayor parte de casos, el catéter se encuentra alojado en las proximidades de las raíces de T10–L1, proporcionando una excelente cobertura analgésica para la primera fase del parto, pero, como contrapartida, al hallarse más alejado de las raíces sacras, también comporta una analgesia en la segunda fase del parto menos efectiva.

Habitualmente, se administra un bolus inicial de 10-20 mL de anestésico local (bupivacaína/ levobupivacaína a concentraciones que varían del 0,0625 % al 0,25 % o ropivacaína del 0,1 al 0,2 % con fentanilo 25-100 ug/mL o sufentanilo 7,5-20 ug/mL) que tiene un periodo de latencia de unos 15 minutos aproximadamente para alcanzar su efecto pleno. Posteriormente puede repetirse siguiendo cualquiera de los distintos sistemas de mantenimiento de analgesia disponibles, con el fin de adecuarse a las necesidades analgésicas cambiantes del parto, e incluso servir de instrumento anestésico para llevar a cabo instrumentaciones y cesáreas.

Figura 1

Visión anatómica de los espacios epidural e intradural

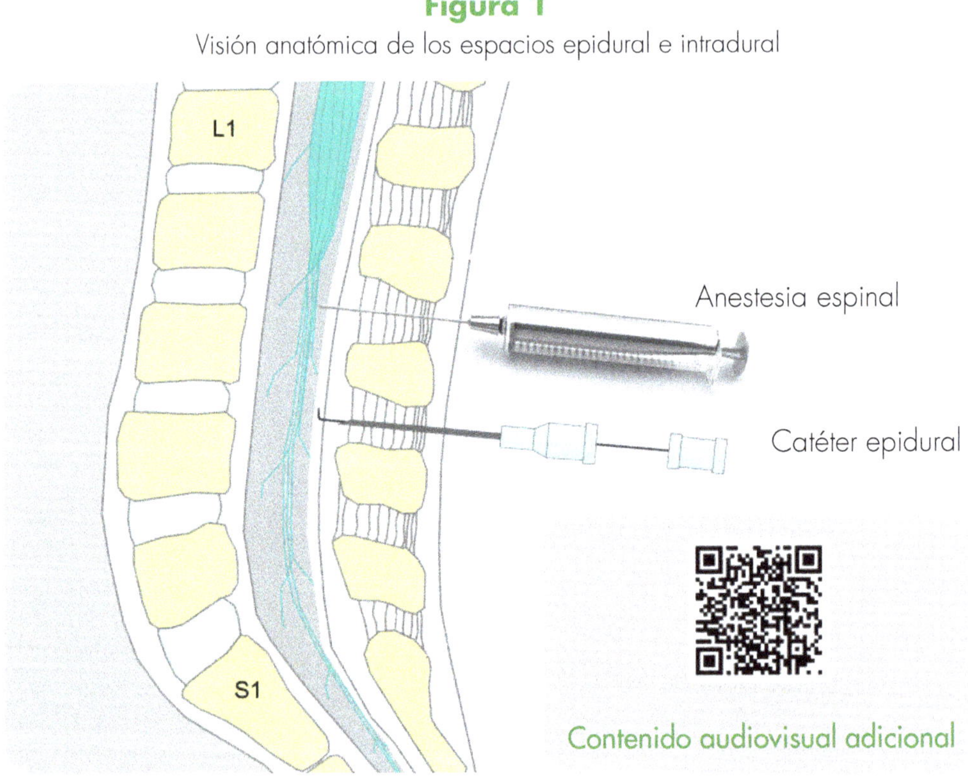

Fuente: elaboración propia

6.3.2 Bloqueo subaracnoideo o intradural

Consiste en la administración de anestésico local en el espacio contenido entre la duramadre y las raíces dorsales, que se encuentra relleno de líquido cefalorraquídeo y es de menores dimensiones que el espacio epidural (y, a diferencia de este, el efecto está determinado por la dosis y no tanto por el volumen utilizado). Con una cantidad de anestésico local muy inferior a la utilizada en el espacio epidural se consigue una buena analgesia en el trabajo de parto y en caso de instrumentación de este. Tiene como ventajas su fácil realización, la instauración casi instantánea y una eficacia analgésica predecible. Además, al ser una técnica mucho menos traumática que la epidural, puede realizarse en pacientes con alteraciones leves de la coagulación, en quienes sería cuestionable la realización de la técnica epidural. Sus inconvenientes principales son: una mayor incidencia de hipotensión (comparado con el bloqueo gradual que confiere la epidural); la duración limitada en el tiempo del bloqueo (su aplicación clínica queda casi circunscrita únicamente al período final del parto si este se prevé corto), y, además, su mayor propensión a afectar a las fibras motoras, de forma que se limita la participación de la mujer en el expulsivo. Otros efectos adversos potenciales son la mayor aparición de prurito, náuseas y vómitos, y de cefalea postpunción dural (aunque se ha reducido mucho su incidencia desde la universalización en obstetricia de las agujas punta de lápiz de pequeño calibre).

6.3.3 Bloqueo combinado subaracnoidea-epidural (CSE)

Este bloqueo resulta de la conjunción de los dos anteriores usando una técnica de «aguja a través de aguja». Explota las ventajas que ofrece el bloqueo subaracnoideo, como son su rapidez y eficacia, junto con la flexibilidad y duración que ofrece el bloqueo epidural.

Inicialmente se administra por vía intradural un bolus de opioides exclusivamente, o en combinación con anestésicos locales (fentanilo hasta 25 mg o sufentanilo hasta 7,5 mg ± bupivacaína/levobupivacaína 2,5 mg o ropivacaína 3-4 mg). Cuando el componente analgésico intradural comienza a agotarse, se puede realizar una dosis test epidural y comenzar a usar el catéter epidural (en este punto surge el mayor problema para esta técnica, que consiste en que no se puede verificar la correcta posición del catéter en caso de cesárea emergente antes de desaparecer los efectos de la analgesia intradural).

Algunos estudios han señalado que el bloqueo CSE puede superar al bloqueo epidural en:

- Menor riesgo de malposición del catéter epidural (solo se puede conseguir realizar la intradural si la aguja epidural está centrada). Idónea en situaciones de dificultad prevista como antecedentes personales de epidural inefectiva, obesidad o escoliosis y situaciones de alto riesgo de cesárea (previene la conversión a anestesia general).

- Menor riesgo de punción dural accidental con la aguja de Tuohy (la aguja intradural puede servir de verificación de la correcta posición de la aguja epidural en casos de dudosa pérdida de resistencia).

- Mejor analgesia sacra (con el uso de bolus se ha demostrado que existe paso de anestésico local del espacio epidural al intradural en orificios durales de 25 Ga).

- Más adecuada en situaciones de alto riesgo materno, como por ejemplo la existencia de una cardiopatía grave en la que una instauración del bloqueo más gradual y ajustado ayuda a minimizar las alteraciones hemodinámicas debidas al bloqueo simpático.

- Más rapidez de instauración que la convierte en la técnica más apropiada para multíparas y/o casos de parto inducido.

Sus efectos adversos son secundarios a la medicación administrada y a su técnica (Tabla 2). Respecto de la técnica epidural, el bloqueo combinado presenta con mayor probabilidad reacciones adversas como la bradicardia fetal y el prurito (en especial si se asocian opioides intratecales) pero menor o similar riesgo de cefalea post-punción dural (CPPD).

Tabla 1
Efectos adversos del bloqueo combinado (CSE)

Debidos a los fármacos subaracnoideos	Debidos a la técnica
• Prurito • Hipotensión • Bradicardia fetal • Depresión respiratoria	Extensión del bloqueo subaracnoideo: • Cefalea postpunción dural (CPPD) • Contaminación del espacio subaracnoideo

6.3.4 Fármacos utilizados

Una vez insertado el catéter epidural en el espacio correspondiente, se administran, a través de este, tanto anestésicos locales como fármacos adyuvantes.

Anestésicos locales

Los fármacos más utilizados son la bupivacaína, la levobupivacaína y la ropivacaína. Mientras que la levobupivacaína y la bupivacaína son prácticamente equipotentes, la ropivacaína parece tener una menor potencia (potencia relativa 0,6). De cualquier modo, utilizadas en dosis equipotentes, parecen tener efectos adversos obstétricos, maternos, neonatales y de bloqueo motor, similares.

Históricamente, la concentración de bupivacaína más frecuente usada era la bupivacaína 0,25%. Tras la publicación en 2001 del estudio COMET, se demostró que las técnicas epidurales a bajas dosis se asocian con menor incidencia de instrumentalización, sin detrimento del efecto analgésico. Desde entonces, el uso de bupivacaína a bajas concentraciones (bupivacaína 0,1%) ha aumentado considerablemente.

Opiáceos

Tradicionalmente se creía que los opioides más lipofílicos como el fentanilo o sufentanilo administrados por vía neuroaxial (medio hidrofílico) tendían a reabsorberse rápidamente por la circulación sistémica y, como consecuencia, los efectos analgésicos eran equivalentes a los obtenidos por administración parenteral. Actualmente se sabe que los opioides administrados por vía intradural o epidural tienen un efecto primario espinal (atraviesan la duramadre y actúan en los receptores del asta posterior medular) y que su efecto analgésico es superior al esperable para los niveles plasmáticos del fármaco.

Por lo tanto, añadir opioides a la solución anestésica consigue un inicio farmacológico más precoz, mayor duración de acción y un efecto sinérgico que permite utilizar dosis más bajas de anestésicos locales, minimizando así la incidencia de efectos adversos como hipotensión, bloqueo motor y riesgo de toxicidad farmacológica (en general, cuanto mayor es la concentración de opioide, menor es la MLAC o concentración mínima analgésica eficaz de anestésico local). Con frecuencia se utilizan asociados a la solución anestésica para vía epidural en dosis en bolus de 25-100 mcg de fentanilo o en perfusión epidural de 2 a 3 mcg/mL de fentanilo, o de 0,3 a 0,5 mcg/mL de sufentanilo (en comparación con el fentanilo, es de inicio más rápido y hasta 4,5 veces más potente). Para vía intradural se deberían usar dosis no superiores a 25 mcg de fentanilo o 7,5 mcg de sufentanilo (por el alto riesgo de deceleraciones fetales). Los opioides neuroaxiales tienen algunos efectos adversos, siendo los más frecuentes: el prurito, las náuseas/vómitos, la aparición de deceleraciones fetales; y, excepcionalmente pueden ocasionar depresión respiratoria materna.

Adrenalina

La coadministración de adrenalina junto al anestésico local (AL), por vía epidural, disminuye la reabsorción vascular, de modo que mejora la calidad analgésica, alarga la duración del bloqueo, pero también incrementa el bloqueo motor. Puede también prolongar la duración del parto debido a una disminución de la actividad uterina, sobre todo si se administra a altas dosis.

Clonidina y dexmedetomidina

Estos fármacos han demostrado ser seguros en multitud de estudios y excelentes coadyuvantes del anestésico local tanto por vía epidural como intradural, pero su aplicación clínica es muy limitada. Dado su perfil potencial de efectos adversos (hipotensión y bradicardia maternas dosis dependientes, náuseas, vómitos y bradicardia fetal), estos fármacos todavía no cuentan con la aprobación de la Food and Drug Administration (FDA) para su administración por vía neuroaxial.

Neostigmina

Varios estudios han valorado la administración de neostigmina por vía intradural durante el parto. Los resultados son controvertidos y se precisan más estudios para poder recomendar su empleo rutinario.

Antes de la realización de la técnica de punción epidural e inserción del catéter, existen una serie de consideraciones que se deben tener en cuenta en todos los casos:

Monitorización

La monitorización que se debe realizar, durante el inicio y mantenimiento de la anestesia neuroaxial obstétrica, es la siguiente:

- Durante el inicio: Saturación y frecuencia cardíaca mediante pulsioxímetro, de forma continua. Presión arterial no invasiva cada 5 minutos, durante los primeros 15-20 minutos, o hasta que la paciente esté hemodinámicamente estable. El registro de la frecuencia cardíaca fetal (FCF), debería realizarse, al menos, inmediatamente antes e inmediatamente después de la realización de la técnica.

- Durante el mantenimiento: La presión arterial no invasiva, la frecuencia cardíaca y la saturación, deben ser tomadas cada hora, o con más frecuencia si las circunstancias lo requieren (registro patológico, inestabilidad hemodinámica, etcétera). Además, el dolor, la función motora y el nivel sensitivo, se deben monitorizar según el caso individual.

En caso de hipotensión materna (según las series puede ocurrir en el 15 % al 33 % de casos), hecho que compromete el flujo uteroplacentario, se deberían tomar medidas como administrar un vasopresor (mejor fenilefrina que efedrina, pues este último se ha relacionado con la aparición de acidosis fetal), fluidoterapia, oxígeno suplementario y desplazamiento en decúbito lateral izquierdo a 15°.

Posicionamiento

Tanto la posición en decúbito lateral, como la sedestación, son adecuadas para la realización de la anestesia neuroaxial obstétrica y, dado que ninguna de las dos ha demostrado superioridad respecto a la otra, se deberá elegir según las preferencias del ejecutor de la técnica, y contextuales (en dilataciones muy avanzadas o cuando no se disponga de personal para una sedestación segura, puede ser preferible el decúbito lateral; mientras que la sedestación puede ser preferible en pacientes muy obesas o edematosas, en las que se pierden las referencias anatómicas). De cualquier modo, se debe garantizar una correcta inmovilización de la paciente, y la apertura del espacio intervertebral en el cual se vaya a realizar la técnica.

Figura 2

Posición en la que se debe colocar la gestante para la anestesia epidural

Posición en decúbito lateral

La posición decúbito lateral y la posición de sentado son dos de las empleadas con mayor frecuencia para la aplicación de la anestesia espinal

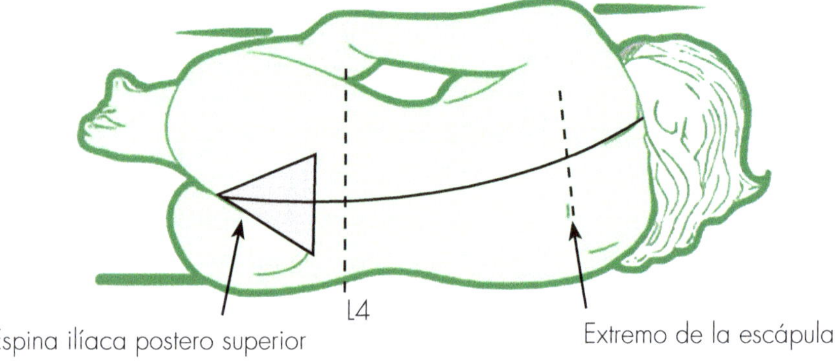

Posición sentada

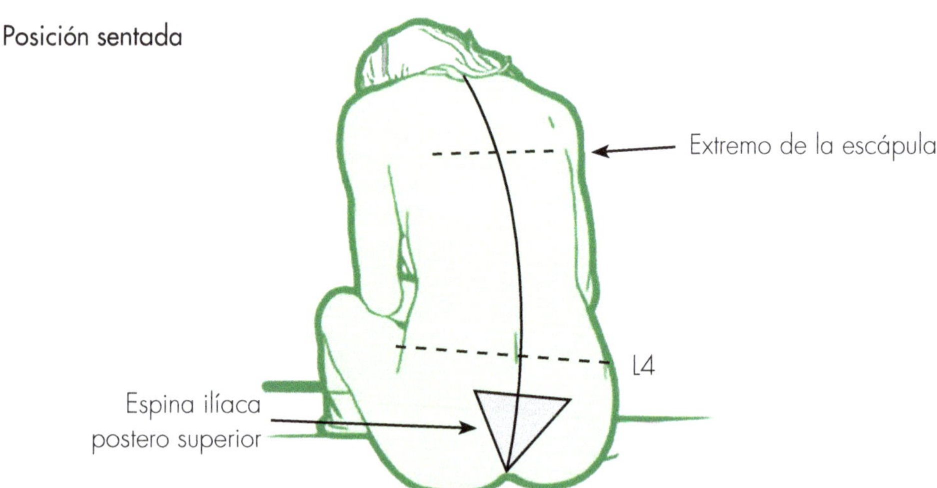

Fuente: elaboración propia

Dosis test

La cateterización accidental de las venas epidurales en el ámbito obstétrico sucede con una frecuencia estimada de 1/20 veces, y la cateterización intradural se estima en 1/100 veces. Las dosis test tradicionales (habitualmente dosis de 40-60 mg de lidocaína o 7-15 mg de bupivacaína, ambas mezcladas con adrenalina) resultan más ineficaces para descartar administración intravascular accidental que en la población general (la gestante posee una menor respuesta cronotropa a los vasopresores y presenta una gran variabilidad de la frecuencia cardiaca materna en trabajo de parto), de manera que es una prueba mucho más sensible la aspiración de sangre por los catéteres multiperforados que se utilizan en la actualidad. Asimismo, un estudio reciente sugiere que una dosis de 20 mg respecto a 45 mg de lidocaína puede ser suficiente para este propósito con menor incidencia de bloqueo motor y de hipotensión materna (se reduce del 90 al 25 % según Camorcia *et al.*).

Con el fin de preservar de la función motora y posibilitar las cada vez más frecuentes, epidurales móviles (walking epidural), se recomienda la eliminación de esta dosis test tradicional puesto que, es poco eficaz para verificar la correcta posición del catéter y aumenta la probabilidad de que se desarrolle bloqueo motor (máxime cuando se coadministra adrenalina en la mezcla anestésica).

Por esta razón, recomendamos utilizar como «dosis test», una «dosis inicial terapéutica» fraccionada, cuyo primer bolo de anestesia epidural no debe superar la dosis en miligramos de anestésico local requerida por vía intradural para una cesárea (por ejemplo, bupivacaína o levobupivacaína 0,1-0,125 % 8-15 ml con fentanilo 1-3 mcg/ml). De este modo, en caso de administración accidental endovenosa es ciertamente improbable que aparezcan signos (tan siquiera leves) de intoxicación por anestésicos locales, sino que más bien se manifestaría clínicamente como un fallo anestésico; y en el caso de administración intradural accidental, las consecuencias también serían leves y consistirían en un bloqueo sensitivo de inicio muy rápido y con mayor extensión de lo esperable acompañado de cierto grado de bloqueo motor.

El problema de omitir la dosis test radica en que, en caso de una cesárea emergente, existe el riesgo potencial de intoxicación por anestésicos locales o bloqueo espinal completo con la administración de una dosis anestésica epidural por vía endovenosa o intradural, respectivamente. No obstante, este riesgo también existe, en menor medida, en el caso de un catéter epidural funcionante con dosis test previa negativa, pues como se ha descrito en algunas ocasiones en la literatura, se producen introducciones parciales del catéter en el espacio intradural que incluyen el agujero distal. Con bajas presiones (es el caso de una perfusión continua epidural) y con dosis bajas de anestésico no suponen ningún problema, pues el anestésico suele difundir más por el orificio más proximal, pero que en el caso de la inyección rápida de un bolus anestésico (a gran presión) supone la administración intradural de grandes cantidades de anestésico local. Otro caso descrito en varias ocasiones en la literatura es la migración de un catéter funcionante hacia una vena epidural, con el consiguiente riesgo de intoxicación de anestésicos locales si se administra una dosis anestésica para una eventual cesárea emergente.

Dosis anestésica

Independientemente de si la paciente desea deambular o no, la anestesia epidural debe emplear dosis bajas de anestésicos locales (ejemplo: bupivacaína inferior a 0,25%), que ha demostrado reducir el grado de bloqueo motor y con él la duración total del parto, la necesidad de oxitocina suplementaria y el riesgo de instrumentación. Además, permite la adopción de posiciones erguidas durante el trabajo de parto, ampliamente recomendada por organismos como la Organización Mundial de la Salud (OMS) o Royal College of Obsetricians and Gynaecologists (RCOG) y guías de difusión mundial como las guías National Institute for Health and Care Excellence (NICE).

Bloqueo fallido

Dentro de las complicaciones inmediatas, algunas son debidas a la técnica, como son el bloqueo parcheado, el bloqueo unilateral o el fallo absoluto del bloqueo. Estos casos de bloqueo incompleto se tratan inicialmente retirando 0,5-1 cm el catéter, si se identifica que este está demasiado introducido, seguido de la administración de una dosis adicional de AL. Si esta medida fracasa, debe considerarse la repetición de la técnica.

Ingesta durante el trabajo de parto

La restricción de líquidos y sólidos durante el parto es una práctica común en muchas áreas obstétricas con el fin de prevenir la broncoaspiración, lo cual tiene un importante impacto negativo en el confort de la gestante y empeora la experiencia del nacimiento, e incluso puede precipitar la aparición de cetosis. Esta práctica se fundamenta en que la gestante en trabajo de parto se ha considerado tradicionalmente como un «estómago lleno», pero cada vez surgen más estudios que usan como herramienta la ecografía gástrica, que sugieren que el vaciado gástrico puede ser normal en muchos casos y que debería valorarse el riesgo de broncoaspiración de forma individual.

En esta misma línea, en una revisión del grupo Cochrane se concluyó que no hay justificación para restringir la ingesta de sólidos y líquidos durante trabajos de parto no complicados (en los partos complicados no hay suficiente evidencia para emitir recomendaciones). En cambio, un poco más restrictivas se sitúan las guías de la Sociedad Americana de Anestesiología para anestesia obstétrica publicadas en 2016, que desaconsejan totalmente la ingesta de sólidos durante el trabajo de parto y permiten la ingesta de líquidos claros (agua, zumos sin pulpa, té y café [sin leche] y bebidas isotónicas) para partos en que no haya previsión de dificultades obstétricas o complicaciones anestésicas (obesidad mórbida, diabetes mellitus, vía aérea difícil prevista, contraindicación para anestesia neuroaxial). Probablemente, una conducta acertada sería la libre ingesta de líquidos claros para partos no complicados, mientras que para el resto de casos parece prudente recomendar el ayuno durante todo el proceso y administrar profilaxis de broncoaspiración con antiácidos no particulados y procinéticos/antagonistas H_2.

6.4 Métodos de mantenimiento de la analgesia epidural de trabajo de parto

La perfusión en bolos intermitentes (PIEB) genera mayor presión en el espacio epidural que la perfusión continua, dando lugar a una mayor difusión espacial del anestésico local (en especial con el uso de los actuales catéteres epidurales multiperforados). Esto se traduce en una mejor extensión anestésica (se alcanzan más dermatomas) y un menor bloqueo motor que con las técnicas de infusión continua; y por ello, en la actualidad se recomiendan sistemas de mantenimiento basados en bolus a demanda como son PCEA o PIEB mientras que el sistema tradicional de perfusión continua o CEI se ha quedado obsoleto.

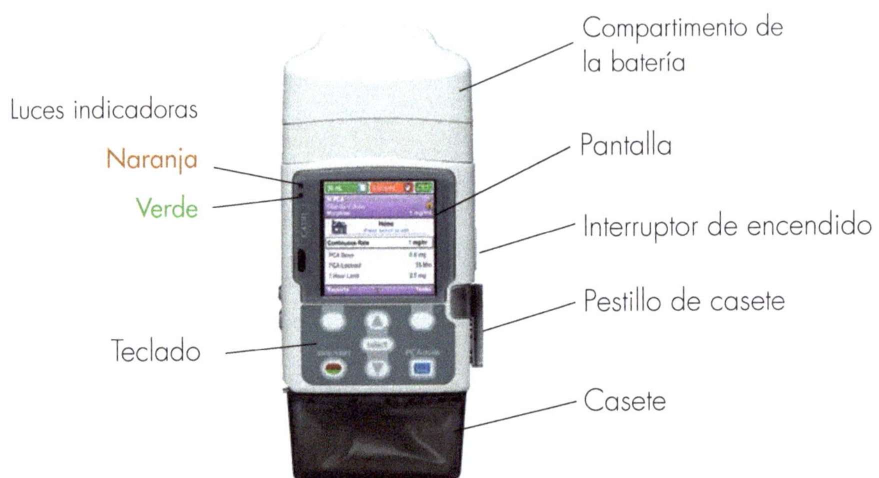

Perfusión continua epidural (CEI)	Analgesia epidural controlada por el paciente (PCEA)	Bolus epidural intermitente programado (PIEB)
Perfusión continua epidural de mezcla anestésica	Bolus autoadministrados por la gestante	Bolus epidurales intermitentes programados asociados a bolus adicionales autoadministrados por la gestante
	Si se asocia una perfusión continua mejora la calidad analgésica y disminuyen las intervenciones clínicas	Se desconocen los parámetros óptimos de configuración de la bomba perfusora (retardo hasta el primer bolus, volumen y frecuencia de los bolus programados, etc.), pero múltiples estudios señalan que volúmenes de 7-14 ml cada 45-60 min, con el primer bolo a los 30-60 min del bolo inicial, pueden ser adecuados.
• Mayor consumo de anestésicos locales • Más episodios de dolor irruptivo y necesidad de intervenciones clínicas	• Menor consumo total de anestésicos locales • Calidad analgésica superior (menos episodios de dolor irruptivo) • Mayor preservación de la función motora y posibilidad de deambulación. • Menor riesgo de instrumentación del parto (reducción del 20 % al 7 % respecto a sistema CEI) • Mayor satisfacción materna	

El siguiente paso evolutivo en cuanto a técnicas de mantenimiento son las llamadas smartpumps (CIPCEA o computer-integrated patient-controlled epidural analgesia). Consisten en sistemas de analgesia epidural controlados por la paciente y vinculados a sistemas de integración de información computarizados, que resuelven parcialmente el problema del inevitable aumento de la intensidad del dolor conforme progresa el parto, ya que adecúan el ritmo de la perfusión basal en respuesta a las demandas analgésicas de la paciente. En el estudio de SNG. *et al*, este novedoso sistema demostró mayores niveles de satisfacción materna respecto al sistema PCEA.

6.5 Reacciones adversas del bloqueo neuroaxial

6.5.1 Reacciones adversas frecuentes

La evidencia científica reciente ha descartado complicaciones, anteriormente vinculadas a la analgesia epidural, como alteraciones persistentes del registro cardiotocográfico, alteraciones de la escala Apgar neonatal o incremento del riesgo de cesárea. No obstante, aquellos bloqueos epidurales que utilizan dosis más concentradas de anestésico local (bupivacaína superior a 0,25% o dosis equipotentes de otros anestésicos locales) hacen más probable la aparición de hipotensión materna y de cierto grado de bloqueo motor, que dificulta la capacidad de pujo y disminuye el tono de las estructuras pélvicas. Todo ello conduce a partos más prolongados, con mayor requerimiento de oxitocina suplementaria y de instrumentación del parto.

En lo que se refiere al bloqueo motor, Capogna *et al.* demostró que, aun con el empleo de dosis diluidas de anestésico como las de su estudio (levobupivacaína al 0,0625 % con sufentanilo 0,5 mcg/mL), si se administran en perfusión continua epidural, el bloqueo motor puede desarrollarse con el transcurso del tiempo. Esto se debe a que, en perfusión continua, el anestésico local recorre el catéter con poca presión y tiende a acumularse en torno al orificio más proximal (el primero al que accede el anestésico) y comienza a penetrar en la raíz nerviosa más cercana por un gradiente de concentraciones, afectando en primer lugar a las fibras amielínicas (fibras C) y escasamente mielinizadas (fibras A delta) responsables de la transmisión del estímulo nociceptivo, y respetando las fibras más gruesas (A beta y alfa) responsables de la propiocepción y la motricidad. Como la concentración extraneural en este punto cercano al orificio del catéter es persistentemente mayor a la concentración intraneural de anestésico en el interior de la raíz nerviosa, el gradiente de difusión siempre se mantendrá, y con el transcurso de las horas, la cantidad de anestésico local dentro de la raíz nerviosa será tal, que penetrará en las fibras más gruesas y producirá bloqueo motor.

Figura 4

Riesgo incremental de bloqueo motor con diferentes métodos de mantenimiento de analgesia epidural a pesar del empleo de dosis ultrabajas de anestésico local

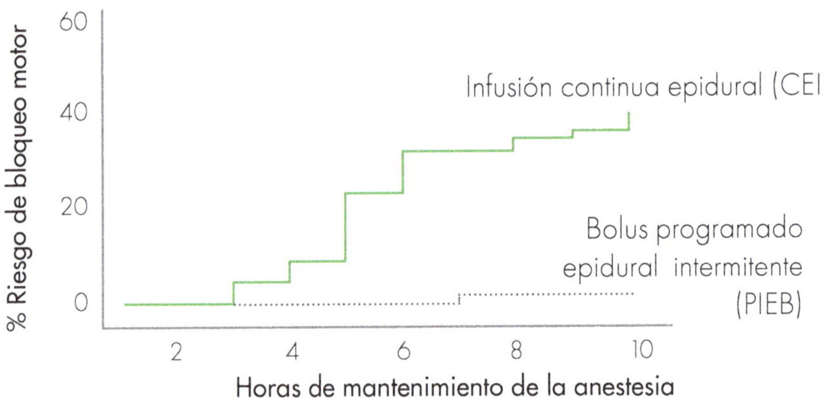

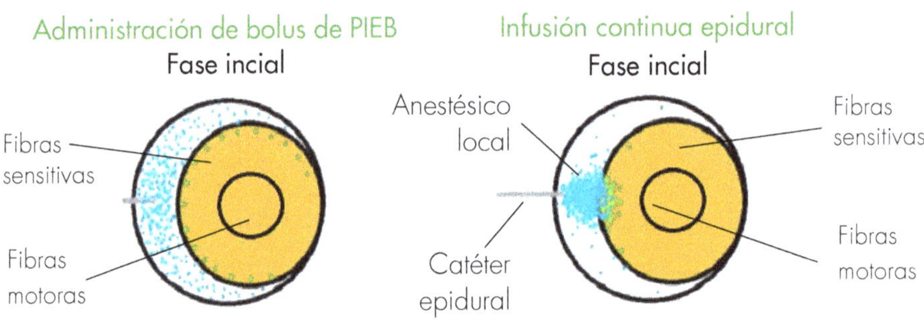

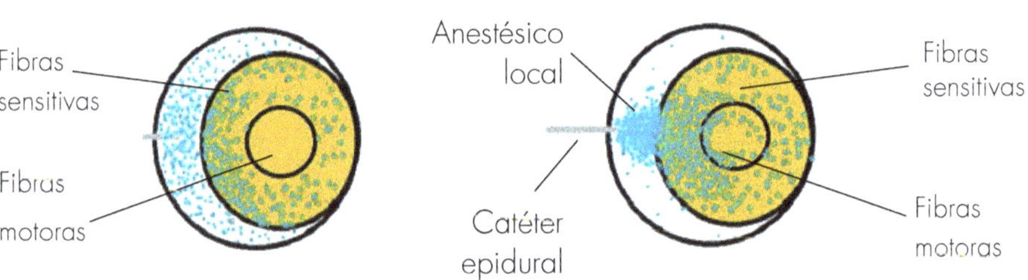

Fuente: elaboración propia adaptado de Capogna G, Stirparo S. Techniques for the maintenance of epidural labor analgesia. *Curr Opin Anesthesiol.* 2013; 26:261-7.

Tabla 2

Efectos negativos sobre la gestante

- Hipotensión materna dosis-dependiente
  - Produce una caída directa de la perfusión placentaria (no hay autorregulación)
  - Puede tener distintas causas: extensión excesiva del bloqueo (se bloquean más fibras simpáticas), hidratación insuficiente o compresión aortocava. Se puede prevenir en algunos casos mediante precarga (antes del bloqueo) o cocarga (concomitante al bloqueo, que parece resultar más efectivo) con una solución cristaloide (10-15 mL · kg−1 de suero Ringer), y administrando bolus fraccionados de soluciones anestésicas diluidas.
  - En caso de aparecer hipotensión debe tratarse con rapidez mediante la colocación en decúbito lateral izquierdo y el empleo de vasopresores. Es de elección generalmente la fenilefrina (bolus de 50-100 mg), mientras que se reserva la efedrina para casos de bradicardia materna.
- Bloqueo motor dosis-dependiente
- Mayor necesidad de oxitócicos
- Mayor duración del parto
- Mayor riesgo de instrumentación
- Mayor riesgo de cateterización vesical.
- Aumento de la temperatura materna durante el trabajo de parto
  - La causa no está claramente dilucidada. La teoría más aceptada apunta a una alteración de los mecanismos de la termorregulación provocada por la analgesia epidural de origen inflamatorio (no infeccioso). Otro posible mecanismo es que la analgesia epidural disminuye la sudoración por el bloqueo simpático que comporta e impide así la pérdida de calor.
  - Hay estudios que han constatado que el aumento de la temperatura tiene una mayor incidencia en primíparas y con un trabajo de parto prolongado.

Efectos negativos sobre el feto

- Paso transplacentario de anestésico local y opioides
  - Irrelevante clínicamente con el empleo actual de bajas dosis de anestésicos locales
- Bradicardia fetal
  - Deceleración transitoria benigna (no empeora el Apgar) de más de 50 lpm. respecto al basal que dura más de 3 minutos y sucede en los primeros veinte minutos tras instaurarse la analgesia.
  - Fuertemente relacionada con el uso de opioides intratecales (hasta en un 11-24 % de casos, especialmente cuando se superan dosis como 25 mg de fentanilo o de 7,5 mg de sufentanilo); aunque puede aparecer en menor medida con la analgesia epidural (incidencia de 10-15 %, si se superan dosis de 100 mcg de fentanilo o de 30 mg de sufentanilo).

Efectos sobre la lactancia materna

- Existe controversia en el impacto sobre las tasas de éxito de la lactancia materna (se trata de un proceso complejo y multifactorial).

En el caso de la administración de esa misma dosis diluidas de anestésico local mediante bolus periódicos epidurales, la presión relativamente alta utilizada permite una difusión más extensa por todos los orificios del catéter. Igualmente se establece un gradiente de entrada de anestésico dentro de la raíz nerviosa, pero llega un momento que este gradiente se equilibra (no penetra más anestésico dentro) e incluso se invierte mediante los mecanismos de recaptación y eliminación de las fibras nerviosas (hasta la siguiente administración de un nuevo bolus).

6.5.2 Otras reacciones adversas

Una complicación inmediata que resulta poco conocida entre los anestesiólogos es la aparición de bloqueo subdural (incidencia del 0,1 % al 0,82 % según las series). Se produce cuando se administra un volumen de solución anestésica a través de un catéter situado entre la red de fibras meníngeas entrelazadas de duramadre y aracnoides. A diferencia del espacio epidural, este es un espacio adquirido y más pequeño, irregular y pobremente vascularizado, lo que explica que el bloqueo tenga una duración muy dilatada en el tiempo y que se manifieste clínicamente de una forma anárquica en cuanto a la afectación de metámeras, con un bloqueo motor y simpático imprevisibles. Las manifestaciones clínicas varían de simple hipoestesia cervical o torácica alta hasta parada cardiorrespiratoria. Sin embargo, hay ciertas presentaciones que deberían aumentar el grado de sospecha clínica: 1) distribución sensitiva anormal e inesperada, 2) bloqueo sensitivo de distribución parcheada y 3) hipotensión y bradicardia desproporcionadas a las dosis de anestésico local. En cualquier caso, el diagnóstico de confirmación es radiológico. En cuanto al manejo clínico, si se sospecha esta complicación, debería retirarse el catéter y buscar un plan anestésico alternativo, dada la alta variabilidad y el carácter impredecible de los anestésicos locales o de los opioides en este espacio.

Entre los efectos adversos tardíos ocupa un lugar destacado por su relativa frecuencia la cefalea postpunción dural. Se produce por la tracción de las estructuras encefálicas (pares craneales y nervios cervicales) tras la pérdida de líquido cefalorraquídeo a través de un orificio dural. Su rasgo más característico es que es postural (mejora en decúbito supino), dura en torno a una semana y habitualmente se cura sin secuelas (excepcionalmente se acompaña de complicaciones neurológicas graves como hematoma subdural, trombosis de senos rectos, etc.). Se han ensayado varias líneas profilácticas (corticoterapia, gabapentinoides,

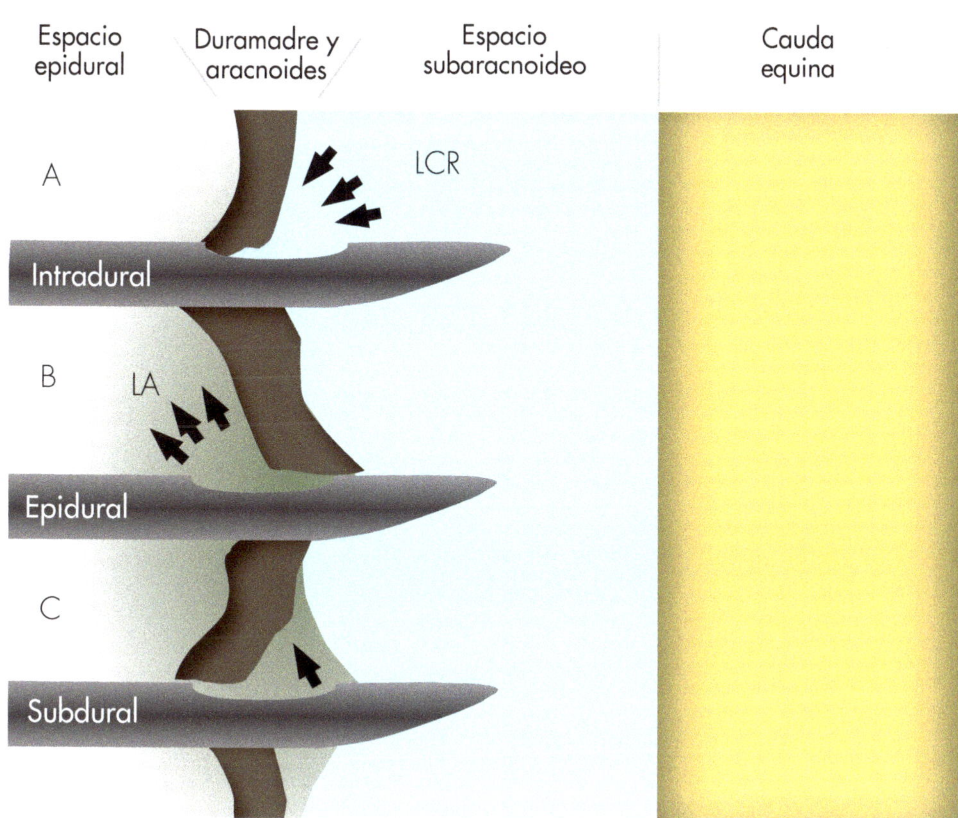

Fuente: elaboración propia

mantenimiento de un catéter intradural durante 24 horas…), pero a fecha de hoy no existe evidencia suficiente para recomendar ninguna de ellas. Otras complicaciones tardías son la lumbalgia, los síntomas neurológicos transitorios (gran parte de los que aparecen no son causados por la analgesia epidural) y las lesiones neurológicas persistentes (relacionadas con la neurotoxicidad de los fármacos, con el traumatismo directo sobre el nervio, normalmente por la posición ginecológica mantenida forzada e inadvertida, con la hipotensión y otros factores). Más excepcionalmente acontece el hematoma epidural (cuyo principal factor de riesgo es la alteración de la coagulación) y el absceso epidural, también con muy baja incidencia.

Tabla 3

Riesgo	Frecuencia
Dolor irruptivo que requiera una dosis adicional epidural	1 de 8
Epidural no funcionante (que requiera realizar anestesia intradural o general para cesárea)	1 de 20
Hipotensión significativa	1 de 50
Cefalea intensa	1 de 100
Neuralgia temporal (por ejemplo parestesias/acorchamiento/ debilidad en piernas)	1 de 1000
Neuralgia permanente	1 de 13.000
Absceso epidural	1 de 50.000
Meningitis	1 de 100.000
Hematoma epidural	1 de 170.000
Lesión severa como paraplejia	1 de 250.000

6.6 Indicaciones de la anestesia epidural durante el trabajo del parto

En la actualidad, existen dos indicaciones fundamentales para la anestesia neuroaxial durante el trabajo de parto:

- Alivio del dolor del trabajo de parto

- Previsión de la potencial necesidad de realizar una anestesia quirúrgica urgente

6.6.1 Alivio del dolor del trabajo de parto

El Colegio Americano de Obstetras y Ginecólogos (ACOG, por sus siglas en inglés) y la Sociedad Americana de Anestesiólogos (ASA), recomienda que, salvo contraindicación, la analgesia epidural sea instaurada tan pronto como la gestante lo solicite (está demostrado que el momento de instauración no afecta a la evolución del parto).

6.6.2. Previsión de la potencial necesidad de realizar una anestesia quirúrgica urgente

Debido al aumento de la prevalencia de la vía aérea difícil en la paciente gestante (hasta 7 veces superior a la población general), y los posibles efectos adversos que determinados fármacos puedan tener en la madre o en el feto, con el fin de evitar la realización de una anestesia general. Además existen determinadas situaciones que comportan un alto riesgo de cesárea emergente o situaciones en que la anestesia general puede ser una opción poco conveniente; en que puede estar indicado realizar una anestesia epidural precoz.

Situaciones que aumentan el riesgo de que se requiera una anestesia general urgente o emergente

- Gestación gemelar
- Estados hipertensivos del embarazo
- Cesárea previa e intento de parto vaginal
- Registro Cardíaco Fetal tipo II
- Historia de hemorragia postparto
- Expulsión de fetos sin vida a partir de 8-10 semanas
- Distocias dinámicas
- Reserva cardíaca limitada
- Parto en podálica
- Parto prematuro
- Riesgo de parto instrumental o cesárea por cualquier otro motivo
- Dolor o estrés psicológico

Situaciones que desaconsejan anestesia general

- Obesidad con IMC > 40 o con SAOS
- Distrofias musculares
- Vía aérea difícil prevista o conocida
- Historia de hipertermia maligna
- Patología respiratoria grave

Situaciones que desaconsejan hiperreactividad simpática

- Feocromocitoma

- Tetraplejía...

6.7 Contraindicaciones de la anestesia epidural durante el trabajo del parto

Existen una serie de situaciones ante las cuales, la anestesia neuroaxial debe ser evitada en la paciente obstétrica:

Contraindicaciones de la analgesia neuroaxial

- Negativa de la paciente o incapacidad de colaboración

- Coagulopatía severa o tratamiento anticoagulante reciente

- Infección del sitio de punción o infección sistémica (contraindicación relativa en caso de corioamnionitis)

- Hipertensión intracraneal por lesión ocupante de espacio, meningitis reciente...

- Hipovolemia no corregida o shock hemorrágico

- Recursos inadecuados para monitorización y resucitación

- Respecto a la trombocitopenia, no existe un valor predictivo de complicaciones. Generalmente un recuento mayor de 70-80.000/mm^3 es considerado seguro. Por el contrario, con menos de 50.000/mm^3, los riesgos superan habitualmente a los beneficios. Entre 50 y 70.000/mm^3 se realizará una cuidadosa valoración individual.

- Cualquier situación que indique la finalización inmediata de la gestación (eclampsia, bradicardia fetal persistente, rotura uterina, desprendimiento prematuro de placenta)

- Cardiopatía materna descompensada

La patología cardíaca, especialmente las estenosis valvulares severas, podrían complicarse debido a la incapacidad de compensar la disminución de las resistencias periféricas. No obstante, con una dosificación cautelosa y titulada, los riesgos suelen ser bajos. También la patología neurológica, como la esclerosis múltiple, se considera actualmente con escaso o nulo riesgo.

La hospitalización del parto durante el siglo pasado condicionó que la gestante abandonase mayoritariamente la bipedestación como postura para dar a luz. Pero la realidad es que si las gestantes tuviesen la oportunidad de decidir, muchas de ellas elegirían variadas posiciones durante el trabajo de parto y en ese afán de descubrir cuál es la posición más cómoda, probablemente, coincidiese con aquella en la que el feto encontrase más facilidades para avanzar a través del canal de parto.

La tendencia actual en analgesia obstétrica en el trabajo del parto es el empleo de bajas concentraciones de anestésicos locales epidurales, lo que minimiza la aparición de bloqueo motor y con ello se disminuyen la duración total del parto, la necesidad de oxitocina suplementaria, el riesgo de instrumentación y permite la deambulación materna durante el trabajo de parto, ampliamente recomendada por las sociedades científicas como la Organización Mundial de la Salud (OMS), el Royal College of Obsetricians and Gynaecologists (RCOG) y guías de difusión mundial como las del National Institute for Health and Care Excellence (NICE). Además, estar en posición erguida y deambular durante el parto se ha asociado con un aumento del diámetro pélvico, una mayor coordinación de la intensidad y frecuencia de las contracciones uterinas, comportando una reducción de la duración del parto y menor demanda de analgesia epidural. Por otra parte, evitar el decúbito supino continuo, disminuye la incidencia de compresión de la vena cava inferior lo que ayuda a mantener una mayor estabilidad hemodinámica materna y fetal.

Bajo esta tesis nacen en los años 90 las técnicas móviles en analgesia obstétrica que suponen la posibilidad de aunar la libertad de movilización con el alivio del dolor de parto. Suponen una técnica analgésica más «natural», que permite un mayor grado de movilización (caminar, sentarse, ir al baño...), y otorga a la gestante una posición mucho más activa en el proceso del parto confiriendo mayor satisfacción y sensación de control.

Técnicamente consisten en la realización de un bloqueo epidural con dosis ultrabajas (bupivacaína al 0,0625 %-0,1 % o equipotentes en otros AL) o un bloqueo combinado intradural-epidural (componente intratecal con opioides solamente o en combinación con AL seguido de analgesia epidural a bajas dosis). El primer gran estudio en este campo lo realizó el grupo COMET y contó con 1054 nulíparas asignadas a tres grupos: epidural convencional (10 mL de bupivacaína al 0,25 %), epidural a dosis bajas (15 mL de bupivacaína al 0,1 % + fentanilo 2 mg/mL) y bloqueo combinado (1 mL de bupivacaína al 0,25 % + fentanilo 25 mg intradural, 15 mL de bupivacaína al 0,1 % + 2 mg/ mL de fentanilo epidurales). En este estudio se demostró que era una técnica factible (a pesar de que solo una tercera parte de las gestantes con técnicas móviles deambularon), segura y que reportaba un menor índice de instrumentación para las técnicas móviles en comparación con la epidural convencional (reducción del 37 % al 28-29 %) manteniendo puntuaciones de dolor similares. Otras ventajas que han demostrado las técnicas móviles son una mayor probabilidad de conservar la capacidad de micción espontánea y mayor satisfacción materna. No obstante, la deambulación bajo analgesia epidural no ha demostrado en ningún estudio hasta la fecha, el que sería su efecto más deseado: el acortamiento de la duración del parto (en cambio, sí que se ha demostrado la disminución de la primera y segunda fase del parto con deambulación sin analgesia).

Las técnicas móviles son válidas y seguras para cualquier gestante que lo desee (en el estudio COMET y posteriores no se establecieron criterios de exclusión); simplemente ha de garantizarse la comprensión absoluta de las implicaciones de la técnica y que la gestante se halle acompañada en todo momento. Además, ha de verificarse la ausencia de bloqueo motor y la normotensión materna antes y después de bipedestar, y durante la deambulación es conveniente mantener la monitorización regular de las constantes maternas y el registro cardiotocográfico mediante equipos telemétricos. Si en algún momento a lo largo del parto, la gestante desarrolla bloqueo motor incipiente, hipotensión ortostática o requiere administración de un bolus con concentración superior a la prescrita por mal control del dolor, la gestante deberá abandonar la deambulación y permanecer en decúbito supino en la cama.

Checklist peridural

- Equipo obstétrico, matrona y anestesista de acuerdo

- Valoración clínica y analítica realizadas (plaquetas, hemostasia)

- Información adecuada a la paciente y firma de consentimiento

- El equipo de punción y resucitación están preparados

- Acceso venoso periférico permeable

- Monitorización inmediatamente previa, correcta

- Monitorización de frecuencia cardíaca fetal previa

- No presenta ninguna contraindicación (ver contraindicaciones)

Contraindicaciones

- Negativa de la paciente o incapacidad de colaboración

- Coagulopatía severa o tratamiento anticoagulante reciente

- Infección del sitio de punción

- Hipertensión intracraneal por lesión ocupante de espacio

- Hipovolemia no corregida o shock

- Recursos inadecuados para monitorización y resucitación

- Respecto a la trombocitopenia, no existe un valor predictivo de complicaciones

- Generalmente un recuento mayor de 70-80.000/mm^3 es considerado seguro. Por el contrario, con menos de 50.000/mm^3, los riesgos superan habitualmente a los beneficios. Entre 50 y 70.000/mm^3 se realizará una cuidadosa valoración individual

- Cualquier situación que indique la finalización inmediata de la gestación (eclampsia, registro cardiotocográfico patológico, etcétera)

Ejemplo regímenes analgesia epidural PIEB

Tabla 1 anexo
Baja concentración (trabajo de parto inicial)

Medicación	Bupivacaína 0,0625 % + fentanilo 2 mcg/ml
Administración del primer bolo:	30-60 min tras iniciar la bomba
Volumen predeterminado del bolo	7-14 ml
Tiempo entre bolos	45-60 min
Volumen PCA	7-14 ml
Bloqueo PCA	20 min o superior

Tabla 2 anexo
Concentración moderada (trabajo de parto avanzado)

Medicación	Bupivacaína 0,125 % + fentanilo 2 mcg/ml
Administración del primer bolo:	30-60 min tras iniciar la bomba
Volumen predeterminado del bolo	7-14 ml
Tiempo entre bolos	45-60 min
Volumen PCA	7-14 ml
Bloqueo PCA	20 min o superior

Bibliografía

1. Arnaout L, Ghiglione S, Figueiredo S, Mignon A. Effects of maternal analgesia and anesthesia on the fetus and the newborn. *J Gynecol Obstet Biol Reprod* (Paris).2008;37(Suppl 1):46-55.

2. Capogna G, Camorcia M, Stirparo S, Farcomeni A. Programmed intermittent epidural bolus versus continuous epidural infusion for labor analgesia: the effects of maternal motor function and labor outcome. A randomized double-blind study in nulliparous women. *Anesth Analg.* 2011;113:826-31.

3. Capogna G, Stirparo S. Techniques for the maintenance of epidural labor analgesia. *Curr Opin Anesthesiol.* 2013; 26:261-7.

4. Cappiello E, O'Rourke N, Segal S, Tsen LC. A randomized trial of dural puncture epidural technique compared with the standard epidural technique for labor analgesia. *Anesth Analg.* 2008;107:1646-51.

5. Cochaud C, Rodríguez R. Analgesia para labor de parto. *Rev Med Cos Cent* 2015;616:561-7.

6. Collier CB. The intradural space: the fourth place to go astray during epidural block. *Int J Obstet Anaesth.* 2010;19:133-41.

7. COMET study group UK. Effect of low-dose mobile versus traditional epidural techniques on mode of delivery: a randomised controlled trial. *Lancet.* 2001;358:19-23.

8. Congedo E, Sgreccia M, De Cosmo G. New Drugs for Epidural Analgesia. *Current Drug Targets.* 2009;10: 696-706.

9. Devroe S, Coster J, de Velde M. Breastfeeding and epidural analgesia during labour. *Curr Opin Anaesthesiol.* 2009;22:327-9.

10. Engel N, de Velde M, Nijhuis JG, Marcus M. Labour analgesia effects on foetal heart rate. A mini-review. *Open J Obst Gynecol.* 2011;1:113-20.

12. Fernández López del Hierro. Anestesia y analgesia para el parto. En: Gomar Sancho C, Villalonga Morales A, Castillo Monsegur J, eds. Formación Continuada en Anestesiología y Reanimación. Madrid. Ergon 2015. p. 541-62

13. Ginosar Y, Columb MO, Cohen SE, Mirikatani E, Tingle MS, Ratner EF, et al. The site of action of epidural fentanyl infusions in the presence of local anesthetics: a minimum local analgesic concentration infusion in nulliparous labor. *Anest Analg.* 2003;97:1439-45.

14. Jones L, Othman M, Dowswell T, Alfirevic Z, Gates S, Newburn M, et al. Pain management for women in labour: an overview of systematic reviews. Cochrane Database Syst Rev. 2012 Mar 14;(3):CD009234..

15. Lacassie HJ, Habib AS, Lacassie HP, Columb MO. The relative motor blocking potencies of epidural bupivacaine and ropivacaine in labor. *Anesth Analg.* 2002;95:204-8.

16. Moen V, Irestedt L. Neurological complications following central neuraxial blockades in obstetrics. *Curr Opin Anaesthesiol.* 2008;21:275-80.

17. Practice guidelines for obstetric anesthesia: an updated report by the American Society of Anesthesiologists Task Force on Obstetric Anesthesia. *Anesthesiology.* 2016; 124:270-300.

18. Practice Guidelines for the Prevention, Detection, and Management of Respiratory Depression Associated with Neuraxial Opioid Administration. An Updated Report by the American Society of Anesthesiologists Task Force on Neuraxial Opioids and the American Society of regional anesthesia and pain medicine*. *Anesthesiology* 2016;124(3):535-52.

19. Sah N, Vallejo M, Phelps A, Finegold H, Mandell G, Ramanathan S. Efficacy of ropivacaine, bupivacaine, and levobupivacaine for labor epidural analgesia. J Clin Anesth. 2007;19:214-7.

20. Sharma SK, Alexander JM, Messick G, Bloom SL, McIntire DD, Wiley J, *et al.* Cesarean delivery: a randomized trial of epidural analgesia versus intravenous meperidine analgesia during labor in nulliparous women. Anesthesiology 2002;96:546-51.

21. Singata M, Tranmer J, Gyte GM. Restricting oral fluid and food intake during labour. Cochrane Database Syst Rev. 2013 Aug 22;(8):CD003930.

22. Sng BL, Leong WL, Zeng Y, Siddigui FJ, Assam PN, Lim Y, *et al.* Early versus late initiation of epidural analgesia for labour (Review). Cochrane Database Syst Rev. 2014 Oct 9;(10):CD007238.

CAPÍTULO 7

FRACASO DE LA ANESTESIA EPIDURAL

Sheila Solsona Carcasona, Rosa Parra González

7.1 Definición e introducción

El dolor es un síntoma común durante el parto y se puede localizar en diferentes sitios: en el abdomen, la espalda, en el suelo pélvico, el peritoneo, etc. Este dolor varía según avanza el parto y se puede ver incrementado por diferentes condiciones tales como una posición anormal del feto, infecciones intrauterinas y otros factores patológicos.

La forma en la que el dolor es experimentado, es decir, la percepción del dolor es una reflexión de las propias circunstancias emocionales, cognitivas, sociales, motivacionales y culturales[1]. En situaciones parecidas y estadios del parto similares la percepción del dolor de dos pacientes puede ser diferente.

7.2 Efectos adversos del dolor en el feto y la madre

Es importante aliviar el dolor ya que este produce cambios fisiológicos y puede estar asociado con un potencial distrés emocional y sufrimiento[2]. El dolor puede causar efectos adversos en el feto y en la madre tales como:

- Hiperventilación. La hiperventilación materna como respuesta al dolor puede conllevar hipoxia tanto fetal como materna al inhibir el drive ventilatorio a causa de la hipocapnia. Además al modificar el pH, la curva de la oxihemoglobina se desplaza hacia la izquierda incrementando así la afinidad del oxígeno por la hemoglobina materna, disminuyendo el aporte de oxígeno a los tejidos y al feto.

- Efectos neurohumorales. La respuesta neurohumoral al estrés y al dolor puede afectar a la perfusión y oxigenación fetal. Un aumento de las catecolaminas en plasma aumenta las resistencias periféricas vasculares maternas y reduce la perfusión uteroplacental.

- Efectos psicológicos. El dolor no controlado durante el parto puede contribuir al desarrollo de trauma psicológico postparto. Las mujeres que experimentan dolor no tratado pueden desarrollar depresión postparto[3,4].

The American College of Obstetricians and Gynecologists (ACOG) da soporte a que solo el requerimiento por parte de la madre es una indicación médica suficiente para iniciar la analgesia en el parto y reconoce que el uso de analgesia neuroaxial no incrementa la incidencia de cesáreas[5]. Pero a veces hay contraindicación para la analgesia neuroaxial o puede ser que esta falle o no alivie lo suficiente el dolor de nuestra paciente.

En estos casos hay múltiples opciones farmacológicas y no farmacológicas para ayudar a las mujeres a afrontar el dolor del parto. Todas estas opciones farmacológicas y no farmacológicas deberían ser explicadas previas al momento del parto (en consulta, talleres, clases preparto u otros) para que las mujeres pudieran decidir cuáles querrían usar y para poder entrenar otras con antelación.

Así en este capítulo vamos a considerar como fallo de analgesia obstétrica a la contraindicación, la imposibilidad por problemas técnicos o el mal funcionamiento (por no aliviar el dolor lo suficiente a nuestra paciente) de la analgesia neuroaxial, ya sea esta una técnica intradural, epidural o combinada. Y en este contexto vamos a explicar las opciones a diferentes niveles que tenemos para ayudar a nuestra paciente a tolerar el dolor del parto. En este capítulo no explicaremos el fallo de una anestesia que no analgesia para cesárea, ya que hay capítulos del libro dedicados a la cesárea y a sus opciones anestésicas, pero mencionar que ante una imposibilidad de una técnica neuroaxial o al fallo de la misma, si no disponemos de tiempo o de un profesional con más experiencia para repetir la técnica neuroaxial con éxito deberíamos considerar la anestesia general con los riesgos que esta implica en las embarazadas.

7.3 Factores de riesgo

Véase capítulos sobre anestesia neuroaxial (intradural, epidural, etc.). Si hablamos de contraindicaciones relativas para realizar una técnica neuroaxial deberíamos tener en cuenta las infecciones en la parte inferior de la espalda, coagulopatías o incremento de la presión intracraneal debido a lesiones intracraneales.

Además hay ciertas condiciones asociadas a la paciente que pueden dificultarnos la realización de la técnica: obesidad, cirugías de columna, escoliosis, ansiedad materna etcétera.

7.4 Diagnóstico

Después de realizar una técnica neuroaxial deberíamos evaluar el dolor, si ha mejorado o si persiste (unilateral, bilateral, nivel de bloqueo sensitivo que tiene la paciente o si el dolor es más perineal). En caso de dolor unilateral podría significar un problema con el catéter epidural. Si el dolor es perineal podría ser que el parto está evolucionando a fase 2 y que a pesar de que el catéter está bien posicionado la cantidad de fármaco es insuficiente. Si tenemos un nivel sensitivo por debajo de T10 nos puede indicar también un mal funcionamiento del catéter o que la dosis es inadecuada.

También deberíamos evaluar que la medicación que se está administrando es correcta y que la posición del catéter no se ha modificado. Si se están usando bombas de infusión peridural también deberíamos comprobar que funcionan correctamente.

Una vez revisado todo el equipo visualmente y evaluado el nivel de bloqueo sensitivo y el tipo de dolor que sigue presentando la paciente podemos:

- En caso de dolor unilateral, posicionar a la paciente sobre el lado no analgesiado y administrar un bolus entre 6-10 ml de bupivacaína al 0,125 %. Si no funciona podemos considerar retirar un centímetro el catéter y repetir el proceso.

- Si tenemos un nivel bajo sensitivo administrar un bolus entre 6-10 ml de bupivacaína al 0,125 %.

- En caso de dolor perianal podemos administrar lidocaína al 2 % entre 3-5 ml o bupivacaína al 0,125 % entre 6-10 ml.

- Además, deberíamos acortar el tiempo entre bolus y/o aumentar el volumen del bolus y/o la concentración de los mismos en caso de usar bombas de PCA/PCEA.

Si después de los bolus persiste el dolor hemos de replantear reemplazar el catéter epidural o realizar otras técnicas. Si nada de esto funciona ver siguiente apartado para opciones.

7.5 Tratamiento

En el tratamiento del fallo de la analgesia para trabajo de parto hemos de considerar varias opciones, algunas de ellas a nivel no farmacológico y otras a nivel farmacológico. Estas técnicas no tienen por qué ser excluyentes entre ellas y siempre hemos de explicar a la paciente la situación, las opciones de las que disponemos en nuestro centro y obtener el consentimiento de aquellas a las que querría optar. Ser conscientes de que algunas de estas técnicas requieren de preparación previa, por lo que idealmente estas opciones deberían ser explicadas con antelación en la preparación al parto para obtener unos resultados lo más óptimos posibles en caso de requerir su uso.

7.5.1 Opciones no farmacológicas

Están dirigidas a incrementar el confort de la paciente permitiendo a la parturienta sobrellevar el dolor y prevenir el sufrimiento. Explicaremos algunas de las técnicas que se pueden usar para disminuir el dolor sabiendo que con estas técnicas no vamos a hacer que desaparezca por completo.

La educación sobre el parto es de suma importancia y al menos un metaanálisis demostró disminución de la ansiedad y del miedo al parto en aquellas mujeres que lo recibieron[6]. Otra característica a tener en cuenta es el ambiente de parto. El ideal para el manejo del dolor debería ser cómodo, privado, tranquilo y que proporcionara espacios para andar, tomar un baño y relajarse[7]. También ha demostrado disminuir la intensidad del dolor el entrenamiento activo por parte de la pareja de la parturienta en técnicas de control del dolor[8].

Aquí consideraremos intervenciones básicas que incluyan efectos distractivos, actividades calmantes (por ejemplo, respiraciones lentas con o sin gemidos, contar respiraciones, recitar un mantra, etc.) y actos de bondad por parte del acompañante (como coger la mano, acariciar, palabras de soporte), pero también consideraremos intervenciones no tan básicas que requerirán de una motivación y entrenamiento mayor por parte de la paciente así como material especializado o personal entrenado.

Movimiento

Las mujeres en trabajo de parto siempre han andado, se han movido y han cambiado posición para estar más cómodas[9,10]. Además las dimensiones pélvicas varían con las diferentes posiciones maternas y estos cambios podrían ayudar a aliviar el dolor del parto[11]. Pero hay poca evidencia de cuál es la mejor posición, por consecuencia ninguna posición es inadecuada[12]. Lo que recomendamos es libertad de movimiento si no hay contraindicación por complicaciones maternas o fetales.

Pelota de fisioterapia

El uso de una pelota de fisioterapia durante el parto mejora la relajación del tronco y del suelo pélvico. Cuando se usa en posición sentada la pelota ejerce una presión no dolorosa sobre el perineo que podría bloquear parte del mensaje nociceptivo a nivel de la cuerda espinal y consecuentemente reducir la sensación de dolor. También puede ser usada en otras posiciones para aliviar torso y espalda. En un metaanálisis que incluía 205 pacientes el uso de pelota de fisioterapia comparado con mujeres que no la usaron redujo en un punto el dolor medido por escala analógica visual de 10 cm[13]. Aunque el estudio tiene limitaciones, podemos decir que el uso de pelota de fisioterapia produce una reducción modesta del dolor e incrementa el bienestar y confort de la paciente con un mínimo coste y riesgo.

Tacto

Hay grandes variaciones interpersonales respecto a recibir caricias o cualquier otra intervención táctil por otra persona, ya sea familiar o personal sanitario durante el trabajo del parto. Puede producir confort en ciertas pacientes, pero requiere de gran sensibilidad y consciencia por parte de quien ofrece el tacto. Algunos estudios descriptivos antiguos reportan una reducción del dolor cuando se ofrecía tacto a la mujer parturienta por parte de la comadrona, enfermero/as o familiares[14,15].

Masaje específico

Podemos ofrecer a las pacientes masajes específicos para disminuir la tensión muscular que pueden disminuir el dolor del parto y ayudar a afrontarlo. Y aunque no se conocen efectos dañinos en dar un masaje específico, lo recomendable es que sea realizado por un profesional. En un metaanálisis de cuatro estudios donde se comparaba el uso de masaje manual con el cuidado usual en las mujeres en trabajo de parto, se reportó que las mujeres que recibían masaje experimentaron una reducción del dolor durante el primer estadio del parto[16]. La técnica óptima de masaje no se conoce y se necesitan más estudios, sin embargo, el masaje continúa siendo una técnica simple, de bajo coste y segura para ofrecer a nuestras pacientes.

Aplicación de frío o calor

El uso de la aplicación superficial de frío o calor es común en las parturientas, aunque hay poca evidencia al respecto. Sin embargo, es fácil de usar, con bajo coste, no requiere mucho entrenamiento previo y tiene mínimos riesgos si se usa con precaución. Hemos de proteger la piel con una o dos capas de tela tanto si usamos frío como si usamos calor, y deberíamos aplicarlo en nuestra piel previo a la piel del paciente. Las localizaciones típicas de uso son en espalda o abdomen bajo, ingle o perineo.

Técnicas de relajación con respiración

El entrenamiento en técnicas de relajación se ha asociado con una reducción del dolor en la fase latente del parto y posiblemente en la fase activa del parto[17]. La mayoría de clase de preparación para el parto, así como la mayoría de libros sobre parto presentan técnicas de relajación (incluyendo técnicas de respiración) para complementar y promover la relajación o para producir distracción del dolor de parto. Estas técnicas también ayudan a mejorar la sensación de control por parte de las parturientas[18]. La evidencia actual sugiere que las técnicas de relajación y respiración pueden tener un papel en el manejo del dolor de parto[16].

Terapia de ducha

Aunque la evidencia es limitada, ducharse durante el trabajo de parto aumenta la relajación, la tolerancia[19], reduce el dolor medido con escalas analógicas visuales y aumenta la satisfacción de las mujeres que las reciben[20].

Audioanalgesia

La audioanalgesia es el uso de estimulación auditiva (música, sonido ambientales, etc.) para producir una distracción placentera y disminuir la percepción del dolor. Se usa en otros campos de la medicina, pero su evidencia durante el trabajo del parto aún es escasa.

Aromaterapia

La aromaterapia es la aplicación por un profesional entrenado de aceites esenciales concentrados provenientes de plantas con el propósito de beneficiarse de sus propiedades terapéuticas.

El uso de la aromaterapia durante el parto está en aumento, aunque los expertos advierten que los aceites esenciales son potentes y potencialmente dañinos[21,22,23]. La evidencia actual al respecto es limitada, hay controversia y se usa en algunos hospitales.

Acupuntura

La acupuntura consiste en la aplicación de agujas en sitios localizados del cuerpo. Una revisión sistemática de 9 estudios randomizados que incluía 1550 mujeres concluyó que la acupuntura podría ayudar a reducir el trabajo de parto[24]. De todas formas, son necesarios más estudios.

Yoga

Dos revisiones diferentes reportan que las mujeres que practican yoga durante el embarazo presentaron menor disconfort, dolor y estrés[25,26].

Inmersión en agua

La inmersión en agua caliente que cubra el abdomen de la mujer favorece la relajación y disminuye el dolor de parto[27]. La American College of Obstetricians and Gynecologists (ACOG), a raíz de la evidencia actual y sobre todo por un metaanálisis del 2018[28], donde se evaluaba la seguridad y la eficacia de esta práctica en el primer estadio de parto, concluye que la inmersión en agua durante el primer estadio del parto debería ofrecerse a toda mujer sana con embarazo sin riesgo entre las semanas 37+0 y 41+6[29].

Pueden permanecer sumergidas en el agua desde pocos minutos a varias horas durante el primer estadio de parto. Pero para evitar la subida de la temperatura corporal materna y aumentar potencialmente el riesgo fetal, el agua debería como máximo estar a temperatura corporal o ligeramente aumentada[30]. Además, hemos de controlar el tiempo ya que inmersiones superiores a las 2 horas se han relacionado con un trabajo de parto prolongado y un enlentecimiento de las contracciones uterinas al suprimir la producción de oxitocina[31].

7.5.2 Opciones farmacológicas alternativas a la analgesia neuroaxial

En esta sección nos centraremos en analgésicos sistémicos usados para tratar el dolor del parto y algún bloqueo complementario que podría ayudarnos en ciertas situaciones.

Bloqueo del nervio pudendo

En situaciones donde tenemos una analgesia neuroaxial funcionante (epidural), pero que no nos está cubriendo completamente las raíces sacras podríamos usar un bloqueo del nervio pudendo bilateral. El bloqueo del nervio pudendo bilateral es útil para aliviar el dolor de distensión de la zona vaginal y perineal en el segundo estadio del parto[32].

Opioides

El uso de opioides sistémicos es de las opciones más usadas cuando la analgesia neuroaxial está contraindicada o no funciona. Su uso tiene ventajas como la fácil administración, el bajo coste o que son menos invasivos que las técnicas neuroaxiales. Pero hemos de vigilar, pues los opioides cruzan la placenta, lo cual se puede manifestar en el útero con una disminución en la variabilidad de la frecuencia cardíaca fetal y en el neonato con depresión respiratoria o cambios neuroconductuales[33,34].

La administración de opioides debe ser considerada cautamente cerca del nacimiento, ya que es preferible evitar la sedación mientras la parturienta empuja, y los efectos fetales se podrían ver prolongados si estos se administran cerca del nacimiento[5].

La administración de opioides mediante bombas de analgesia controlada por la paciente (PCA) es la opción más efectiva en aquellas parturientas en las que el bloqueo neuroaxial está contraindicado, no es deseado o no está disponible[35,36,37]. Las bombas de PCA tiene un inicio de acción rápido y son más seguras que la administración intermitente de opioides. Los opioides de acción corta (fentanilo y remifentanilo) son los usados de forma preferente y son los que explicaremos a continuación.

- PCA remifentanilo: tiene un inicio de acción rápido, duración ultracorta y es metabolizado rápidamente[38]. Es menos efectivo que la analgesia neuroaxial, pero más que los opioides de larga duración o que el óxido nitroso[39,40,41]. Sin embargo, el remifentanilo es un potente depresor respiratorio, por lo que hemos de monitorizar constantemente la frecuencia respiratoria y la pulsioximetría si usamos PCA de remifentanilo[42,43,44]. Cruza la placenta, pero debido a su metabolización por esterasas plasmáticas es rápidamente metabolizado por el feto.

No requiere dosis de carga para la analgesia de parto. Las dosis publicadas para PCA de remifentanilo incluyen bolus entre 10 a 50 mcg con cierres entre bolus de 1 a 5 minutos y sin perfusión continua[45,46]. Pero el protocolo de PCA usado por la European RemiPCA SAFE Network hospitals incluye bolus entre 10 a 30 mcg, con intervalos de cierre de 2 minutos sin perfusión continua[47]. Basados en la evidencia actual el protocolo de la European RemiPCA SAFE Network hospitals recomienda aparte de no superar los 30 mcg en bolus y de no usar perfusión continua, no usar otros tipos de analgésicos coadyuvantes incluyendo óxido nitroso, monitorización continua de SpO_2, una enfermera para esa paciente y no usar oxígeno complementario si la saturación materna se mantiene por encima de 94 %.

- PCA fentanilo: alternativa al remifentanilo. Es efectivo para el dolor de parto, pero hay pocos estudios al respecto. De duración corta, pero mayor al remifentanilo. Los típicos regímenes para PCA de fentanilo incluyen bolus inicial de 50-100 mcg, seguidos de bolus a demanda entre 10-25 mcg con cierre entre intervalos de 5 a 10 minutos sin perfusión basal[48,49,50]. Estudios pequeños orientan a que la PCA fentanilo provee analgesia más efectiva o menores efectos adversos que las PCA de morfina, meperidina o alfentanilo[51,52,53].

Tabla 1

	Dosis	Inicio de acción	Duración	Comentarios
Remifentanilo	Bolus 10-50 mcg, cierre entre 1-5 min sin perfusión continua	30-60 segundos	3-4 minutos	Opiáceo de acción ultracorta. Usado en PCA. Debemos monitorizar frecuencia respiratoria y SpO_2.
Fentanilo	Dosis de carga entre 50-100 mcg. Bolus de PCA entre 10-25 mcg, cierre 5-10 min, sin perfusión continua	Entre 1-3 minutos	Entre 30 y 60 minutos	Opiáceo potente de acción corta. Usar en PCA. Monitorizar frecuencia respiratoria y SpO_2.

AINEs y acetaminofén

Los antiinflamatorios no esteroideos (AINEs) deben evitarse durante el trabajo de parto por el potencial que tienen para cerrar prematuramente el ductus arterioso[54]. Por otro lado, múltiples estudios reportan que el acetaminofén endovenoso produce una reducción modesta medida por escala analógica visual, comparada con placebo[55,56].

Ketamina

Produce una anestesia disociativa con efectos analgésicos. Puede inducir anestesia general a dosis entre 1-2 mg/kg, pero a dosis más bajas (0,1-0,2 mg/kg EV) se puede usar como analgésico en el parto vaginal.

Benzodiacepinas

Son ansiolíticos que pueden usarse como sedantes en los partos vaginales. De preferencia midazolam por no ser irritante de venas y su corta duración. Hemos de vigilar porque a dosis altas inducen anestesia general y son potentes amnésicos.

Óxido nitroso

La inhalación de óxido nitroso (50/50) como analgésico para el trabajo del parto se ha usado durante décadas en diversos países[57,58,59].

La técnica correcta de administración es la autoadministración por la propia parturienta cuando lo necesita usando una mascarilla facial que cubra boca y nariz. Desde que se inicia la inhalación pasan unos 50 segundos hasta que empieza hacer efecto, por lo que lo ideal sería que la inhalación empezase unos 30 segundos previos al inicio de la contracción. Se elimina rápidamente vía pulmonar, no se acumula en la madre ni en el feto ni causa depresión en el recién nacido[58,59,60,61,62].

Entre los efectos adversos se han descrito náuseas entre un 5-40 % y vómitos en un 15 %[59]. Debemos monitorizar por pulsioximetría a todas las parturientas que reciban óxido nitroso y no debemos administrarlo en pacientes que saturen por debajo del 95 % o que tengan compromiso respiratorio.

La eficacia analgésica del óxido nitroso durante el trabajo de parto es incierta. Las revisiones sistemáticas muestran que alivia de forma significativa el dolor en la mayoría de las pacientes, pero en otras no del todo[62,63,64,65].

Bibliografía

1. Lowe NK. The nature of labor pain. *AM J Obstet Gynecol* 2002; 186:S16

2. Brownridge P. The nature and consequences of childbirth pain. *Eur J Obstet Gynecol Reprod Biol* 1995; 59 Suppl:S9

3. Hiltunen P., Raudaskoski T., Ebeling H., Moilanen I. Does pain relief during delivery decrease the risk of postnatal depression? *Acta Obtet Gynecol Scand* 2004; 83:257

4. Suhitharan T, Pham TP, Chen H, *et al*. Investigating analgesic and psychological factors associated with risk of postpartum depression development: a case-control study. *Neurpsychiatr Dis Treat* 2016; 12:1333

5. American College of Obstetricians and Gynecologists' Committee on Practice Bulletins-Obstetrics. ACOG Practice Bulletin No. 209: *Obstetric Analgesia and Anesthesia. Obstet Gynecol* 2019; 133:e208.

6. Stoll K., Swift E.M., Fairbrother N., *et al*. A systematic review of nonpharmacological prenatal interventions for pregnancy-specific anxiety and fear of childbirth. *Birth* 2018; 45:7

7. Jenkinson B, Josey N, Kruske S. BirthSpace: An evidence-based guide to birth environment design. Queensland Center for Mothers and Babies. Queensland, Australia; University of Queensland 2014. https//core.ac.uk/display/43354376

8. Bonapace J, Chaillet N, Gaumond I, *et al*. Evaluation of the Bonapace Method: a specific educational intervention to reduce pain during childbirth. *J Pain Res 2013; 6:653*

9. Englemann G. Labor among Primitive People, Chambers & Co, St Louis 1882.

10. Lawrence A, Lewis L, Hofmeyr Gj, Styles C. Maternal positions and mobility during first stage labour. Cochrane Database Syst Rev 2013: CD003934

11. Michel SC, Rake A, Treiber K, *et al*. MR obstetric pelvimetry: effect of birthing position on pelvic bony dimentions. *AJR Am J Roentgenol* 2002; 179:1063

12. Committee on Obstetric Practice. Committee Opinion No. 766: Approaches to Limit Intervention During Labor and Birth. *Obstet Gynecol* 2019;:e1

13. Makvandi S, Latifnejad Roudsari R, Sadeghi R, Karimi L. Effect of birth ball on labor pain relief: A systematic review and meta-analysis. *J Obstet Gynaecol Res* 2015; 41:1679

14. Penny KS. Postpartum perceptions of touch received during labor. *Res Nurs Health* 1979; 2:9

15. Birch ER. The experience of touch received during labor. Postpartum perceptions of therapeutic value. *J Nurse Midwifery* 1986; 31:270

16. Smith CA, Levett KM, Collins CT, Jones L. Massage, reflexology and other manual methods for pain management in labour. Cochrane Database Syst Rev 2012; :CD009290

17. Smith CA, Levett KM, Collins CT, *et al*. Relaxation techniques for pain management in labour. Cochrane Database syst Rev 2018; 3:CD009514

18. Simkin P, Whalley J, Keppler A, *et al*. Pregnancy, Childbirth and the Newborn: The Complete Guide, 5th ed, MEadowbrook Press, Minnetonka, MN 2016

19. Stark MA, Remynse M. Comparison between showering and usual care during labor. Clin Nurs Res 2013; 22:359

20. Lee SL, Liu CY, Lu YY, Gau ML. Efficacy of warm showers on labor pain and birth experiences during the first labor stage. *J Obstet Gynecol Neonatal Nurs* 2013; 42:19

21. Smith CA, Collins CT, Crowther CA. Aromatherapy for pain management in labour. Cochrane Database Syst Rev 2011;:CD009215

22. Luo T, Huang M, Xia H, Zeng Y. Aromatherapy for laboring women: A metaanalysis of randomized controlled trials. *Open Journal of Nursing* 2014; 4:163

23. Yazdkhasti M, Pirak A. The effect of aromatherapy with lavender essence on severity of labor pain and duration of labor in primiparous women. *Complement Ther Clin Pract* 2016; 25:81

24. Smith CA, Collins CT, Crowther CA, Levett KM. Acupuncture and acupressure for pain management in labour. Cochrane Database Syst Rev 2011;:CD009232

25. Smith CA, Levett KM, Collins CT, Crowther CA. Relaxation techniques for pain management in labour. Cochrane Database Syst Rev 2011;:CD009514

26. Babbar S, Parks-Savage AC, Chauchan SP. Yoga during pregnancy: a review. *AM J Perinatol* 2012; 29:459

27. Simkin PP, O'hara M. Nonpharmacologic relief of pain during labor: systematic reviews of five methods. *AM J Obstet Gynecol* 2002; 186:S131

28. Cluett ER, Burns E, Cuthbert A. Immersion in water during labor and birth. Cochrane Database Syst Rev 2018; 5:CD000111

29. American College of Obstetricians and Gynecologistsñ Committee on Obstetric Practice. Committee Opinion No.679: Immersion in Water During Labor and Delivery. *Obstet Gynecol* 2016; 128:e231

30. Osborne C, Ecker JL, Gauvreau K, et al. Maternal temperature elevation and occiput posterior position at birth among low-risk women receiving epidural analgesia. *J Midwifery Womens Health* 2011; 56:446

31. Odent M. Can water immersion stop labor? J Nurse Midwifery 1997; 42:414

32. Jones L, Othman M, Dowswell T, *et al*. Pain management for women in labour: an overwiew of systematic reviews. Cochrane Database Syst Rev 2012;:CD009234

33. Petrie RH, Yeh SY, Murata Y, *et al*. The effect of drugs on fetal heart rate variability. *Am J Obstet Gynecol* 1978; 130:294

34. Mattingly JE, D'Alessio J, Ramanathan J. Effects of obstetric analgesics and anesthetics on the neonate: a review. *Paediatr Drugs* 2003; 5:615

35. Liu ZQ, Chen XB, Li HB, *et al*. A comparison of remifentanil parturient-controlled intravenous analgesia with epidural analgesia: a meta-analysis of randomized controlled trials. *Anesth Analg* 2014; 118:598

36. Stocki D, Matot I, Einav S, *et al*. A randomized controlled trial of the efficacy and respiratory effects of patient-controlled intravenous remifentanil analgesia and patient-controlled epidural analgesia in laboring women. *Anesth Analg* 2014; 118:589

37. Freema LM, Bloemenkamp KW, Franssen MT, *et al*. Patient controlled analgesia with remifentanil versus epidural analgesia in labour: randomised multicentre equivalence trial. BMJ 2015; 350:h846

38. Volikas I, Butwick A, Wilkinson C, *et al*. Maternal and neonatal side-effects of remifentanil patient-controlled analgesia in labour. *BR J Anaesth* 2005; 95:504

39. Schnabel A, Hahn N, Broscheit J, *et al*. Remifentanil for labour analgesia: a meta-analysis of randomised controlled trials. *Eur J Anaesthesiol* 2012; 29:177

40. Weibel S, Jelting Y, Afshari A, *et al*. Patient-controlled analgesia with remifentanil versus alternative parenteral methods for pain management in labour. Cochrane Database Syst Rev 2017; 4:CD011989

41. Volmanen P, Akural E, Raudaskoski T, *et al*. Comparison of remifentanil and nitrous oxide in labour analgesia. *Acta Anaesthesiol Scand* 2005; 49:453

42. Birnbach DJ, Ranasinghe JS. Is remifentanil a safe and effective alternative to neuroaxial labor analgesia? It all depends. *Anesth Analg* 2014; 118:491

43. Van de Velde M, Carvalho B. Remifentanil for labor analgesia: an evidence-based narrative review. *Int J Obstet Anesth* 2016; 25:66

44. Wilson MJA, MacArthur C, Hewitt CA, et al. Intravenous remifentanil patient-controlled analgesia versus intramuscular pethidine for pain relief in labour (RESPITE): an open-label, multicentre, randomised controlled trial. *Lancet* 2018; 392:662

45. Hill D. The use of remifentanil in obstetrics. *Anesthesiol Clin* 2008; 26:169

46. Hinova A, Fernando R. Systemic remifentanil for labor analgesia. *Anesth Analg* 2009; 109:1925

47. Melber AA, Jelting Y, Huber M, *et al*. Remifentanil patient-controlled analgesia in labour: six-year audit of outcome data of the RemiPCA SAFE Network (2010-1015). *Int J Obtet Anesth* 2019; 39:12

48. Miyakoshi K, Tanaka M, Morisaki H, *et al*. Perinatal outcomes: intravenous patient-controlled fentanyl versus no analgesia in labor. *J Obstet Gynaecol Res* 2013; 39:783

49. Nikkola EM, Ekblad UU, Kero PO, *et al*. Intravenous fentanyl PCA during labour. *Can J Anaesth* 1997; 44:1248

50. Rayburn WF, Smith CV, Leuchen MP, *et al*. Comparison of patient-controlled and nurse-administered analgesia using intravenous fentanyl during labor. *Anesthesiol Rev* 1991; 18:31

51. Castro C, Tharmaratnam U, Brockhurst N, *et al*. Patient-controlled analgesia with fentanyl provides effective analgesia for second trimester labour: a randomized controlled study. *Can J Anaesth* 2003; 50:1039

52. Douma MR, Verwey RA, Kam-Endtz CE, *et al*. Obstetric analgesia: a comparison of patient-controlled meperidine, remifentanil, and fentanyl in labour. *Br J Anaesth* 2010; 104:209

53. Morley-Forster PK, Reid DW, Vandeberghe H. A comparison of patient-controlled analgesia fentanyl and alfentanil for labour analgesia. *Can J Anaesth* 2000; 47:113

54. Koren G, Florescu A, Costei AM, *et al*. Nonesteroidal antiinflammatory drugs during third trimester and the risk of premature closure of the ductus arteriosus: a meta-analysis. *Ann Pharmacother* 2006; 40:824

55. Zutshi V, Rani KU, Marwah S, Patel M. Efficacy of intravenous Infusion of Acetaminophen for Intrapartum Analgesia. *J Clin Diagn Res* 2016; 10:QC18

56. Abd-El-Maeboud KH, Elbohoty AE, Mohammed WE, *et al.* Intravenous infusion of paracetamol for intrapartum analgesia. J Obstet Gynaecol Res 2014; 40:2152

57. Rooks JP. Nitrous oxide for pain in labor – why not in the United States? *Birth* 2007; 34:3

58. Rooks JP. Safety and risks of nitrous oxide labor analgesia: a review. *J Midwifery Womens Health* 2011; 56:557

59. Likis FE, Andrews JC, Collins MR, *et al.* Nitrous oxide for the management of labor pain: a systematic review. *Anesth Analg* 2014; 118:153

60. Collins MR, Starr SA, Bishop JT, Baysinger CL. Nitrous oxide for labor analgesia: expanding analgesic options for women in the United States. *Rev Obstet Gynecol* 2012; 5:e126

61. Waud BE, Waud DR. Calculated kinetics of distribution of nitrous oxide and methoxyflurane during intermittent administration in obstetrics. *Anesthesiology* 1970; 32:306

62. Rosen MA. Nitrous oxide for relief of labor pain: a systematic review. *Am J Obstet Gynecol* 2002; 186:S110

63. Kronberg JE, Thompson DEA. Is nitrous oxide an effective analgesic for labor? A qualitative systematic review. In: Evidence-based obstetric anesthesia, 2nd ed, Halpern SH, Douglas MJ (Eds), Blackwell, Massachusetts 2006. p. 38.

64. Likis FE, Andrews JA, Collins MR, Lewis RM, Seroogy JJ, Starr SA, Walden RR, Mc Pheeters ML. Nitrous Oxide for the Management of Labor Pain. Comparative effectiveness Review No.67. (Prepared by the Vanderbilt Evidence-based Practice Center under Contract No. 290-2007-10065-I) AHRQ Publication No. 12-EHCo71-EF. Rockville, MD: Agency for Healthcare Research and Quality; August 2012. www.effectivehealthcare.ahrq.gov/reports/final.cfm

65. Klomp T, van Poppel M, Jones L, *et al.* Inhaled analgesia for pain management in labour. Cochrane Database Syst Rev 2012; :CD009351

CAPÍTULO 8

ANALGESIA ENDOVENOSA DURANTE EL TRABAJO DE PARTO

Cinthya Connie Llaja Villa, Lorena Rivera Vallejo

8.1 Introducción

El papel de la gestante en la elección de la técnica analgésica para el trabajo de parto cobra cada vez más protagonismo.

El dolor durante el trabajo de parto produce alteraciones fisiológicas que pueden afectar a la madre y al feto como la hiperventilación con alcalosis respiratoria severa o el aumento de catecolaminas, con la consiguiente alteración del flujo uteroplacentario y acidosis fetal. También puede producir alteraciones psicológicas como la depresión postparto o el trastorno por estrés postraumático. Es por todo ello que el dolor durante el trabajo de parto debe ser evaluado y tratado como una prioridad.

A pesar de ser la analgesia neuroaxial el método de elección para el manejo del dolor en el trabajo de parto, hay casos en que la técnica está contraindicada, como la toma de anticoagulantes, coagulopatía, infección local, escoliosis severa o instrumentación de la columna, así como la hipovolemia materna no corregida o negativa de la paciente. En estos casos, la analgesia endovenosa puede ser una alternativa válida, aunque menos eficaz.

Existen diferentes métodos analgésicos con mayor o menor eficacia demostrada. En este capítulo abordaremos la analgesia endovenosa centrándonos en la PCA (Patient controled analgesia) de remifentanilo, revisando su eficacia y seguridad comparada con otros fármacos disponibles.

Es de gran importancia informar siempre al neonatólogo sobre cualquier fármaco que administremos a la gestante para que pueda monitorizar sus efectos y consecuencias en el neonato.

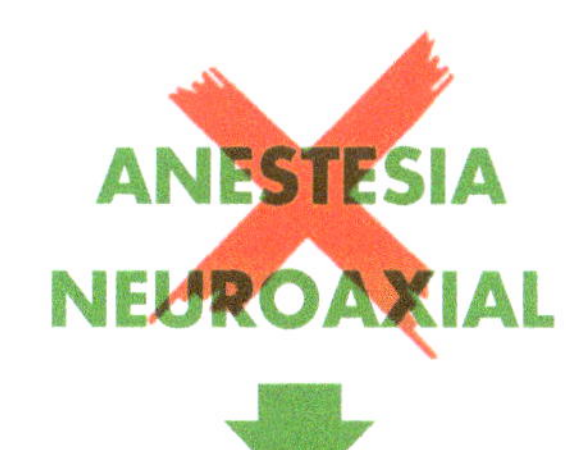

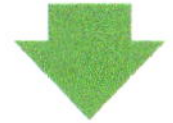

MONITORIZACIÓN:

- SatO$_2$ (pulsioximetría)
- F.R.
- Nivel de sedación
- EVA
- FCF

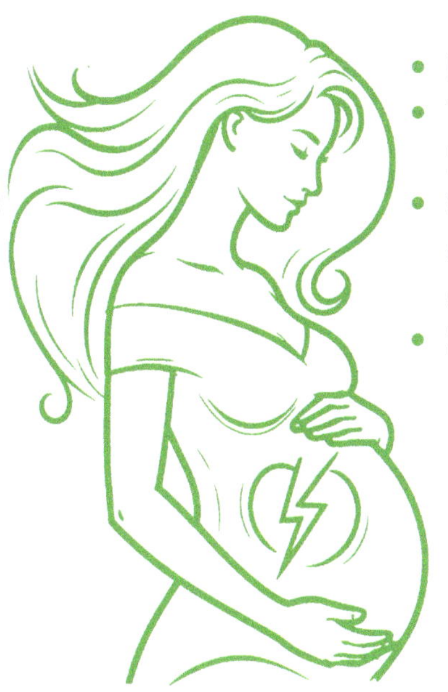

AVISAR A ANESTESIÓLOGO SI:

- SatO$_2$ basal < 90 % o < 94 % con oxígeno suplementario
- F.R. < 8 - 10 respiraciones por minuto
- Sedación excesiva (sin respuesta a órdenes verbales)
- Hipotensión
- Analgesia insatisfactoria
- Efectos adversos no controlables

(SatO$_2$) Saturación arterial de oxígeno; (F.R.) Frecuencia respiratoria; (EVA) Escala visual analógica; (FCF) Frecuencia cardíaca fetal.

Fuente: realización propia

8.2 Clasificación de las técnicas analgésicas

Las técnicas analgésicas para el trabajo de parto las podemos dividir en:

- **No farmacológicas:** acompañamiento y apoyo durante el trabajo de parto, psicoprofilaxis, hipnosis, acupuntura, estimulación nerviosa eléctrica subcutánea (TENS), hidroterapia, masajes, etc. A pesar de todas ellas, únicamente el acompañamiento y el apoyo durante el parto han demostrado tener eficacia.

- **Farmacológicas:** Se dividen a su vez en:

  a. *Regionales:*

    - Bloqueo neuroaxial: bloqueo epidural o combinado intradural-epidural. Mayor eficacia demostrada para el dolor del trabajo de parto.

    - Bloqueo de nervio periférico: bloqueo paracervical y bloqueo de los nervios pudendos.

  a. *Sistémicas:*

    - Inhalatoria: óxido nitroso y sevofluorano a dosis bajas.

    - Parenteral: puede administrarse en bolus o en modo PCA (Patient Controled Analgesia). En bolus endovenosos disponemos de fentanilo, morfina, meperidina (también intramuscular), paracetamol, ketamina o benzodiacepinas. En modo PCA disponemos de remifentanilo y fentanilo.

8.3 Analgesia endovenosa en bolus intermitente

Los analgésicos en bolus intermitentes pueden ser administrados por vía endovenosa, intramuscular o subcutánea.

- AINEs: tienen eficacia limitada y suelen evitarse en el trabajo de parto por precipitar el cierre prematuro del ductus arterioso.

- Ketamina: puede administrarse de forma endovenosa a dosis bajas (0,1-0,2 mg/kg). Las alucinaciones que puede producir como efecto secundario se pueden prevenir con la administración previa de benzodiacepinas.

- Benzodiacepinas: aunque no tienen efecto analgésico pueden utilizarse como sedantes durante el parto. El midazolam es el fármaco preferido por su menor duración.

- **Opioides:** pueden atravesar la placenta y disminuir la variabilidad de la frecuencia cardíaca fetal (FCF), producir depresión respiratoria neonatal e inducir cambios en el neurodesarrollo. En la gestante pueden producir náuseas, vómitos, somnolencia y desaturación. Se pueden administrar en modo intermitente o en PCA.

- **Fentanilo:** se recomienda utilizarlo en PCA por su corta duración.

- **Morfina:** se usa cada vez menos por sus efectos secundarios y su baja eficacia a dosis no sedantes.

- **Meperidina (o petidina):** es el opioide más usado para la analgesia del trabajo de parto a nivel mundial. Se puede administrar vía intramuscular, endovenosa en bolus o en modo PCA. Mientras que en la embarazada puede causar los mismos efectos secundarios que cualquier opioide, en el neonato puede producir acumulación de su metabolito activo, la normeperidina, provocando crisis serotoninérgicas, neurotoxicidad y afectación del desarrollo, siendo imposible su reversión con naloxona.

8.4 Analgesia controlada por el paciente (PCA)

Los opioides de acción corta como el fentanilo y el remifentanilo pueden ser administrados por vía endovenosa en modo PCA. Este modo permite a la paciente tener una mayor sensación de control y alcanzar la analgesia adecuada de una forma más rápida.

- **Fentanilo:** hay pocos estudios sobre su administración durante el parto.

Se trata de un opioide con un inicio de acción rápido y una duración corta, pero mayor a la del remifentanilo.

Tras 2 h de perfusión de fentanilo son necesarios al menos 50 minutos para disminuir la concentración plasmática al 50 %, por lo que está indicado parar su perfusión en la segunda fase del parto.

La dosis inicial es de 50-100 mcg con bolus de 10-25 mcg cada 5-10 minutos, sin perfusión basal.

- **Remifentanilo:** menor efectividad que la técnica neuroaxial, pero mayor que el óxido nitroso.

En este capítulo nos centraremos en la PCA de remifentanilo.

8.5 PCA de remifentanilo

El remifentanilo es un potente agonista ultracorto de los receptores opioides μ. Tiene un inicio de acción rápido, a los 30-60 segundos, y logra su efecto pico a los 2 minutos y medio, siendo metabolizado posteriormente por esterasas plasmáticas no específicas. Atraviesa la placenta pero es eliminado rápidamente por el feto, debido a su rápido metabolismo y redistribución.

La concentración plasmática de remifentanilo es menor en las mujeres embarazadas que en las no embarazadas, probablemente por el mayor volumen plasmático, filtrado glomerular y actividad de las esterasas plasmáticas que existe durante el embarazo.

A pesar de ser menos efectivo que la analgesia neuroaxial el grado de satisfacción materna es similar. Es más efectivo, según los estudios publicados, que los opioides de acción larga y el óxido nitroso, a pesar de que su eficacia analgésica disminuye conforme progresa el parto.

En el año 2009 se estableció la European RemiPCA Safe Network en Suiza con el propósito de recolectar datos sobre el uso de la PCA de remifentanilo durante el trabajo de parto y mejorar así la calidad de su uso.

El uso de remifentanilo no es uniforme en los diferentes países europeos. En el Reino Unido solo el 50 % de unidades obstétricas usan PCA de opioides como analgesia para el trabajo de parto, siendo únicamente el 35 % de remifentanilo. En Noruega únicamente el 2-8 % usan la PCA de opioides, siendo la petidina la más usada. El uso de la PCA de remifentanilo es mayor en las unidades obstétricas de Francia, Bélgica y Suiza.

8.5.1 Dosis y administración

Aún no está clara cuál es la dosis óptima, efectiva y segura para cada gestante. La European RemiPCA Safe Network recomienda bolus de 30-40 mcg con un tiempo de *lockout* de 2 minutos, sin perfusión basal. Esta no está recomendada al asociarse a mayor sedación y desaturación materna sin lograr una mejor analgesia. En caso de utilizarse debería ser a dosis muy bajas, alrededor de 0,025-0,05 mcg/kg/min.

Los diversos estudios realizados en los últimos 20 años varían en las dosis administradas de PCA de remifentanilo. Evron *et al.* utilizaron dosis tan bajas como 0,27 mcg/kg hasta dosis de 0,93 mcg/kg (sin perfusión basal), mientras Blair *et al.* utilizaron dosis más estrechas, de 0,25 a 0,5 mcg/kg. Un estudio de D'onofrio *et al.* utilizó una perfusión basal de remifentanilo de 0,025-0,15 mcg/kg/min (sin bolus). Los tiempos de *lockout* variaron entre 2-3 minutos.

Se recomienda detener la PCA de remifentanilo 5-10 minutos antes del clampaje del cordón umbilical.

8.5.2 Efectos adversos

Para poder administrar la PCA de remifentanilo en el trabajo de parto de manera segura se debe mantener a las gestantes monitorizadas y vigilar la aparición de posibles efectos adversos. Debería haber una supervisión uno a uno de matrona/parturienta.

Es necesario monitorizar la saturación de oxígeno ($SatO_2$) materna mediante pulsioximetría, la frecuencia respiratoria, el nivel de sedación, así como la FCF. No se recomienda el uso rutinario de oxígeno, ya que podría incrementar la duración de la apnea y reducir la sensibilidad del pulsioxímetro para detectar hipoventilación, pero este debe estar siempre disponible, administrándose si la $SatO_2$ es menor del 94 %.

Se deberá contactar al anestesiólogo siempre que la $SatO_2$ basal sea menor de 90 % o menor de 94 % con oxígeno suplementario, la frecuencia respiratoria sea menor de 8-10 respiraciones por minuto, aparición de sedación excesiva, hipotensión, analgesia insatisfactoria o efectos adversos no controlables.

Una vez iniciada la PCA de remifentanilo se debe monitorizar el grado de analgesia y la aparición de efectos adversos cada 10 minutos durante la primera media hora y cada 30-60 minutos posteriormente.

En el feto, el remifentanilo puede producir, como cualquier opioide, una reducción en la variabilidad de la FCF y acidosis fetal. Sin embargo, la necesidad de reanimación neonatal es menos frecuente en comparación con el resto de opioides.

En la madre puede producir sedación, mareos, náuseas, vómitos, prurito o depresión respiratoria. Estos efectos adversos parecen relacionados con dosis mayores a 40 mcg, bolus manuales no intencionados o el uso simultáneo de opioides de larga duración.

8.5.3 Contraindicaciones

Las contraindicaciones generales para la PCA de remifentanilo son:

- Alergia conocida al remifentanilo.
- Historia de abuso de opioides.
- Prematuridad de menos de 36 semanas.
- Preeclampsia.
- Tratamiento con magnesio endovenoso.
- Obesidad mórbida (IMC > 40)
- Apnea obstructiva del sueño.
- Enfermedad cardiaca y respiratoria severa.

8.5.4 Remifentanilo versus petidina

Los estudios que compararon la PCA de remifentanilo con la petidina (administrada vía intramuscular o en modo PCA a bolus / perfusión basal continua) encontraron:

- Menor puntuación media de dolor. Thurlow *et al.* compararon la PCA de remifentanilo con petidina intramuscular encontrando una clara superioridad del primero. Blair et al. compararon ambos fármacos en PCA obteniendo los mismos resultados.
- Menor conversión a epidural con el uso de remifentanilo (probablemente en relación a su mejor efecto analgésico en el trabajo de parto).
- Menor tasa de partos instrumentados en el grupo de remifentanilo.
- Mayor sedación y más episodios de desaturación con el remifentanilo.
- No obstante, no hubo mayor necesidad de reanimación cardiopulmonar (RCP) ni ingreso en unidad de críticos neonatal en el grupo de remifentanilo y los valores de APGAR fueron similares en ambos grupos.

En conclusión, el remifentanilo provee una analgesia más efectiva que la petidina (recomendación clase I, nivel de evidencia A).

8.5.5 Remifentanilo versus fentanilo

Los estudios que compararon la eficacia y seguridad de la PCA de fentanilo con la PCA de remifentanilo, encontraron:

- Mejor analgesia con el remifentanilo según alguna serie. Marwah *et al.* encontraron un similar alivio del dolor en ambos grupos.

- Mayor conversión a epidural en las gestantes del grupo de fentanilo.

- Mayor sedación y más episodios de desaturación con el remifentanilo.

- Valores de Apgar más bajos y mayor necesidad de ventilación con presión positiva en los neonatos del grupo fentanilo.

- Sin diferencias en cuanto al riesgo de instrumentación del parto.

En conclusión, el remifentanilo causa menos efectos en el feto que otros opioides parenterales (recomendación clase IIb, nivel de evidencia B).

8.5.6 Remifentanilo versus óxido nitroso

Los estudios que compararon la PCA de remifentanilo con el óxido nitroso encontraron:

- Menor puntuación media de dolor en el grupo de remifentanilo.

- Volmanen *et al.* encontraron que el remifentanilo produjo una reducción leve del dolor mientras que el óxido nitroso no tuvo ningún efecto.

- Varposhti comparó la administración única de óxido nitroso versus óxido nitroso añadiendo una perfusión de remifentanilo. La adición de remifentanilo al óxido nitroso produjo una mejor analgesia sin aumentar los efectos secundarios maternos.

En conclusión, el remifentanilo provee una analgesia más efectiva que el óxido nitroso. (recomendación clase IIa, nivel de evidencia B).

8.5.7 Remifentanilo versus analgesia epidural

Se han llevado a cabo numerosos estudios y algunos metaanálisis comparando la analgesia epidural con la PCA de remifentanilo. Volmanen *et al.* fueron los primeros en comparar ambas técnicas para el alivio del dolor durante el trabajo de parto, concluyendo:

- Superioridad analgésica de la epidural sobre el remifentanilo.

- Similar grado de satisfacción materna en ambos grupos a pesar de un EVA mayor en el grupo de remifentanilo.

- Sin diferencias significativas en cuanto a las tasas de instrumentación durante el parto o de cesárea.

- Mayor riesgo de desaturación, náuseas y vómitos en el grupo de remifentanilo.

En conclusión, la analgesia epidural provee un efecto analgésico significativamente mayor que la perfusión de remifentanilo (recomendación clase I, nivel de evidencia A).

Bibliografía

1. Hernández, L. & Sánchez, R. Alternativas farmacológicas y no farmacológicas a la epidural. Parto fisiológico. Protocolos asistenciales de la sección de anestesia obstétrica de la SEDAR. 2021. 3ra edición. 147-54.

2. Pérez, O. & Suárez C. Recomendaciones actuales en analgesia para el trabajo de parto. Protocolos asistenciales de la sección de anestesia obstétrica de la SEDAR. Barcelona, España. 2021. 3ra edición. 101-15

3. Melber, A.A. Remifentanil patient-controlled analgesia (PCA) in labor – in the eye of the storm. *Anaesthesia*. 2019. 74 (3): 277-79

4. Van de Velde, M. & Carvalho, B. Remifentanil for labor analgesia: an evidence-based narrative review. *Int.J. Obstet Anesth*. 2016. 25:66-74

5. Schnabel, A., Hahn, N., Broscheit, J., Muellenbach, R. M., Rieger, L., Roewer, N. & Kranke, P. Remifentanil for labouranalgesia: a meta-analysis of randomised controlled trials. Eur. *J Anesthesia*. 2012. 29 (4): 177-85

6. Devabhakthuni, S. Efficacy and Safety of Remifentanil as an Alternative Labor Analgesic. *Clin Med Insights Womens Health*. 2013. 6(6): 17-49

7. Stocki, D., Matot, I., Einav, S., Eventov-Friedman, S., Ginosar, Y. & Weiniger, C. F. A Randomized Controlled Trial of the Efficacy and Respiratory Effects of Patient-Controlled Intravenous Remifentanil Analgesia and Patient-Controlled Epidural Analgesia in Laboring Women. *Anaesth Analg*. 2014. 118(3): 589-97

CAPÍTULO 9

ANESTESIA PARA CESÁREA

Eliana López Argüello, Cristina Rodríguez-Cosmen

9.1 Tipos e indicaciones de la cesárea

Tabla 1
Tipo de cesárea según grado de urgencia

Categoría	Grado de urgencia	Definición y ejemplos	Tiempo máximo hasta la extracción fetal
1	Emergente	Compromiso inmediato para la vida de la madre o el feto.	5-30 min
2	Urgente	Compromiso materno o fetal que no es una amenaza inminente.	30-75 min
3	De recurso (Intraparto)	No existe compromiso materno o fetal, pero sí necesidad de extracción temprana.	75 min
4	Electiva (Preparto)	Intervención programada que se realiza antes del inicio del parto en gestantes con condiciones que contraindican o desaconsejan un parto por vía vaginal.	Diferible

9.2 Valoración preoperatoria

9.2.1 Estudio preoperatorio

Ante la indicación de cesárea electiva (categoría 4) se debe realizar una visita preanestésica reglada a partir de la 32ª-34ª semana de gestación.

Se revisará la analítica del tercer trimestre que debe incluir pruebas de coagulación. No se consideran imprescindibles en el caso de que la anamnesis dirigida descarte semiología asociada, excepto en gestantes con coagulopatía conocida, preeclampsia o síndrome HELLP (*Hemolysis, elevated liver enzymes, low platelets*). El electrocardiograma (ECG) solo está indicado en gestantes con cardiopatía previa y la radiografía de tórax en caso de patología respiratoria.

En las cesáreas urgentes (categorías 2 y 3), el anestesiólogo realizará una historia clínica y exploración de la vía aérea. La realización de pruebas cruzadas preoperatorias en gestantes dependerá del riesgo de hemorragia obstétrica (ver capítulo de Hemorragia preparto y postparto).

Tabla 2

Clasificación del estado físico de la población obstétrica según la
American Society of Anesthesiologists (ASA-PS)

ASA-PS	Definición	Incluye por ejemplo (pero no se limita a)
II	Gestante sana o con enfermedad leve sin limitación funcional.	• Hipertensión gestacional bien controlada. • Preeclampsia bien controlada sin criterios de gravedad. • Diabetes gestacional bien controlada con dieta.
III	Gestante con enfermedad que condiciona limitación funcional.	• Preeclampsia con criterios de gravedad. • Diabetes gestacional con complicaciones o altas dosis de insulina. • Trombofilia con necesidad de anticoagulación.
IV	Gestante con enfermedad severa que amenaza constantemente la vida.	• Síndrome HELLP. • Cardiopatía con fracción de eyección del ventrículo izquierdo < 40 %. • Descompensación de una enfermedad cardíaca previa, ya sea adquirida o congénita.
V	Gestante moribunda que no se espera que sobreviva sin la intervención quirúrgica.	Rotura uterina.

9.2.2 Optimización preoperatoria

La anemia moderada o grave durante el embarazo se ha asociado con un mayor riesgo de parto prematuro, mortalidad materna e infantil y enfermedades infecciosas. También predispone a la hemorragia postparto, dado que existe una asociación entre anemia prenatal (Hb < 9 g/dL) y mayor pérdida de sangre en el periparto.

Se recomienda estudiar la causa de la anemia y optimizar a todas las gestantes en quien se detecte Hb < 11 g/dL. Si se confirma ferropenia (ferritina sérica < 30 ng/dL) se indicará ferroterapia y si no, se deben investigar otras causas y tratarlas.

9.3 Preparación prequirúrgica

Profilaxis de la broncoaspiración: se recomienda realizar de manera sistemática mediante la combinación de dos antiácidos y un procinético: citrato sódico 30 mL/VO + famotidina 20 mg/IV u omeprazol 40 mg/IV +/- metoclopramida 10 mg/IV.

Control glicémico: en gestantes con diabetes *mellitus* o diabetes gestacional, se sugiere seguir los protocolos elaborados en cada centro hospitalario.

Ayuno preoperatorio (categoría 4)[1]: aunque no existe consenso absoluto entre las diferentes sociedades científicas, en parteras de bajo riesgo de cesárea y/o broncoaspiración se podría permitir la ingesta de líquidos claros e incluso la ingesta sólida de poca cantidad y bajo residuo; por el contrario, en parteras de riesgo alto se aboga por un ayuno más estricto.

En caso de disponibilidad, el uso del *Point of Care UltraSound (PoCUS)* gástrico resulta de gran utilidad para estimar el contenido gástrico y estratificar el riesgo de broncoaspiración perioperatoria.

Tabla 3
Tiempos de ayuno para la cesárea

Comida/bebida	Periodo mínimo de ayuno
• Alimentos grasos/fritos o carne.	8 h
• Comida sólida y ligera*. • Leche no-humana.	6 h
• Agua. • Líquidos claros sin pulpa o leche. • Zumo de manzana sin pulpa, *gatorade* o batidos (carga de carbohidratos).	2 h

*Comida sólida y ligera, ejemplo: Una tostada con un líquido claro

Preparación en quirófano

1. **Acceso intravenoso periférico:** calibre 16-18G, valorar canalizar una segunda vía si existiera alto riesgo de hemorragia obstétrica o necesidad de administrar sulfato de magnesio.

2. **Monitorización materna estándar:** frecuencia cardíaca (FC), presión arterial (PA) no invasiva, saturación de oxígeno por pulsioxímetro (SpO_2), ECG (colocar los electrodos para facilitar el contacto piel con piel madre-hijo).

3. **Monitorización fetal:** se recomienda monitorizar la frecuencia cardíaca fetal previo al inicio de la cirugía mediante *doppler* fetal portátil.

4. **Oxigenoterapia suplementaria:** en cesáreas categoría 3 o 4 bajo anestesia neuroaxial (ANx) no se recomienda de forma sistemática ya que puede conducir a un aumento de los radicales libres de oxígeno, con vasoconstricción placentaria y acidosis fetal, aunque no se conoce con certeza su relevancia clínica. En cesáreas categorías 1 y 2 podría ser beneficioso.

5. **Profilaxis antibiótica:** administrar idealmente 30 a 60 minutos antes de la incisión. No es necesario realizar profilaxis en caso de tratamiento antibiótico de amplio espectro instaurado por otro motivo (por ejemplo, corioamnionitis). En las cesáreas de gestantes de < 37 semanas no se recomienda la profilaxis con amoxicilina-clavulánico, por el riesgo aumentado de enterocolitis necrotizante en los recién nacidos prematuros.

6. **Sondaje vesical**[1]: Recomendable desde el intraoperatorio con una retirada precoz postoperatoria.

7. **Antieméticos**[2]: la incidencia de náuseas y vómitos intraoperatorios (NVIO) y postoperatorios (NVPO) puede llegar a ser hasta del 80 % de las cesáreas bajo ANx con opioides centrales. Los factores de riesgo son:

- Hipotensión arterial.
- Factores quirúrgicos: manipulación uterina, manipulación visceral, irrigación peritoneal.
- Respuesta vagal.
- Administración de algunos fármacos: oxitocina, carbetocina, cefalosporinas, etcétera.

Para su prevención se recomienda la optimización de los factores de riesgo (prevención de la hipotensión, administración de oxitocina (o carbetocina) y antibióticos de forma lenta y a la mínima dosis efectiva) y al menos doble profilaxis antiemética.

Tabla 4

Antieméticos recomendados en la gestante

Profilaxis	Tratamiento de NVPO/NVIO
Dexametasona 0,1 mg/kg + Ondansetrón 4 mg	• Droperidol 0,625 mg. • Ondansetrón 4 mg si no ha sido administrado en las 6 h previas. • Metoclopramida 10 mg si no ha sido administrado en las 8 h previas.

NVIO/NVPO: Náuseas y vómitos intra y postoperatorios

- **Ondansetrón**: administrado 5 min antes de la ANx puede también disminuir el riesgo de hipotensión, la necesidad de vasopresores y el prurito asociado al uso de opioides intratecales.

- **Dexametasona**: mejora la recuperación postquirúrgica ya que además del efecto antiemético, también mejora el control analgésico y reduce el consumo de opioides[3]. Dosis 0,1 mg/kg administrado tras el pinzamiento del cordón. Latencia del efecto antiemético de 2 h. Precaución en intolerancia a la glucosa.

Algoritmo 1

Profilaxis farmacológica de la cesárea ordenada de manera cronológica

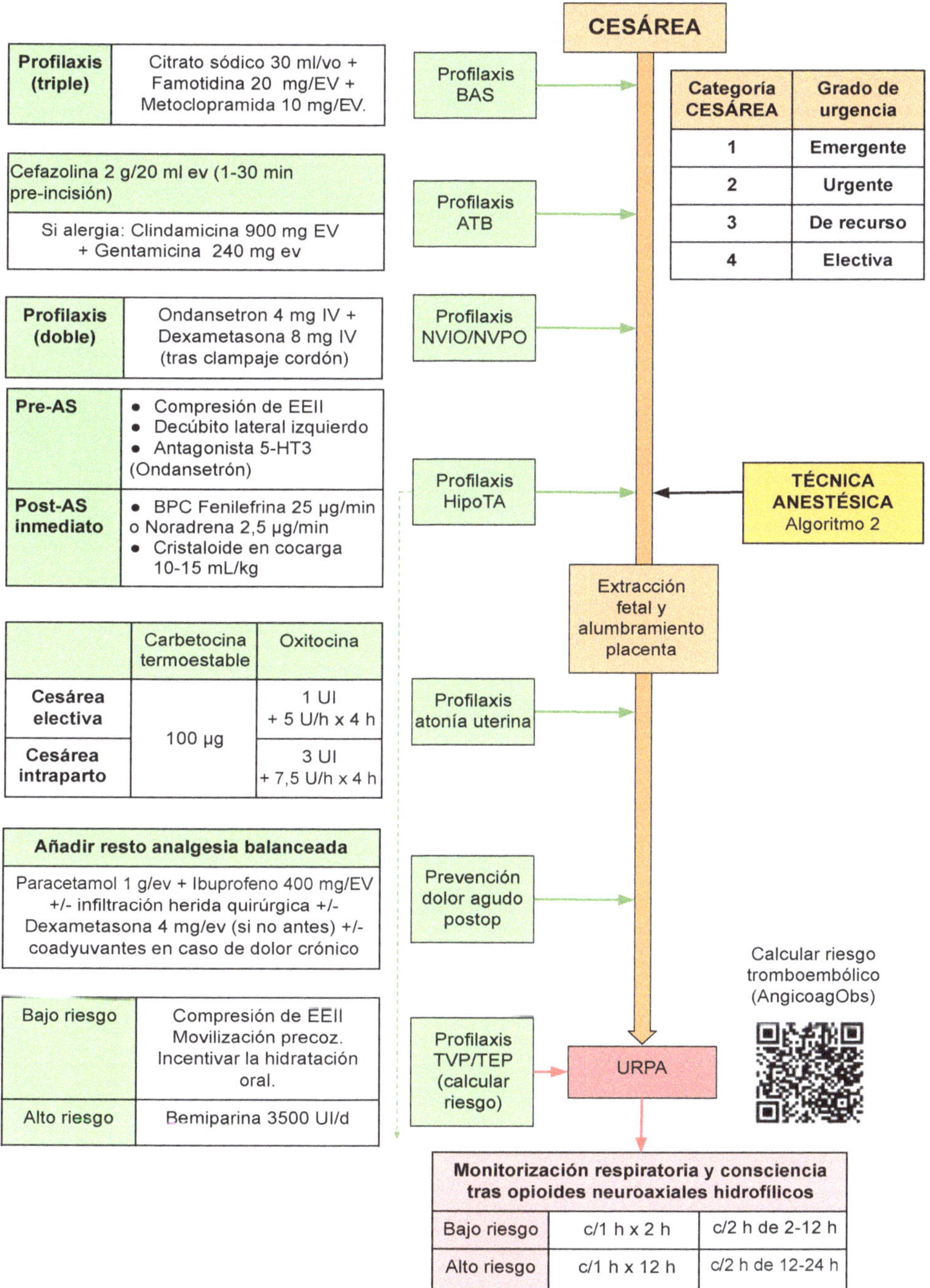

(ACSE) Anestesia combinada intraepidural; (AE) Anestesia epidural; (AG) Anestesia general; (AL) Anestésico local; (ANx) Anestesia neuroaxial (incluye AS y AE); (AS sec. rápida) Anestesia subaracnoidea en secuencia rápida; (AS) Anestesia subaracnoidea o intradural; (ATB) Antibiótico; (BAS) Broncoas- piración; (BH) Bupivacaína hiperbárica; (BPC) Bomba de perfusión continua; (EEII) Extremidades inferiores; (FIT) Fentanilo intratecal; (HipoTA) Hipotensión; (IMC) Índice de masa corporal; (NVIO/NVPO) Náuseas y vómitos intra y postoperatorios; (SIT) Sufentanilo intratecal; (TVP/TEP) Trombosis venosa profunda/Tromboembolismo pulmonar; (VAD) Vía aérea difícil; (AS1) Dosis habitual de AL intratecal; (AS2) Dosis ajustada de AL intratecal (↓20-30 %)[9]; (AS₃) Dosis mínima de AL intratecal. En todos los casos, la dosis de opioides intratecales será la habitual, si su adquisición no produce un retraso inaceptable.

Fuente: Figura elaborada por las autoras.

9.4 Elección de la técnica anestésica

Algoritmo 2
Técnica anestésica inicial para la cesárea

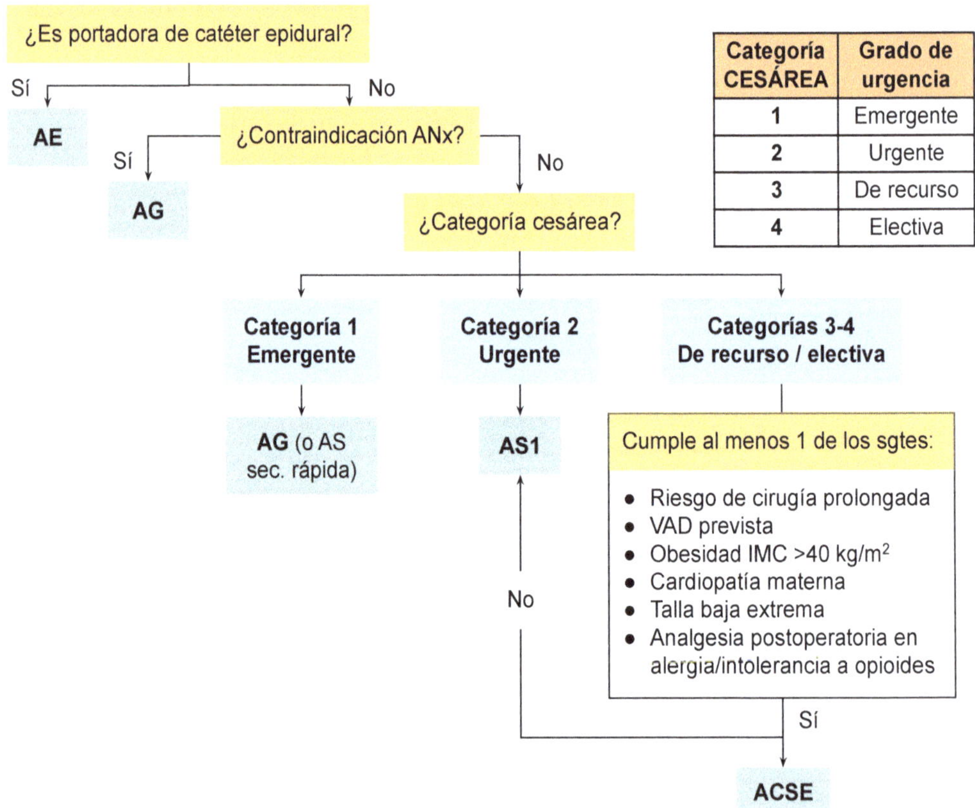

Categoría CESÁREA	Grado de urgencia
1	Emergente
2	Urgente
3	De recurso
4	Electiva

	BH	MIT	SIT/FIT	Epidural
AS1	11-12,5 mg			NO
AS2	8-10 mg	50-100 µg*	SIT 2,5-5,0 µg o FIT 10-12,5 µg	NO
AS3	5 mg			
ACSE • Tradicional • Secuencial	11-12,5 mg 5 mg			Aspiración cuidadosa y AL según necesidad
AE	NO	NO	NO	**Lidocaína 2 % + HCO$_3$** (Relación 10:1) 15-20 mL fraccionados + Morfina 1,5-3 mg

(ACSE) Anestesia combinada intraepidural; (AE) Anestesia epidural; (AG) Anestesia general; (AL) Anestésico local; (ANx) Anestesia neuroaxial (incluye AE y AS); (AS) Anestesia subaracnoidea o intradural; (AS sec. rápida) Anestesia subaracnoidea en secuencia rápida (solo personal experto); (BH) Bupivacaína hiperbárica; (FIT) Fentanilo intratecal; (HCO3) Bicarbonato; (IMC) Índice de masa corporal; (MIT) Morfina intratecal; (SIT) Sufentanilo intratecal; (AS1) Dosis habitual de AL intratecal; (AS2) Dosis ajustada de AL intratecal (↓20-30 %)[9]; (AS$_3$) Dosis mínima de AL intratecal. En todos los casos, la dosis de opioides intratecales será la habitual, si su adquisición no produce un retraso inaceptable.

* Elegir la dosis más baja en caso de riesgo alto de depresión respiratoria o de otros efectos adversos asociados al uso de opioides neuroaxiales.

Fuente: Elaboración de imágenes por las autoras

Hasta un 1,5 % de la mortalidad materna se asocia directamente a la técnica anestésica, principalmente como consecuencia de una intubación fallida o difícil. La ANx es la técnica de elección siempre que sea posible.

Contraindicaciones para la ANx

• Coagulopatía: por mayor riesgo de hematoma espinal-epidural.

• Hipovolemia o inestabilidad hemodinámica.

• Infección: sistémica o en el lugar de punción.

• Patología intracraneal con aumento de la presión intracraneal.

- Patología espinal (relativa): la ANx puede resultar difícil, imposible o estar contraindicada en pacientes con anatomía anormal, fusión quirúrgica o lesiones dentro de la columna vertebral.

9.4.1 Anestesia subaracnoidea (AS)

Es la técnica más empleada para la cesárea. Se recomienda utilizar agujas en punta de lápiz de 25-27G para disminuir el riesgo de cefalea postpunción dural (CPPD).

La AS puede llegar a producir hipotensión materna en hasta el 80 % de los casos sin tratamiento profiláctico (ver apartado «Hipotensión materna»).

Un nivel anestésico de T6 o inferior es inadecuado para realizar una cesárea sin dolor. Se recomienda siempre comprobar el nivel de bloqueo previo a la incisión quirúrgica. La pérdida de la sensibilidad táctil (demostrada la más idónea) debe haber alcanzado al menos un T6 y la sensibilidad térmica debe ser un T3. Así mismo, la analgesia debe ser comprobada con las pinzas en el lugar de la incisión y en los extremos superior e inferior de las tallas.

Anestésico Local (AL)

La bupivacaína hiperbárica (BH) 0,5 % es el AL más frecuentemente empleado. Se sugiere evitar dosis menores a 9 mg en técnica intradural única, ya que no se podría garantizar un nivel anestésico adecuado durante toda la intervención. Puede administrarse una dosis baja asociada a técnica combinada intraepidural (ACSE).

Se recomienda una dosis de 11-12,5 mg (AS1) cuando se administra junto a un opioide lipofílico y otro hidrofílico (La ED_{95} de BH varía de 11,2 a 15 mg cuando se asocia a fentanilo y morfina en gestantes con normopeso, obesidad o preeclampsia).

Opioides Lipofílicos

Junto al AL a nivel intratecal mejora la calidad del bloqueo, disminuye la latencia, disminuye el riesgo de dolor irruptivo intraoperatorio y aumenta la duración de la analgesia postoperatoria (Figura 1).

Se recomienda administrar la mínima dosis efectiva de fentanilo (10-12,5 µg) o sufentanilo (2,5-5 µg) para disminuir el riesgo de efectos adversos (prurito, náuseas, vómito o depresión respiratoria). Administrados a dosis equipotentes, la duración analgésica del sufentanilo es mayor sin incrementar de manera significativa los efectos adversos. Las guías de la ASA/ASRA recomiendan monitorizar nivel de sedación y patrón respiratorio durante los primeros 20 min y luego cada hora durante las primeras 2 h (Algoritmo 3).

Opioides Hidrofílicos

La morfina neuroaxial se considera la mejor opción para el control del dolor agudo postoperatorio de la cesárea, siendo superior a la analgesia epidural, a los opioides parenterales y a los bloqueos nerviosos de la pared abdominal[3]. Tiene una latencia de 30-60 minutos y una duración de 12-36 h (Figura 1). Sus efectos adversos son dosis dependientes. Los más frecuentes son prurito, náuseas, vómito y depresión respiratoria.

Se recomienda administrar la mínima dosis efectiva (50-100 µg)[4], empleando las dosis más bajas en gestantes con mayor riesgo de depresión respiratoria o de otros efectos adversos (en estos casos, se requiere una vigilancia más estrecha y monitorización del nivel de consciencia y de la respiración) (Algoritmo 3).

Figura 1

Efecto farmacodinámico de la combinación intratecal de un opioide lipofílico (línea roja) con un opioide hidrofílico (línea azul). En el eje vertical el efecto analgésico máximo para dicho fármaco y en el eje horizontal la línea temporal. El punto de transición ocurre en el periodo postoperatorio y dependerá del fármaco y las dosis empleadas[5]

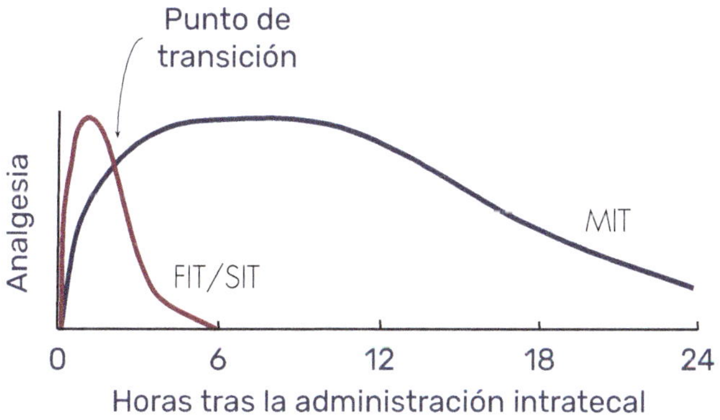

(FIT) Fentanilo intratecal; (MIT) Morfina intratecal; (SIT) Sufentanilo intratecal
Fuente: Elaboración propia

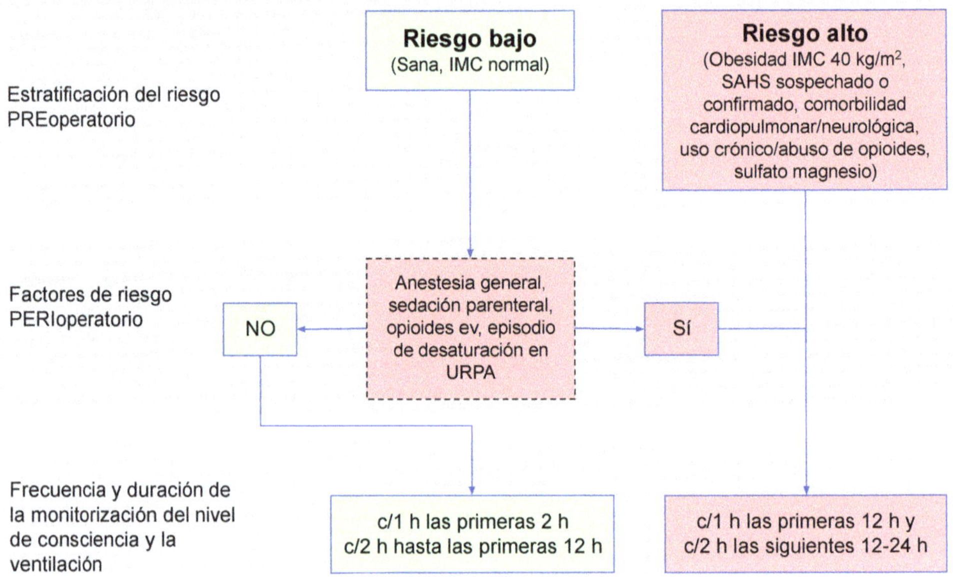

(IMC) Índice de masa corporal; (SAHS) Síndrome de apnea hipopnea del sueño; (URPA) Unidad de recuperación postanestésica.

Fuente: Elaboración por las autoras. Adaptado de Bauchat JR. *Anesth Analg.* 2019;129(2):458-474

9.4.2 Anestesia combinada intraepidural (ACSE)

La ACSE permite ajustar dosis de AL intratecal, complementar la anestesia con bolus epidurales y/o emplearse para analgesia postoperatoria. Es recomendable en casos en los que sea especialmente importante disminuir la probabilidad de conversión a anestesia general.

Indicaciones[8]:

1. Cesárea categoría 4 más uno de los siguientes:

   • Cuando se requiere ajuste de dosis intratecal para mejorar hemodinamia, disminuir requerimiento de vasopresores o disminuir el riesgo de NVIO/NVPO.

   • Cuando se requiere ajuste de dosis por talla extrema (por ejemplo, displasias esqueléticas como osteogénesis imperfecta, acondroplasia, etcétera).

- Historia de analgesia insuficiente en cesárea previa con AS en punción única.

- En caso de riesgo de cirugía prolongada o riesgo de reintervención.

- Para analgesia postoperatoria.

- En caso de riesgo cardíaco elevado porque permite la titulación del bloqueo neuroaxial (incluso mejor que la AS continua).

2. Cesárea categoría 3 en gestante portadora de catéter epidural con bloqueo inefectivo tras inyección epidural de dosis anestésicas (Tabla 6). Permite ajustar la dosis intratecal y disminuir el riesgo de bloqueo espinal alto.

Subtipos de ACSE según la dosis intratecal empleada:

- **ACSE tradicional:** se emplean dosis intratecales estándar (AS1) con o sin suplementos epidurales en caso de necesidad. Serían candidatas: previsión de cirugía prolongada (por ejemplo, obesidad mórbida, iterativa), vía aérea difícil prevista o confirmada, historia de alergia/intolerancia a los opioides.

- **ACSE secuencial a bajas dosis:** se administran dosis muy bajas de AL intratecal (AS3: BH 5 mg) con el objetivo de producir únicamente bloqueo de S5 a T8-T9 y se complementa con la epidural mediante bolus fraccionados de AL administrados 10-15 min después de realizada la intradural, con volúmenes medios de 1,5-2 mL por cada segmento no bloqueado hasta llegar a T4 (Figura 2). El ajuste progresivo hasta alcanzar el nivel satisfactorio puede tardar entre 20-40 min y tiene una tasa de fracaso del 18 %. Está indicada en mujeres con riesgo cardíaco elevado o talla baja extrema y no es adecuada para situaciones urgentes.

Figura 2

ACSE secuencial a bajas dosis para cesárea: bloqueo intradural (lila oscuro) asociado a bloqueo epidural complementario (lila claro)

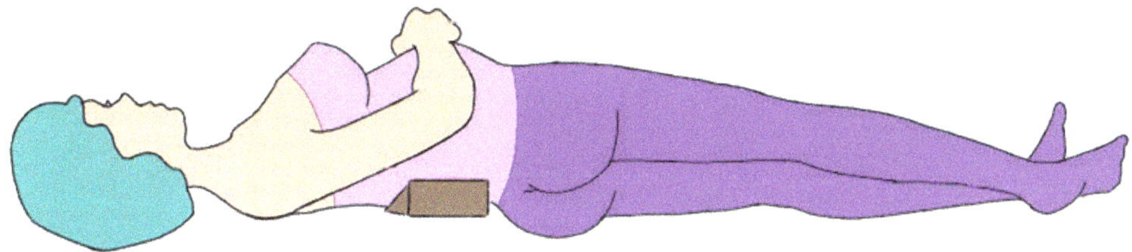

Fuente: Elaboración propia

9.4.3 AS continua

Alternativa anestésica en casos muy excepcionales en los que se ha producido una punción dural advertida durante la cateterización epidural y se ha empleado el catéter intradural para analgesia del trabajo de parto. Todos los miembros del equipo de enfermería, obstetricia y anestesiología deben conocer que el catéter se encuentra en el espacio intradural para evitar errores de medicación. Se recomienda un bolus inicial de BH 5 mg (AS3) con sufentanilo 2,5 µg (o fentanilo 10 µg) y repetir bolus de 2,5 mg de BH hasta alcanzar un nivel anestésico adecuado (T3-T4). Al final de la intervención se administran 50-100 µg morfina intradural para la analgesia postoperatoria (Tabla 5). En algunos casos se retira el catéter, mientras que para otros se mantiene 24 horas. En todos los casos se recomienda realizar profilaxis de CPPD y vigilar aparición de sintomatología compatible.

Tabla 5

Manejo del catéter intradural continuo para anestesia

Al inicio	Mantenimiento	Al finalizar
BH 5 mg + Sufentanilo 2,5 µg o Fentanilo 10 µg	Bolus de BH 2,5 mg hasta alcanzar T3-T4	Morfina 50-100 µg*

(BH) Bupivacaína hiperbárica

*Elegir la dosis más baja en caso de riesgo alto de depresión respiratoria o de otros efectos adversos asociados al uso de opioides neuroaxiales.

9.4.4 Anestesia epidural (AE)[9]

Técnica de elección si catéter epidural normoinserto y normofuncionante. La conversión de una analgesia en T10 a una anestesia en T4 requiere un AL de mayor concentración y un volumen aproximado de 15-20 mL de AL en 2-3 dosis fraccionadas.

AL Epidural[10]

Lidocaína 2 % con bicarbonato 8,4 % (relación 10:1) parece ser la mejor opción para un inicio de acción rápido (10,7 min), con menos requerimiento de refuerzos intraoperatorios y menos hipotensión. Esta eficacia es mayor cuanto más cercana es su preparación al momento de administrarse. No se aconseja añadir bicarbonato a la bupivacaína, levobupivacaína y ropivacaína ya que la mezcla puede precipitar.

Morfina Epidural

Se considera que dosis de 1,5-3 mg (en comparación con dosis superiores) proporcionan buena calidad analgésica con menos efectos secundarios. Recomendamos la dosis más baja en gestantes con alto riesgo de depresión respiratoria (Algoritmo 3) o de efectos adversos.

Fallo de la AE[9]

Los factores asociados con fallo en la conversión a la AE son:

1. Urgencia de la cesárea (OR 40,4).

2. Manejo por un anestesiólogo no obstétrico (OR 4,6).

3. Mayor número de bolus de rescate no programados para mantener una analgesia eficaz durante el trabajo de parto (OR 3,2). De ahí que sea muy importante identificar y corregir un catéter epidural ineficaz principalmente en caso de riesgo incrementado de cesárea.

El mal control del dolor intraoperatorio en la cesárea es mucho más común de lo esperado y puede aparecer antes o durante la intervención. La actuación será diferente según la urgencia (Algoritmo 4).

Tabla 6

Sugerencias para evitar la aparición de bloqueos altos impredecibles al realizar una ANx de rescate tras un nivel epidural inadecuado[11]

- Ajuste de dosis o cambio de técnica anestésica:

Grado de urgencia de la cesárea	Tiempo desde el bolus anestésico epidural	
	< 30 min	> 30 min
Categoría 2 – Urgente	AS2 o AG	AS1
Categoría 3 – De recurso	Esperar o ACSE con AS2	Fallo completo: AS1 Fallo parcial: ACSE con AS3 mejor que solo AS3

(AS1) Dosis habitual de AL intratecal; (AS2) Dosis ajustada de AL intratecal (↓20-30 %)[9]; (AS3) Dosis mínima de AL intratecal. En todos los casos, la dosis de opioides intratecales será la habitual, si su adquisición no produce un retraso inaceptable.

- Punción en sedestación.
- Retrasar la colocación en supino.
- Seguimiento meticuloso para controlar la aparición de bloqueo alto inesperado.

Algoritmo 4

Actuación frente a un bloqueo epidural inadecuado para cesárea

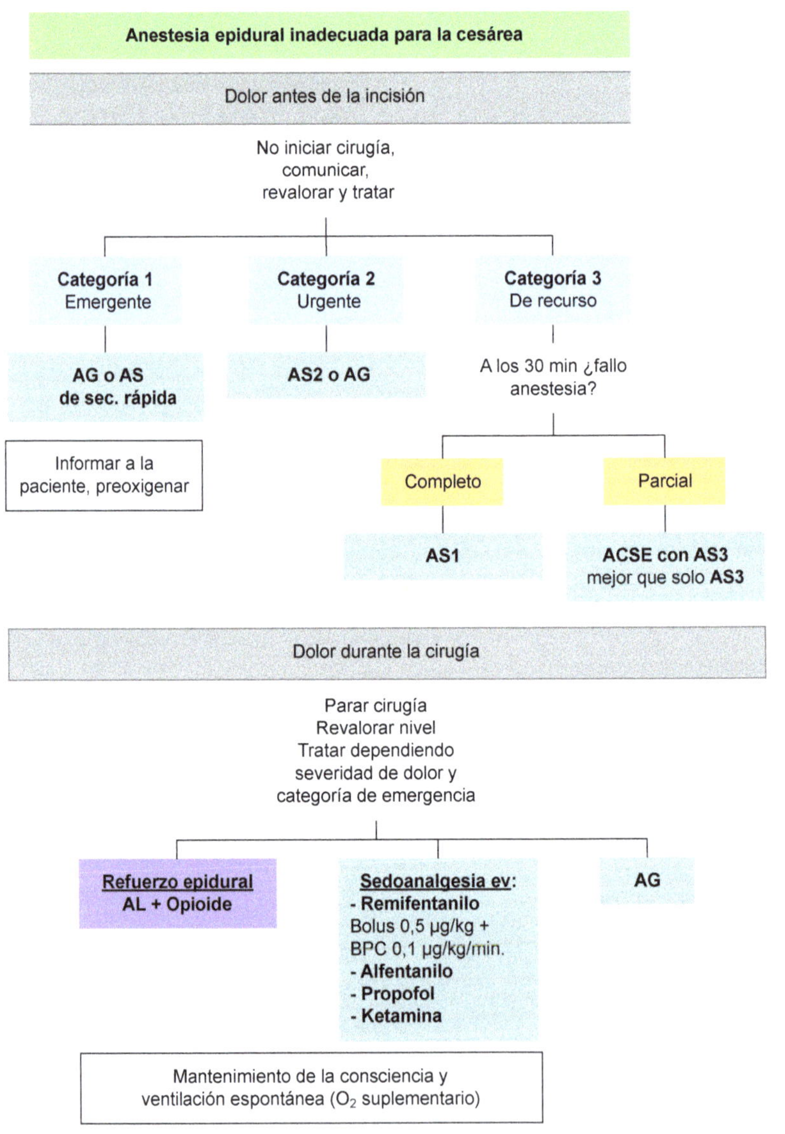

(ACSE) Anestesia combinada intraepidural; (AG) Anestesia general; (AL) Anestésico local; (AS) Anestesia subaracnoidea o intradural; (AS sec. rápida) Anestesia subaracnoidea en secuencia rápida; (BH) Bupivacaína hiperbárica; (BPC) Bomba de perfusión continua; (AS1) Dosis habitual de AL intratecal; (AS2) Dosis ajustada de AL intratecal ($\downarrow$20-30 %)[9]; (AS3) Dosis mínima de AL intratecal.

En todos los casos, la dosis de opioides intratecales será la habitual, si su adquisición no produce un retraso inaceptable.

Fuente: Elaboración propia

9.4.5 Anestesia General (AG)

La AG se asocia a una mayor morbimortalidad materna y solo se utiliza en caso de cesárea emergente (en la que no haya suficiente tiempo para un bloqueo neuroaxial) o cuando el bloqueo neuroaxial esté contraindicado, es imposible de realizar o resulta insuficiente. La AG para cesárea se describe en el capítulo de cesárea emergente.

9.5 Hipotensión materna

Definida como presión arterial sistólica (PAs) < 100 mmHg o disminución respecto a la PAs basal $\geq$ 20 %. Tras la ANx en las cesáreas, las gestantes sin preeclampsia presentan mayor hipotensión que la población no obstétrica. Sin profilaxis se presenta hasta en un 80 % de las cesáreas y conlleva implicaciones maternas (hipoperfusión cerebral con NVIO, mareo o disminución del nivel de consciencia) y fetales (disminución de la perfusión útero-placentaria y sufrimiento fetal con acidosis). La duración de la hipotensión puede ser más importante que su gravedad.

Se considera que el gasto cardíaco (GC) es un mejor predictor de perfusión uteroplacentaria que la PA, pese a que comúnmente se usa como un marcador indirecto. La monitorización continua no invasiva (ClearSight™ system) o mínimamente invasiva (FloTrac®/Vigileo®) se reserva para las parturientas de mayor riesgo cardiovascular. En ausencia de monitorización por bajo riesgo, se considera que la FC es mejor indicador del GC que la PA.

Medidas profilácticas[12]

Para mantener el GC materno y la perfusión uteroplacentaria se recomienda un uso rutinario de estrategia preventiva de hipotensión para alcanzar al menos el 90 % de la PAs basal y evitar descensos ≥ 20 %.

Ninguna medida por sí sola ha demostrado disminuir el riesgo de hipotensión de forma efectiva, se recomienda una combinación de todas ellas.

Tabla 7

Resumen de las medidas de mayor a menor eficacia y momento
de su administración

1. Soporte vasoactivo en infusión continua.
2. Cristaloide en cocarga 10-15 mL/kg (500-750 mL).
3. Lateralización manual del útero a la izquierda.
4. Manipulación de extremidades inferiores.
5. Antagonista 5-HT3 (ondansetrón).

Pre-AS	Post-AS inmediata	Mantenimiento
Compresión de EEII (Medias, sistema neumático, etcétera).	Cristaloide cocarga 10-15 mL/kg (500-750 mL).	Cristaloide de mantenimiento.
Antagonista 5-HT3 (ondansetrón).	SVA en infusión continua.	SVA en infusión continua (titulado).
	Desplazamiento manual del útero a la izquierda.	Recolocar en supino

Nivel de recomendación: Alto, moderado, débil representado por verde oscuro, medio y suave respectivamente.

(AS) Anestesia subaracnoidea o intradural; (BPC) Bomba de perfusión continua; (EEII) Extremidades inferiores; (SVA) Soporte vasoactivo

1. **Soporte vasoactivo en infusión continua:** estrategia fundamental para evitar la hipotensión secundaria a la vasodilatación arteriolar provocada por la AS. Se emplean α-agonistas puros (como la fenilefrina, ampliamente utilizada en unidades obstétricas) o con un leve efecto β (como la noradrenalina). Se inicia

al momento de visualizar el líquido cefalorraquídeo y se titula y mantiene según hemodinamia materna.

- **Fenilefrina:** de primera elección, en infusión continua a una velocidad de entre 25-50 µg/min. No se han demostrado beneficios por encima de 75 µg/min.

- **Noradrenalina:** alternativa a la fenilefrina porque mantiene mejor la PA y el GC en gestantes con GC comprometido. Un bolus de 100 µg de fenilefrina equivale a 6-8 µg de noradrenalina. Se puede administrar por vía periférica en concentraciones diluidas (5-10 µg/mL). Se ha determinado que la ED_{50} y la ED_{90} son de 0,03 y 0,08 µg/kg/min respectivamente, siendo la dosis ideal 0,07 µg/kg/min. Se recomienda iniciar la BPC a 2,5 µg/min e incrementar según requerimiento individual; en caso de necesidad se pueden administrar bolus de 5-10 µg. Se recomienda evitar dosis >0,15 µg/kg/min por estar relacionadas con mayores episodios de hipertensión.

- **Efedrina:** en comparación con fenilefrina, provoca mayor acidosis fetal mixta (pH arterial umbilical), posiblemente al atravesar la barrera placentaria y estimular directamente receptores β-adrenérgicos fetales, lo que hace que ya no sea el vasopresor de elección en gestantes[13].

Tabla 8

Soporte vasoactivo en cesárea

	Dosis inicial	Modificaciones cada 2 minutos (si precisa)	Notas
Fenilefrina	25 µg/min	Cambios de a 25 µg/min	Evitar dosis > 75 µg/min.
Noradrenalina (5-10 µg/mL)	2,5 µg/min	Cambios de a 2,5 µg/min	Evitar dosis >0,15 µg/kg/min. De preferencia en preeclampsia y/o en gestantes con gasto cardíaco comprometido.

2. **Fluidoterapia**[14]:

- **Cristaloides:**

  - **Precarga:** administrado 10-20 minutos antes no ha demostrado ningún beneficio por la rápida redistribución al espacio intersticial, la vasodilatación periférica y la excreción de líquido mediada por péptido natriurético auricular.

  - **Cocarga:** administrado de forma concomitante con perfusión de fenilefrina reduce de forma significativa la incidencia de hipotensión al aumentar el volumen intravascular y facilitar la administración del vasoactivo.

- **Coloides:** no hay datos en población obstétrica sobre los efectos adversos a largo plazo y se ha contraindicado su administración antenatal y durante la lactancia por su ausencia de seguridad con el recién nacido, por tanto, se recomienda limitar su uso a las emergencias obstétricas como la hemorragia aguda, siempre que no se considere suficiente el tratamiento solo con soluciones cristaloides.

3. **Posición materna**[15]: decúbito lateral izquierdo o desplazamiento uterino manual hasta asegurar una estabilidad hemodinámica.

4. **Manipulación de las extremidades inferiores (EEII):** se puede considerar el empleo de dispositivos de compresión de EEII en cesáreas categoría 3-4.

5. **Antagonistas de receptores de serotonina (5-HT3):** se ha sugerido que ondansetrón a dosis de 4 mg puede reducir la tasa de hipotensión y la de bradicardia.

6. **Ajustar dosis de AL:** empleando dosis bajas de AL espinal (combinado con técnica epidural) reduce las alteraciones hemodinámicas y garantiza un bloqueo anestésico correcto (Ver ACSE secuencial a bajas dosis).

Bibliografía

1   Bollag L, Lim G, Sultan P, *et al*. Society for Obstetric Anesthesia and Perinatology: Consensus Statement and Recommendations for Enhanced Recovery After Cesarean. *Anesth Analg*. 2021;132(5):1362-1377

2   Tan HS, Habib AS. The optimum management of nausea and vomiting during and after cesarean delivery. *Best Pract Res Clin Anaesthesiol*. 2020;34(4):735-747

3   Roofthooft E, Joshi GP, Rawal N, Van de Velde M; PROSPECT Working Group* of the European Society of Regional Anaesthesia and Pain Therapy and supported by the Obstetric Anaesthetists' Association. PROSPECT guideline for elective caesarean section: updated systematic review and procedure-specific postoperative pain management recommendations. *Anaesthesia*. 2021;76(5):665-680

4   Sultan P, Halpern SH, Pushpanathan E, Patel S, Carvalho B. The Effect of Intrathecal Morphine Dose on Outcomes After Elective Cesarean Delivery: A Meta-Analysis. *Anesth Analg.* 2016;123(1):154-164

5   Chestnut's Obstetric Anesthesia: Principles and practice. 6th Ed. Philadelphia: Elsevier; 2019.

6   Bauchat JR, Weiniger CF, Sultan P, *et al.* Society for Obstetric Anesthesia and Perinatology Consensus Statement: Monitoring Recommendations for Prevention and Detection of Respiratory Depression Associated With Administration of Neuraxial Morphine for Cesarean Delivery Analgesia. *Anesth Analg.* 2019;129(2):458-474

7   Practice Guidelines for the Prevention, Detection, and Management of Respiratory Depression Associated with Neuraxial Opioid Administration: An Updated Report by the American Society of Anesthesiologists Task Force on Neuraxial Opioids and the American Society of Regional Anesthesia and Pain Medicine. *Anesthesiology.* 2016;124(3):535-552

8   Guasch E, Brogly N, Gilsanz F. Combined spinal epidural for labour analgesia and caesarean section: indications and recommendations. *Curr Opin Anaesthesiol.* 2020;33(3):284-290

9   Desai N, Carvalho B. Conversion of labour epidural analgesia to surgical anaesthesia for emergency intrapartum Caesarean section. *BJA Educ.* 2020;20(1):26-31

10   Reschke MM, Monks DT, Varaday SS, Ginosar Y, Palanisamy A, Singh PM. Choice of local anaesthetic for epidural caesarean section: a Bayesian network meta-analysis. *Anaesthesia.* 2020;75(5):674-682

11   Brogly N, Manrique S, Guasch E. Protocolos asistenciales de la sección de anestesia obstétrica de la SEDAR. 3ªEd. 2021

12   Kinsella SM, Carvalho B, Dyer RA, et al. International consensus statement on the management of hypotension with vasopressors during caesarean section under spinal anaesthesia. *Anaesthesia.* 2018;73(1):71-92

13   Singh PM, Singh NP, Reschke M, Ngan Kee WD, Palanisamy A, Monks DT. Vasopressor drugs for the prevention and treatment of hypotension during neuraxial anaesthesia for Caesarean delivery: a Bayesian network meta-analysis of fetal and maternal outcomes. *Br J Anaesth.* 2020;124(3):e95-e107

14   Rijs K, Mercier FJ, Lucas DN, Rossaint R, Klimek M, Heesen M. Fluid loading therapy to prevent spinal hypotension in women undergoing elective caesarean section: Network meta-analysis, trial sequential analysis and meta-regression. *Eur J Anaesthesiol.* 2020;37(12):1126-1142

15   Practice Guidelines for Obstetric Anesthesia: An Updated Report by the American Society of Anesthesiologists Task Force on Obstetric Anesthesia and the Society for Obstetric Anesthesia and Perinatology. *Anesthesiology.* 2016;124(2):270-300

CAPÍTULO 10

ANALGESIA/ANESTESIA PARA PROCEDIMIENTOS OBSTÉTRICOS MENORES

Mireia Armengol Gay, Beatriz Fort Pelay

10.1 Introducción

El objetivo de este capítulo es describir brevemente algunos procedimientos ginecoobstétricos menores frecuentes que, aunque no siempre precisen de su realización en quirófano, sí que, debido a su invasividad, pueden requerir analgosedación o incluso anestesia.

La demanda cada vez mayor de sedación, tanto por parte de las pacientes (en procedimientos que pueden considerarse dolorosos o molestos) como por el equipo ginecológico (para facilitar la realización del procedimiento, con menor tasa de fallos y mayor rapidez), hace que consideremos adecuado su revisión.

10.2 Fecundación in vitro

10.2.1 Introducción

La fecundación *in vitro* consiste en la extracción del óvulo y fecundación de este en el laboratorio para poder ser transferido a la paciente. Durante el proceso, destaca como procedimiento invasivo la punción folicular (que puede o no ser dolorosa, pero dada la subjetividad propia del dolor no lo clasificamos así), mientras que la transferencia embrionaria no se considera como tal.

En la punción folicular (también conocida como ovárica) se pretende extraer los ovocitos conseguidos tras la hiperestimulación ovárica mediante una aguja de punción-aspiración guiada por ultrasonidos a nivel transvaginal. Según la literatura publicada, este paso se considera doloroso, y por ello se solicita la ayuda anestesiológica, ya que mediante la sedación se consigue la inmovilidad de la paciente y se facilita el procedimiento de obtención ovárica.

10.2.2 Consideraciones

Como características específicas de la punción se apuntan las siguientes:

- Localización: el procedimiento se realiza en la camilla de exploración ginecológica, lo que podría afectar en caso de precisar soporte ventilatorio. También es necesario confirmar que se dispone de tomas de oxígeno.

- El momento de riesgo de superficialización del plano anestésico es cuando se punciona el ovario, además esta fase puede prolongarse si la extracción de los ovocitos es complicada.

- Los fármacos anestésicos administrados durante el procedimiento no deben estar contraindicados en la gestación, ya que la afectación de los ovocitos podría alterar la viabilidad embrionaria.

- La punción se realiza bajo un régimen ambulatorio, por lo que se rige por los estándares anestésicos habituales (uso de fármacos de corta duración, conseguir un control analgésico adecuado para poder ser controlado con analgésicos orales en el domicilio, control postanestésico supervisado habitualmente por enfermería de un mínimo de dos horas y disponer de acompañante al alta).

10.2.3 Complicaciones

- Ginecológicas: hemorragia por punción de órganos pélvicos o infección de la zona pélvica.

- Anestésicas: dolor leve-moderado que suele remitir con analgésicos convencionales; sedación prolongada; náuseas y vómitos postanestésicos.

10.2.4 Síndrome de hiperestimulación ovárica (SHO)

Como parte del proceso de reproducción asistida es necesaria la estimulación ovárica de cara a conseguir los folículos maduros que puedan ser fecundados. La estimulación es un proceso controlado por el riesgo que implica y que se considera la complicación más grave asociada a la fecundación *in vitro*. Según la literatura, el síndrome de hiperestimulación ovárica es una complicación yatrogénica que ocurre en el 30 % de los ciclos de fecundación *in vitro*, clasificándose entre un 3 y un 10 % en su forma moderada-severa.

Concretamente el riesgo estriba en que la administración de gonadotropina coriónica humana para estimular el desarrollo folicular provoca una gran producción por parte de las células de la granulosa de VEGF (factor de crecimiento vascular-endotelial por sus siglas en inglés) y de mRNA del receptor de VEGF (para sobreexpresar receptores tanto en la granulosa como en el endotelio). Cuando se produce la unión entre ligando y receptor de VEGF se produce la pérdida de las uniones celulares a nivel endotelial y consecuentemente se genera una extravasación de líquido y una depleción intravascular.

Este síndrome provoca una hiperpermeabilidad vascular, generando una extravasación a nivel abdominal (ascitis) e incluso torácica (edema agudo de pulmón) en sus formas más graves como consecuencia de la acción proinflamatoria y vasodilatadora de las gonadotrofinas.

La ascitis precisa tratamiento y seguimiento estricto de la presión intraabdominal puesto que el riesgo de hipertensión abdominal es importante y el síndrome de compresión abdominal extremadamente grave. Cabe apuntar que el aumento del volumen intraabdominal también viene establecido por la propia estimulación ovárica, con un tamaño ovárico que puede llegar hasta 12-25 cm^3.

La depleción intravascular provoca dos fenómenos: la hemoconcentración y la hipoperfusión tisular, y es por este último factor que suceden muchas complicaciones.

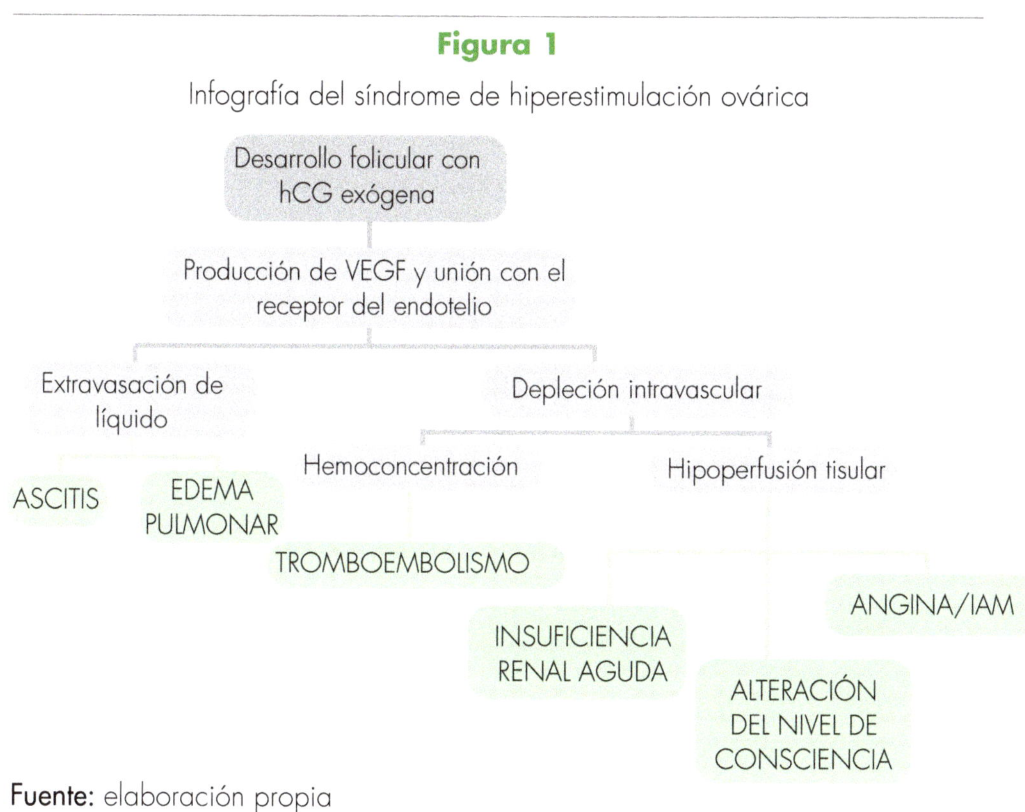

Figura 1

Infografía del síndrome de hiperestimulación ovárica

Fuente: elaboración propia

Por su gravedad destaca la afectación renal, que puede llegar hasta la insuficiencia renal (sin omitir el riesgo que también existe por edema secundario a la compresión venosa si se establece una situación de hipertensión abdominal por ascitis), la afectación cerebral por edema cerebral y la afectación coronaria en forma de angina y / o infarto de miocardio.

Este síndrome puede ser grave por las complicaciones descritas, por este motivo es necesario establecer un tratamiento multidisciplinar donde se reduzca la cantidad de hormona gonadotropina coriónica, si es posible, así como tratar y evitar nuevas complicaciones, valorando el ingreso en una unidad de críticos si la paciente lo requiere.

Entre las complicaciones destacan: el riesgo de isquemia intestinal secundaria al síndrome compartimental abdominal; la insuficiencia respiratoria por el edema pulmonar; la insuficiencia renal por depleción y compresión venosa y la afectación cardiovascular por disbalance entre perfusión y consumo. Tampoco se puede descartar el riesgo de: infección por inmunodeficiencia; de tromboembolismo venoso o arterial por inmovilidad; hemoconcentración e hipercoagulabilidad asociada a la gestación o a los altos niveles de estrógenos y de torsión ovárica por el aumento ovárico.

El diagnóstico se basa en pruebas de laboratorio y de imagen, sin existir una prueba confirmatoria. Básicamente se apunta la necesidad de solicitar una analítica completa (con lactato y reactantes de fase aguda incluidos para descartar sepsis); la determinación de beta-hCG para conocer el estado del ciclo; un electrocardiograma para descartar afectación miocárdica y como prueba peroperatoria (si fuese el caso); el sondaje vesical para monitorización estricta de la diuresis y para el cálculo de la presión intraabdominal y una revisión ginecológica ecográfica para valoración ovárica.

En función de la gravedad y valorando el riesgo de teratogenicidad se deberían solicitar pruebas de imagen dirigidas, como sería una tomografía computarizada para valoración toracoabdominal o un angiograma de arterias pulmonares en caso de que se sospeche un tromboembolismo. Como prueba indirecta pero altamente útil se apunta la ecografía abdominal y la ecocardiografía.

El tratamiento es de soporte hemodinámico y respiratorio y puede ser desde ambulatorio en los casos leves hasta altamente invasivo en los más severos. La mejoría suele ir paralela al descenso de la beta-hCG.

En primer lugar, el tratamiento debería ir dirigido a reponer la volemia guiada por parámetros hemodinámicos mediante cristaloides de cara a evitar la insuficiencia renal prerrenal y revertir la hemoconcentración. La reanimación con albúmina se reserva para los casos donde existe una hemoconcentración severa (hematocrito del 45 %), hipovolemia severa ($\leq$3 g/dL de albúmina sérica) o ascitis con una presión intraabdominal superior a 20 mmHg. Si la reanimación con fluidos es insuficiente se establece la necesidad de administrar vasoactivos, actualmente la única que ha demostrado efectividad en los estudios aleatorizados es la noradrenalina.

Según la complicación, la literatura propone:

Tabla 1

COMPLICACIÓN	TRATAMIENTO
Ascitis	• Medidas de descompresión abdominal como prevención del síndrome compartimental • Paracentesis si la ascitis es muy importante o invalidante (valorar administrar albúmina en función de la cantidad extraída)
Edema pulmonar	• Tratamiento depletivo, oxigenoterapia suplementaria si precisa y ventilación mecánica no invasiva para conseguir el efecto depletivo de la presión positiva • Tratamiento del síndrome de distrés respiratorio según guías clínicas en caso que se estableciese
Derrame pericárdico	No suele precisar pericardiocentesis
Tromboembolismo venoso	Anticoagulación sistémica terapéutica
Tromboembolismo arterial	Trombectomía mecánica y/o farmacológica
Insuficiencia renal aguda	• Asegurar la normovolemia con cristaloides y/o vasoconstrictores (no se aconsejan los coloides) • Paracentesis evacuadora si la insuficiencia es secundaria a compresión venosa
Alteración del nivel de consciencia (por edema cerebral)	100 mL de suero hipertónico al 3 % a pasar en 10 minutos
Alteración cardiovascular	Asegurar la normovolemia y reequilibrar el disbalance producción-consumo de oxígeno
Torsión ovárica/Ruptura ovárica	Tratamiento quirúrgico
Peritonitis (por la punción ovárica, la paracentesis o por traslocación bacteriana secundaria al íleo paralítico por estasis venosa por compresión)	Tratamiento antibiótico y/o quirúrgico
Infección por inmunodeficiencia (bajos niveles de IgA e IgG). Predominante son bacilos Gram negativos. La etiología suele ser la infección tracto urinario, otros son la neumonía o la traqueobronquitis	Antibioterapia de amplio espectro cuando se sospeche la infección. Las bacterias más habituales son: *E. coli*, *K. pneumoniae*, *P. aeruginosa*, *P. mirabilis* y *P. vulgaris*.

Entre los factores de riesgo para desarrollar el síndrome se han descrito: la edad < 35 años (porque los ovarios de las mujeres jóvenes disponen de más receptores de gonadotropina); diagnóstico de síndrome de ovario poliquístico; antecedente de SHO en ciclos previos de fecundación; la estimulación ovárica con agonistas de hormona liberadora de gonadotropina y la gestación.

El riesgo que implica el SHO ha condicionado la modificación de los estimulantes ováricos, es decir sustituir la hormona gonadotropina coriónica humana por la hormona agonista liberadora de gonadotropina para disminuir el riesgo. Aun así, extinguir el riesgo es difícil y existen circunstancias donde la HCG tiene un papel, como sería el caso de un embarazo como resultado de mantener relaciones sexuales durante la fase de hiperestimulación ovárica (síndrome precoz) o en la fase de implantación (síndrome tardío). Otra medida profiláctica es la utilización de agonistas dopaminérgicos como la cabergolina considerados efectivos como estrategia preventiva de las formas graves del síndrome en mujeres de riesgo puesto que bloquean la expresión del VEGF, aunque una revisión reciente de la base de datos Cochrane no puede asegurar que no existan riesgos para la gestación ni tampoco que los agonistas sean superiores a otras medidas profilácticas.

10.3 Histeroscopia diagnóstica y/o terapéutica

10.3.1 Introducción

La histeroscopia consiste, básicamente, en la introducción de una cámara a través del orificio cervical, para posteriormente dilatar la cavidad uterina mediante la infusión de suero o dióxido de carbono.

La histeroscopia puede ser diagnóstica (principalmente para descartar neoformaciones endometriales o hiperplasia) o terapéutica: polipectomía, miomectomía, ablación endometrial, esterilización (Essure). Se puede realizar con energía eléctrica (polipectomía), o la resección miometrial a través del morcelador histeroscópico.

El mioma uterino es un tumor benigno causado por la hiperplasia del músculo liso. Suele aparecer entre los 30 y 50 años de vida y clínicamente se expresa como hipermenorrea, leucorrea, esterilidad o abdominalgia.

Se definen tres tipos de mioma en relación a la pared uterina: submucoso (de elevada incidencia), intramural o subseroso. El tratamiento consiste en la exéresis, ya sea vía laparoscópica o histeroscópica. El estudio de Zhang, donde se comparan las dos vías, concluye que la histeroscopia permite un procedimiento más corto, con menor sangrado y menos complicaciones intraoperatorias, que precisa menor estancia hospitalaria y con una recuperación más rápida. Únicamente prevalece la laparoscopia por tener una tasa de éxito superior en intervención única.

Según las Guías de la Sociedad Internacional de Endoscopia Ginecológica (ISGE) la miomectomía histeroscópica es la intervención conservadora más efectiva y mínimamente invasiva para el tratamiento de los leiomiomas submucosos, ahora bien, entraña algunos riesgos, motivo por el cual realizó una serie de recomendaciones. Específicamente la que tiene afectación anestésica es de grado 1B y expone que un déficit de suero salino de 1000 mL en mujeres sanas en edad reproductiva o de 750 mL en mujeres añosas con comorbilidad cardiovascular o renal no es previsible que implique complicaciones[2]. Respecto al líquido de infusión actualmente, se elige un fluido isotónico rico en electrolitos como el suero salino para poder ser usado con los instrumentos bipolares. Previamente se usaban fluidos hipotónicos como la glicina pero comportaba un riesgo de hiponatremia y edema cerebral secundario. Así mismo es necesario disminuir el tiempo al mínimo posible y a la mínima presión posible para limitar la presión intrauterina que genera el histeroscopio para reducir el riesgo de síndrome de absorción.

10.3.2 Consideraciones

Habitualmente, este es un procedimiento que se puede realizar en la consulta de ginecología sin precisar anestesia, aunque en algunos casos las pacientes no lo toleran, por este motivo se apunta aquí. En este caso, precisa las consideraciones habituales ligadas a la anestesia, es decir, disponer de un informe preanestésico actualizado, cumplir las horas de ayuno habituales (excepto que sea un procedimiento urgente), disponer de monitorización estándar y de acompañante al alta.

Para someterse a este procedimiento en caso que la paciente solicite analgosedación, se apunta como opción una sedación ligera, ya que se trata de procedimientos que no requieren ingreso. Especialmente se remarca como momento de mayor superficialización el paso de la escopia a través del cérvix, que no suele precisar dilatación previa ni aplicación de prostaglandinas vaginales.

Se apunta como posible una combinación de hipnótico de corta duración (propofol) y de opioides potentes, pero de eliminación rápida (alfentanilo o remifentanilo), ya que la literatura revisada no destaca ninguna como preferible. Concretamente en la revisión Cochrane de 2016 no se encontró evidencia que pudiese recomendar una técnica analgésica respecto a otra en los procedimientos histeroscópicos realizados fuera del quirófano y una revisión de 33 artículos sobre procedimientos gineco-obstétricos ambulatorios solo pudo apuntar que la administración de anestésicos locales en forma líquida o gelificada (lidocaína 20 mg/ml en su mayoría, con una dosis máxima de 200 mg) a través de una cánula flexible insertada en el canal cervical podía ser útil en la biopsia endometrial o el curetaje mientras que en la histeroscopia la recomendación solo era de grado moderado así, en caso de analgesia insuficiente o de presentar contraindicaciones para la analgosedación podría ser una opción en estas dos indicaciones.

10.3.3 Complicaciones

Entre las complicaciones procedimentales de la histeroscopia destacan:

- La hemorragia intraprocedimental que sucede en un 3 % de las histeroscopias.

- La perforación uterina que se tasa en el 1 % de los casos y que según la *Guía de Práctica Clínica* de la Sociedad Francesa de Ginecología y Obstetricia precisa una laparoscopia para descartar lesión intestinal asociada.

- Síndrome de reabsorción de líquidos de infusión: reportado en el 5 % de las histeroscopias, aumentando hasta el 10,7 % en las miomectomías según Wang. Para ofrecer una buena visión de la cavidad uterina es necesaria la infusión de líquidos, pero la absorción a nivel sistémico puede producir graves complicaciones, por eso es imprescindible calcular el balance hídrico infundido. Se teoriza que la lesión quirúrgica de los senos venosos y la elevada presión intrauterina causan la absorción intravascular que conducirá a un estado de hipervolemia siendo especialmente perjudicial a nivel pulmonar. No se conoce el umbral de seguridad, pero las diferentes guías apuntan un déficit máximo de 2000 mL en las soluciones isotónicas o de 1000 mL en las hipotónicas. El diagnóstico se establece con el cálculo del déficit y con pruebas complementarias que muestren acidosis metabólica e hiponatremia. El tratamiento consiste en eliminar el exceso de volemia, en primera opción con diuréticos y de soporte respiratorio (que puede incluir ingreso en una unidad de críticos para iniciar la ventilación mecánica).

10.4 Legrado uterino

10.4.1 Introducción

El legrado uterino, también llamado curetaje, es una operación que se realiza por vía vaginal, consistente en la dilatación del canal cervical del útero para acceder a la cavidad uterina y poder realizar el raspado de la capa más interna de revestimiento (el endometrio).

Hay dos tipos de legrado:

- **Obstétrico:** se realiza en una mujer gestante o puérpera, para interrumpir un embarazo temprano (< 12 semanas), limpiar la cavidad de restos de un aborto retenido o incompleto o eliminar la retención de tejidos derivados del trofoblasto en el postparto o postcesárea.

- **Ginecológico:** se realiza en mujeres no embarazadas o gestantes con patología no relacionada directamente con el embarazo, para eliminar el exceso de endometrio que puede ser causa de patología: hipermenorrea, sangrado postmenopáusico, metrorragias.

El procedimiento, clásicamente, se realiza a ciegas (a diferencia de la histeroscopia), guiado por referencias anatómicas y exploración por palpación. El uso de la ultrasonografía transoperatoria, con referencias sonoanatómicas, permite realizar la técnica de forma más segura, asegurando la eliminación total de restos y disminuyendo las posibles complicaciones. La ecografía se utiliza sobre todo en casos que se prevén técnicamente difíciles (alteraciones anatómicas, gestaciones más avanzadas, etcétera).

Consta de dos fases:

- Dilatación del cuello

- Legrado o curetaje propiamente dicho

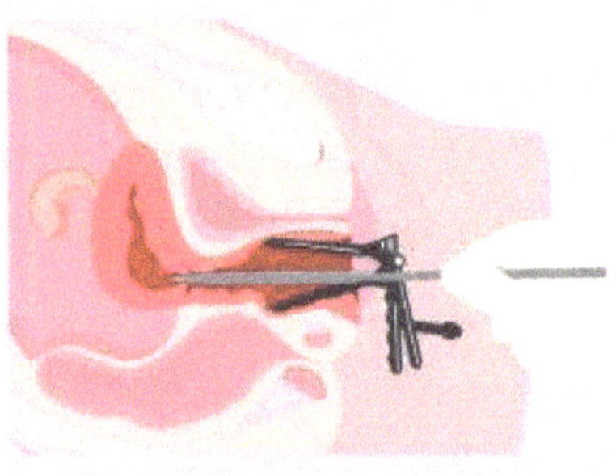
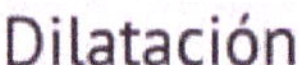
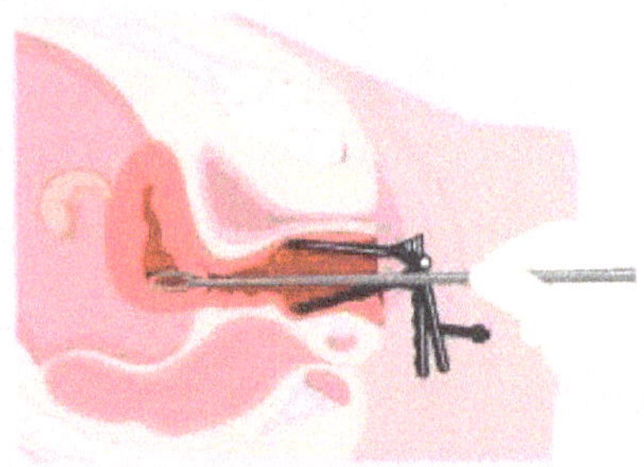

Fuente: Reproducción asistida.org

10.4.2 Técnicas

- **Legrado por curetaje:** técnica clásica. El endometrio se raspa mediante una legra o cureta.

- **Aspiración manual endouterina (AMEU):** se utiliza una cánula conectada a un aspirador portátil, que permite crear el vacío manualmente. Es un procedimiento muy seguro y eficaz, con menos complicaciones que la técnica convencional, pero tiene que cumplir unos requisitos mínimos, como tamaño uterino menor de 12 cm, dilatación cervical menor de 2 cm y gestaciones de menos de 15 semanas. Está especialmente indicado en el aborto séptico o cuando existe contraindicación para la dilatación farmacológica.

10.4.3 Preparación

Para facilitar la realización del legrado y el paso de la legra o la cánula de aspiración a través del canal cervical, normalmente se administra un fármaco para ayudar a la dilatación y maduración del cuello uterino. Así, disminuye el riesgo de hemorragia y de traumatismo cervical y uterino.

Se suele administrar misoprostol (análogo de la prostaglandina E1) vía vaginal, 400 mcg, 3-4 horas antes del procedimiento. También puede darse vía sublingual (produce más efectos secundarios sistémicos), 400 mcg, 1 hora antes. Otro fármaco es la mifepristona 200 mcg, vía oral, 24-36 horas antes.

Hay que tener en cuenta sus efectos adversos gastrointestinales, que pueden darse en más del 50 % y podrían influir en el manejo anestésico: náuseas, vómitos, diarrea. También puede ocurrir mareo, cefalea y fiebre.

10.4.4 Manejo anestésico

- **Evaluación preanestésica:** como cualquier procedimiento quirúrgico, debe realizarse una evaluación preanestésica estándar, y solicitar el consentimiento informado.

  Respecto a las pruebas complementarias, se recomienda realizar hemograma y hemostasia. Una analítica más completa u otras pruebas como ECG o Rx de tórax se solicitarán en función de la patología de base y estado clínico de la paciente.

  No son necesarias pruebas cruzadas ni reserva de sangre de rutina.

  Los tiempos de ayuno, si es posible, serán los establecidos por las sociedades científicas (sólidos 6-8 horas, líquidos claros 2-3 horas). Obviamente, la gravedad del cuadro (sangrado o dolor intenso, aborto séptico) condicionará la urgencia de la cirugía, y en ocasiones habrá que intervenir sin cumplir estos tiempos, adoptando las medidas adecuadas de profilaxis de broncoaspiración.

Premedicación

- **Premedicación ansiolítica:** las pacientes que precisan un legrado obstétrico por un aborto pueden encontrarse en una situación emocionalmente lábil debido a la pérdida de un embarazo deseado, por lo que la administración de benzodiazepinas (lorazepam, diazepam) estaría indicada.

- **Profilaxis de broncoaspiración:** debe considerarse en caso de cirugía urgente que no pueda esperar a los tiempos de ayuno recomendados, o en caso de factores de riesgo de broncoaspiración (obesidad, reflujo gastroesofágico...).

- **Profilaxis antibiótica:** no recomendada de rutina. Sí en los casos de aborto séptico, siguiendo el protocolo específico de cada hospital.

- **Técnica anestésica:** el legrado es un procedimiento de corta duración y régimen habitualmente ambulatorio, por tanto, interesa una técnica anestésica con rápido inicio de acción, buen efecto analgésico y rápida recuperación.

En la literatura médica, hay pocos análisis sistemáticos sobre el tema, y no existe un consenso respecto a cuál es la mejor técnica.

La técnica idónea para cada caso tendrá en cuenta la menor tasa de complicaciones y morbimortalidad, menor dolor y náuseas o vómitos postoperatorios y mayor satisfacción y confort psicológico de la paciente.

Se realizará profilaxis de náuseas y vómitos postoperatorios (bastante frecuentes tras un legrado).

Aunque es un procedimiento de corta duración, los estímulos algésicos son puntualmente intensos. Los momentos de más estímulo son el pinzamiento del cuello con las pinzas de Pozzi y la introducción de los dilatadores de Heger.

Hay que mantener un plano de analgo-hipnosis adecuado en todo momento, evitando movimientos bruscos de la paciente, que podrían hacer que los instrumentos de legrado dañaran el canal cervical o el útero. También hay que asegurarse de mantener permeable la vía aérea, evitando descoordinación toraco-abdominal, que dificultará al ginecólogo la realización de la técnica.

- **Anestesia general:** es la técnica anestésica habitual y más comúnmente utilizada.

Normalmente, es suficiente una sedoanalgesia profunda, en la que la paciente mantenga ventilación espontánea y mínima depresión cardiovascular, pero sin moverse ante el estímulo quirúrgico y nociceptivo. A menudo, la sedoanalgesia puede combinarse con una técnica locorregional (como bloqueo paracervical).

La anestesia total endovenosa parece disminuir el riesgo de sangrado respecto a la inhalatoria, y además disminuye la incidencia de náuseas y vómitos postoperatorios (que pueden ser frecuentes tras un legrado).

Fármacos como el propofol, remifentanilo, alfentanilo, en bolus o perfusión, mantienen un buen perfil hemodinámico y controlan la respuesta somática y autónoma, con una recuperación postanestésica más rápida.

- **Anestesia neuroaxial:** la anestesia intradural o peridural no suele utilizarse para el legrado, ya que este es un procedimiento de corta duración, y usualmente en régimen ambulatorio. Además, la paciente, sobre todo en el contexto de un aborto, puede preferir una técnica de anestesia general por circunstancias emocionales y psicológicas.

Si se considera indicada por circunstancias de la paciente o procedimiento, sería adecuado el uso de dosis de anestésico local bajas y sin coadyuvantes que prolonguen el efecto.

* **Anestesia locorregional: bloqueo paracervical:** consiste en la inyección de anestésico local alrededor del cérvix uterino, para anestesiar las raíces nerviosas sacras S2-S4.

Suele realizarla el ginecólogo, al ser el que se coloca en el campo quirúrgico y puede realizarlo de forma estéril.

* **Técnica:** Una vez colocado el espéculo, se realiza una primera punción, teniendo como referencia las agujas del reloj, a las 12 h (si el útero está en anteversión) o a las 6 h (retroversión), a nivel del labio anterior del cérvix (donde se colocará la pinza de Pozzi). Posteriormente, se realizan 4 punciones más en la unión cérvico-vaginal, (a unos 3 cm de profundidad), a las 2, 4, 8 y 10 h. En cada punto de punción se suelen infiltrar 3-5 ml de anestésico local. La técnica puede realizarse también inyectando solo en dos puntos (a las 4 y a las 8 h), en caso de necesitar usar dosis menores de anestésico local.

Los anestésicos locales más utilizados suelen ser lidocaína o bupivacaína. Hay que tener en cuenta las dosis tóxicas para calcular el volumen y la concentración a utilizar.

La revisión de la literatura no muestra un alivio suficientemente efectivo del dolor postoperatorio como técnica única, por lo que más bien estaría indicada como técnica complementaria a la sedoanalgesia.

10.4.5 Manejo postoperatorio

La vigilancia postoperatoria debe realizarse en una sala de recuperación postanestésica o en un box de observación, a cargo de personal sanitario cualificado y con la monitorización habitual: SpO_2, ECG, PANI.

Debe vigilarse también el sangrado postoperatorio, que normalmente se exteriorizará por vía vaginal.

El dolor postoperatorio de un legrado se considera moderado. Muchas pacientes, además, presentan disconfort psicológico y labilidad emocional. La combinación de Paracetamol con AINEs usualmente es suficiente. Hay que intentar minimizar el uso de opioides, para evitar efectos adversos o prolongar la estancia postoperatoria.

Si no ha habido complicaciones, la paciente puede seguir el circuito ambulatorio y ser dada de alta a domicilio según los criterios de alta habituales (Aldrete).

10.4.6 Complicaciones

La tasa de complicaciones del legrado es baja, se estima en menos de 1 de cada 100 mujeres. La mayoría son complicaciones menores, que se solucionan con tratamiento conservador.

Tabla 2
Complicaciones del legrado uterino

ANESTÉSICAS	GINECOLÓGICAS	TARDÍAS
• Respiratorias: hipoventilación, laringoespasmo, broncoespasmo	• Evacuación incompleta (sangrado, dolor pélvico)	• Endometritis
• Intoxicación anestésico local	• Traumatismo o laceración cervical	• Dolor pélvico psicógeno
• Anafilaxia	• Hemorragia	• Amenorrea (Sd. Asherman)
	• Infección	• Enfermedad inflamatoria pélvica
	• Perforación uterina	• Infertilidad
	• Perforación vesical	• Incompetencia ístmico cervical
	• Perforación rectal	
	• Peritonitis	

La mortalidad también es muy baja, 0,7/100.000 mujeres (si se tienen en cuenta los procedimientos realizados de forma electiva y en centros y condiciones sanitarias adecuadas).

10.5 Drenaje de absceso de glándula de Bartolino

10.5.1 Introducción

Las glándulas de Bartolino son glándulas vestibulares mayores. Son dos glándulas secretoras que se encuentran a ambos lados de la vagina, ayudando a su lubricación. Miden unos 0,5 cm y normalmente no son visibles ni palpables, salvo que se inflamen.

Cuando los orificios y conductos de estas glándulas se obstruyen, el líquido de secreción no puede fluir al exterior, con lo que se acumula, produciendo inicialmente un quiste. Si este quiste se inflama y se infecta, se produce un absceso o bartolinitis. Los quistes suelen ser asintomáticos o producir leves molestias según el tamaño. Los abscesos provocan dolor e inflamación, y fiebre si evoluciona el cuadro séptico.

La patología de la glándula de Bartolino es muy común en mujeres en edad reproductiva, siendo más comunes los abscesos que los quistes, y muy rara la patología tumoral. Los cuadros de bartolinitis pueden ser recidivantes e incluso crónicos, y a largo plazo provocar secuelas como dispareunia o fístula rectovaginal.

El diagnóstico y tratamiento adecuados son importantes, ya que, aunque infrecuente puede producirse infección grave o sepsis.

10.5.2 Técnicas

- **Drenaje simple:** se realiza mediante incisión con bisturí o punción con aguja. Suele ser el tratamiento utilizado ante un primer episodio de bartolinitis que no se ha resuelto con tratamiento conservador y antibioterapia. Es un procedimiento de muy corta duración (< 30 minutos) y se puede realizar incluso fuera de quirófano y con anestesia local. Sin embargo, existe la posibilidad de recidiva.

- **Aspiración con aguja:** se realiza incisión del absceso o quiste y el contenido se aspira con una aguja conectada a una jeringa, para asegurarse que se elimina totalmente o en la mayor cantidad posible. También puede haber alta probabilidad de recidiva.

Tanto en el drenaje simple como en la aspiración con aguja, en ocasiones, será necesario dejar colocado un drenaje para vigilar el débito y asegurar la correcta y completa eliminación del exudado o la pus.

- **Marsupialización:** es el método de elección y el que se considera más efectivo y con menos incidencia de recurrencia de bartolinitis. Es una técnica sencilla, rápida y poco dolorosa. Está especialmente indicada en los casos de abscesos recidivantes.

- **Extirpación completa de la glándula:** es el tratamiento más radical y definitivo. Indicado en casos crónicos o con múltiples recidivas, o cuando la formación quística o el absceso predominan sobre el tejido glandular.

10.5.3 Manejo anestésico

- **Evaluación preanestésica:** evaluación preanestésica habitual. Consentimiento informado.

Se suele realizar analítica preoperatoria básica (hemograma, bioquímica y hemostasia). Se realizarán test más específicos en función del grado de infección y estado de la paciente.

No son necesarias pruebas cruzadas ni reserva de sangre, tampoco ECG ni radiografía de tórax, a no ser que las condiciones de la paciente lo precisen.

También debe intentarse cumplir los tiempos de ayuno recomendados. Normalmente, la gravedad de la patología permite esperar a cumplir estos tiempos.

Premedicación

- **Premedicación ansiolítica:** no indicada de rutina, a considerar según la paciente.

- **Profilaxis de broncoaspiración:** en caso de no cumplir tiempos de ayuno o si presenta factores de riesgo.

- **Profilaxis antibiótica:** no suele administrarse en los quistes, ni tampoco en abscesos que se van a desbridar quirúrgicamente y no han llevado antibioterapia previa. Sin embargo, en los casos complicados o en los que se ha intentado tratamiento conservador, la paciente puede llevar alguna dosis previa de antibioterapia terapéutica. Deben ser antibióticos de alto espectro, siguiendo el protocolo de cada hospital.

La infección del absceso de Bartolino suele ser mixta, por bacterias aeróbicas y anaeróbicas que se encuentran en la piel del periné y en los márgenes del introito o vagina. *Escherichia coli* es el germen aeróbico más frecuente, y especies *Bacteroides* los anaeróbicos más comunes. Otros gérmenes comúnmente hallados en el exudado y cultivos son: *Staphylococcus sp.*, estreptococos, *Enterococcus faecalis*, *Proteus mirabillis* y *Klebsiella*.

También hay que realizar estudio de enfermedades de transmisión sexual (gonorrea y clamidia).

Técnica anestésica

Usualmente, el procedimiento es de corta duración y puede realizarse en régimen ambulatorio.

- **Anestesia general:** dependiendo del tamaño y grado de inflamación, puede realizarse bajo sedación ligera o profunda. La incisión quirúrgica en la zona perineal es un estímulo intenso, por tanto, habrá que tener buen nivel hipnoalgésico en el momento de la incisión.

  También influirá la duración de la intervención, si se trata solo de un drenaje simple, marsupialización, o extirpación completa (que es un procedimiento más largo).

- **Anestesia neuroaxial:** no es de elección para este procedimiento, ya que, como hemos dicho, suele ser corto y ambulatorio.

  Además, el dolor y la inflamación perineal pueden ser muy intensos e impedir la correcta colocación de la paciente para realizar la técnica.

  Si se utiliza, plantearse utilizar dosis bajas de anestésico local, sin coadyuvantes.

- **Anestesia local:** el drenaje simple del quiste o incluso de pequeños abscesos puede realizarse en consulta o en un box de urgencias, con infiltración de anestesia local. Sin embargo, debe tenerse en cuenta que es preferible no infiltrar una zona infectada, y que el anestésico local puede no hacer efecto. Precaución también con dosis tóxicas o absorción intravascular.

10.5.4 Manejo postoperatorio

Si se ha realizado alguna técnica anestésica general o neuroaxial, la vigilancia postoperatoria debe realizarse en una sala de recuperación, a cargo de personal sanitario cualificado y con la monitorización habitual: SpO_2, ECG, PANI.

Si la intervención ha sido técnicamente difícil, con mucha infección o manipulación de la zona perineal, debe vigilarse la aparición de hematoma perineal o signos y síntomas de sepsis por bacteriemia.

El dolor postoperatorio se considera leve-moderado. Dependiendo del grado de inflamación y manipulación, pueden precisar rescate analgésico con opioides, intentando ajustar dosis para evitar efectos adversos o prolongar la estancia postoperatoria.

Las pacientes pueden necesitar antibioterapia postoperatoria. En ocasiones, precisan durante varios días antibioterapia endovenosa, lo que nos puede condicionar la necesidad de ingreso hospitalario.

Si no ha habido complicaciones, la paciente puede seguir el circuito ambulatorio y ser dada de alta a domicilio según los criterios de alta habituales (Aldrete).

10.5.5 Complicaciones

Como toda intervención que precise anestesia, la paciente puede presentar complicaciones anestésicas, tales como depresión respiratoria, anafilaxia o intoxicación por anestésico local. No es competencia de este capítulo extendernos al respecto, por lo que describiremos las complicaciones propias de la técnica quirúrgica.

- **Recidiva:** es la complicación más frecuente, aunque su tasa no supera el 20 %.

- **Hematoma o infección perineal-fascitis necrotizante:** es una complicación grave, por diseminación bacteriana hacia los tejidos circundantes desde el absceso o desde una infección vaginal no tratada.

- **Neuralgia o síndrome de atrapamiento del nervio pudendo:** suele presentarse a largo plazo. Además, su diagnóstico suele retrasarse o no reconocerse. Se produce por compresión del nervio. Es importante, antes de diagnosticarlo, descartar patología como persistencia del absceso, hemorroides, fisuras o tumores en la zona perineal. Provoca dolor intenso e inflamación en la zona pélvica y perineal, con sensación de quemazón, descarga eléctrica y parestesias. Empeora al estar sentado. Puede ser unilateral o bilateral, a veces referido a la pierna. Puede llegar a provocar dificultades para orinar y estreñimiento debido al dolor, e interferir en las relaciones sexuales. El manejo de este síndrome es complicado y no siempre efectivo. La infiltración del nervio pudendo puede ayudar a mejorar e incluso eliminar el dolor definitivamente.

10.6 Drenaje de absceso mamario

10.6.1 Introducción

La mastitis es una inflamación del tejido mamario, con o sin infección. En su forma más grave, evoluciona a absceso mamario (hasta en un 3-11 % de mastitis), definido como un área de infección localizada, con una colección de pus encapsulada.

El absceso mamario predomina sobre todo en mujeres que están realizando o han suspendido recientemente la lactancia materna, con una incidencia del 0,1-3 % en esta población. En la población general, es más frecuente en mujeres adultas (18-50 años) que en adolescentes. También puede producirse en hombres (ya que la mama masculina posee los mismos tejidos que la femenina, excepto el tejido lobular), aunque con menos frecuencia.

El germen causal más frecuente es el *Staphylococcus aureus*. Recientemente, se ha observado un aumento de las cepas meticilin-resistentes (MRSA), hasta en un 50 % de los abscesos según países y registros. También puede deberse en menos frecuencia a estafilococos coagulasa-negativos, enterococos, pseudomonas y estreptococos (como *S. pyogenes*).

Es importante su diagnóstico y tratamiento tempranos para evitar que evolucione a un cuadro séptico. Además, puede ser causa de destete precoz, con consecuencias negativas para el bebé al perder los beneficios de la lactancia materna, y la afectación emocional que supone para la madre la pérdida de esta relación tan especial entre madre y bebé.

Tabla 3

Factores asociados a la aparición de abscesos mamario

MUJERES LACTANCIA MATERNA	POBLACIÓN GENERAL
Edad materna avanzada • Primiparidad • Edad gestacional mayor de 41 semanas • Mastitis previa • Grietas en el pezón • Lactancia dificultosa • Mujeres trabajadoras	• Mastitis previa • Ectasia ductal mamaria • Hidrosadenitis supurativa • Cirugía previa sobre la mama • Piercing en el pezón • Inmunodepresión • Obesidad mórbida • Diabetes mellitus • Artritis reumatoide • Terapia corticoidea crónica • Tabaquismo

10.6.2 Técnicas

La mayoría de casos pueden resolverse con tratamiento conservador (antibióticos). Sin embargo, cuando se requiere drenaje, este puede realizarse mediante:

• **Incisión y drenaje simple:** técnica clásica.

• **Aspiración percutánea con aguja:** suele realizarse guiada por ecografía.

No existe consenso en la literatura sobre cuál es la técnica más adecuada; sin embargo, la aspiración con aguja resulta menos invasiva. Puede realizarse fuera de quirófano e incluso sin anestesia (o con mínima anestesia local), no requiere separar a la madre del bebé, es menos dolorosa y produce menos cicatrices y secuelas estéticas en la mama (que se asocian a la aparición de nuevos abscesos).

Para abscesos grandes (> 3-5 cm) o multiloculados, el drenaje simple es de elección, precisando realizarse en un área quirúrgica y con alguna técnica anestésica. No obstante, múltiples artículos en la literatura médica abogan por la seguridad y eficacia del drenaje percutáneo incluso en estos casos.

• **Extirpación conductos galactóforos:** es el tratamiento más radical, en abscesos recidivantes o que han cronificado o fistulizado.

En casos muy graves, se requerirá incluso mastectomía.

10.6.3 Manejo anestésico

El drenaje percutáneo, como se ha comentado anteriormente, no requiere anestesia, o a lo sumo, infiltración mínima con anestésico local. Se puede realizar en la misma área de urgencias del hospital, sin requerir hospitalización posterior.

Para los casos que requieran drenaje quirúrgico o extirpación de tejido mamario, la evaluación preanestésica, ayuno y premedicación seguirán las mismas consideraciones que en el apartado anterior (Ver «Drenaje de absceso de glándula de Bartolino»), teniendo en cuenta que, en el caso del absceso mamario, sí que es probable que los pacientes hayan recibido antibioterapia previa o la necesiten a posteriori.

Hay que considerar que los pacientes con un absceso mamario pueden presentar también mayor incidencia de infecciones en otros órganos, debido al tipo de gérmenes causantes de este.

Técnica anestésica

Usualmente, el procedimiento es de corta duración y puede realizarse en régimen ambulatorio. Sin embargo, por sus características y localización, puede requerir varias sesiones de drenaje hasta conseguir su total desbridamiento.

- **Anestesia general:** en mujeres que están realizando lactancia materna, considerar los fármacos anestésicos y analgésicos seguros que no pasan a la leche materna.

- **Anestesia locorregional (bloqueos regionales de mama):** no están indicados en este tipo de cirugía.

- **Anestesia local:** técnica de elección en caso de aspiración o drenaje percutáneo. Es la técnica más segura para la mujer con lactancia. Hay que tener en cuenta, como en el caso del drenaje de bartolinitis, que el anestésico local puede no hacer efecto en un área infectada (por el cambio de pH de la zona) y que en ocasiones se prefiere no infiltrar directamente en esa zona.

10.6.4 Manejo postoperatorio

Se deberá trasladar a la paciente a un área de vigilancia postanestésica adecuada y seguir las consideraciones habituales de cuidado postoperatorio y criterios de alta.

Usualmente, el manejo analgésico postoperatorio es suficiente con Paracetamol y AINEs, ya que el drenaje del absceso libera la tensión de las estructuras mamarias, que es parte del mecanismo algésico.

10.6.5 Complicaciones

De nuevo, nos referiremos a las complicaciones propias del absceso y la técnica quirúrgica, ya que las complicaciones anestésicas son comunes a los procedimientos descritos en apartados anteriores.

Tabla 4

Complicaciones del absceso mamario

AGUDAS	CRÓNICAS
• Hematoma • Sepsis • Fascitis necrotizante • Cese de lactancia materna	• Recidiva • Secuelas estéticas, cicatrices • Fístula mamaria

10.7 Procedimientos gineco-estéticos. Cirugía estética vaginal

10.7.1 Introducción

La cirugía gineco-estética se realiza, principalmente, para mejorar la apariencia de los genitales externos, y así aumentar la confianza, autoestima y funcionalidad sexual de la paciente.

Sin embargo, puede realizarse también para solucionar patologías como defectos congénitos o secuelas de intervenciones anteriores, sequedad o atrofia vaginal, vulvodinia, incontinencia urinaria de esfuerzo leve, secuelas del parto, o aliviar otros síntomas relacionados con la edad y la menopausia.

En los últimos tiempos se han desarrollado nuevas técnicas y tratamientos no quirúrgicos y mínimamente invasivos, que no requieren cirugía ni hospitalización, como el láser vaginal con diodo o CO_2, la terapia con plasma rico en plaquetas, etc., que aportan un óptimo resultado con las mínimas complicaciones.

Debido a su complejidad, y a que suelen implicar procedimientos quirúrgicos más complejos, no es competencia de este capítulo hablar sobre cirugía de reasignación de sexo en pacientes transgénero.

Tampoco hablaremos de la vaginoplastia, por considerarlo un procedimiento más complejo, ni de los procedimientos anteriormente descritos que no requieren anestesia ni realización en quirófano.

10.7.2 Técnicas

- **Labioplastia vaginal:** es uno de los procedimientos más habituales.

  Puede realizarse sobre los labios menores (para reducirlos o cambiar su forma), o mayores (para eliminar tejido hipertrófico o laxo).

  Puede realizarse mediante cirugía, mediante láser diodo o CO_2 o por radiofrecuencia.

- **«Filler» labios mayores:** se aumenta el volumen de los labios mayores mediante relleno con tejido graso de la propia paciente, ácido hialurónico o plasma rico en plaquetas.

- **Reducción del capuchón del clítoris:** elimina el exceso de tejido, que puede ser visible externamente y provocar molestias con el contacto o ser visualmente desagradable para la paciente.

- **Aumento del punto G:** la pared interna de la vagina se engrosa con materiales como colágeno, ácido hialurónico o plasma rico en plaquetas.

- **Himenoplastia:** reconstrucción del himen.

10.7.3 Manejo anestésico

La literatura científica disponible no se centra tanto en el manejo anestésico como en las diferentes técnicas estéticas disponibles, comparando la eficacia, resultados estéticos, dolor, complicaciones y secuelas.

Como se ha comentado, muchos procedimientos no requieren cirugía, anestesia ni hospitalización. Pueden realizarse con anestesia local y sedación ligera.

Sin embargo, sí que pueden resultar bastante dolorosos e incómodos en el postoperatorio inmediato, requiriendo un manejo analgésico eficaz.

10.7.4 Complicaciones

Aparte de las complicaciones relacionadas con la anestesia (que ya hemos comentado en otros apartados), las complicaciones debidas a la técnica pueden ser:

Tabla 5

Complicaciones de la cirugía estética ginecológica

AGUDAS	CRÓNICAS
• Hematoma	• Secuelas estéticas, cicatrices
• Infección	• Fístula recto-vaginal o uro-vaginal
• Retención urinaria aguda	• Pérdida de sensibilidad. Neuropatía
• Dehiscencia	• Dispareunia

Aunque no es una complicación en sí, hay que considerar como tal la insatisfacción de la paciente con el resultado final, que muchas veces es incluso causa de reintervención. Como ya hemos comentado, la mayoría de estos procedimientos se realizan con fines estéticos y para mejorar la imagen y es importante dar una información adecuada que cumpla con las expectativas de la paciente en cuanto a resultado estético y funcional.

Bibliografía

1. Salem A El-Shawarby, Raul A Margara, Geoffrey H Trew & Stuart A Lavery (2004) A review of complications following transvaginal oocyte retrieval for in-vitro fertilization, Human Fertility, 7:2, 127-133, DOI: 10.1080/1464727041000169908 1 2. Fiedler K, Ezcurra D. Predicting and preventing ovarian hyperstimulation syndrome (OHSS): the need for individualized not standardized treatment. *Reprod Biol Endocrinol*. 2012 Apr 24;10:32. doi: 10.1186/1477-7827-10-32. PMID: 22531097; PMCID: PMC3403873.

2. Timmons, D., Montrief, T., Koyfman, A., & Long, B. (2019). Ovarian hyperstimulation syndrome: A review for emergency clinicians. *The American journal of emergency medicine*, 37(8), 1577–1584. https://doi.org/10.1016/j.ajem.2019.05.018

3. Tang, H., Mourad, S. M., Wang, A., Zhai, S. D., & Hart, R. J. (2021). Dopamine agonists for preventing ovarian hyperstimulation syndrome. The Cochrane database of systematic reviews, 4(4), CD008605. https://doi.org/10.1002/14651858.CD008605.pub4

4. Zhang, R. C., Wu, W., Zou, Q., & Zhao, H. (2019). Comparison of clinical outcomes and postoperative quality of life after surgical treatment of type II submucous myoma via laparoscopy or hysteroscopy. The Journal of international medical research, 47(9), 4126–4133. https://doi.org/10.1177/0300060519858027

5. Loddo, A., Djokovic, D., Drizi, A., De Vree, B. P., Sedrati, A., & van Herendael, B. J. (2022). Hysteroscopic myomectomy: The guidelines of the International Society for Gynecologic Endoscopy (ISGE). *European journal of obstetrics*, gynecology, and reproductive biology, 268, 121–128. https://doi.org/10.1016/j.ejogrb.2021.11.434

6. Ahmad G, Saluja S, O'Flynn H, Sorrentino A, Leac h D, Watson A. Pain relief for outpatient hysteroscopy. *Cochrane Database Syst Rev*. 2017;(10)(10):CD007710. Published 2017 Oct 5. doi:10.1002/14651858.CD007710.pub3

7. Mercier RJ, Zerden ML. Intrauterine anesthesia for gynecologic procedures: a systematic review. *Obstet Gynecol*. 2012 Sep;120(3):669-77. doi: 10.1097/AOG.0b013e3182639ab5. PMID: 22914480; PMCID: PMC3493155.

8. Wang MT, Chang CC, Hsie h MH, Chang CW, Fan Chiang YH, Tsai HC.

    Operative hysteroscopy intravascular absorption syndrome is more than just the gynecological transurethral resection of the prostate syndrome: A case series and literature review. *Taiwan J Obstet Gynecol*. 2020 Sep;59(5):748-753. doi: 10.1016/j.tjog.2020.07.022. PMID: 32917330.

9. Liao, C. Y., Lo, C. H., Yu, M. X., Chan, W. H., Wei, K. Y., Tseng, M. F., & Wu, C. C. (2020). Life-threatening acute water intoxication in a woman undergoing hysteroscopic myomectomy: a case report and review of the literature. *BMC women's health*, 20(1), 52. https://doi.org/10.1186/s12905-020-0895-y

10. Moore, J. F., & Carugno, J. (2022). *Hysteroscopy*. In StatPearls. StatPearls Publishing.

11. Van der Meulen JF, Bongers MY, Coppus SFPJ, et al. The (cost) effectiveness of procedural sedation and analgesia versus general anaesthesia for hysteroscopic myomectomy, a multicentre randomised controlled trial: PROSECCO trial, a study protocol. *BMC Womens Health*.

2019;19(1):46. Published 2019 Mar 22. doi:10.1186/s12905-019-0742-1

12. Deffieux X, Gauthier T, Ménager N, Legendre G, Agostini A, Pierre F. Prévention des complications de l'hystéroscopie: recommandations pour la pratique clinique [Prevention of the complications related to hysteroscopy: guidelines for clinical practice]. *J Gynecol Obstet Biol Reprod* (Paris). 2013 Dec;42(8):1032-49. French. doi: 10.1016/j.jgyn.2013.09.008. Epub 2013 Nov 7. PMID: 24210234

13. Istre O. (2009). Managing bleeding, fluid absorption and uterine perforation at hysteroscopy. Best practice & research. *Clinical obstetrics & gynaecology*, 23(5), 619–629. https://doi.org/10.1016/j.bpobgyn.2009.03.003

14. Álvarez Gorisa MP., Pérez Calatayud AA., Arch-Tiradoc E., Stut h Lópeza D., Zavala García A., Hernández Alemán FR., y Martínez Enríquez MA. (2018). Análisis comparativo de complicaciones agudas posquirúrgicas entre legrado y la aspiración manual endouterina en el aborto guiados por ultrasonido intraoperatorio vs. técnica habitual a ciegas. *Clin Invest Gin Obst*, 45 (2), 50-57.

15. Bloqueo paracervical (2021, 26 de enero). Ipas. https://www.ipas.org/clinicalupdate/spanish/manejo-del-dolor/bloqueo-paracervical/. Técnica del bloqueo paracervical descrita en: https://www.ipas.org/resource/tecnica-de-bloqueoparacervical/

16. Bombin M., Mercado J., Zúñiga J., Encalada D., y Ávila J. (2019). Aspiración manual endouterina (AMEU): Revisión de la literatura y estudio de serie de casos. Artículos de investigación. *Rev Chil Obstet Ginecol*, 84 (6), 460 – 468. https://dx.doi.org/10.4067/S0717-75262019000600460

17. Calvache, J.A., Delgado-Noguera, M.F., Lesaffre, E., y Stolker, R.J. (2012). Anaesthesia for evacuation of incomplete miscarriage. The Cochrane database of systematic reviews, (4), CD008681. https://doi.org/10.1002/14651858.CD008681.pub2

18. Peguero A., Nogué L., Illa M., Ferrer P., Muñoz M., Gómez O., Borrell T., Palacio M. (2019, 1 de julio). Manejo de la pérdida gestacional de primer trimestre. Protocolo hospitalario. Hospital Clínic / Hospital Sant Joan de Déu / Universitat de Barcelona. https://medicinafetalbarcelona.org/protocolos/es/obstetricia/perdida-gestacional-primertrimestre.pdf

19. Sánchez JM., Azaña S., y Salvador Z. (2022, 21 de febrero). Legrado uterino ⊠ procedimiento, recuperación y complicaciones. Reproducción asistida.org. https://www.reproduccionasistida.org/legrado-uterino/

20. Illingworth, Bjg., Stocking, K., Showell, M., Kirk, E., Duffy, Jmn. (2020). Evaluation of treatments for Bartholin's cyst or abscess: A systematic review. BJOG, 127 (6), 671-678. https://doi.org/10.1111/1471-0528.16079

21. Riche, VP., Schirr-Bonnansa, S., Cardaillac, C., Le Thuaut, A., Derta, C., Mauduit, N.,

22. Winerb, N., y Thubert, T. (2020). Hospital care pathway of women treated for Bartholin's gland abscess and budget impact analysis of outpatient management: A national hospital database analysis, *J Gynecol Obstet Hum Reprod*. https://doi.org/10.1016/j.jogoh.2020.101689

23. Sánchez Gaitan E. (2019). Manejo abscesos y quistes de Bartholino. *Revista Médica Sinergia*, 4 (8), e310. https://doi.org/10.31434/rms.v4i8.310

24. Boakes E., Woods A., Johnson N., y Kadoglou N. (2018). Breast Infection: A Review of Diagnosis and Management Practices. *Eur J Breast Health*, 14 (3), 136-143. http://doi.org/10.5152/ejbh.2018.3871

25. Chavarrias L., Cervera M., Negredo E., Tregón MJ., Rodríguez S., y Antón B. (2021, 17 de diciembre). Patología de mama en varones. Artículo monográfico. *Revista Sanitaria de Investigación.* https://revistasanitariadeinvestigacion.com/patologia-demama-en-varones-articulo-monografico/

26. Ko h A., Parks RM., Courtney A., Leff DR., the MAMMA Steering Committee. (2021). Mastitis And Mamary abscess Management Audit (MAMMA). *Brits h Journal of Surgery* 108 (9), 286-287. https://doi.org/10.1093/bjs/znab155.

27. Lam E., Chan T., y Wiseman SM. (2014). Breast abscess: evidence based management recommendations. *Expert Rev Infect Ther* 12(7), 753-762. https://doi.org/10.1586/1478721 0.2014.913982

28. Mareti E, Vatopoulou A, Spyropoulou GA, Papanastasiou A, Pratilas GC, Liberis A, Hatzipantelis E, Dinas K. (2021). Breast Disorders in Adolescence: A Review of the Literature. *Breast Care* (Basel), 16 (2), 149-155. http://doi.org/10.1159/000511924

29. Pileri P., Sartani A., Mazzocco MI., Giani S., Rimoldi S., Pietropaolo G., Pertusari A., Vella A., Bazzi L., Cetin I. (2022). Management of Breast Abscess during Breastfeeding. Int J Environ Res Public Health, 19 (9), 5762. https://doi.org/10.3390/ijerph19095762

30. Arredondo RR., Mateos J., Zuñiga D., Alatriste D. (2012). Procedimientos cosméticos en ginecología. Artículo de revisión. *Acta Médica Grupo Ángeles* 10(2), 80-86. https://www.medigraphic.com/pdfs/actmed/am-2012/am122c.pdf

31. Gómez T (2019, 17 de septiembre). Procedimientos de cirugía estética vaginal. En: https://www.clinicaginecologica.org/procedimientos-de-cirugia-estetica-vaginal/

32. Güneş, A., & Alinsod, R. M. (2018). A mini-review of aesthetic gynecology and leading gynecology associations' approaches to this issue. *Turkis h journal of obstetrics and gynecology*, 15(2), 105–111. https://doi.org/10.4274/tjod.33407

33. Ostrzenski A. (2019). Clitoral frenuloreduction: A new surgical intervention. *Heliyon*, 5(1), e01098. https://doi.org/10.1016/j.heliyon.2018.e01098

34. Ostrzenski A. (2019). Labiolysis, Corrective Surgery for Iatrogenic Labium Minus Fusion. Annals of plastic surgery, 83(5), 558–567. https://doi.org/10.1097/SAP.0000000000001920

CAPÍTULO 11

CRISIS Y RESOLUCIÓN DE PROBLEMAS EN OBSTETRICIA

CAPÍTULO 11.1

CESÁREA EMERGENTE

Angie Catherine Carpintero Cruz, Leire Larrañaga Altuna

11.1.1 Definición

La cesárea emergente o de categoría 1 se define como aquella que se indica ante un compromiso inmediato para la vida de la madre o del feto. Se ha propuesto un intervalo de indicación-extracción (IIE) ideal comprendida entre 5-30 minutos, pero, en cualquier caso, se requiere una extracción fetal temprana y esta debe estar guiada por los riesgos y beneficios materno-fetales individualizando cada caso[1,2].

11.1.2 Indicaciones

El rango de gravedad y urgencia es amplio, por ello la indicación debe ser individualizada. En general las indicaciones más frecuentes son[3]:

- Maternas: eclampsia, inestabilidad hemodinámica materna, accidente cerebrovascular, paro cardiorrespiratorio, sospecha de embolia de líquido amniótico.

- Obstétricas: rotura uterina, placenta previa con hemorragia, hematoma retroplacentario, desprendimiento de placenta normoinserta.

- Fetales: prolapso de cordón, bradicardia fetal severa.

11.1.3 Preparación para la anestesia

A pesar de la urgencia y el tiempo limitado se debe priorizar la seguridad materna. Se realizará una evaluación preanestésica que incluya información básica clínica, alergias y valoración de la vía aérea. Igualmente, la planificación y comunicación del equipo es fundamental.

11.1.3.1 Profilaxis de broncoaspiración

Pese a la urgencia se deben administrar los fármacos para la profilaxis de la broncoaspiración (Tabla 1), ya que, aunque no hagan efecto para la inducción anestésica sí pueden reducir el riesgo para la extubación.

Tabla 1
Prevención de la broncoaspiración[4]

- Antiácidos: citrato de sodio 0,3 M oral.
- Procinético: metoclopramida 10 mg IV.
- Anti H2: famotidina 20 mg IV.

11.1.3.2 Resucitación intrauterina (RIU)

Tiene como objetivo optimizar el suministro de oxígeno y el flujo sanguíneo placentario en situaciones de distrés fetal. Se recomienda la instauración temprana de la RIU ya que puede facilitar la estabilización de la madre, la mejora en la cardiotocografía (CTG) y permitir una anestesia regional[5].

Tabla 2
Resucitación intrauterina[6]

1. Detener perfusión de oxitocina.
2. Optimizar posición materna en decúbito lateral izquierdo. Si no hubiera mejoría probar en decúbito lateral derecho o rodilla tórax (en prolapso de cordón).
3. Administración de oxígeno. Controvertido*.
4. Optimizar volemia con fluidoterapia intravenosa. Precaución en casos de preeclampsia.
5. Mantener tensión arterial óptima con vasopresores (fenilefrina, efedrina…).
6. Tocolisis: mejora la perfusión uteroplacentaria.

* Los estudios hasta la fecha no han demostrado asociación entre la oxigenoterapia materna y la mejoría clínicamente relevante del pH umbilical u otros resultados neonatales, se recomienda evitar su administración prolongada >15-30 minutos[7]

11.1.4 Técnica anestésica

La anestesia general se asocia de manera consistente a un IIE más corto en las cesáreas de categoría 1, pero se asocia con mayor morbilidad materna y neonatal. Por ello, las técnicas neuroaxiales son más empleadas y aceptadas en la mayoría de los casos. La elección final deberá ser individualizada en función del riesgo-beneficio obstétrico, anestésico y neonatal, la urgencia, la disponibilidad de equipamiento y el conocimiento del equipo tratante (Algoritmo 1).

Algoritmo 1

Técnicas anestésicas en la cesárea de categoría 1

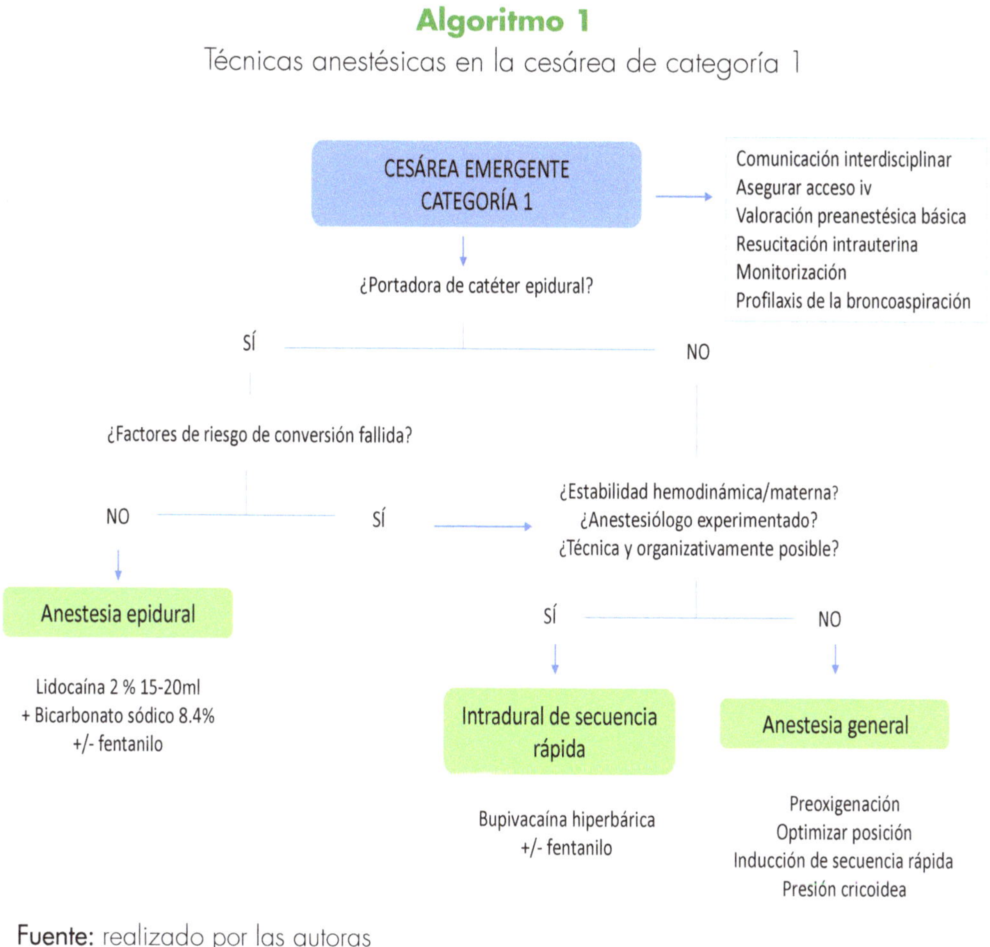

Fuente: realizado por las autoras

Tabla 3

Ventajas e inconvenientes de las técnicas anestésicas en las cesáreas categoría 1[8,9,10]

	Ventajas	Inconvenientes
Epidural	• Uso de catéter colocado previamente. • Extensión del bloqueo acorde a la dosificación. • Anestesia intraoperatoria continua. • Analgesia postoperatoria. • No requiere punción dural.	• Inicio más lento. • Mayor dosis de AL y opioides (mayor riesgo de toxicidad sistémica materna y exposición fetal a fármacos).
Intradural	• Inicio rápido. • Menor dosis de AL y opioides.	• Mayor tiempo para realizar la técnica. • Duración limitada. • Capacidad limitada para dosificar y adaptar la extensión del bloqueo. • Requiere punción dural.
General	• Intervalo indicación-extracción menor. • Mayor control hemodinámico en hemorragias masivas.	• Peores resultados neonatales inmediatos. • Exposición fetal a fármacos. • Mayor morbilidad materna. • Complicaciones de la manipulación de vía aérea materna. • Riesgo de broncoaspiración. • Riesgo de despertar intraoperatorio. • Mayor incidencia de complicaciones tromboembólicas. • Mayor NVPOs. • Inconsciencia de la madre durante el nacimiento y retraso en el vínculo materno-neonatal. • Mayor dolor postoperatorio. • Infección de la herida quirúrgica. • Relajación uterina por agentes volátiles.

(AL) anestésico local; (NVPO) náuseas y vómitos postoperatorios

11.1.4.1 Anestesia epidural

La conversión de la analgesia del trabajo de parto a anestesia para la cesárea es viable con la administración de varios fármacos, pero existen una serie de factores de riesgo asociados al fallo de esta conversión (Tabla 4)[11]. El tipo de técnica (epidural vs. combinada epidural-intradural [CSE]), la duración del trabajo de parto, la dilatación al momento de colocar el catéter epidural o el IMC/peso no se relacionan con mayor riesgo.

Tabla 4
Factores de riesgo asociados a conversión fallida

- Mayor necesidad de bolus epidurales no programados para mantener una analgesia eficaz durante el trabajo de parto.
- Mayor urgencia de la cesárea.
- Implicación de un anestesiólogo no obstétrico.

Si se considera adecuado se deben administrar los fármacos tan pronto y seguro como sea posible, aunque el lugar adecuado para iniciar la conversión es controvertido. En las cesáreas categoría 1, dada la emergencia y necesidad de reducir el tiempo de indicación-extracción, parece razonable iniciar su administración en sala de partos con vigilancia continua de un anestesiólogo durante el traslado[12].

El fármaco de elección es la lidocaína al 2 %. En un metaanálisis con 11 ensayos clínicos aleatorizados[13] se concluye que la lidocaína al 2 % con adrenalina (5 mcg/ml) se asocia con un bloqueo sensitivo más rápido en comparación con ropivacaína 0,75 % y bupi/levobupivacaína 0,5 %. Añadir fentanilo aceleró aún más el inicio del bloqueo, pero no la calidad analgésica medida en necesidad de rescates intraoperatorios. La ropivacaína 0,75 % se relaciona con menos necesidad de suplementos intraoperatorios. En general, se necesitan entre 15-20 ml de anestésico local con/sin adyuvantes para extender un nivel analgésico de T10 hasta uno anestésico T4.

Añadir bicarbonato a la solución de AL permite su alcalinización, lo que favorece mayor rapidez de inicio de acción y mejora la calidad del bloqueo[14]. Se puede añadir 1 ml de bicarbonato sódico al 8,4 % por cada 10 ml de lidocaína y su efectividad es mayor cuanto más cercana es la preparación a su administración. No se debe añadir a la bupivacaína, ropivacaína y la levobupivacaína ya que precipitan fácilmente con la adición de bicarbonato sódico.

11.1.4.2 Anestesia intradural

Aunque la técnica anestésica inicial en cesárea de categoría 1 en gestante no portadora de catéter epidural es la anestesia general (AG), se ha propuesto la realización de la anestesia intradural de secuencia rápida en gestantes con estabilidad hemodinámica y solo por personal experto porque se ha visto que los resultados neonatales inmediatos son mejores con la técnica neuroaxial a pesar de que su realización pueda requerir más tiempo (Tabla 5)[15,16].

Tabla 5
Intradural de secuencia rápida

1. Previo a punción comprobar vía venosa periférica y correcta monitorización.

2. Preoxigenar durante la punción.

3. Técnica de «no tocar» realizada por el anestesiólogo más experto, preparado para la punción lo antes posible. La técnica de «no tocar» hace referencia a la identificación del espacio solo con la visualización de la depresión entre los dos procesos interespinosos.

4. Guantes. Usar solo la envoltura de los guantes como superficie estéril para el equipo. Piel preparada con una única toallita de solución de clorhexidina al 0,5 %.

5. Si no tiene opioides, considere aumentar la dosis de bupivacaína hiperbárica al 0,5 % (hasta 3 ml); añada 25 µg de fentanilo si su adquisición no produce un retraso inaceptable.

6. La infiltración local no es obligatoria.

7. Un intento de espinal a menos que una corrección obvia permita un segundo.

8. Si es necesario, iniciar la cirugía con bloqueo ≥ T10 y ascendente. Esté preparado para pasar a la anestesia general: mantenga informada a la madre.

11.1.4.3 Anestesia general

Tabla 6

Resumen de la anestesia general en la cesárea[9]

1. Discuta con el equipo multidisciplinario la planificación y los posibles eventos adversos.
2. Realice la evaluación preanestésica y obtenga el consentimiento informado.
3. Prepare los medicamentos y los equipos necesarios.
4. Coloque a la gestante en decúbito supino con desplazamiento del útero a la izquierda +/- posición de rampa (en caso de obesidad). Monitorice.
5. Asegure un acceso endovenoso de grueso calibre (Ø 16 G/18 G).
6. Si existen factores de riesgo para hemorragia postparto (HPP):
   a. Realice y/o confirme con Banco de Sangre las pruebas cruzadas.
   b. Administre 1 g de tranexámico en ausencia de contraindicaciones absolutas.
7. Realice profilaxis de la broncoaspiración.
8. Administre profilaxis antibiótica.
9. Una vez preparado el abdomen y colocados los campos quirúrgicos, verifique que el cirujano y el asistente estén listos para comenzar la cirugía. Realice checklist.
10. Preoxigene con mascarilla facial ajustada durante al menos 3 min o indique a la mujer que realice entre 4 y 8 respiraciones de capacidad vital antes de la inducción.
11. Inicie la inducción de secuencia rápida:
    a. Realice presión cricoidea
    b. Inducción únicamente con hipnótico, succinilcolina (alternativa: rocuronio) +/- bolus de remifentanilo.
    c. IOT y confirmación de la correcta colocación del TET.
12. Mantenimiento:
    a. Halogenados para concentración alveolar mínima (CAM) de máximo 1. Monitorice profundidad anestésica.
    b. Relajante neuromuscular (RNM) titulado según TOF.
    c. Trate activamente la hipotensión.
13. Observe el nacimiento del neonato.
14. Administre oxitocina/carbetocina termoestable y otros uterotónicos según sea necesario.
15. Controle la pérdida de sangre y trate la hipovolemia/hemorragia según sea necesario.
16. Ajuste CAM a 0,5-0,75 y vigile el posible despertar intraoperatorio:
    a. Continúe monitorizando la profundidad anestésica.
    b. Considere administración de opioide endovenoso y/o benzodiacepina.
    c. Si atonía uterina retire halogenado e inicie perfusión de Propofol (tras clampaje del cordón)
17. Asegure reversión completa del bloqueo neuromuscular previo a la extubación.
18. Evalúe y trate los problemas postoperatorios (por ejemplo: dolor, náuseas). Valore la realización de bloqueo del plano transverso del abdomen si no ha sido posible administrar morfina neuroaxial.

(HPP) hemorragia postparto; (IOT) intubación orotraqueal; (CAM) concentración alveolar mínima; (TET) tubo endotraqueal; (TOF) train-of-four; (BPC) bomba de perfusión continua

La AG se asocia a una mayor morbimortalidad materna y solo se utiliza en caso de cesárea emergente en la que no haya suficiente tiempo para un bloqueo neuroaxial, cuando este esté contraindicado, o sea insuficiente. La dificultad en la intubación es la principal causa de morbi-mortalidad, más del 50 % de las muertes atribuidas a causa anestésica se deben a una vía aérea difícil (VAD)[17].

Inducción

- **Colocación de la gestante:** decúbito supino con desplazamiento del útero al lado izquierdo. Es recomendable colocar a la gestante en posición de olfateo con el tronco elevado a 15-30° o en rampa.

- **Preoxigenación:** con $FiO_2 > 90$ % durante 3-5 minutos, aunque las últimas guías indican que incluso 2 minutos son suficientes, o 4-8 inspiraciones a capacidad vital forzada en un minuto. Especialmente importante en mujeres con obesidad.

- **Inducción modo secuencia rápida (ISR):** se administra el agente inductor y el relajante neuromuscular simultáneamente, al tiempo que se ejerce presión sobre el cricoides.

- **Intubación endotraqueal (IOT):** la incidencia de intubación difícil es 7 veces mayor que en la población no gestante. Se recomienda:

  - IOT con un tubo orotraqueal de un diámetro menor.

  - Tener preparado el material necesario para una IOT dificultosa (incluido laringoscopio de mango corto).

  - Seguir los algoritmos de VAD en obstetricia de las guías internacionales (Ver capítulo correspondiente).

  - En caso de disponer de videolaringoscopio, será de primera elección en la embarazada por tener mejor visión de la glotis. Es de elección en la preeclampsia por los menores cambios hemodinámicos los primeros tres minutos tras la IOT.

- **Agentes inductores hipnóticos:** el propofol es el hipnótico de elección a dosis de 2-3 mg/kg por tener menor tasa de despertar intraoperatorio (DIO) tras la inducción. En caso de inestabilidad hemodinámica, las alternativas serían el etomidato a 0,2-0,3 mg/kg o la ketamina a 1-2 mg/kg.

- **Opioides[18]:** se suelen administrar después del pinzamiento del cordón umbilical para evitar la depresión respiratoria del neonato. En mujeres con patología cardíaca, estados hipertensivos del embarazo o enfermedad neurológica el uso de remifentanilo ha demostrado atenuar la respuesta hipertensiva a la IOT y de la incisión quirúrgica y sus complicaciones. Por este motivo, en mujeres con factores de riesgo, se recomienda utilizar remifentanilo en bolus de 0,5-1,3 µg/kg o alfentanilo de 7,5-10 mg/kg.

- **RNM:** en ISR se recomienda succinilcolina 1 mg/kg o de forma alternativa rocuronio 1 mg/kg. No se recomiendan dosis de cebado en las gestantes. El uso concomitante de sulfato de magnesio incrementa la sensibilidad a los relajantes neuromusculares no despolarizantes, por lo que en caso de necesidad pueden usarse con precaución y guiado por TOF. El sugammadex se ha empleado en población obstétrica a las dosis habituales y aunque faltan más estudios para determinar si es seguro para el feto o para lactancia materna parece razonable su uso en situación de emergencia.

Mantenimiento anestésico

- **Fármacos:** habitualmente, se realiza con agentes inhalatorios (sevoflurane, desflurane). Aunque los requerimientos de anestésicos halogenados disminuyen un 25-40 % durante la gestación, el mantenimiento con CAM bajas aumenta el riesgo de DIO en las gestantes. No se recomienda el uso de estos agentes a concentraciones mayores a 1 CAM por producir depresión neonatal y miorrelajación uterina dosis-dependientes. La oxitocina puede recuperar la contractilidad uterina abolida por pequeñas concentraciones de halogenados (CAM < 1,0), mientras que no tiene mayor efecto en concentraciones mayores. Hasta el clampaje del cordón, el mantenimiento con propofol se limita a aquellos casos en los que están contraindicados los halogenados o en los estados convulsivos de la preeclampsia, ya que el propofol produce depresión fetal dosis-dependiente.

- **Ventilación mecánica:** debe ajustarse para mantener el patrón normal fisiológico crónico del embarazo, el objetivo es que el $ETCO_2$ sea alrededor de 30 mmHg, evitando la acidosis y alcalosis respiratoria materna que conllevan a hipoxemia y acidosis fetal. En caso de sufrimiento fetal, se recomienda mantener $FiO_2 > 60$ % desde la inducción hasta la extracción fetal.

- **Profilaxis de DIO:** se recomienda utilizar un monitor de profundidad anestésica (BIS) y de la CAM. En caso de sospecha se puede administrar midazolam 0,05-0,1 mg/kg tras el clampaje del cordón umbilical.

- **Extubación:** continúa existiendo el riesgo de broncoaspiración por lo que hay que asegurar que la mujer esté completamente consciente y con reflejos laríngeos intactos. Se recomienda hacerlo en posición semi incorporada y descomprimir el estómago previa a la extubación[5].

Tabla 7

Dosificación de fármacos en la inducción de secuencia rápida en obstetricia

Fármaco	Dosis
Propofol	2-3 mg/kg
Alfentanilo	7,5-10 mg/kg
Remifentanilo	0,5-1,3 mcg/kg
Succinilcolina	1-1,5 mg/kg
Rocuronio	1-1,2 mg/kg

11.1.5 Complicaciones anestésicas

11.1.5.1 Despertar intraoperatorio (DIO)

La cesárea continúa siendo una intervención de alto riesgo de despertar y recuerdo intraoperatorio. Los casos obstétricos comportan solo el 0,8 % de todas las AG pero suponen el 10 % de los casos reportados de DIO (1:1200). Esta incidencia se eleva en las cesáreas a 1:670 (NAP5) o incluso 1:212 según un estudio reciente[19]. Se han identificado varios factores de riesgo que lo favorecen (Tabla 8) entre los cuales se encuentran las cesáreas de categoría 1[20].

Tabla 8

Factores de riesgo para el DIO en población obstétrica

Factores de la paciente	Factores anestésicos	Factores técnicos/ organizativos
Sexo femenino	Uso de tiopental a dosis inapropiadas	Cirugía emergente
Edad temprana	ISR	Personal no experimentado
Obesidad	Bloqueo neuromuscular	Horario no laboral
Ansiedad, estrés	Omisión de ansiolisis	
Aumento de gasto cardiaco materno	Omisión de opioides en la inducción	
Vía aérea difícil	Intervalo intravenoso-inhalatorio	
	Fallo de técnica regional	

(ISR) Inducción de secuencia rápida

Los episodios suelen ser cortos y la mayoría suceden durante o poco después de la inducción, en el intervalo entre la inducción intravenosa y el mantenimiento anestésico inhalatorio cuando el efecto del anestésico intravenoso decrece y la presión parcial del agente volátil está todavía aumentando.

Tabla 9

Medidas para reducir el riesgo de DIO[20]

Consentimiento informado	Informar del riesgo de DIO en toda cesárea con posibilidad de AG. En cesáreas de categoría 1 puede no haber tiempo, pero sí se sugiere explicar brevemente la presión cricoidea y la posibilidad de notar sensaciones durante la inducción.
Elección de agente inductor	Asegurar dosis adecuadas de hipnótico. Evitar ≤4 mg/kg de tiopental.
Agentes volátiles y óxido nitroso	Alcanzar rápidamente un end-tidal adecuado de agente volátil después de la inducción. La administración de hasta 1 CAM de halogenado no se asocia necesariamente a mayor depresión neonatal. Añadir óxido nitroso reduce la dosis de agentes volátiles. Usar uterotónicos para asegurar tono uterino adecuado.
Uso de opioides	Reduce el intervalo intravenoso-inhalatorio. Facilita analgesia para la manipulación de la vía aérea e incisión. Se desconoce el fármaco y la dosis ideal.
Mantenimiento de la anestesia durante el manejo de VAD	Preparar otra jeringa adicional de hipnótico para mantener anestesia en caso de VAD.
Monitorización de la profundidad anestésica	Se recomienda la monitorización de la profundidad anestésica con BIS, aunque su interpretación en la población obstétrica es controvertida y precisa validación adicional.

(DIO) Despertar intraoperatorio; (CAM) Concentración alveolar mínima; (VAD) Vía aérea difícil

Bibliografía

1. *Intrapartum care for healthy women and babies | Guidance | NICE.* (s/f). https://www.nice.org.uk/guidance/cg190

2. Tomlinson JH, Lucas DN. Decision-to-delivery interval: Is 30 min the magic time? What is the evidence? Does it work? *Best Pract Res Clin Anaesthesiol* [Internet]. 2017;31(1):49–56. Disponible en: http://dx.doi.org/10.1016/j.bpa.2017.04.001

3. Gosset M, Ilenko A, Bouyou J, Renevier B. Emergency caesarean section. *J Visc Surg* [Internet]. 2017;154(1):47–50. Disponible en: http://dx.doi.org/10.1016/j.jviscsurg.2016.09.012

4. Practice guidelines for obstetric anesthesia: An updated report by the American society of anesthesiologists task force on obstetric anesthesia and the society for obstetric anesthesia and perinatology. *Anesthesiology* [Internet]. 2016;124(2):270–300. Disponible en: http://dx.doi.org/10.1097/ALN.0000000000000935

5. Ratnayake G, Patil V. General anaesthesia during caesarean sections: implications for the mother, foetus, anaesthetist and obstetrician. *Curr Opin Obstet Gynecol* [Internet]. 2019;31(6):393–402. Disponible en: http://dx.doi.org/10.1097/GCO.0000000000000575

6. Thurlow JA, Kinsella SM. Intrauterine resuscitation: active management of fetal distress. *Int J Obstet Anesth* [Internet]. 2002;11(2):105–16. Disponible en: http://dx.doi.org/10.1054/ijoa.2001.0933

7. Raghuraman N, Temming LA, Doering MM, Stoll CR, Palanisamy A, Stout MJ, *et al.* Maternal oxygen supplementation compared with room air for intrauterine resuscitation: A systematic review and meta-analysis: A systematic review and meta-analysis. *JAMA Pediatr* [Internet]. 2021;175(4):368–76. Disponible en: http://dx.doi.org/10.1001/jamapediatrics.2020.5351

8. Fernandes NL, Dyer RA. Anesthesia for urgent cesarean section. *Clin Perinatol* [Internet]. 2019;46(4):785–99. Disponible en: http://dx.doi.org/10.1016/j.clp.2019.08.010

9. Chestnut DH, Wong CA, Tsen LC, Ngan Kee WD, Beilin Y, Mhyre J, *et al.* Chestnut. *Anestesia Obstétrica. Principios Y Práctica.* 6a ed. Elsevier; 2020.

10. Ring L, Landau R, Delgado C. The current role of general anesthesia for cesarean delivery. *Curr Anesthesiol Rep* [Internet]. 2021;11(1):18–27. Disponible en: http://dx.doi.org/10.1007/s40140-021-00437-6

11. Bauer ME, Kountanis JA, Tsen LC, Greenfield ML, Mhyre JM. Risk factors for failed conversion of labor epidural analgesia to cesarean delivery anesthesia: a systematic review and meta-analysis of observational trials. *Int J Obstet Anesth* [Internet]. 2012;21(4):294–309. Disponible en: http://dx.doi.org/10.1016/j.ijoa.2012.05.007

12. Desai N, Carvalho B. Conversion of labour epidural analgesia to surgical anaesthesia for emergency intrapartum Caesarean section. *BJA Educ* [Internet]. 2020;20(1):26–31. Disponible en: http://dx.doi.org/10.1016/j.bjae.2019.09.006

13. Hillyard SG, Bate TE, Corcoran TB, Paech MJ, O'Sullivan G. Extending epidural analgesia for emergency Caesarean section: a meta-analysis. *Br J Anaesth* [Internet]. 2011;107(5):668–78. Disponible en: http://dx.doi.org/10.1093/bja/aer300

14. Lam DT, Ngan Kee WD, Khaw KS. Extension of epidural blockade in labour for emergency Caesarean section using 2 % lidocaine with epinephrine and fentanyl, with or without alkalinisation: Forum. *Anaesthesia* [Internet]. 2001;56(8):790–4. Disponible en: http://dx.doi.org/10.1046/j.1365-2044.2001.02058-4.x

15. Palmer E, Ciechanowicz S, Reeve A, Harris S, Wong DJN, Sultan P. Operating room-to-incision interval and neonatal outcome in emergency caesarean section: a retrospective 5-year cohort study. *Anaesthesia* [Internet]. 2018;73(7):825–31. Disponible en: http://dx.doi.org/10.1111/anae.14296

16. Kinsella SM, Girgirah K, Scrutton MJL. Rapid sequence spinal anaesthesia for category-1 urgency caesarean section: a case series: Rapid sequence spinal anaesthesia. Anaesthesia [Internet]. 2010;65(7):664–9. Disponible en: http://dx.doi.org/10.1111/j.1365-2044.2010.06368.x

17. Delgado C, Ring L, Mushambi MC. General anaesthesia in obstetrics. *BJA Educ* [Internet]. 2020;20(6):201–7. Disponible en: http://dx.doi.org/10.1016/j.bjae.2020.03.003

18. White LD, Hodsdon A, An GH, Thang C, Melhuish TM, Vlok R. Induction opioids for caesarean section under general anaesthesia: a systematic review and meta-analysis of randomised controlled trials. *Int J Obstet Anesth* [Internet]. 2019;40:4–13. Disponible en: http://dx.doi.org/10.1016/j.ijoa.2019.04.007

19. Odor PM, Bampoe S, Lucas DN, Moonesinghe SR, Andrade J, Pandit JJ, *et al.* Incidence of accidental awareness during general anaesthesia in obstetrics: a multicentre, prospective cohort study. *Anaesthesia* [Internet]. 2021;76(6):759–76. Disponible en: http://dx.doi.org/10.1111/anae.15385

20. Pandit JJ, Andrade J, Bogod DG, Hitchman JM, Jonker WR, Lucas N, *et al.* The 5th National Audit Project (NAP5) on accidental awareness during general anaesthesia: summary of main findings and risk factors. *Anaesthesia* [Internet]. 2014;69(10):1089–101. Disponible en: http://dx.doi.org/10.1111/anae.12826

BLOQUEO ANESTÉSICO ALTO

Rosa Parra González, Sheila Solsona Carcasona

11.2.1 Definición

El bloqueo anestésico alto es un bloqueo sensitivo y motor que alcanza un nivel segmentario espinal mayor al requerido. Es consecuencia de una dosis de analgesia epidural excesiva o de una difusión intradural o subdural de anestésico local resultando en efectos adversos hemodinámicos y respiratorios, siendo su forma más grave un bloqueo espinal total.

11.2.2 Epidemiología

La incidencia de bloqueo anestésico alto en anestesia obstétrica es incierta, se estima que esta varía entre 1:2,971[1] y 1:16,200[2] anestesias. Con el incremento del uso de técnicas neuroaxiales en obstetricia ha aumentado el número de bloqueo anestésico alto descrito.

11.2.3 Factores de riesgo/etiología

Los factores de riesgo asociados a bloqueo anestésico alto pueden clasificarse según la técnica realizada (epidural, intradural, etc.) o los factores de riesgo intrínsecos del paciente (obesidad, altura, deformidad espinal, etc.)[3]. A continuación explicaremos los que consideramos más relevantes[4].

11.2.3.1 Dosis

Puede resultar difícil la estimación adecuada de la dosis requerida de anestésico local para alcanzar un determinado nivel. El volumen, dosis o baricidad del anestésico local y la técnica de inyección pueden influir en la diseminación cefálica del mismo. La evidencia sugiere que las inyecciones más rápidas producen mayor diseminación; este efecto parece ser menos marcado con soluciones hiperbáricas[5]. Otros factores de riesgo son la estatura baja, dado que la altura influencia el volumen de líquido cefalorraquídeo (LCR) lumbosacro y por lo tanto su diseminación intratecal[5], así como la obesidad y el propio embarazo, por una reducción del compartimento neuroaxial por congestión venosa producida por el aumento en la presión intraabdominal y tejido adiposo excesivo.

11.2.3.2 Posición de la paciente

La posición de la paciente tanto durante como inmediatamente después de la inyección del anestésico local puede determinar la diseminación cefálica del mismo.

11.2.3.3 Bloqueo epidural preexistente

La realización de una técnica intradural tras una epidural fallida puede resultar en un bloqueo anestésico alto inesperado, no resultando fácil predecir la interacción entre ambas.

11.2.3.4 Punción dural inadvertida

La punción dural inadvertida con o sin colocación de catéter puede resultar en bloqueo epidural alto tras la administración intratecal de anestésico local.

11.2.3.5 Bloqueo subdural accidental

La introducción de la aguja o catéter en el espacio subdural puede producir una conducción tardía, profunda y extensa del bloqueo así como bloqueo espinal total.

11.2.4 Formas clínicas

La extensión anómala del bloqueo, tanto en su nivel (puede afectar a raíces sacras, lumbares, torácicas y hasta cervicales) como en su velocidad de instauración nos permite llegar a un diagnóstico diferencial entre los siguientes[6].

11.2.4.1 Bloqueo epidural alto

La administración repetida de bolus de refuerzo[7] o la infusión continua de anestésico local[8] en el espacio epidural pueden ser responsables de un bloqueo epidural alto, por lo que es más frecuente en partos prolongados, siendo característica su lenta instauración.

11.2.4.2 Bloqueo subdural

El subdural es un espacio meníngeo virtual entre la duramadre y la aracnoides que se extiende desde la segunda vértebra sacra hasta la cavidad intracraneal (a diferencia del espacio epidural)[2]. El bloqueo subdural se presenta como un bloqueo fallido e ineficaz o inesperadamente alto, pero parcheado (implicando segmentos cefálicos, cara y miembros superiores con defectos a nivel sacro y lumbar), con un tiempo de instauración intermedio entre la anestesia intradural y epidural (por ejemplo, 10 a 30 min) lo que puede hacerlo de difícil diagnóstico. Por su extensión intracraneal el bloqueo puede afectar a los nervios craneales, produciendo, entre otras, pérdida de consciencia, depresión respiratoria y parada respiratoria[9]. Normalmente produce menor bloqueo motor por menor diseminación del anestésico local al espacio subdural y consecuentemente menor afectación de las fibras motoras anteriores y menor hipotensión por menos bloqueo simpático que el bloqueo epidural alto o espinal total.

11.2.4.3 Bloqueo espinal total

Representa la forma más grave. Es una urgencia vital que se caracteriza por la aparición precoz de bloqueo alto ascendente con repercusión hemodinámica y respiratoria rápida tras la administración de una dosis de refuerzo epidural por difusión parcial o total de dicha dosis al espacio intradural.

Tabla 1

Diagnóstico diferencial de las distintas formas clínicas de bloqueo anestésico alto (epidural, subdural y espinal)

	Bloqueo Epidural	Bloqueo Subdural	Bloqueo Espinal
Velocidad de instauración	Lenta	Intermedia	Rápida
Extensión	Esperada	Más alta de lo esperada (puede haber extensión intracraneal, defecto sacro muy común)	Más alta de lo esperable (puede haber extensión intracraneal, bloqueo sacro típicamente presente)
Tipo de extensión	Segmental	Parcheada	Intensa
Bloqueo motor	Mínimo	Mínimo	Intenso
Hipotensión	Menos que el espinal y dependiente de la extensión del bloqueo	Intermedia entre la epidural y espinal y dependiente de la extensión del bloqueo	Previsible

Fuente: Extraída de Chestnut's obstetric anesthesia: principles and practice. Sixth edition. Elsevier 2020

11.2.5 Prevención

11.2.5.1 Previo procedimiento

Antes de realizar cualquier técnica neuroaxial deberíamos asegurarnos de disponer de manera fácilmente accesible de material de vía aérea, fármacos esenciales para la realización de una anestesia general de urgencia y vasopresores así como equipo de reanimación. En obstetricia es importante que todo el equipo esté familiarizado con la localización de un paquete preparado para casos de necesidad de cesárea urgente o emergente.

11.2.5.2 Durante el procedimiento

Durante la realización de un bloqueo espinal deberíamos tener en cuenta el anestésico local a utilizar, su baricidad, la dosis requerida del mismo y la posición de la paciente tras la técnica[4].

Durante la realización de una dosis test o dosis de refuerzo epidural se recomienda comprobar el nivel de bloqueo neuroaxial antes de administrar una dosis de refuerzo, aspirar a través del catéter para descartar la presencia de sangre o líquido cefalorraquídeo, realizar dosis test con un anestésico local más débil (por ejemplo, Levobupivacaina 0,1 % 10 ml) para descartar bloqueo subaracnoideo y administrar el anestésico local de manera incremental[4].

Tras la realización de una técnica neuroaxial se debería realizar una monitorización básica que incluya tensión arterial, frecuencia cardíaca, saturación de oxígeno, frecuencia respiratoria y nivel de bloqueo neuroaxial. La monitorización en estos casos debería seguir de manera precisa el protocolo elaborado por el centro, de manera que la frecuencia de las observaciones de las mismas siga las consideraciones clínicas establecidas[10].

11.2.5.3 Posterior al procedimiento

Se debería documentar siempre cualquier tipo de dificultad que nos hayamos encontrado al realizar la técnica neuroaxial. Se debería entrenar al personal encargado de supervisar a todo paciente al que se le ha realizado una técnica neuroaxial de manera que sean capaces de determinar cómo y cuándo es necesario consultar al anestesiólogo[11].

11.2.6 Diagnóstico

Como hemos mencionado anteriormente, tras la realización de cualquier técnica neuroaxial debería realizarse una monitorización básica continua que incluye tensión arterial, frecuencia cardíaca, saturación de oxígeno y frecuencia respiratoria, así como el nivel del bloqueo. La comunicación constante con la partera es de vital importancia, ya que nos ayudará a detectar cambios tempranos en la voz, esfuerzo respiratorio y nivel de consciencia. El conocimiento de las diferentes formas de bloqueo anestésico alto resulta imprescindible para el manejo de las complicaciones derivadas del mismo. Véase la tabla 1 de diagnóstico diferencial de las distintas formas clínicas de bloqueo anestésico alto (epidural, subdural y espinal). La detección temprana y manejo de los mismos de manera precoz puede prevenir efectos devastadores tanto en la madre como en el feto.

11.2.7 Manejo y tratamiento

11.2.7.1 Reconocer el nivel anestésico alto y pedir ayuda

Ante la sospecha de un bloque alto se debería interrumpir inmediatamente la administración de los anestésicos locales. Además, se debería aumentar la vigilancia y monitorización, especialmente si aparecen síntomas de miembros superiores, respiratorios o neurológicos. El tratamiento será sintomático inicialmente, esperando la resolución del mismo a medida que desaparecen los efectos del anestésico local[6].

11.2.7.2 Reanimación cardiovascular

La afectación hemodinámica de la madre es consecuencia del bloqueo simpático que produce el bloqueo anestésico alto. El grado de afectación es variable, siendo su forma más grave el colapso vascular con parada cardíaca. A la hora de tratarlo nuestro objetivo principal será mantener una buena perfusión orgánica materna y fetal[12].

Ante la aparición de bradicardia se recomienda su corrección mediante el uso de vagolíticos como atropina 0,01 mg/kg (EV), que puede ser útil en casos de bradicardia severa. En caso de hipotensión, se recomienda la administración de vasopresores como fenilefrina en bolus fraccionados de 50-100 mcg (EV). Si se presenta hipotensión y bradicardia puede administrarse efedrina 5-10 mg (EV). La hipotensión normalmente se asocia a un estado de hipovolemia relativa por lo que se recomienda la administración coadyuvante de fluidoterapia (cristaloides o coloides) entre 500-1000 ml rápidamente (a valorar en cardiópatas y preeclampsia). En caso de resistencia al tratamiento, pueden emplearse vasopresores en perfusión endovenosa continua (fenilefrina, noradrenalina o adrenalina).

El desplazamiento lateral del útero, manualmente o mediante el desplazamiento lateral izquierdo de la camilla de la paciente (aproximadamente 15°) favorece el aumento del retorno venoso (disminuido por la compresión aorto-cava del útero grávido) y disminuye los efectos del bloqueo simpático[13].

Como comentamos anteriormente, la forma más grave del bloqueo es la parada cardiorrespiratoria. En este caso se recomienda seguir las guías de parada cardiorrespiratoria en la embarazada, que incluyen maniobras de reanimación cardiopulmonar avanzada (masaje cardíaco, asegurar la vía aérea e intubar a la paciente, desplazamiento lateral del útero, etc.)[14]. En caso de no recuperación en un periodo de 4 minutos se recomienda realización de cesárea de emergencia *perimortem* para extracción fetal y continuación de maniobras de reanimación maternas.

11.2.7.3 Reanimación ventilatoria

Si el bloqueo neuroaxial se presenta con dificultad respiratoria y/o desaturación se debería reevaluar a la paciente prestando especial atención a la valoración de la vía aérea y administración de oxígeno suplementario. Mantener una buena oxigenación es de absoluta prioridad. En caso de fracaso respiratorio o pérdida de consciencia es de vital importancia asegurar la vía aérea procediendo a la intubación traqueal de la paciente. Para ello, se ha de tener preparado el material de vía aérea, especialmente en casos de alta sospecha sobre la extensión del bloqueo[15]. A la hora de proceder a la intubación se recomienda la realización de una anestesia general con inducción de secuencia rápida. Si la intubación es difícil se han de aplicar los algoritmos de manejo de vía aérea difícil específicos para la embarazada. Se ha descrito la aplicación de ventilación no invasiva como una medida de soporte en caso de fallo respiratorio agudo secundario a bloqueo alto en una paciente con afectación respiratoria sin alteración hemodinámica[16]. Aun así, el tratamiento con soporte ventilatorio no invasivo no debe demorar una intubación en caso de que sea necesaria.

11.2.7.4 Monitorización del bienestar fetal

Se ha de tener en cuenta que las alteraciones hemodinámicas del bloqueo alto provocan, por su efecto simpatolítico, una disminución de la perfusión placentaria que puede tener repercusiones a nivel fetal. Por ello, se debe monitorizar el bienestar fetal continuamente mediante monitorización del ritmo cardíaco fetal y la realización de pH fetal ante la sospecha de afectación del mismo. En caso de compromiso, el equipo obstétrico debería considerar su extracción emergente.

11.2.7.5 Descartar otras causas de deterioro cardiovascular

Se han de descartar otras causas de deterioro cardiovascular como pueden ser toxicidad por anestésico local por inyección intravascular accidental del mismo, hemorragia masiva, tromboembolismo y embolismo de líquido amniótico entre otras.

11.2.7.6 Documentación de los eventos

Es de suma importancia documentar los eventos sucedidos no solo para el propio beneficio de tratamiento actual y futuro del paciente, sino que también por propósitos médico legales.

11.2.7.7 Informar

Es importante informar a la familia y al paciente (en caso de ser posible) sobre la sucesión de eventos y ofrecerles ayuda en caso de ser necesaria.

11.2.8 Pronóstico

El pronóstico dependerá de múltiples factores como son el tipo de bloqueo, las complicaciones asociadas al mismo y la eficacia del tratamiento realizado.

Bibliografía

1. Scott, D. B., & Tunstall, M. E. (1995). Serious complications associated with epidural/spinal blockade in obstetrics: a two-year prospective study. *International journal of obstetric anesthesia, 4*(3), 133–139. https://doi.org/10.1016/0959-289x(95)82967-f

2. Jenkins J. G. (2005). Some immediate serious complications of obstetric epidural analgesia and anaesthesia: a prospective study of 145,550 epidurals. *International journal of obstetric anesthesia, 14*(1), 37–42. https://doi.org/10.1016/j.ijoa.2004.07.009

3. D'Angelo, R., Smiley, R. M., Riley, E. T., & Segal, S. (2014). Serious complications related to obstetric anesthesia: the serious complication repository project of the Society for Obstetric Anesthesia and Perinatology. *Anesthesiology, 120*(6), 1505–1512. https://doi.org/10.1097/ALN.0000000000000253

4. Sivanandan, S., & Surendran, A. (2019). Management of total spinal block in obstetrics. *Wfsahq update in anesthesia obstetric edition*, Volume 34, 22 -25. doi:10.1029/WFSA-D-18-00034.

5. Hocking, G., & Wildsmith, J. A. (2004). Intrathecal drug spread. *British journal of anaesthesia, 93*(4), 568–578. https://doi.org/10.1093/bja/aeh204

6. Brogly, N., Manrique, S., Guasch, E. (2021). Protocolos asistenciales de la sección de anestesia obstétrica de la SEDAR (Sociedad Española de Anestesiología y Reanimación).

7. Yarnell, R. W., Ewing, D. A., Tierney, E., & Smith, M. H. (1990). Sacralization of epidural block with repeated doses of 0.25 % bupivacaine during labor. *Regional anesthesia, 15*(6), 275–279.

8. Chestnut, D. H., Bates, J. N., & Choi, W. W. (1987). Continuous infusion epidural analgesia with lidocaine: efficacy and influence during the second stage of labor. *Obstetrics and gynecology, 69*(3 Pt 1), 323–327.

9. Guasch, E., Valero, I., Ruigómez, A., & Marín, B. (2006). Diagnóstico y manejo de un bloqueo espinal alto durante la realización de una analgesia epidural obstétrica [Diagnosis and management of a high spinal block during obstetric epidural analgesia]. *Revista espanola de anestesiologia y reanimacion, 53*(2), 125–127.

10. Best practice in the management of epidural analgesia in the hospital setting (page 7) - AAGBI guidelines.

11. NAP 3 Report and findings of the 3rd National Audit Project of the Royal College of Anaesthetists, Pages 8-9, 108-110, 115.

12. Caliskan, E., Bodur, H., Baykara, N., Eren, L., & Yucesoy, I. (2006). Bedside cesarean section due to total spinal block after epidural anesthesia for labor pain. *International journal of obstetric anesthesia, 15*(1), 87–88. https://doi.org/10.1016/j.ijoa.2005.09.002

13. Mercier, F. J., Bonnet, M. P., De la Dorie, A., Moufouki, M., Banu, F., Hanaf, A., Edouard, D., & Roger-Christoph, S. (2007). Rachianesthésie pour césarienne: remplissage, vasopresseurs et hypotension [Spinal anaesthesia for caesarean section: fluid loading, vasopressors and hypo-

tension]. *Annales francaises d'anesthesie et de reanimation, 26*(7-8), 688–693. https://doi.org/10.1016/j.annfar.2007.05.003

14. Jeejeebhoy, F., & Windrim, R. (2014). Management of cardiac arrest in pregnancy. *Best practice & research. Clinical obstetrics & gynaecology, 28*(4), 607–618. https://doi.org/10.1016/j.bpobgyn.2014.03.006

15. Yentis, S. M., & Dob, D. P. (2001). High regional block - the failed intubation of the new millennium?. *International journal of obstetric anesthesia, 10*(3), 159–161. https://doi.org/10.1054/ijoa.2001.0852

16. Guterres, A. P., & Newman, M. J. (2010). Total spinal following labour epidural analgesia managed with non-invasive ventilation. *Anaesthesia and intensive care, 38*(2), 373–375. https://doi.org/10.1177/0310057X1003800222

CAPÍTULO 11.3

ATONÍA UTERINA

Eliana Ximena López Argüello, Leire Larrañaga Altuna

11.3.1 Definición y epidemiología

Es la contracción inadecuada de las células miometriales del cuerpo uterino en presencia de oxitocina endógena y prostaglandina F2-alfa liberadas durante el parto. Es la principal etiología de hemorragia obstétrica, tiene lugar en hasta el 5 % de los partos, siendo responsable del 70-80 % de los casos de hemorragia registrados en el postparto, constituyendo hasta el 4 % de la mortalidad secundaria a esta causa. Si no sabemos la causa de la hemorragia postparto, deberemos actuar como si se tratara de una atonía uterina hasta contar con un diagnóstico.

11.3.2 Fisiopatología

Los vasos sanguíneos uterinos encargados de irrigar la placenta atraviesan en su recorrido un entramado de fibras miometriales; como consecuencia de la contracción de esas fibras, el miometrio se retrae y en este proceso las arterias espirales son comprimidas y ocluidas rápidamente. Si el miometrio no se contrae, el control del flujo sanguíneo arterial que recibe (en torno al 12 % del gasto cardíaco) puede ser difícil de controlar (Figura 1). Cabe destacar que los agentes uterotónicos funcionan a través de diferentes mecanismos para aumentar el calcio intracelular y promover la contractilidad del miometrio y que la morbimortalidad materna es directamente proporcional al tiempo de retraso de la administración del uterotónico. Por otra parte, el inhibidor del Activador del Plasminógeno tipo 1 (PAI-1, por sus siglas en inglés), junto con toda la cascada de coagulación favorece la formación del coágulo y la hemostasia.

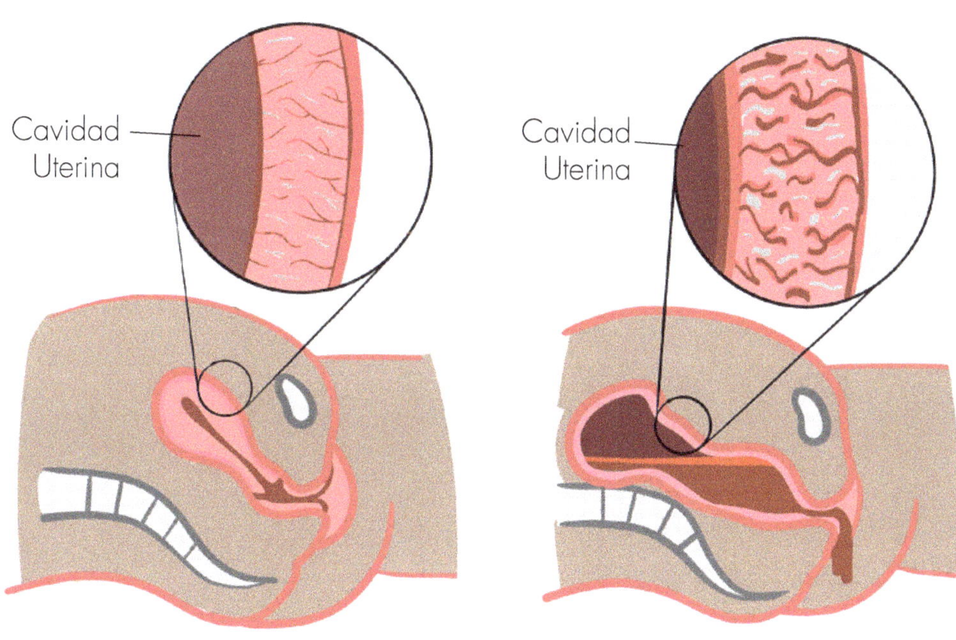

Fuente: Realizada por las autoras

11.3.3 Factores de riesgo

Se conocen numerosos factores de riesgo asociados a atonía uterina; y aunque la presencia de uno o más de estos factores puede aumentar la probabilidad de que la mujer presente una hemorragia postparto, las dos terceras partes de ellas suceden en mujeres sin factores de riesgo conocidos o identificados. Por ello, es importante tenerlos en consideración, ya que nos pueden permitir predecir el riesgo y así minimizar las consecuencias de esta, mediante la intervención temprana, y disminuir la morbimortalidad de las pacientes obstétricas.

Tabla 1

Factores de riesgo asociados a atonía uterina

Etiología	Factores de Riesgo
Sobredistensión uterina (por alteración de la interacción actina-miosina)	Gestación múltiple
	Macrosomía
	Polihidramnios
	Malformaciones fetales (ej. hidrocefalia grave)
Agotamiento de la musculatura uterina (por regulación a la baja de los receptores de oxitocina)	Parto prolongado (mayor de 12 horas de trabajo de parto activo según OMS)
	Parto precipitado (trabajo de parto activo menor de 3 horas)
	Multiparidad
	Uso de oxitocina
Infección por toxinas bacterianas (por inflamación local y acidosis del tejido uterino)	Ruptura prematura de membranas (RPM) prolongada (> 18-24 h)
	Corioamnionitis, endometritis, septicemia
Distorsión anatómica y/o funcional del útero	Miomas uterinos
	Implantación placentaria en el segmento uterino inferior (Placenta previa)
	Anomalías uterinas
	Útero de Couvelaire (extravasación de sangre dentro del miometrio)
	Rotura uterina

Etiología	Factores de Riesgo
Fármacos tocolíticos	Donadores de óxido nítrico (como la nitroglicerina)
	Atosibán (antagonista de la oxitocina)
	Inhibidor de la síntesis de prostaglandinas (por ejemplo indometacina)
	Betamiméticos (especialmente los distintos de la ritodrina)
	Sulfato de magnesio
	Calcio-antagonistas (por ejemplo nifedipino)
	Anestésicos halogenados
Obstrucción al vaciado uterino	Distensión vesical
Patología materna subyacente (probablemente por alteración de la fisiología vascular)	Hipertensión arterial (HTA) Diabetes Mellitus (DM) Obesidad (IMC > 40 kg/m^2)
No modificables	Antecedente de hemorragia postparto
	Etnia asiática o hispanoamericana
	Edad materna > 40 años

11.3.4 Prevención

La profilaxis se realizará de forma activa, independientemente de la presencia o no de factores de riesgo para atonía uterina. En orden cronológico, las recomendaciones incluyen (aunque no están limitadas a):

- Suspender tratamiento tocolítico si se prevé parto inminente.
- Asegurar que la vejiga esté vacía mediante micción espontánea o sondaje vesical intermitente.
- Realizar tracción controlada del cordón umbilical.
- Verificar que la placenta ha salido completamente.
- Verificar que no haya otros restos dentro de la cavidad uterina (por ejemplo coágulos).
- Administrar de forma rutinaria uterotónicos en el tercer estadio del parto.

Tabla 2

UTEROTÓNICOS DE PRIMERA LÍNEA

Carbetocina Termoestable (Duratobal®)	100 µg DU EV (lenta). Tanto en cesáreas como en parto vaginal. En parto vaginal puede también administrarse la misma dosis vía IM.	
Oxitocina		
Parto vaginal	*Cesárea electiva (o cesárea con trabajo de parto corto).*	*Cesárea de recurso.*
Bolus 10 UI IM (en ausencia de vía EV permeable), o Bolus inicial 5 UI EV (diluido y lento)* seguido de BPC 10 UI/h.	Bolus inicial 1 UI EV seguido de BPC 5 UI/h durante al menos 4 h (en caso de necesidad, mantener 4 h más).	Bolus inicial 3 UI EV seguido de BPC 7,5 UI/h durante 4 h (en caso de necesidad, mantener 4 h más).

UTEROTÓNICOS DE SEGUNDA LÍNEA

Methergin	0,2 mg cada 2-4 h (Máx. 5 dosis en 24 h). IM (de preferencia) o EV (lenta).
Carboprost	250 µg cada 15 min (Máx. 8 dosis) IM o IMM.
	0,8-1 mg DU SL o rectal.

(BPC) Bomba de perfusión continua (en caso de falta de disponibilidad, dispositivo regulador de flujo como dial-a-flow); (DU) Dosis única; (EV) Endovenosa; (IM) Intramuscular; (IMM) Intramiometrial; (Máx) máximo; (SL) Sublingual

* Tras la salida del hombro anterior, tras la salida del cuerpo del recién nacido o al salir la placenta, ya que no aumenta el riesgo de retención placentaria.

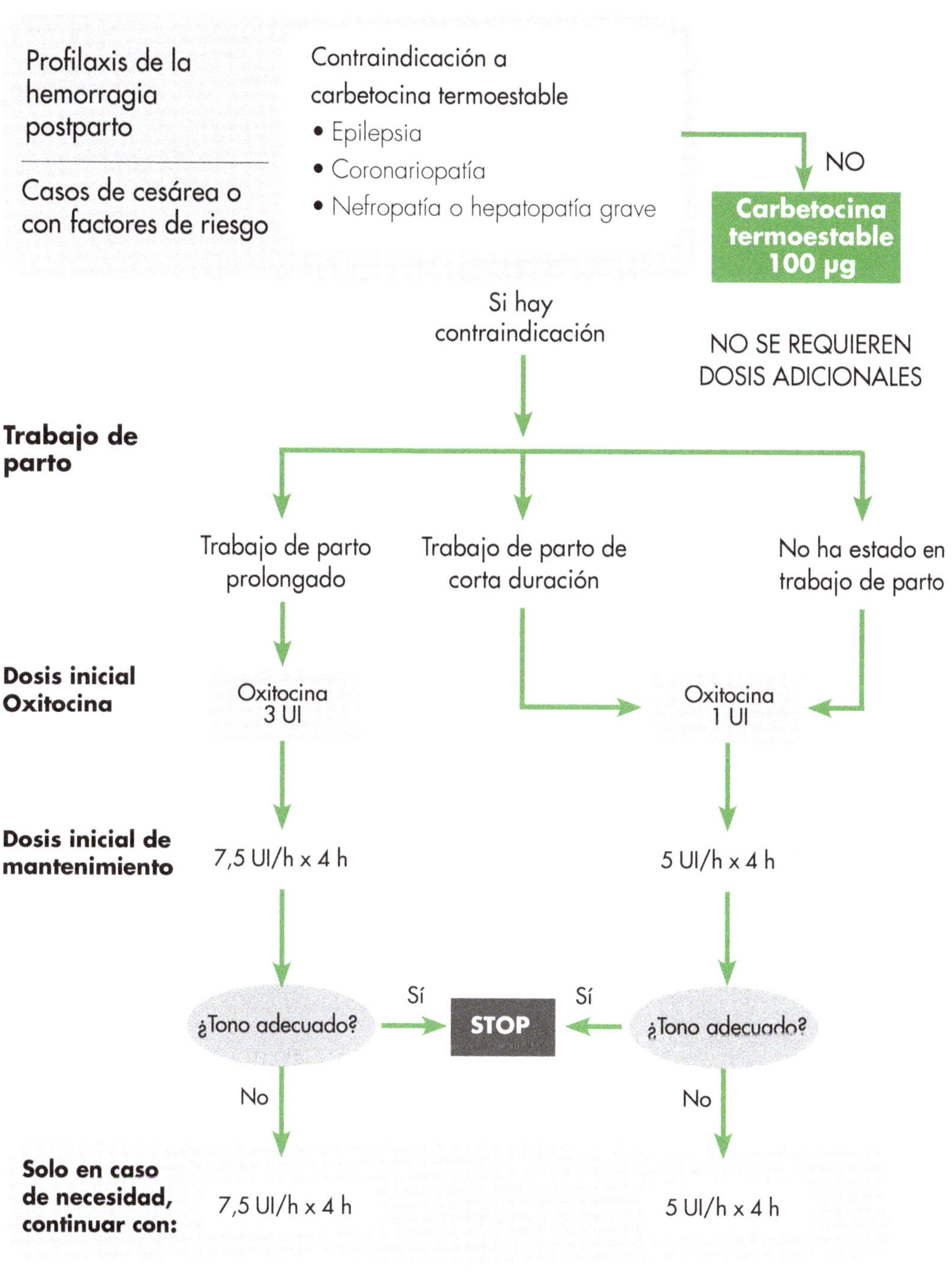

Fuente: Realizado por las autoras

11.3.5 Diagnóstico

En el transcurso de una hemorragia postparto, el ginecólogo identifica mediante la exploración física un útero blando y aumentado de tamaño. En ocasiones, el fondo uterino está firme y bien contraído, pero el segmento inferior está blando y dilatado. Generalmente, ocurre inmediatamente después del parto hasta 4 horas después. El uso de escalas en la valoración del tono uterino podría facilitar la comunicación entre obstetras y anestesiólogos.

11.3.6 Tratamiento

11.3.6.1 Medidas generales

a. Sondaje vesical para vaciamiento de la vejiga.

b. Masaje del fondo uterino. Ha demostrado utilidad para estimular las contracciones tras el diagnóstico de atonía, no así como profilaxis.

c. Palpación/compresión bimanual del útero (una mano externamente sobre el útero y la otra en vagina). Puede producir un taponamiento temporal y disminuir el sangrado para así dar margen a la reanimación hemodinámica y al efecto de los uterotónicos.

d. Asegurarse de que se ha administrado el uterotónico.

e. Comprobar cada 15 minutos la contracción uterina.

11.3.6.2 Tratamiento farmacológico

Es la primera medida a implementar y su administración debe ser rápida tras el diagnóstico de HPP.

Carbetocina termoestable (análogo de la oxitocina)

Análogo sintético de la oxitocina con un perfil hemodinámico similar, pero que cuenta con ventajas frente a esta última como una dosificación más práctica, una actividad biológica mayor (hasta 2 h) y una vida media más larga (40 min). La desventaja frente a la oxitocina es un mayor coste. Se administra en dosis única y se emplea tanto en la profilaxis activa de la atonía en cesáreas y partos vaginales con factores de riesgo así como en el tratamiento de la atonía uterina. En casos de preeclampsia, debido a su efecto prolongado, conviene monitorizar su efecto estrechamente.

Oxitocina

Uterotónico empleado en la profilaxis activa del tercer estadio en partos vaginales sin factores de riesgo así como en el tratamiento de la atonia uterina. Debido a las propiedades farmacocinéticas se debe administrar en perfusión para la profilaxis tras el parto y en dosis repetidas para el tratamiento. Por vía EV tiene una latencia de 1–2 min con una vida media de 15 min. Su acción sobre los receptores produce un fenómeno de desensibilización directamente proporcional a la concentración y el tiempo de exposición lo que provoca disminución en la respuesta uterotónica. El protocolo de administración «Regla de 3» publicado por Tsen & Balki en 2010 y en 2014, consiste en la administración de 3 UI de oxitocina, esperando 3 minutos para evaluar eficacia y en caso de que no haya respuesta repetir la dosis hasta un total de 3 veces, pasando entonces a usar uterotónicos de segunda y tercera línea. En 2015 Kovacheva *et al.* publicó los resultados de la eficacia de este protocolo mediante un estudio prospectivo, aleatorizado, doble ciego, y se demostró que las pacientes a quienes se les había administrado oxitocina según la «Regla de 3», requirieron menos de la mitad de la dosis que el grupo control y no se observaron diferencias respecto a alteraciones hemodinámicas ni pérdidas sanguíneas. Debido a una homología estructural entre la oxitocina y el látex se han dado casos de reacción anafiláctica cruzada que no se reproduce con la carbetocina.

Regla de 3 de la administración de oxitocina

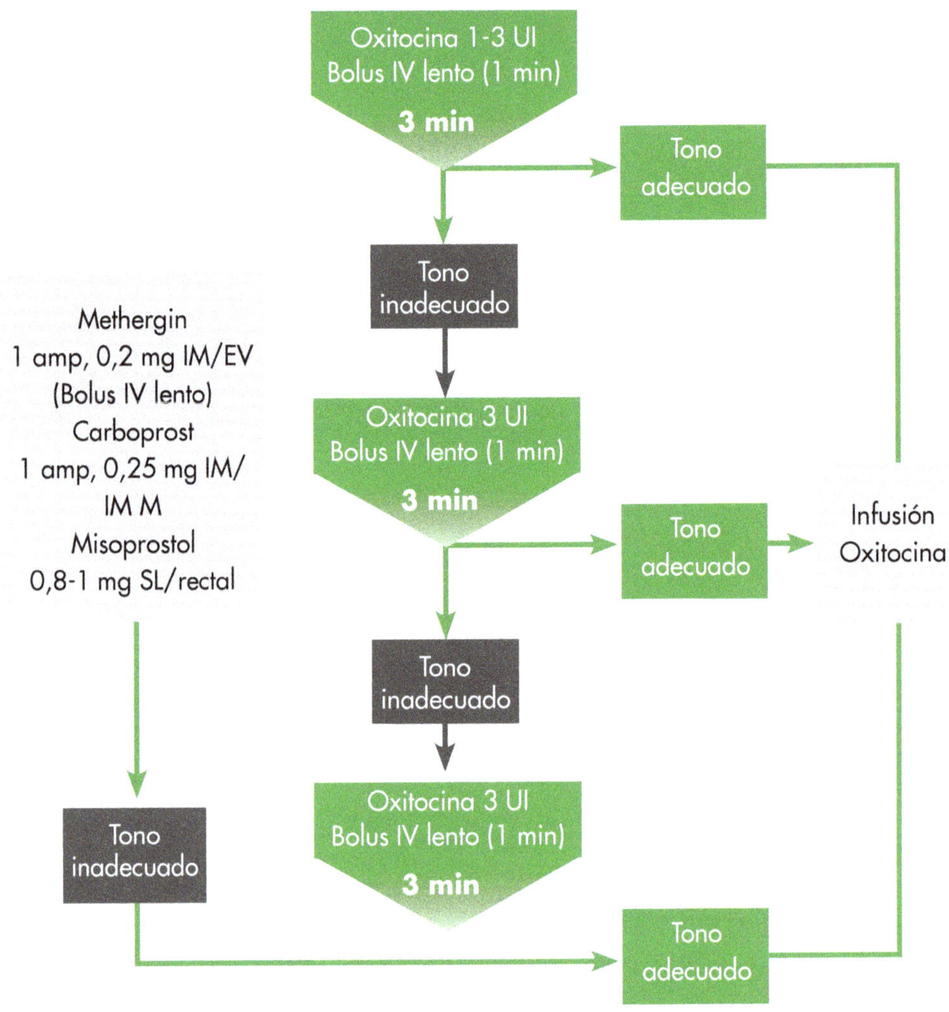

(DU) Dosis única; (EV o IV) Endovenosa; (IM) Intramuscular; (IMM) Intramiometrial; (SL) Sublingual

Fuente: Realizada por las autoras. Adaptado de Balki, M., & Tsen, L. (2014). *Oxytocin protocols for cesarean delivery. International anesthesiology clinics*, 52(2), 48–66.

Tabla 3

Características de los distintos fármacos uterotónicos

Uterotónicos de primera línea

Uterotónico	Posología	Efectos secundarios
Oxitocina	**Parto vaginal** Bolus 10 UI IM (en ausencia de vía EV permeable), o Bolus inicial 5 UI EV (diluido y lento)* seguido de BPC 10 UI/h. **Cesárea electiva (o cesárea con trabajo de parto corto)** Bolus inicial 1 UI EV seguido de BPC 5 UI/h durante al menos 4 h (en caso de necesidad, mantener 4 h más). **Cesárea de recurso** Bolus inicial 3 UI EV seguido de BPC 7,5 UI/h durante 4 h (en caso de necesidad, mantener 4 h más). Ver algoritmos 1 y 2.	Cefalea, náuseas, emesis, antidiurético. Cardiovasculares: Hipotensión, taquicardia, dolor precordial, isquemia miocárdica, arritmia, prolongación del QT.
Carbetocina termoestable	100 µg EV DU (lenta) tanto en cesárea como en parto vaginal. En parto vaginal, en ausencia de vía EV pueden administrarse también vía IM 100 µg.	Cefalea. Náuseas/emesis. Hipotensión. Rubor. Dolor torácico. Dolor abdominal. Prurito. Sensación de calor.

Contraindicaciones	Precauciones	Notas
• Cardiopatía grave. • Nefropatía grave. • Alergia a carbetocina y/o oxitocina.	Fenómeno de desensibilización sobre el receptor. Se han reportado casos de reacción anafiláctica cruzada en mujeres con historia de alergia a látex (en este caso será sustituida por carbetocina).	Uterotónico de primera línea, alternativa a la carbetocina. Se emplea tanto en la profilaxis activa del tercer estadio del parto como en el tratamiento de la atonía uterina. Latencia: 3-5 min.
• Cardiopatía grave. • Insuficiencia hepática. • Insuficiencia renal. • Epilepsia. • Alergia a carbetocina y a la oxitocina.	En preeclampsia severa (y en ausencia de cardiopatía grave), se sugiere como una alternativa apropiada a la oxitocina (realizar monitorización estrecha según ficha técnica del producto).	Está recomendada para la prevención de la hemorragia postparto en cualquier vía de parto, principalmente en cesáreas y en partos vaginales con factores de riesgo de atonía. Latencia: 2 min.

Uterotónicos de segunda línea

Uterotónico	Posología	Efectos secundarios
Methergin	200 µg cada 2-4 h (máx. 5 dosis en 24 h) Vía IM (de preferencia) o EV (lenta).	Vasoespasmo. Crisis hipertensiva. Cefalea. Erupciones cutáneas. Náuseas/vómitos.
Carboprost (15-methyl PGF2α)	250 µg cada 15 min (máx. 8 dosis) Vía IM o IMM.	Náuseas/vómitos. Broncoespasmo. Edema pulmonar agudo.
Misoprostol (PGE1)	800-1000 µg DU Vía rectal o SL.	Fiebre. Escalofríos. Diarrea. Dispepsia. Flatulencia. Náuseas/vómitos. Erupción cutánea. Mareo. Cefalea.

Contraindicaciones	Precauciones	Notas
• HTA severa. • Preeclampsia. • Eclampsia. • Vasculopatía oclusiva. • Historia de ángor • Múltiples factores de riesgo cardiovascular. • Sepsis/infección sistémica.	HTA leve-moderada, insuficiencia hepática y/o renal, tratamiento antirretroviral.	Latencia: 2-5 min.
• Asma. • Insuficiencia. respiratoria aguda. • Enfermedad pélvica inflamatoria aguda. • Insuficiencia cardíaca. • Insuficiencia hepática. • Insuficiencia renal grave.	Si después de la tercera dosis (es decir, a los 45 minutos) no se observa mejoría significativa, se debe plantear medidas no farmacológicas.	Además de uterotónico, proporciona hemostasia en el sitio de la placentación. Latencia: 2-5 min.
	Sin riesgos en pacientes con enfermedades subyacentes como asma bronquial y trastornos cardiovasculares (lo cual no es así con otras prostaglandinas).	Se prefiere la vía SL en los casos de hipoperfusión por hipovolemia. Latencia: Variable según vía de administración. Por vía rectal: 4-8 min.

(BPC) Bomba de perfusión continua (en caso de falta de disponibilidad, dispositivo regulador de flujo como dial-a-flow); (DU) Dosis única; (EV) Endovenosa; (IM) Intramuscular; (IMM) Intramiometrial; (SL) Sublingual

* Tras la salida del hombro anterior, tras la salida del cuerpo del recién nacido o al salir la placenta, ya que no aumenta el riesgo de retención placentaria.

11.3.6.3 Tratamiento no farmacológico

No quirúrgico

a) Balón intrauterino o Balón de Bakri

Indicado ante una HPP secundario a atonía refractaria a fármacos uterotónicos. Se le atribuye una efectividad del 85,9 % (mayor en partos vaginales que en cesáreas). Aunque es una medida terapéutica en sí, es útil como terapia puente a otro tratamiento definitivo en caso de inestabilidad hemodinámica y persistencia de la hemorragia. El catéter, que permite drenar la sangre intrauterina, se inserta en el segmento inferior del útero y el balón se llena con 300-500 ml de solución estéril. Se puede dejar entre 8 y 48 h (habitualmente 4-6 h suele ser suficiente) para posteriormente proceder al vaciado progresivo a un ritmo de 100 ml/h.

b) Sistemas de aspiración intrauterina (Jada® System)

Recientemente aprobado por la Administración de Alimentos y Medicamentos de los Estados Unidos (FDA). Consiste en un dispositivo intrauterino que a través de un sistema de aspiración suave favorece la fuerza contráctil fisiológica del útero que proporciona un control rápido de la hemorragia (aunque actualmente hacen falta más estudios).

Intervencionista: embolización de arterias pélvicas

Si está disponible es una opción en la puérpera con hemorragia no controlada, siempre y cuando exista estabilidad hemodinámica. Permite en teoría la preservación de la fertilidad en casos de HPP refractario a uterotónicos. Consiste en embolizar aquellas arterias tributarias de tratamiento (ilíacas internas, uterinas, pudendas u obturadoras) siendo necesaria la presencia de un anestesiólogo durante el procedimiento. Su eficacia en el control de la HPP es de entre 87-90,5 %, constituyendo factores de riesgo para el fallo de la técnica: el acretismo placentario, la anemia, la coagulopatía y el número de transfusiones. Las complicaciones posibles a corto y largo plazo son:

- Síndrome post-embolización: fiebre, dolor, fatiga, náuseas y vómitos en las primeras 48 h.

- Traumáticas: rotura o lesión vascular, aneurisma del punto de punción y trombosis arteriovenosa.

- Isquémicas: necrosis uterina, vaginal, vesical o de miembros inferiores.

- Infecciosas: infección del punto de punción, sepsis.

- Fallo agudo de función ovárica y útero de Couvelaire.

- Mayor riesgo de HPP en futuros partos.

- Menor tasa de éxito para futuros embarazos (en algunos estudios).

Quirúrgicos

Si la hemorragia persiste a pesar de la realización de todas las medidas médico-obstétricas previamente expuestas, la puérpera debe ser trasladada inmediatamente a quirófano para la realización de una laparotomía media con el objetivo de controlar el sangrado y conseguir la estabilidad hemodinámica; y en la medida de lo posible mediante una técnica preservadora de la fertilidad (sutura B-Lynch, sutura de Haynan, ligadura de las arterias uterinas y ligadura de las arterias hipogástricas).

Algoritmo 3

Algoritmo de actuación frente a la hemorragia obstétrica no controlada

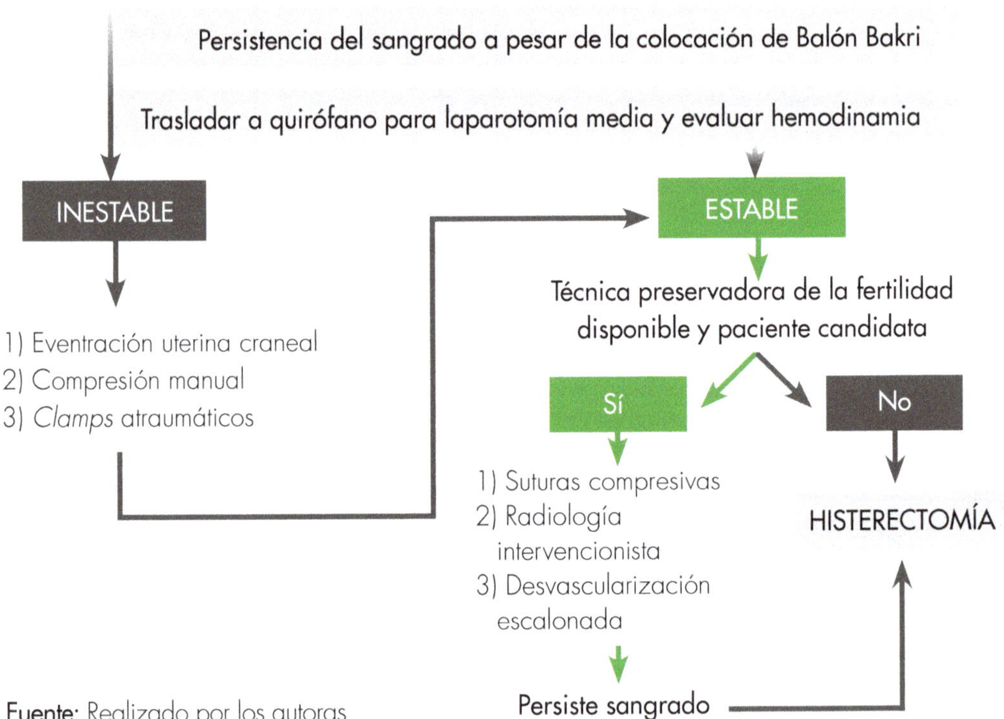

Fuente: Realizado por los autoras

11.3.7.1 Uterotónicos en preeclampsia (PE) con criterios de gravedad

La hipertensión arterial materna y algunos fármacos utilizados como los calcio-antagonistas y el sulfato de magnesio son factores de riesgo para atonía uterina. De forma resumida:

* Oxitocina es el fármaco de elección.

* Carbetocina parece una opción segura en ausencia de cardiopatía asociada, si bien a día de hoy, se recomienda su uso con una monitorización estrecha según ficha técnica.

* Misoprostol y carboprost son los uterotónicos de segunda línea.

* Los ergotamínicos como la metilergometrina están contraindicados.

11.3.7.2 Atonía uterina por anestésicos halogenados

Los anestésicos halogenados producen relajación del músculo liso uterino con disminución tanto en la amplitud como en la frecuencia de las contracciones uterinas de forma dosis dependiente, en parte por inhibición directa de los canales dependientes de calcio. La ED_{50} (concentración que produce 50 % de inhibición de la amplitud contráctil) es de 1,7 ± 0,5 CAM para sevoflurane y 1,4 ± 0,2 CAM para desfluorane, mientras que la actividad uterina está abolida con CAM ≥3,0 para sevoflurane y ≥2.5 para desfluorane. La oxitocina/carbetocina puede recuperar la contractilidad uterina abolida por pequeñas concentraciones de halogenados (CAM <1,0), mientras que no tiene mayor efecto en concentraciones mayores.

11.3.8 Pronóstico

A pesar de que es potencialmente prevenible, debido a su alta incidencia (hasta un 80 % de todas las HPP), la atonía uterina es la principal causa de transfusión masiva, una de las 3 principales causas de histerectomía emergente y la tercera causa de muerte materna en España (hasta un 23 % de las muertes maternas, o un 1,6/100.000 nacidos vivos).

Tabla 4

Resumen del manejo de la atonía uterina

1. Tratamiento farmacológico (ver algoritmos 1-2 y tabla 3):

    a. De primera línea: Carbetocina termoestable, oxitocina.

    b. De segunda línea: metilergometrina, carboprost y misoprostol.

2. Medidas generales:

    a. Sondaje vesical (Si no se ha realizado o comprobar permeabilidad si ya se realizó).

    b. Palpación bimanual y masaje del fondo para estimular las contracciones.

    c. Asegurarse de que se ha administrado el uterotónico.

    d. Comprobar cada 15 minutos la contracción uterina.

3. Tratamiento no farmacológico:

    a. Conservador o como puente al tratamiento definitivo:

        i. Taponamiento intrauterino con Balón de Bakri.

        ii. Sistemas de aspiración intrauterina (recientemente aprobados por la FDA).

    b. Intervencionista: Embolización arterial uterina.

    c. Quirúrgico:

        i. Preserva la fertilidad: Laparotomía, compresión uterina manual, clampaje vascular, ligaduras compresivas, desvascularización escalonada.

        i. No preserva la fertilidad: Histerectomía.

Bibliografía

1. Huang X *et al.* Effect of Carbetocin on Postpartum Hemorrhage after Vaginal Delivery: A Meta-Analysis. *Comput Math Methods Med.* 2022; 2022:6420738

2. Jaffer *et al.* Preventing postpartum hemorrhage after cesarean delivery: a network meta-analysis of available pharmacologic agents. *Am J Obstet Gynecol.* 2022; 226(3):347-365.

3. Sun *et al.* Effectiveness and safety of carboxytocin versus oxytocin in preventing postpartum hemorrhage: A systematic review and meta-analysis. *J Obstet Gynaecol Res* 2022; 48(4):889-901

4. Balki, M., & Tsen, L. (2014). Oxytocin protocols for cesarean delivery. *International anesthesiology clinics*, 52(2), 48–66.

5.   Khan M, Balki M, Ahmed I, Farine D, Seaward G, Carvalho JC. Carbetocin at elective Cesarean delivery: a sequential allocation trial to determine the minimum effective dose. *Can J Anaesth.* 2014 Mar; 61(3):242-8.

6.   Balki, M., Erik-Soussi, M., Kingdom, J., & Carvalho, J. C. (2013). Oxytocin pretreatment attenuates oxytocin-induced contractions in human myometrium in vitro. *Anesthesiology*, 119(3), 552–561. https://doi.org/10.1097/ALN.0b013e318297d347

7.   Balki, M., Erik-Soussi, M., Kingdom, J., & Carvalho, J. C. (2014). Comparative efficacy of uterotonic agents: in vitro contractions in isolated myometrial strips of labouring and non-labouring women. *Canadian journal of anaesthesia = Journal canadien d'anesthesie*, 61(9), 808–818. https://doi.org/10.1007/s12630-014-0190-1

8.   D'Alton, M. E., Rood, K. M., Smid, M. C., Simhan, H. N., Skupski, D. W., Subramaniam, A., ... & Goffman, D. (2020). Intrauterine vacuum-induced hemorrhage-control device for rapid treatment of postpartum hemorrhage. *Obstetrics and gynecology*, 136(5), 882.

9.   Ende, H. B., Lozada, M. J., Chestnut, D. H., Osmundson, S. S., Walden, R. L., Shotwell, M. S., & Bauchat, J. R. (2021). Risk Factors for Atonic Postpartum Hemorrhage: A Systematic Review and Meta-analysis. *Obstetrics and gynecology*, 137(2), 305–323. https://doi.org/10.1097/AOG.0000000000004228

10. Heesen, M., Carvalho, B., Carvalho, J., Duvekot, J. J., Dyer, R. A., Lucas, D. N., McDonnell, N., Orbach-Zinger, S., & Kinsella, S. M. (2019). International consensus statement on the use of uterotonic agents during caesarean section. *Anaesthesia*, 74(10), 1305–1319. https://doi.org/10.1111/anae.14757

11. Knoll, W., Phelan, R., Hopman, W. M., Ho, A. M., Cenkowski, M., Mizubuti, G. B., Ghasemlou, N., & Klar, G. (2022). Retrospective Review of Time to Uterotonic Administration and Maternal Outcomes After Postpartum Hemorrhage. *Journal of obstetrics and gynaecology Canada: JOGC = Journal d'obstetrique et gynecologie du Canada: JOGC*, 44(5), 490–495. https://doi.org/10.1016/j.jogc.2021.11.011

12. Kovacheva, V. P., Soens, M. A., & Tsen, L. C. (2015). A Randomized, Double-blinded Trial of a «Rule of Threes» Algorithm versus Continuous Infusion of Oxytocin during Elective Cesarean Delivery. *Anesthesiology*, 123(1), 92–100. https://doi.org/10.1097/ALN.0000000000000682

13. Leduc, D., Senikas, V., & Lalonde, A. B. (2018). No. 235-Active Management of the Third Stage of Labour: Prevention and Treatment of Postpartum Hemorrhage. *Journal of obstetrics and gynaecology Canada: JOGC = Journal d'obstetrique et gynecologie du Canada: JOGC*, 40(12), e841–e855. https://doi.org/10.1016/j.jogc.2018.09.024

14. Lee, H. L., Lu, K. C., Foo, J., Huang, I. T., Fan, Y. C., Tsai, P. S., & Huang, C. J. (2020). Different impacts of various tocolytic agents on increased risk of postoperative hemorrhage in preterm labor women undergoing Cesarean delivery: A population-based cohort study. *Medicine*, 99(50), e23651. https://doi.org/10.1097/MD.0000000000023651

15. Liccardi, G., Bilò, M., Mauro, C., Salzillo, A., Piccolo, A., D'Amato, M., Liccardi, A., & D'Amato, G. (2013). Oxytocin: an unexpected risk for cardiologic and broncho-obstructive effects, and allergic reactions in susceptible delivering women. *Multidisciplinary respiratory medicine*, 8(1), 67. https://doi.org/10.1186/2049-6958-8-67

16. Luca, A. M., Carvalho, J., Ramachandran, N., & Balki, M. (2020). The effect of morbid obesity or advanced maternal age on oxytocin-induced myometrial contractions: an in vitro study. Effet de l'obésité morbide ou de l'âge maternel avancé sur les contractions myométriales induites par l'oxytocine: une étude in vitro. *Canadian journal of anaesthesia = Journal canadien d'anesthesie,* 67(7), 836–846. https://doi.org/10.1007/s12630-020-01615-6

17. Miller, H. E., & Ansari, J. R. (2022). Uterine atony. Current opinion in obstetrics & gynecology, 34(2), 82–89. https://doi.org/10.1097/GCO.0000000000000776

18. Onwochei, D. N., Carvalho, J., Luca, A., Kingdom, J., & Balki, M. (2017). Effect of magnesium sulfate on oxytocin-induced contractility in human myometrium: an in vitro study. Effets du sulfate de magnésium sur la contractilité du myomètre humain induite par l'ocytocine: une étude in vitro. Canadian journal of anaesthesia = Journal canadien d'anesthesie, 64(7), 744–753. https://doi.org/10.1007/s12630-017-0867-3

19. Parry Smith, W. R., Papadopoulou, A., Thomas, E., Tobias, A., Price, M. J., Meher, S., Alfirevic, Z., Weeks, A. D., Hofmeyr, G. J., Gülmezoglu, A. M., Widmer, M., Oladapo, O. T., Vogel, J. P., Althabe, F., Coomarasamy, A., & Gallos, I. D. (2020). Uterotonic agents for first-line treatment of postpartum haemorrhage: a network meta-analysis. The Cochrane database of systematic reviews, 11(11), CD012754. https://doi.org/10.1002/14651858.CD012754.pub2

20. Suarez, S., Conde-Agudelo, A., Borovac-Pinheiro, A., Suarez-Rebling, D., Eckardt, M., Theron, G., & Burke, T. F. (2020). Uterine balloon tamponade for the treatment of postpartum hemorrhage: a systematic review and meta-analysis. American journal of obstetrics and gynecology, 222(4), 293-e1.

21. Tsen, L. C., & Balki, M. (2010). Oxytocin protocols during cesarean delivery: time to acknowledge the risk/benefit ratio?. International journal of obstetric anesthesia, 19(3), 243–245. https://doi.org/10.1016/j.ijoa.2010.05.001

22. Tyagi, A., Mohan, A., Singh, Y., Luthra, A., Garg, D., & Malhotra, R. K. (2022). Effective Dose of Prophylactic Oxytocin Infusion During Cesarean Delivery in 90% Population of Nonlaboring Patients With Preeclampsia Receiving Magnesium Sulfate Therapy and Normotensives: An Up-Down Sequential Allocation Dose-Response Study. Anesthesia and analgesia, 134(2), 303–311. https://doi.org/10.1213/ANE.0000000000005701

23. Yoo, K. Y., Lee, J. C., Yoon, M. H., Shin, M. H., Kim, S. J., Kim, Y. H., Song, T. B., & Lee, J. (2006). The effects of volatile anesthetics on spontaneous contractility of isolated human pregnant uterine muscle: a comparison among sevoflurane, desflurane, isoflurane, and halothane. Anesthesia and analgesia, 103(2), . https://doi.org/10.1213/01.ane.0000236785.17606.58

24. Zhang, X. Q., Chen, X. T., Zhang, Y. T., & Mai, C. X. (2021). The emergent pelvic artery embolization in the management of postpartum hemorrhage: a systematic review and meta-analysis. Obstetrical & Gynecological Survey, 76(4), 234.

HEMORRAGIA PREPARTO Y POSTPARTO

Eliana Ximena López Argüello, Irene Romero Bhathal

11.4.1 Manejo global de la hemorragia obstétrica: algoritmo de actuación

Primeros 30 minutos de actuación

Algoritmo 1

Orden cronológico para la identificación de la etiología y el manejo de la HO

Team Leader (Anestesiólogo 1)
Pida ayuda y alerte al banco de sangre

Medidas Generales

- 2 vías periféricas gruesas.
- Monitorice: PANI, ECG, SpO_2, temperatura.
- Suministre O_2 (alto flujo).
- Reposición volumen (cristaloides).
- Pruebas cruzadas y analítica (incluido *Point of Care*, Hb capilar, ROTEM).
- Sondaje y vaciamiento vesical.
- Estime/Calcule pérdida sanguínea.
- Calentamiento activo: Manta térmica, calentador líquido.
- Administre 1 g ácido tranexámico.
- Lleve un registro de los hechos (tiempo transcurrido, PHE, fármacos administrados…).

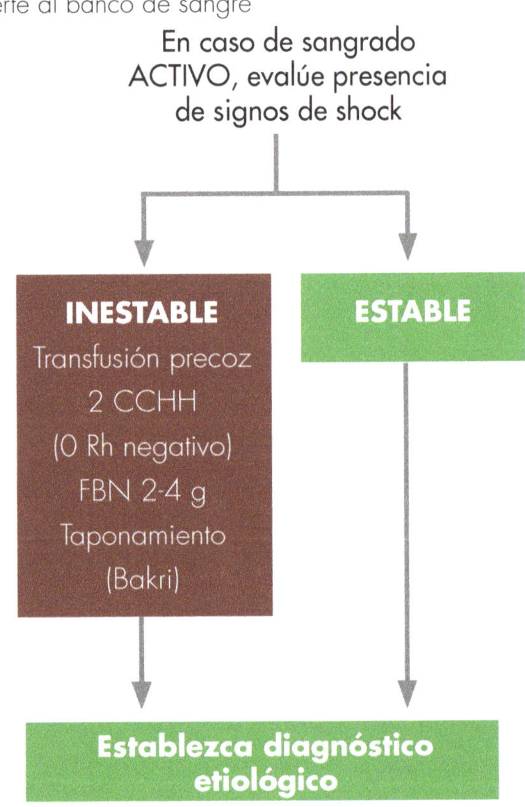

Anestesiólogo 2

Uterotónicos de primera línea:

- **Carbetocina 100 µg endovenoso (EV). (Duratobal ®)**

- Solo en caso de contraindicación a carbetocina (epilepsia, coronariopatía, hepatopatía o nefropatía graves) -> Oxitocina «Regla de 3»

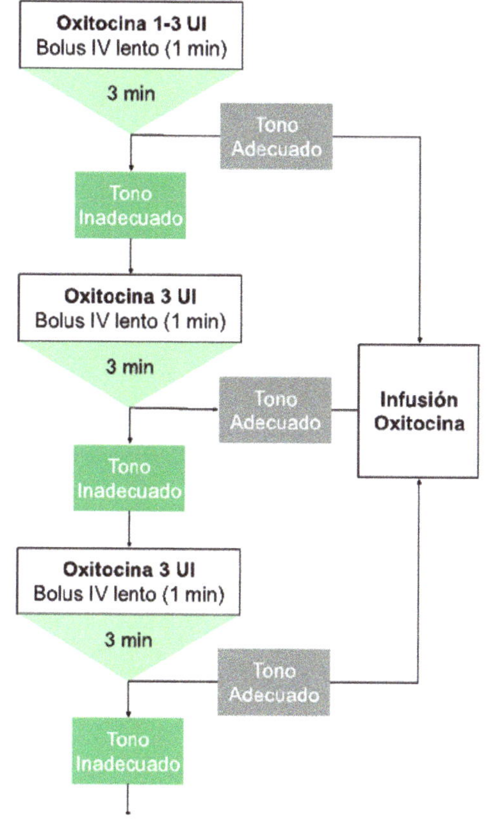

Uterotónicos de segunda línea:

Methergin	0,2 mg cada 2-4 h IM (de preferencia) o EV (lenta) (máx. 5 dosis en 24 h)
Carboprost	250 µg cada 15 min intramuscular (IM) o intramiometrial (IMM) (máx. 8 dosis)
Misoprostol	0,8-1 mg dosis única (DU) sublingual (SL)/rectal

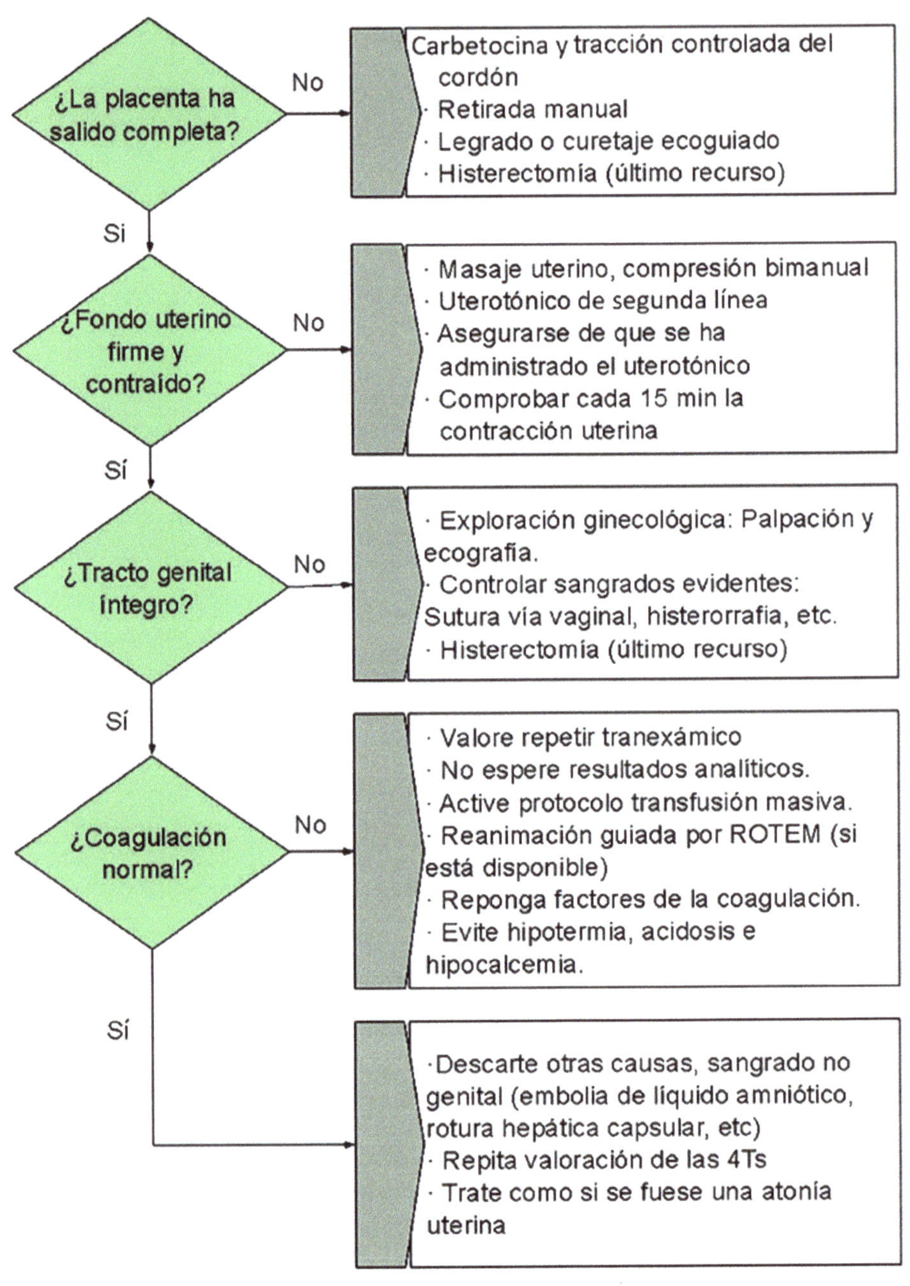

(ECG) electrocardiograma; (Hb) hemoglobina; (IV) intravenoso; (PANI) presión arterial no invasiva; (PHE) pérdidas hemáticas estimadas; (SpO$_2$) Saturación plasmática de oxígeno

Fuente: Adaptado de *Queensland Clinical Guidelines. Postpartum haemorrhage Guideline No. MN18.1- V9-R23*

Han pasado 30 minutos desde el diagnóstico. ¿Hemorragia no controlada?

SANGRADO GRAVE PERSISTENTE

Medidas generales

- Preparar el quirófano.

- Administrar fármacos prohemostáticos y transfundir hemoderivados **(Cuadro 1)**.

- Si persiste la hipotensión a pesar de adecuada reposición de volumen considere el uso de vasoactivos.

- Conseguir los objetivos de reanimación hemodinámica y hemostática **(Cuadro 2)**.

- Comprobar cada 15 min la contracción uterina.

- Medir pérdida sanguínea.

- (Si no se ha hecho hasta ahora) valore taponamiento uterino (como terapia puente).

- Recuperador celular intraoperatorio.

Cuadro 1.
Transfusión de hemoderivados

Activar Protocolo Transfusión Masiva (PTM)

Fármacos prohemostáticos

2º dosis TNX 1g + FBN 2-4 g + Ca^{++}

Ratio hemoderivados

1 CCHH (isogrupo): 1PFC:1PLQ

Use grupo ABO específico tan pronto como esté disponible. Retornar al banco de sangre los hemocomponentes no utilizados en un plazo máximo de 30 minutos.

Cuadro 2.
Objetivos de reanimación hemodinámica y hemostática

Clínicos:
- PA sistólica > 80 mmHg
- Tº >35 °C (calentamiento activo: manta térmica, calentador LEV)

Analíticos:
- Hb > 8 g/dL
- pH ≥ 7,2
- Base Exceso < -6
- Calcio iónico > 0,8 mmol/L
- Lactato sérico < 4 mmol/L

ROTEM
- Ausencia de hiperfibrinolisis
- Fibrinógeno ≥ 2 g/L o A5 FIBTEM ≥ 16 mm
- PLQ >50.000/mm3 o A5 EXTEM ≥ 35 mm
- PT <1,5x normal o CT EXTEM < 80 s
- aPTTr <1,5x normal o CT INTEM < 240 s

Han pasado 60 minutos desde el diagnóstico. ¿Hemorragia no controlada?

SANGRADO SEVERO REFRACTARIO

Definir tratamiento/Terapia quirúrgica

Conseguir la estabilidad hemodinámica

1. Parar el sangrado

    Laparotomía/Compresión/Clampaje vascular

2. Estabilización

    Conseguir los objetivos de reanimación hemodinámica y hemostática **(Cuadro 2)**

Terapia quirúrgica

1. Tratamiento quirúrgico definitivo

    • Suturas compresivas

    • Radiología intervencionista

    • Desvascularización escalonada

2. Histerectomía

(aPTTr) Tiempo de tromboplastina activada; (BE) exceso de bases; (Calentador LEV) Calentador de fluidos intravenosos; (CCHH) Concentrados de hematíes; (FBN) Fibrinógeno; (PFC) Plasma fresco congelado; (PLQ) Pool terapéutico de plaquetas; (PT) Tiempo de protrombina; (TNX) ácido tranexámico

Fuente: Adaptado de Girard T, *et al* (2014). New approaches to obstetric hemorrhage: the postpartum hemorrhage consensus algorithm. *Curr Opin Anaesthesiol.* 2014;27(3):267-274.

11.4.2 Definición

La hemorragia postparto (HPP) se define tradicionalmente como la pérdida de sangre de 500 mL o más tras parto vaginal o de 1000 mL o más tras cesárea, o la pérdida sanguínea acompañada de signos o síntomas de hipovolemia dentro de las 24 horas posteriores al parto. Las guías británicas clasifican además la pérdida sanguínea en moderada (1000-2000 mL) y grave (> 2000 mL).

11.4.3 Epidemiología

La hemorragia obstétrica (HO) es una complicación obstétrica mayor relacionada con el aumento de morbimortalidad materna, estimándose su incidencia en un 5-6 % de los partos vaginales y en el 6 % de las cesáreas. Es potencialmente evitable en la mayoría de los casos si se sigue una adecuada estrategia de prevención activa y sistemática, diagnóstico precoz y tratamiento eficaz.

11.4.4 Factores de riesgo

La HO se presenta en la mayor parte de las ocasiones de manera imprevisible y hasta dos tercios de las gestantes no presentan factores de riesgo identificables. En el tercio restante, existen factores previos al parto que se deben tener en cuenta durante todo el proceso para prevenir y diagnosticar precozmente. Las cuatro principales causas son en orden de frecuencia (Regla nemotécnica de las 4Ts):

Figura 1

Principales causas de hemorragia obstétrica por orden de incidencia
(Regla nemotécnica 4Ts).

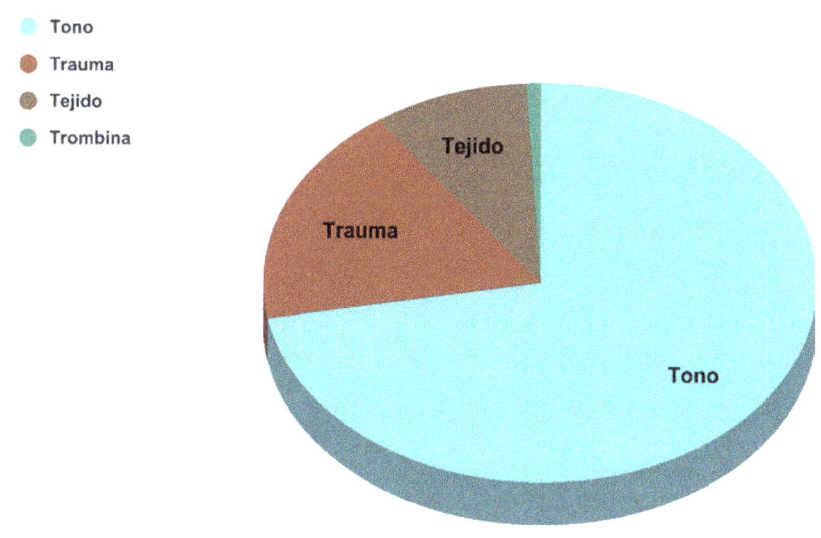

Fuente: Elaboración propia

Tabla 1

Etiología y factores de riesgo de la hemorragia obstétrica

	Etiología	*Factores de Riesgo*
TONO (70-80 %) **Atonía uterina**	Sobredistensión uterina (por alteración de la interacción actina-miosina)	Gestación múltiple
		Macrosomía
		Polihidramnios
		Malformaciones fetales (por ejemplo, hidrocefalia grave)
	Agotamiento de la musculatura uterina (por regulación a la baja de los receptores de oxitocina)	Parto prolongado
		Parto precipitado
		Multiparidad
		Uso de Oxitocina
	Infección por toxinas bacterianas (por inflamación local y acidosis del tejido uterino)	Ruptura prematura de membranas prolongada (> 18-24 h)
		Corioamnionitis, endometritis, septicemia
	Distorsión anatómica y/o funcional del útero	Miomas uterinos
		Implantación placentaria en el segmento uterino inferior (Placenta previa)
		Anomalías uterinas
		Útero de *Couvelaire* (extravasación de sangre dentro del miometrio)
		Rotura uterina
	Fármacos tocolíticos	Donadores de óxido nítrico (como la nitroglicerina)
		Atosibán (antagonista de la oxitocina)
		Inhibidor de la síntesis de prostaglandinas (por ejemplo, indometacina)
		Betamiméticos (especialmente los distintos de la ritodrina)
		Sulfato de magnesio
		Calcio-antagonistas (por ejemplo, Nifedipino)
		Anestésicos halogenados
	Obstrucción al vaciado uterino	Distensión vesical
	Patología materna subyacente (probablemente por alteración de la fisiología vascular)	Hipertensión arterial (HTA) Diabetes Mellitus (DM) Obesidad (IMC >40 kg/m^2)
	No modificables	Antecedente de hemorragia postparto
		Etnia asiática o hispanoamericana
		Edad materna > 40 años

TRAUMA **(20 %)**	Laceración cérvico-vaginal	Parto instrumentado
		Parto precipitado
		Episiotomía
		Macrosoma
	Prolongación histerotomía en cesárea	Malposición fetal
		Manipulación intrauterina fetal
		Presentación en plano de Hodge avanzado
	Rotura uterina	Cirugía uterina previa
	Inversión uterina	Placenta fúndica
		Tracción excesiva del cordón umbilical
		Paridad elevada
		Acretismo placentario
TEJIDO **(10 %)**	Retención de restos (placenta, membranas), alumbramiento incompleto	Cirugía uterina previa
		Coágulos
		Anomalía morfológica de la placenta (placenta succenturiata, cotiledón accesorio)
		Acretismo placentario
TROMBINA **(1 %)** **Coagulopatía**	Alteración coagulación preexistente	Hemofilia
		Enfermedad de Von Willebrand
		Hipo/disfibrinogenemia
		Antecedentes familiares de coagulopatía
	Alteración adquirida durante la gestación	Púrpura trombocitopénica idiopática (PTI)
		Estados hipertensivos del embarazo (Preeclampsia, síndrome HELLP)
		Coagulación intravascular diseminada (CID)
		Desprendimiento prematuro de placenta normoinserta (DPPNI)
		Embolia de líquido amniótico.
	Tratamiento anticoagulante	

Tabla 2

Estratificación del riesgo de HO según la
American College of Obstetricians and Gynecologists (ACOG)

Riesgo bajo	Riesgo medio	Riesgo alto
• Gestación única • No cirugía uterina previa • Ausencia de historia de hemorragia postparto • Paridad ≤3 partos	• Cirugía uterina previa • Multiparidad (> 3 partos) • Gestación múltiple • Uso de sulfato de magnesio • Uso prolongado de uterotónicos (> 10 h de perfusión continua) • Corioamnionitis • Miomas uterinos de gran tamaño	• Placenta previa • Placenta accreta, increta, percreta • Hemoglobina <10 g/dL • Sangrado al ingreso hospitalario • Coagulopatía conocida • Anticoagulación a dosis plenas • Historia de HPP • Alteración de signos clínicos (taquicardia, hipotensión).
No es necesaria la realización de pruebas cruzadas	Pruebas cruzadas	Reserva 2 concentrados de hematíes

11.4.5 Diagnóstico

El diagnóstico de la HO es clínico y se basa tanto en la observación de signos y síntomas como en el control de constantes vitales y la cuantificación de la pérdida hemática.

Durante la gestación, el volumen intravascular aumenta en un 40 %, de modo que la clínica de shock hemorrágico puede no aparecer hasta la pérdida de 1500 mL o el 30-40 % del volumen circulante. La valoración visual puede llegar a subestimar las pérdidas en al menos el 50 % de los casos, además, pueden existir hemorragias intrauterinas no exteriorizadas o limitadas en el espacio retroplacentario que pueden pasar desapercibidas, retrasando aún más el diagnóstico. Por este motivo, se han propuesto sistemas de medición objetivos y sencillos para facilitar la estimación como, por ejemplo, los métodos gravimétricos y el entrenamiento visual mediante una guía de referencia con materiales de absorción usados en la práctica diaria.

Figura 2

Ayuda visual para estimar la pérdida hemática

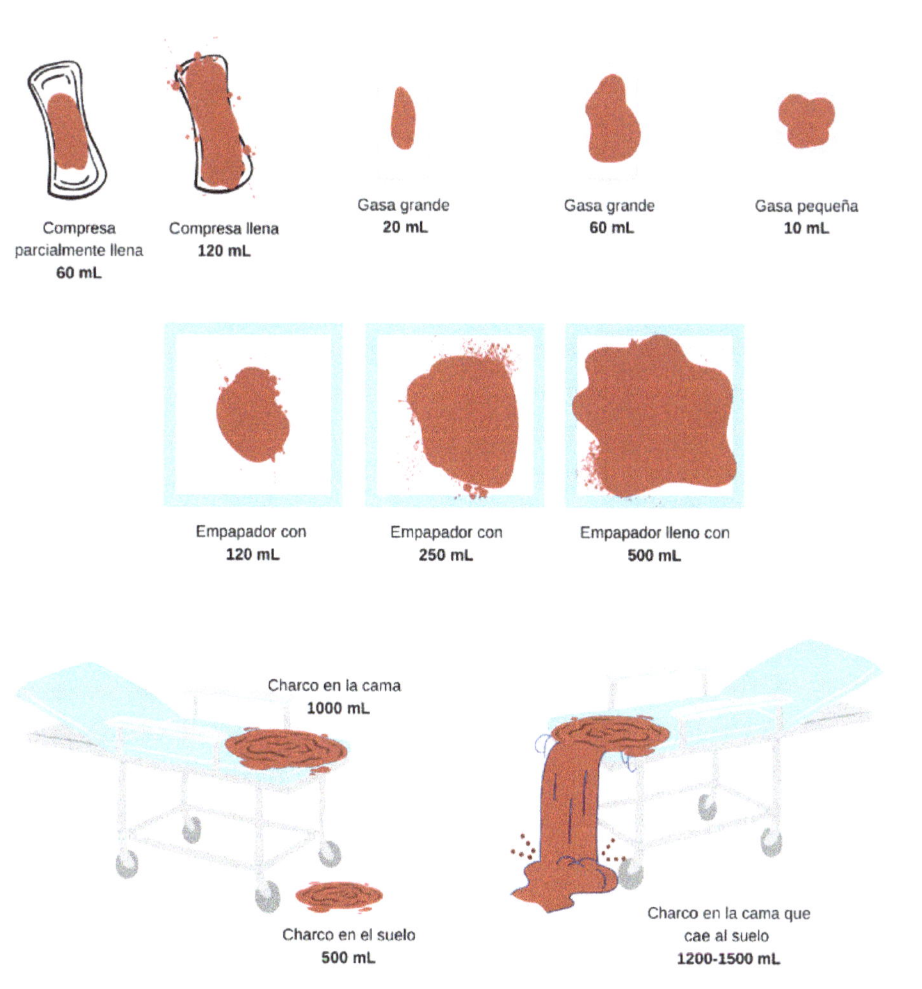

Fuente: Elaboración propia

Otra medida objetiva de la pérdida sanguínea es el BRASS-V (una bolsa de recolección de sangre especialmente diseñada y calibrada).

Por otra parte, la combinación de una escala de activación precoz permite una activación temprana de los protocolos de tratamiento. Se recomienda la vigilancia estrecha de los signos vitales durante el período periparto mediante el uso de escalas como la escala de alerta precoz modificada para la paciente obstétrica (*the Modified Early Obstetric Warning System*, MEOWS, tabla 3):

- Si el MEOWS es 1-3, debe aumentarse la frecuencia de medición de la escala, cada 15 o 30 min según el juicio clínico de la matrona.

- Si el MEOWS es ≥ 4 (o 3 en cualquier parámetro), la matrona debe avisar al médico responsable, asegurándose de que acuda en menos de 30 min si MEOWS 4-6 y en menos de 10 min si MEOWS > 6.

Tabla 3

Escala MEOWS para la detección temprana de las complicaciones maternas

	3	2	1	0	1	2	3
PAs	< 70	70-79	80-89	90-139	140-149	150-159	≥ 160
PAd			≤ 49	50-89	90-99	100-109	≥ 110
FC	< 40	< 40	40-49	50-99	100-109	110-129	≥ 130
SpO_2	< 95			95-100			
FR	≤ 10			11-19	21-24	25-29	≥ 30
Tª (°C)		< 35	35-35,9	36-37,4	37,5-37,9	38,0-38,9	≥ 39
Resp. neurológica				Alerta	Dormida, responde a la voz	Responde solo al dolor	Inconsciente
Diuresis (ml/h)	< 10	10-< 30		No medida			

11.4.6.1 Valoración del riesgo

- Valoración preanestésica: antecedentes médicos, exploración física, analítica general. En cesárea electiva se aconseja que se haga entre la semana 32-34.

- Historia gineco-obstétrica.

- Estudio de anemia.

- Ecografía obstétrica: percentil del peso fetal estimado, alteraciones de la placentación, patología uterina.

- Enfermedades hematológicas: diátesis hemorrágica (menstruación abundante, sangrado mayor espontáneo, epistaxis frecuentes, sangrado gingival abundante, hematomas por lesiones leves, etc.) o trombótica, coagulopatías hereditarias o adquiridas, plaquetopenia, hipofibrinogenemia, uso de fármacos antiagregantes o anticoagulantes, pruebas de coagulación.

- Trastornos hipertensivos del embarazo.

- Rechazo a la transfusión sanguínea (por ejemplo por motivos religiosos, en testigos de Jehová).

11.4.6.2 Optimización

- Optimizar la anemia preparto. La anemia moderada o grave durante el embarazo se ha asociado con un mayor riesgo de parto prematuro, mortalidad materna e infantil y enfermedades infecciosas. También predispone a la HO, dado que existe una asociación entre anemia prenatal (Hb < 9 g/dL) y mayor pérdida de sangre en el periparto. Se recomienda estudiar la causa de la anemia y optimizar a todas las gestantes en quien se detecte Hb < 11 g/dL. Sería recomendable realizarlo en el marco de un programa de *Patient Blood Management* (PBM).

- Identificar y corregir los trastornos de hemostasia, incluyendo el ajuste de los fármacos que afectan a la hemostasia.

- Abordaje multidisciplinar en la gestante de alto riesgo que incluya personal experto, disponibilidad de sangre y derivados, acceso a cuidados intensivos, disponibilidad de terapia de embolización, etc.

- Se recomienda realizar pruebas cruzadas en las gestantes con riesgo moderado y reserva de 2 concentrados de hematíes (CCHH) en las de riesgo alto (Tabla 2).

- Recuperador celular intraoperatorio: Se recomienda solo en cesáreas con alto riesgo de HO o en las gestantes que rechazan la hemotransfusión.

11.4.6.3 Medidas preventivas

- Profilaxis activa del tercer estadio del parto que incluye (ver capítulo de Atonía Uterina):

    - Medidas generales.

    - Administración rutinaria de uterotónicos.

- Uso de ácido tranexámico: Su uso profiláctico parece disminuir las pérdidas sanguíneas y la necesidad de transfusión tras el parto vaginal y en la cesárea electiva, sin aumentar los eventos adversos. No obstante, la evidencia al respecto es limitada y no se recomienda de forma sistemática en todas las cesáreas. Parece razonable usarlo de forma profiláctica en gestante con alto riesgo de HO (especialmente en centros con recursos más limitados) y se recomienda como tratamiento precoz de la HO.

11.4.7 Manejo de la hemorragia postparto

11.4.7.1 Medidas terapéuticas

Se deben abordar 4 aspectos de forma simultánea:

- Comunicación y organización. Es fundamental el tiempo transcurrido hasta la primera acción terapéutica, ya que cuando ese periodo es breve, la probabilidad de lograr una hemostasia exitosa sin inestabilización clínica es elevada. El manejo debe ser llevado a cabo por un equipo multidisciplinar que incluya a obstetras, anestesiólogos, matronas, auxiliares de enfermería y al banco de sangre.

- Investigación de la causa y tratamiento. Para ello hay que tener presentes las 4Ts, aunque en ocasiones puede haber más de una causa. Un factor causal inicial puede acabar desencadenando el resto de mecanismos. Si no sabemos la causa, debemos actuar como si se tratara de una atonía uterina hasta contar con un diagnóstico.

Algoritmo 2

Orden cronológico para la identificación de la etiología y el manejo de la HO

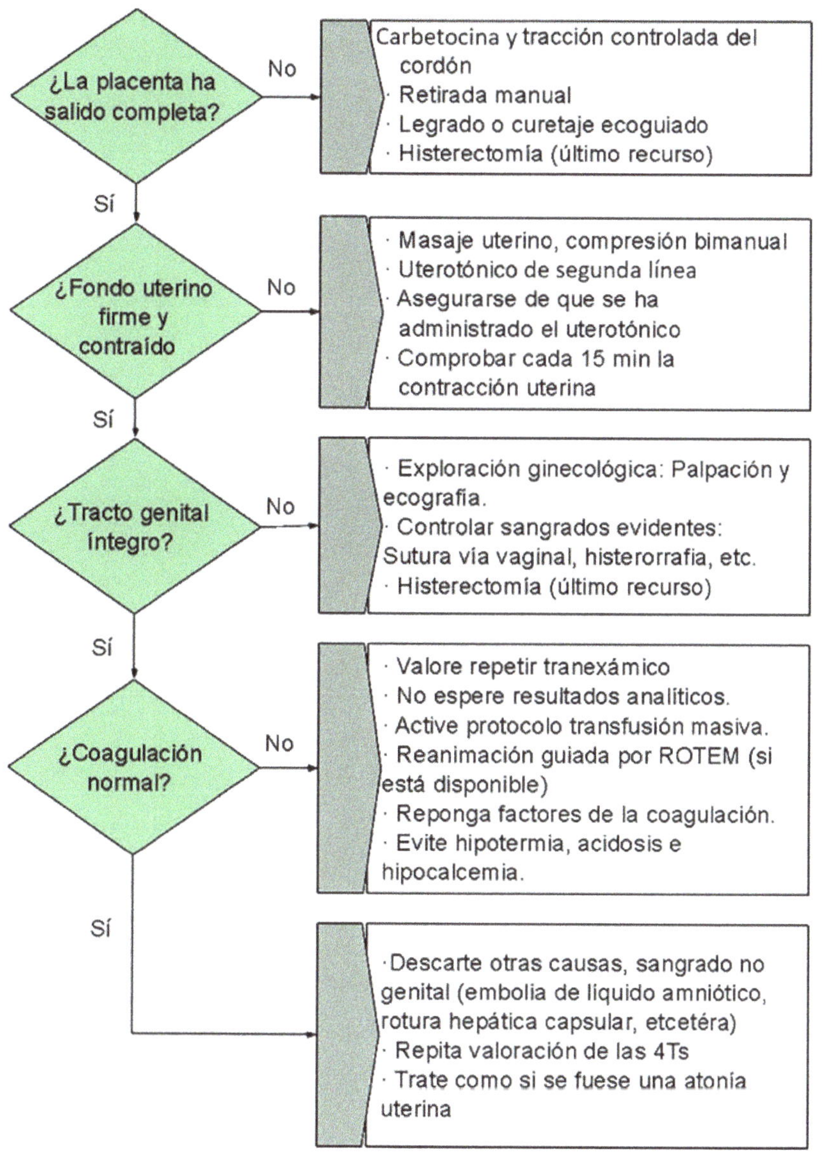

(ECG) Electrocardiograma; (Hb) Hemoglobina; (IV) Intravenoso; (PANI) Presión arterial no invasiva; (PHE) Pérdidas hemáticas estimadas; (SpO$_2$) Saturación plasmática de oxígeno

Fuente: Adaptado de *Queensland Clinical Guidelines. Postpartum haemorrhage Guideline No. MN18.1- V9-R23*

11.4.7.2 Reanimación hemodinámica: principios básicos

Tabla 4
Principios básicos de la reanimación

A, B - Evalúe vía aérea y respiración:

- Administrar O_2 a 10-15 L/min con mascarilla facial, independientemente de la SpO_2 materna.

- Si existe compromiso de la vía aérea debido a un deterioro del nivel de consciencia (*Glasgow Coma Scale* < 8), se debe proteger la vía aérea. Por lo general, el nivel de consciencia y el control de las vías respiratorias mejoran rápidamente una vez que se restablece el volumen circulante.

C - Evalúe la circulación:

- Canalizar 2 vías venosas periféricas de grueso calibre (Ø14-16 G).

- Extraer una muestra sanguínea para:
    - Pruebas cruzadas (mínimo 4 unidades de hematíes).
    - Solicitar analítica urgente: hemograma completo, pruebas de coagulación incluido fibrinógeno, bioquímica, gasometría venosa, calcio iónico y lactato.
      Si existe repercusión clínica, transfundir sangre compatible tan pronto como sea posible, no se debe esperar a los resultados de laboratorio. El marco clínico es el principal determinante de la transfusión.
      Mientras se espera a la disponibilidad de hemoderivados, se deben infundir hasta un máximo de 3,5 L de líquidos calientes (inicialmente 2 L cristaloides isotónicos + 1,5 L isotónicos adicionales o coloides [gelatina succinilada]). Evitar hidroxi-etil-almidón (Voluven®, Volulyte® o IsoHes®).

- Considerar el uso precoz de catecolaminas si inestabilidad hemodinámica.

- Considerar canalización de línea arterial para monitorización de tensión arterial invasiva y gasto cardiaco, y vía central para administración de vasoactivos en pacientes con inestabilidad hemodinámica.

La medición de la hemoglobina en el punto agudo de la hemorragia puede tranquilizar falsamente y retrasar la transfusión. Las estimaciones aisladas de hemoglobina/hematocrito pueden ser engañosas y provocar retrasos en el inicio de la transfusión, por ello se recomienda mediciones repetidas de hemoglobina/hematocrito así como del lactato y el exceso de bases. Se debe recordar que la transfusión de hematíes no está exenta de riesgos. Puede producirse hiperpotasemia secundaria a la transfusión de CCHH con citrato (quelante del calcio que además podría empeorar la hipocalcemia) y a la lisis de algunos hematíes (por rotura por filtros y el uso de equipos de infusión rápida).

11.4.7.3 Reanimación hemostática: hemoderivados y prohemostáticos

La coagulopatía es variable dependiendo de la causa y la cuantía de la hemorragia; suele evolucionar rápidamente, por lo que es más útil realizar observación clínica y pruebas hemostáticas repetidas (que no aisladas).

- Coagulopatía dilucional por pérdida de sangre y factores, asociado a reposición con grandes volúmenes de soluciones hidroelectrolíticas y/o concentrados de hematíes sin el adecuado aporte de plasma fresco congelado, fibrinógeno y/o plaquetas.

- Coagulopatía de consumo cuando la etiopatogenia corresponde a las Ts de trombina y tejido. En este supuesto resulta de gran utilidad el uso de tests viscoelásticos.

- La hiperfibrinolisis está particularmente asociada a la hemorragia obstétrica mayor.

Test viscoelásticos:

Los test viscoelásticos analizan *in vitro* el sistema plasmático de la coagulación, la firmeza y la estabilidad del coágulo. Permite detectar a la cabecera de la paciente fenómenos de hipo/hipercoagulabilidad e hiperfibrinólisis. Se realiza sobre una muestra de sangre total. El dispositivo electrónico esquematiza en una curva los resultados y los expresa en números absolutos en pocos minutos.

Tromboelastometría Rotacional (ROTEM):

La reanimación hemostática en hemorragia obstétrica guiada por ROTEM ha permitido reducir el uso de hemoderivados, la incidencia de histerectomía, la probabilidad de ingreso en unidad de cuidados intensivos (UCI), la duración de la estancia hospitalaria y coste de la hospitalización. Una de sus principales ventajas es que en 5 minutos se pueden obtener datos del estado de la coagulación que permiten dirigir el tratamiento de forma precoz. Tiene un alto valor predictivo negativo, pero conviene recordar que en ausencia de sangrado, no tiene tanta utilidad: «no trate números».

Limitaciones:

- Tratamiento activo con heparina de bajo peso molecular
- Temperatura central <35 °C
- Calcio iónico <1 mmol/L
- pH <7,2
- Hb <7,0 g/dL

Algoritmo 3

Reanimación hemostática guiada por ROTEM para el manejo de la HO

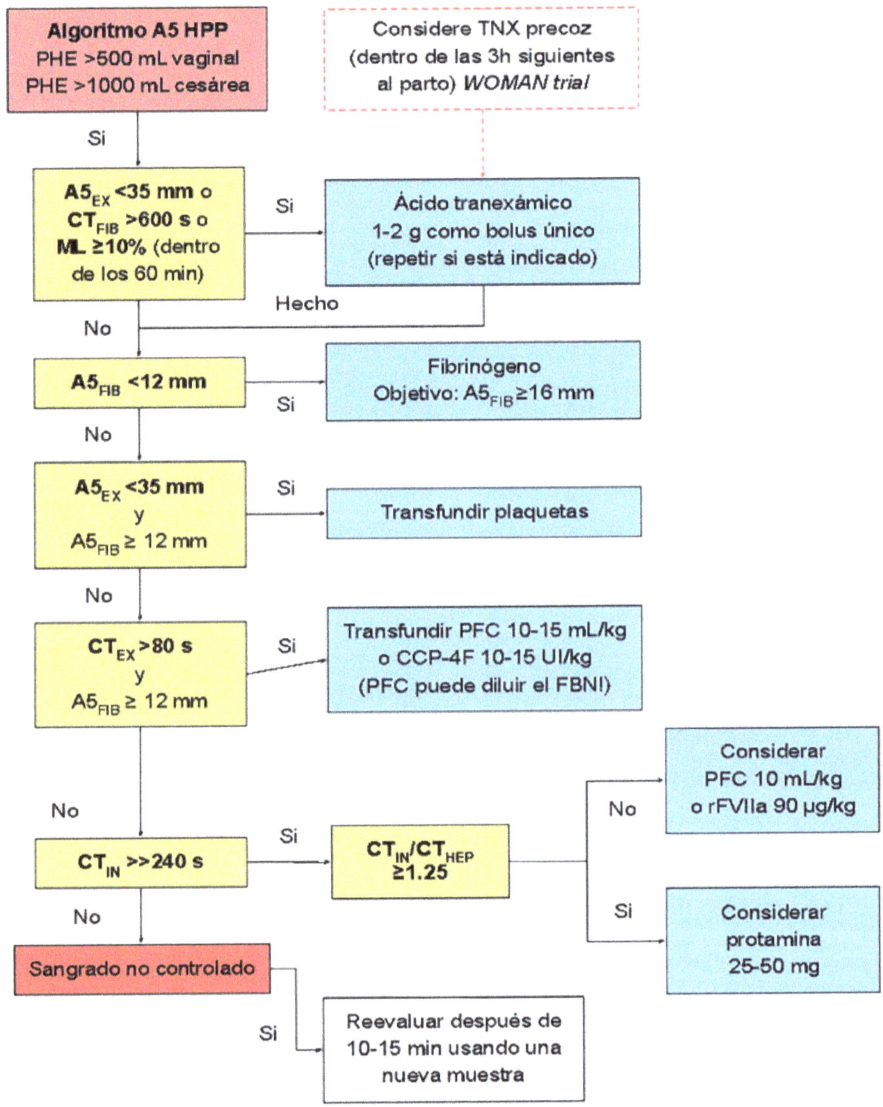

(CCP) complejo protrombínico; (CT) *clotting time*; (ML) lisis máxima; (PHE) pérdidas hemáticas estimadas; rfVIIa: factor VII activado recombinante; (TNX) ácido tranexámico

Fuente: Adaptado de Görlinger, K. *et al.* (2019). The role of evidence-based algorithms for rotational thromboelastometry-guided bleeding management. Korean journal of anesthesiology, 72(4), 297–322. https://doi.org/10.4097/kja.19169 (licencia CC BY-NC)

Tromboelastografía (TEG)

Hasta ahora no ha sido posible elaborar ni validar un algoritmo para guiar la reanimación hemostática guiada por TEG para HO. Se requieren más estudios en este contexto.

11.4.7.4 Hemoderivados

Plasma fresco congelado (PFC)

Indicaciones:
* De forma empírica en caso de hemorragia activa que ha requerido transfusión de al menos 4 CCHH.

* De forma precoz en situaciones en las que se sospecha coagulopatía concomitante (*abruptio placentae*, embolismo de líquido amniótico y/o retraso en el diagnóstico de la HO).

* De forma dirigida en hemorragia activa y PT/PTTa ratio >1,5x o CT EX o EXTEM > 80 s.

Si la hemorragia está controlada y/o si los tiempos de coagulación no están prolongados, no es necesario transfundir PFC.

La utilidad de los tiempos de coagulación es limitada para guiar la transfusión de PFC durante la HO. Un PT/aPTT anormales sugieren progresión hacia un deterioro hemostático significativo, mientras que un PT/aPTT >1,5x normal demuestra que se ha producido un deterioro hemostático grave y establecido.

Se recomienda anticiparse a la solicitud de PFC dado que precisa ser descongelado lo que condiciona un retraso en el suministro (45 min aproximadamente).

No existe una recomendación global respecto a la tasa de transfusión óptima durante la HO, pero teniendo en cuenta que el curso clínico del politrauma parece ser similar al de la HO, se cree que las altas proporciones usadas en politrauma (CH:PFC:PLQ 1:1:1) pueden ser útiles en HO. Se aconseja en todo caso que las decisiones se tomen de manera individualizada guiada por las pruebas hemostáticas.

Dosis: 12-15 mL/kg.

Inconvenientes y precauciones:

- La mayoría de mujeres tendrán tiempos de coagulación normales al momento de su administración, lo que está asociado a un riesgo incrementado de sobrecarga circulatoria post-transfusión (TACO, por sus siglas en inglés) y síndrome de insuficiencia respiratoria aguda relacionada con transfusión (TRALI, por sus siglas en inglés).

- Produce incrementos relativamente pequeños en los niveles de fibrinógeno o incluso puede diluirlo.

Plaquetas

Indicaciones:

- De forma dirigida en caso de hemorragia activa con

    - Recuento plaquetario <75.000/mm3 o

    - A5 EXTEM <35 mm con A5 FIB o FIBTEM ≥12 mm.

- De forma empírica en caso de hemorragia activa que ha requerido transfusión ≥8 CCHH.

11.4.7.5 Prohemostáticos

Antifibrinolíticos. Ácido tranexámico.

Indicaciones:

- Administrar de forma precoz dentro de las 3 primeras horas del diagnóstico y tan pronto como sea posible.

- Administrar independientemente de la etiología del sangrado y de la vía del parto.

- No administrar después de 3 h (ya que no solo no ha demostrado beneficio clínico, sino que también podría ser contraproducente).

Dosis: 1 g inicial, si persiste la hemorragia puede administrarse una 2ª dosis 30 min después. Administrar en bolus lento (15-20 min) y solo por vía IV.

No aumenta de forma estadísticamente significativa el riesgo de evento trombótico.

Fibrinógeno

El fibrinógeno debe ser medido como parte de un test hemostático de rutina, ya que es el factor de la coagulación que primero se consume en caso de hemorragia (a pesar de unos PT/aPTT normales). La medición por fibrinógeno coagulativo (método *Clauss*) es considerado el método de referencia porque es sensible y exacto, en comparación con este, el fibrinógeno derivado (a partir del PT) puede sobreestimar concentraciones de fibrinógeno <1 g/L y subestimar concentraciones de fibrinógeno >3 g/L.

En la gestación existe una hiperfibrinogenemia fisiológica. Además, es útil como marcador pronóstico de la HO: niveles de fibrinógeno en el tercer trimestre <3 g/L (y especialmente <2 g/dL) están asociados con progresión de la hemorragia, incremento en la necesidad de transfusión de hemoderivados y la necesidad de procedimientos invasivos, sin embargo, en estos casos, su administración profiláctica no ha demostrado beneficio.

Estudios observacionales han demostrado que su uso terapéutico mejora la hemostasia clínica y reduce los eventos adversos relacionados con la transfusión de PFC (TACO/TRALI).

Indicaciones:

- De forma dirigida en hemorragia activa con:

    - Fibrinógeno por método *Clauss* <2 g/L (Objetivo: > 2 g/L)

    - A5 EXTEM < 35 mm con A5 FIBTEM < 12 mm (Objetivo ≥ 16 mm)

- De forma precoz en situaciones en las que se sospecha coagulopatía concomitante.

Concentrado de complejo protrombínico (CCP)

En general, no hay evidencia que apoye su uso en coagulopatía secundaria a hemorragia masiva en pacientes sin anticoagulantes orales (contraindicados en el embarazo por ser teratogénicos). Si bien el CCP es seguro durante el embarazo, se recomienda consultar con Hematología. Si se usa, se debe asociar siempre Vitamina K (30 mg) IV y considerar el uso de profilaxis antitrombótica mecánica y farmacológica en cuanto cese el episodio hemorrágico (por el elevado riesgo trombótico).

Indicaciones fuera de guía:

- Como sustituto del PFC en coagulopatía de consumo.

- En caso de coagulopatía hereditaria conocida (déficit de Factor II, déficit severo de Factor X).

Contraindicado en CID.

Dosificación: INR inicial < 4 (25 UI/kg), 4-6 (35 UI/kg), >6 (50 UI/kg).

Factor VII recombinante activado (rFVIIa)

La única indicación aprobada es la hemorragia asociada a déficit grave de Factor VII (Actividad Factor VII < 0,2 UI/mL). No está recomendado el uso rutinario de rFVIIa en HO. Para su administración es imprescindible consultar con Hematología y que se cumplan unas condiciones primero (pH, Hb, fibrinógeno, plaquetas y fibrinolisis).

11.4.7.6 Reanimación metabólica: manejo de la tríada letal

La tríada letal se desarrolla como consecuencia de los cambios metabólicos desencadenados.

Hipotermia

Su etiología es multifactorial y se debe prevenir de forma activa o corregir rápidamente puesto que puede exacerbar la acidosis y producir coagulopatía. La hipotermia produce inhibición de la agregación plaquetaria, disminución de los factores de coagulación, disminución de la síntesis de fibrinógeno e hiperfibrinolisis. Estas alteraciones son reversibles si se restituye la temperatura corporal a 37 °C; para ello se deben emplear medidas activas como la administración de fluidos calientes, el uso de medios físicos externos (mantas de calor) y el mantenimiento de una temperatura ambiental apropiada.

Lactato y déficit de bases

Los niveles y la evolución del lactato y del déficit de bases son indicadores de hipoperfusión y se han correlacionado con la mortalidad, la necesidad de transfusión y la coagulopatía. En la última revisión de la *Advanced Trauma Life Support* (ATLS), el déficit de bases adquiere gran relevancia como marcador por su correlación con el grado de hipovolemia por hemorragia.

Acidosis metabólica

Si bien no existen guías específicas para el manejo de la acidosis metabólica en pacientes con shock hemorrágico ni hay ensayos clínicos aleatorizados que establezcan un umbral de pH a revertir, parece razonable mantener un pH > 7,2 ya que existe evidencia de que por debajo de ese nivel hay alteraciones cardiovasculares (depresión cardíaca, vasodilatación, hipotensión, bradicardia), disfunción de factores de la coagulación y alteración en la respuesta a las catecolaminas.

Hipocalcemia

Se recomienda monitorizar los niveles de calcio iónico y hacer reposición para mantener niveles $\geq$ 1 mmol/L. Se recomienda reponer el calcio con cloruro cálcico como primera elección porque contiene 3 veces más de calcio elemental que el gluconato cálcico. El calcio tiene efectos en la contractilidad cardíaca, el tono vascular y es cofactor de la coagulación; sus niveles pueden disminuir a causa del citrato de los productos hemáticos transfundidos y por el consumo durante la hemorragia.

11.4.8 Recomendaciones respecto a la técnica anestésica

- En caso de inestabilidad hemodinámica y/o hemorragia activa grave está contraindicada la anestesia neuroaxial y se debe realizar una anestesia general aún en presencia de un catéter epidural funcionante.

- La anestesia general es preferible además en pacientes con coagulopatía sospechada/confirmada.

- Durante la retirada manual/curetaje ecoguiado de restos placentarios, no hay ventaja de una técnica anestésica sobre la otra, depende de la estabilidad clínica y se debe considerar el potencial riesgo de broncoaspiración en el postparto inmediato.

11.4.9 Pronóstico

La hemorragia obstétrica (HO) es una complicación obstétrica mayor relacionada con el aumento de morbimortalidad materna. Aunque la gran mayoría se identifica y se trata con éxito, el shock hemorrágico contribuye de manera significativa a la morbilidad materna grave y a la discapacidad a largo plazo. La hemorragia obstétrica es la principal causa de mortalidad materna en todo el mundo (principalmente en países de bajos ingresos), y más de dos terceras partes de las muertes reportadas ocurrieron en el periodo postparto. La tasa de mortalidad materna por hemorragia obstétrica en España es de 0,65 por cada 100.000 nacidos vivos.

Morbilidad materna grave asociada a la HO:

- Anemia ferropénica y síndrome anémico.

- Fallo orgánico: Fallo hepático, síndrome de distrés respiratorio, edema pulmonar, insuficiencia renal aguda.

- Coagulopatía/coagulación intravascular diseminada.

- Trombosis venosa y eventos embólicos.

- Las complicaciones derivadas de la transfusión de hemoderivados, de la técnica anestésica y de las técnicas intervencionistas y/o quirúrgicas.

- Isquemia pituitaria (síndrome de Sheehan) con déficit de prolactina y fallo para la lactancia.

- Pérdida de fertilidad.

- Depresión postparto.

Bibliografía

1. Amgalan, A., Allen, T., Othman, M., & Ahmadzia, H. K. (2020). Systematic review of viscoelastic testing (TEG/ROTEM) in obstetrics and recommendations from the women's SSC of the ISTH. *Journal of thrombosis and haemostasis : JTH, 18*(8), 1813–1838. https://doi.org/10.1111/jth.14882

2. Begley, C. M., Gyte, G. M., Devane, D., McGuire, W., Weeks, A., & Biesty, L. M. (2019). Active versus expectant management for women in the third stage of labour. *The Cochrane database of systematic reviews, 2*(2), CD007412. https://doi.org/10.1002/14651858.CD007412.pub5

3. Carroli, G., Cuesta, C., Abalos, E., & Gulmezoglu, A. M. (2008). Epidemiology of postpartum haemorrhage: a systematic review. *Best practice & research. Clinical obstetrics & gynaecology, 22*(6), 999–1012. https://doi.org/10.1016/j.bpobgyn.2008.08.004

4. Collins, P. W., Bell, S. F., de Lloyd, L., & Collis, R. E. (2019). Management of postpartum haemorrhage: from research into practice, a narrative review of the literature and the Cardiff experience. *International journal of obstetric anesthesia, 37*, 106–117. https://doi.org/10.1016/j.ijoa.2018.08.008

5. Collis, R. E., & Collins, P. W. (2015). Haemostatic management of obstetric haemorrhage. *Anaesthesia, 70 Suppl 1*, 78–e28. https://doi.org/10.1111/anae.12913

6. Committee on Practice Bulletins-Obstetrics (2017). Practice Bulletin No. 183: Postpartum Hemorrhage. *Obstetrics and gynecology, 130*(4), e168–e186. https://doi.org/10.1097/AOG.0000000000002351

7. Ende, H. B., Lozada, M. J., Chestnut, D. H., Osmundson, S. S., Walden, R. L., Shotwell, M. S., & Bauchat, J. R. (2021). Risk Factors for Atonic Postpartum Hemorrhage: A Systematic Review and Meta-analysis. *Obstetrics and gynecology, 137*(2), 305–323. https://doi.org/10.1097/AOG.0000000000004228

8. Escobar, M. F., Nassar, A. H., Theron, G., Barnea, E. R., Nicholson, W., Ramasauskaite, D., Lloyd, I., Chandraharan, E., Miller, S., Burke, T., Ossanan, G., Andres Carvajal, J., Ramos, I., Hincapie, M. A., Loaiza, S., Nasner, D., & FIGO Safe Motherhood and Newborn Health Committee (2022). FIGO recommendations on the management of postpartum hemorrhage 2022. *International journal of gynaecology and obstetrics: the official organ of the International Federation of Gynaecology and Obstetrics, 157 Suppl 1*, 3–50. https://doi.org/10.1002/ijgo.14116

9. Farber, M. K., Sadana, N., Kaufman, R. M., Liu, X., & Kodali, B. S. (2014). Transfusion ratios for postpartum hemodilutional coagulopathy: an in vitro thromboelastographic model. *American journal of obstetrics and gynecology, 210*(4), 323.e1–323.e7. https://doi.org/10.1016/j.ajog.2013.11.029

10. García-Tizón Larroca, S., Arévalo-Serrano, J., Ruiz Minaya, M., Paya Martinez, P., Perez Fernandez Pacheco, R., Lizarraga Bonelli, S., & De Leon Luis, J. (2022). Maternal mortality trends in Spain during the 2000-2018 period: the role of maternal origin. *BMC public health, 22*(1), 337. https://doi.org/10.1186/s12889-022-12686-z

11. Görlinger, K., Pérez-Ferrer, A., Dirkmann, D., Saner, F., Maegele, M., Calatayud, Á., & Kim, T. Y. (2019). The role of evidence-based algorithms for rotational thromboelastometry-guided bleeding

management. *Korean journal of anesthesiology, 72*(4), 297–322. https://doi.org/10.4097/kja.19169

12. Guasch, E., Brogly, N., Mercier, F. J., Ioscovich, A., Weiniger, C. F., Lucas, N., Chassard, D., Kranke, P., Whitaker, D., Geldner, G., Sabelnikovs, O., & de Robertis, E. (2020). European minimum standards for obstetric analgesia and anaesthesia departments: An experts' consensus. *European journal of anaesthesiology, 37*(12), 1115–1125. https://doi.org/10.1097/EJA.0000000000001362

13. Klein, A. A., Arnold, P., Bingham, R. M., Brohi, K., Clark, R., Collis, R., Gill, R., McSporran, W., Moor, P., Rao Baikady, R., Richards, T., Shinde, S., Stanworth, S., & Walsh, T. S. (2016). AAGBI guidelines: the use of blood components and their alternatives 2016. *Anaesthesia, 71*(7), 829–842. https://doi.org/10.1111/anae.13489.

14. Leduc, D., Senikas, V., & Lalonde, A. B. (2018). No. 235-Active Management of the Third Stage of Labour: Prevention and Treatment of Postpartum Hemorrhage. *Journal of obstetrics and gynaecology Canada : JOGC = Journal d'obstetrique et gynecologie du Canada : JOGC, 40*(12), e841–e855. https://doi.org/10.1016/j.jogc.2018.09.024

15. Li, C., Gong, Y., Dong, L., Xie, B., & Dai, Z. (2017). Is prophylactic tranexamic acid administration effective and safe for postpartum hemorrhage prevention?: A systematic review and meta-analysis. *Medicine, 96*(1), e5653. https://doi.org/10.1097/MD.0000000000005653

16. Novikova, N., Hofmeyr, G. J., & Cluver, C. (2015). Tranexamic acid for preventing postpartum haemorrhage. *The Cochrane database of systematic reviews,* (6), CD007872. https://doi.org/10.1002/14651858.CD007872.pub3

17. Papazian, J., & Kacmar, R. M. (2017). Obstetric Hemorrhage: Prevention, Recognition, and Treatment. *Advances in anesthesia, 35*(1), 65–93. https://doi.org/10.1016/j.aan.2017.07.004

18. Say, L., Chou, D., Gemmill, A., Tunçalp, Ö., Moller, A. B., Daniels, J., Gülmezoglu, A. M., Temmerman, M., & Alkema, L. (2014). Global causes of maternal death: a WHO systematic analysis. *The Lancet. Global health, 2*(6), e323–e333. https://doi.org/10.1016/S2214-109X(14)70227-X

19. Sentilhes, L., Vayssière, C., Deneux-Tharaux, C., Aya, A. G., Bayoumeu, F., Bonnet, M. P., Djoudi, R., Dolley, P., Dreyfus, M., Ducroux-Schouwey, C., Dupont, C., François, A., Gallot, D., Haumonté, J. B., Huissoud, C., Kayem, G., Keita, H., Langer, B., Mignon, A., Morel, O., Goffinet, F. (2016). Postpartum hemorrhage: guidelines for clinical practice from the French College of Gynaecologists and Obstetricians (CNGOF): in collaboration with the French Society of Anesthesiology and Intensive Care (SFAR). *European journal of obstetrics, gynecology, and reproductive biology, 198*, 12–21. https://doi.org/10.1016/j.ejogrb.2015.12.012

20. WOMAN Trial Collaborators (2017). Effect of early tranexamic acid administration on mortality, hysterectomy, and other morbidities in women with post-partum haemorrhage (WOMAN): an international, randomised, double-blind, placebo-controlled trial. *Lancet (London, England), 389*(10084), 2105–2116. https://doi.org/10.1016/S0140-6736(17)30638-4

CAPÍTULO 11.5

TRASTORNOS HIPERTENSIVOS DEL EMBARAZO

Leire Larrañaga Altuna, Cristina Rodríguez-Cosmen

11.5.1 Introducción

La preeclampsia (PE) es una enfermedad multisistémica englobada dentro de los trastornos hipertensivos del embarazo (THE). Su incidencia está en aumento y se estima que afectan al 5-10 % de la población obstétrica[1]. Presenta una elevada morbilidad materna y neonatal y es la 2ª causa de mortalidad materna en los países desarrollados[2].

Tabla 1

Trastornos hipertensivos del embarazo[3]

Hipertensión arterial crónica	HTA desde antes del embarazo y/o antes de la semana 20
Hipertensión gestacional	HTA en gestante de ≥ 20 semanas o puérpera hasta 6ª semana sin proteinuria ni signos de gravedad (sin afectación de los órganos diana)
Preeclampsia (PE)	HTA en gestante de ≥ 20 semanas o puérpera hasta 6ª semana[4] asociado a proteinuria u otras disfunciones de órganos maternos con signos de gravedad
Hipertensión crónica con HTA gestacional añadida	Empeoramiento brusco (aumento del 20 %) de las cifras sin afectación de los órganos diana
Hipertensión crónica con PE añadida	Empeoramiento brusco (aumento del 20 %) de las cifras de PA con afectación de los órganos diana
Síndrome de HELLP	Variante de la PE que se diagnostica cuando aparece: Hemólisis: (LDH x2 veces el límite superior de la normalidad) Elevación de enzimas hepáticas (AST o ALT x2 el límite superior de la normalidad) y descenso de plaquetas (< 100.000 /mm³)
Eclampsia	Convulsiones tónico-clónicas o coma en gestante de ≥ 20 semanas o puérpera hasta 6ª semana no atribuibles a otra causa

(HTA) Hipertensión arterial; (PA) Presión arterial; (LDH) Lactato deshidrogenasa; (AST) Aspartato aminotransferasa; (ALT) alanina aminotransferasa

Las guías internacionales[5] han modificado los criterios diagnósticos de PE y la proteinuria ha dejado de ser un criterio indispensable.

Tabla 2
Criterios diagnósticos de PE[6]

Gestación de >20 semanas o puerperio hasta 6 semanas postparto con:

Hipertensión:

- PAS ≥ 140 mmHg o PAD ≥ 90 mmHg en 2 ocasiones separada de 4 horas

- PAS ≥160 mmHg o PAD ≥ 110 mmHg repetida en intervalo de 15 minutos

+ al menos una de las siguientes:

- **Proteinuria:** ≥ 300 mg/24 h, PCOR proteína/creatinina ≥ 0,3 mg/mg o *dipstick* ≥ 2+

- **Disfunción uteroplacentaria:** restricción del crecimiento fetal

- ≥ 1 criterio de gravedad de la PE (Tabla 3)

(PAS) Presión arterial sistólica; (PAD) Presión arterial diastólica; (PCOR) Ratio proteína/creatinina en orina

Tabla 3
Criterios de gravedad de PE

Gestante/puérpera diagnosticada de PE con:

1. **HTA severa:** PAS ≥160 mmHg o PAD ≥110 mmHg en dos ocasiones separadas por 4 h.

2. **Afectación hematológica:** Trombocitopenia <100.000/mm^3

3. **Afectación hepática:** elevación de las enzimas hepáticas (AST o ALT x2 el límite superior de la normalidad), dolor persistente en el hipocondrio derecho o epigastralgia que no puede explicarse por otra causa y no mejora con tratamiento

4. **Afectación renal:** creatinina >1,1-1,2 mg/dL o valor basal duplicado

5. **Afectación neurológica:** síntomas cerebrales o visuales de reciente aparición como hiperreflexia con clonus o cefalea intensa o alteraciones visuales

6. **Sobrecarga hídrica:** edema agudo de pulmón

(PAS) Presión arterial sistólica; (PAD) Presión arterial diastólica; (AST) Aspartato animotransferasa; (ALT) alanina aminotransferasa

MANUAL PRÁCTICO DE ANESTESIA OBSTÉTRICA

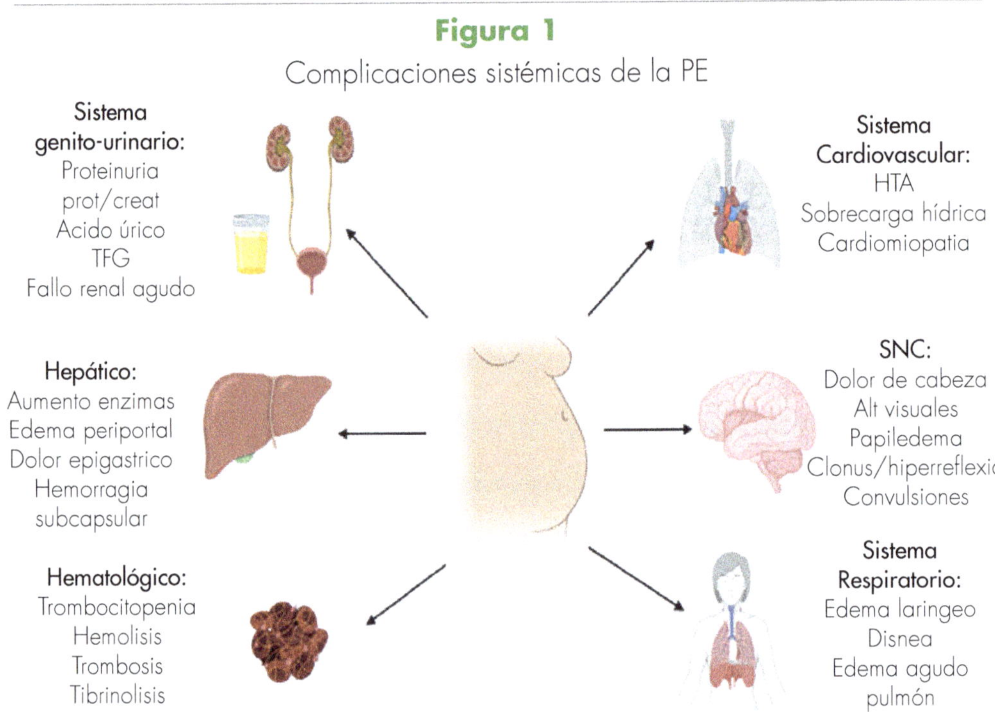

Figura 1

Complicaciones sistémicas de la PE

(TFG) Tasa de filtrado glomerular; (HTA) Hipertensión arterial; (SNC) Sistema nervioso central

Fuente: Realizada por autoras con BioRender.com

11.5.2 Analgo-anestesia en la preeclampsia

Durante el trabajo de parto, se recomienda la instalación temprana[7] del catéter epidural para analgesia del trabajo de parto ante la posible caída del recuento plaquetario y la posibilidad de conversión a anestesia epidural para una cesárea. En la cesárea la anestesia neuroaxial es la técnica de elección[8]. En caso de no disponer de un catéter epidural, se prefiere la anestesia espinal.

Los *vasopresores* α-agonistas en perfusión continua (fenilefrina o noradrenalina [NA][9,10]) son de elección para la profilaxis y tratamiento de la hipotensión postanestesia intradural. En las gestantes con gasto cardíaco (GC) comprometido se prefiere la NA ya que ha demostrado ser superior a la fenilefrina por su ligero efecto β-agonista[11,12]. No se recomienda la carga de fluidos de rutina para la prevención y tratamiento de la hipotensión. En los casos graves, se recomienda seguir una fluidoterapia guiada por objetivos a través de la monitorización hemodinámica no invasiva o mínimamente invasiva[13].

En caso de necesitar anestesia general, es fundamental realizar tratamiento profiláctico del pico hipertensivo secundario a la instrumentalización de la vía aérea.

Tabla 4

Fármacos utilizados para atenuar la respuesta hipertensiva en la inducción

Fármaco	Dosis	Comentarios
Esmolol	1-2 mg/kg	No existe evidencia suficiente para recomendar un fármaco sobre otro
Labetalol	20 mg (hasta 1 mg/kg)	
Nitroglicerina	1,5-2,5 mcg/kg	
Remifentanilo[14]	0,3-0,5 µg/kg	La neuroprotección materna podría justificar el riesgo de depresión neonatal
Alfentanilo	7,5-10 µg/kg	
Fentanilo	1-3 µg/kg	
Sulfato magnesio SO_4Mg	30-40 mg/kg	A pesar del riesgo de intoxicación la amplia experiencia demuestra su seguridad y eficacia[15,16]
Lidocaína	0,5 mg/kg	No se recomienda por su menor efecto en gestantes con PE

En gestantes con PE grave y perfusión del SO_4Mg hay que tener en cuenta las posibles interacciones:

Tabla 5

Interacciones del SO_4Mg con anestesia

Interacción	Recomendación
Relajantes musculares no despolarizantes (RMND)	Monitorización del bloqueo neuromuscular
Riesgo de atonía uterina	Evitar los anestésicos halogenados en el mantenimiento de la anestesia general
	Son necesarias dosis mayores de uterotónicos en la profilaxis de atonía uterina (mayor ED 90 oxitocina[17])
Riesgo para depresión respiratoria postoperatoria asociada a la administración de opioides neuroaxiales	Monitorización estrecha del nivel de consciencia y de la respiración (frecuencia respiratoria y $SatO_2$) al menos una vez cada hora durante las primeras 12 h y luego al menos una vez cada 2 h las siguientes 12-24 h[18]

Se recomienda una analgesia multimodal en el postoperatorio de todas las cesáreas mediante una combinación de paracetamol, AINES y opioides neuroaxiales[19]. Se recomienda no utilizar AINEs en aquellas mujeres con hipertensión grave, insuficiencia renal o trombocitopenia.

El fármaco de elección para la prevención de la atonía uterina de las mujeres con PE es la oxitocina y en mujeres con PE severa y tratamiento con SO_4Mg se requieren dosis mayores[17]. Se ha demostrado que la carbetocina es una alternativa eficaz y segura en las mujeres sin cardiopatía asociada[20,21,22], evitando la necesidad de dilución y por lo tanto de sobrecarga de volumen, aunque aún no está aprobado por ficha técnica en las gestantes con PE.

En mujeres con PE la incidencia de hemorragia postparto es mayor[23]. Carboprost es el uterotónico de 2ª línea aunque debe administrarse con cautela en casos de HTA mal controlada. El misoprostol sublingual es el fármaco de 3ª línea y es seguro en la PE. La metilergometrina está contraindicada por sus efectos sobre la presión arterial. Dada la limitación del tratamiento farmacológico de la atonía uterina se deben considerar las medidas no-farmacológicas de forma precoz (balón de Bakri).

11.5.3 Manejo de la preeclampsia con criterios de gravedad

11.5.3.1 Monitorización y cuidados durante el parto

Tabla 6

Monitorización y cuidados durante el parto en la PE con criterios de gravedad

Presión arterial (PA)	Cada 15 minutos inicialmente Horaria si hay buen control Valorar PA invasiva si hay inestabilidad hemodinámica o toma repetida de muestras arteriales.
Sondaje vesical	Indicado en PE con criterios de gravedad, insuficiencia renal y/u oliguria
Fluidoterapia	Restringir a 80 ml/h (incluyendo diluciones, perfusiones e ingesta oral) Balance hídrico cada 12 h Si hay fracaso renal y/u oliguria fluidoterapia guiada por objetivos con monitorización no invasiva (ecocardiografía/Clear Sight)
Analítica*	En función de la evolución y el estado materno valorar repetir cada 6-12 h. En HELLP control estricto por riesgo de empeoramiento de plaquetopenia. Dieta absoluta (salvo sorbos de agua o cubitos hielo para confort)
Otros	Monitorización de signos de intoxicación de magnesio

* Control analítico: Hemograma completo, función renal (con ácido úrico, creatinina, urea, ionograma), LDH, AST y ALT

11.5.3.2 Crisis hipertensivas

La HTA mal controlada es la causa más frecuente de ictus y muerte en mujeres con PE. Ante un episodio de HTA grave y persistente ($\geq$ 160/110 mmHg durante $\geq$ 15 minutos[24]), se recomienda iniciar en los siguientes 30-60 minutos el tratamiento antihipertensivo de primera línea (Tabla 7). Las cifras objetivo son 140-150/90-100 mmHg evitando descensos súbitos o excesivos (PAD < 85 mmHg) que puedan disminuir el flujo uteroplacentario[25].

Ningún antihipertensivo de primera línea es superior respecto a los demás. Se recomienda empezar con un fármaco a dosis crecientes según la respuesta y si no se obtiene un correcto control a pesar de la dosis máxima agregar un segundo o tercero[24]. En el caso del labetalol e hidralazina se recomienda su administración inicial en bolus hasta alcanzar el objetivo de PA. Si no se consigue la PA objetivo a pesar de los fármacos de primera línea se deberá pasar a los de 2ª línea (Tabla 7). Si la crisis hipertensiva no se controla a pesar del tratamiento con tres fármacos a dosis plenas está indicada la finalización de la gestación[26].

Tabla 7

Fármacos de primera y segunda línea para el tratamiento de las crisis hipertensivas de la PE

		DOSIS	CONTRAINDI-CACIONES	EF. SECUN-DARIOS	CONSIDERACIONES
1ª LÍNEA	LABETA-LOL	Bolus: 20 mg en 2'. Repetir cada 10' duplicando dosis hasta alcanzar PA objetivo: 20-40-80-80 mg. Máx. 300 mg BPC: iniciar a 20 mg/h. Duplicar cada 15-30' hasta alcanzar PA objetivo. Máx. 160 mg/h	Asma corticode-pendiente EPOC Bloqueos cardíacos Insuficiencia cardíaca Feocromocitoma	Maternas Hipotensión ortostática Cefalea Rush Náuseas / vómitos Broncoespasmo Hipoglicemia Neonatales Bradicardia fetal y neonatal Hipoglicemia	En la madre: • Detener BPC si FC < 60 lpm o PAS<130 mmHg • Monitorización de glicemia en diabéticas En el neonato: • En prematuros espaciar lo máximo posible del nacimiento • Detener perfusión si hay bradicardia fetal • Descartar en el recién nacido: bradicardia, hipotensión e hipoglicemia

		DOSIS	CONTRAINDI-CACIONES	EF. SECUN-DARIOS	CONSIDERACIONES
1ª LÍNEA	HIDRA-LAZINA	Bolus: 10 mg en 2' Repetir cada 20' hasta alcanzar PA objetivo. Máx. 30 mg Perfusión: 0,5-10 mg/h	Porfiria aguda LES idiopático Taquicardia materno-fetal Cor pulmonale IC con FEVI preservada Coronariopatía	Taquicardia refleja Cefalea Rubor	
	NIFEDI-PINO (libe-ración inme-diata)	Dosis inicial: 10 mg VO Repetir 20 mg cada 20' hasta alcanzar PA objetivo. Máx. 60 mg Mantenimiento: 10-20 mg/ 6-8 h	Estenosis aórtica severa IAM reciente (un mes) Angina inestable Estenosis intestinal	Taquicardia Cefalea Edema Interacción con magnesio	No administrar por vía sublingual por riesgo de hipotensión severa
2ª LÍNEA	URAPI-DIL	Bolus: 25 mg Repetir cada 5' hasta alcanzar PA objetivo. Máx. 125 mg	Estenosis del istmo de la aorta Fístulas A-V Ojo en IC de causa mecánica	Náuseas Vértigo Cefalea Hipotensión ortostática Palpitaciones Bradicardia	No tiene efectos sobre el flujo uteroplacentario
	NTG	Perfusión: iniciar a 5 mcg/min. Doblar dosis cada 5' hasta alcanzar PA objetivo. Máx. 100 mcg/min	Hipovolemia Anemia grave Hemorragia intracraneal Encefalopatía HTA TCE con HTIC Miocardiopatía obstructiva	Cefalea transitoria Rubor Náuseas Taquicardia	Útil en casos de EAP, HTP e isquemia

(PA) Presión arterial; (BPC) Bomba de perfusión continua; (EPOC) Enfermedad pulmonar obstructiva crónica; (FC) Frecuencia cardíaca; (Lpm) Latidos por minuto; (LES) Lupus eritematoso sistémico; (IC) Insuficiencia cardíaca; (FEVI) Fracción de eyección del ventrículo izquierdo; (IAM) Infarto agudo de miocardio; (EAP) Edema agudo de pulmón; (HTP) Hipertensión pulmonar; (NTG) Nitroglicerina; (VO) Vía oral

El uso de otros antihipertensivos es controvertido. El nitroprusiato podría ser útil en casos de HTA refractaria y administrado durante un corto periodo de tiempo por la toxicidad neonatal por tiocianato en perfusiones de > 4 h[26]. El clevidipino no ha demostrado seguridad durante el embarazo y parto en estudios de animales por lo que su uso en casos de HTA refractaria quedaría fuera de ficha técnica[27].

11.5.3.3 Prevención de las convulsiones

Indicado en casos de PE con criterios de gravedad.

Tabla 8
Prevención de las convulsiones con sulfato de magnesio

Dosis	Bolus 4,5 g en 30' Perfusión: 1 g/h (0,5 g/h si oliguria/ fracaso renal) hasta 24 h postparto
Efectos secundarios	Hipotensión, rubor, pérdida de ROTs, náuseas/vómitos, debilidad muscular, depresión respiratoria y SNC, atonía uterina
Contraindicaciones	Miastenia gravis
Interacciones farmacológicas	Potencia efecto de RMND, calcio antagonistas y depresores de SNC El uso simultáneo con el calcio neutraliza su efecto

(ROT) Reflejo osteotendinoso; (SNC) Sistema nervioso central; (PCR) Parada cardiorrespiratoria; (RMND) Relajantes neuromusculares no despolarizantes

Monitorización y toxicidad

Existe buena correlación entre los signos y síntomas de toxicidad y los niveles de magnesemia (Tabla 10), por lo que la monitorización debe ser clínica[24] y su medición en sangre no está indicada de forma rutinaria (Tabla 9).

Tabla 9

Monitorización de niveles de magnesemia en gestantes a tratamiento con SO_4Mg

Monitorización clínica	Medición de la magnesemia
De rutina. Valorar cada 1-2 horas:	Indicado solo en los siguientes casos:
• Reflejo rotuliano: debe estar presente • Diuresis: > 30 ml/h • Frecuencia respiratoria: > 12 rpm • Saturación O_2	• Oliguria y/o fracaso renal agudo • Convulsiones recurrentes y refractarias al tratamiento con magnesio • Sospecha de intoxicación por magnesio

El tratamiento en caso de sospecha de intoxicación consiste en el abordaje ABC seguido de la administración de 1 g de gluconato calcio EV en 3-5 minutos. Se podría repetir la dosis si no hay respuesta.

Tabla 10

Signos y síntomas según el nivel de magnesemia

Magnesemia (mg/dL)	SIGNOS Y SÍNTOMAS[28]
1,6-2,6	Valores normales
4,2-8,4	Asintomática (rango terapéutico)
6-12	Cambios en ECG, alargamiento PR, ensanchamiento QRS
9-12	Disminución de ROT, dificultad para hablar, náuseas, diplopía, somnolencia, debilidad, hipotensión arterial, pérdida de ROT
> 12	Pérdida de ROTs, bradipnea
> 18	Parálisis muscular y paro respiratorio, depresión SNC, bloqueo SA y AV, asistolia

(ECG) Electrocardiograma; (ROT) Reflejo osteotendinoso; (SNC) Sistema nervioso central; (SA) Seno auricular; (AV) Auriculoventricular

Tabla 11

Complicaciones graves en gestantes con PE[29]

SISTEMA	COMPLICACIÓN
Cardiovascular	• HTA refractaria • Insuficiencia cardíaca • Isquemia miocárdica
Respiratorio	• Edema pulmonar
SNC	• Eclampsia • Hemorragia cerebral • Desprendimiento de retina • Síndrome de encefalopatía posterior reversible (PRES) • Ceguera cortical
Genitourinario	• Insuficiencia renal

SISTEMA	COMPLICACIÓN
Hepático	• Insuficiencia hepática • Síndrome HELLP • Hematoma subcapsular • Rotura hepática
Hematológico	• Trombocitopenia • CID
Fetoplacentario	• Oligohidramnios • CIR, bajo peso al nacimiento • Prematuridad • Abruptio placentae, desprendimiento prematuro de membranas con sufrimiento fetal • Óbito fetal: muerte
Obstétricas	• Hemorragia obstétrica • *Abruptio placentae*

(CID) Coagulación intravascular diseminada; (CIR) Retraso del crecimiento intrauterino; (HTA) Hipertensión arterial

11.5.4.1 Síndrome HELLP

Es una variante de la preeclampsia, con hemólisis, elevación de las enzimas hepáticas y plaquetopenia. Existen formas parciales y hasta el 15-20 % de los casos puede presentarse sin HTA y/o proteinuria. La mayoría de los casos se dan en el tercer trimestre, aunque hasta el 15-30 % puede debutar en el puerperio (sobre todo las primeras 48 horas)[30].

Los síntomas más frecuentes son las náuseas y vómitos, dolor en hipocondrio derecho o epigastrio, malestar general, hiperreflexia, cefalea y edema. El diagnóstico se basa en criterios analíticos.

Tabla 12
Criterios diagnósticos del síndrome de HELLP[31]

Hemólisis	Más utilizado: LDH > 600 UI/L Otros: esquistocitos en frotis, aumento de bilirrubina total/ indirecta o disminución de haptoglobina plasmática
Elevación de enzimas hepáticas	AST y/o ALT =>70 UI/L o el doble del límite alto de la normalidad
Plaquetopenia	<100.000/mm³
Si 3 criterios: HELLP completo. Si 2 criterios HELLP parcial	

(LDH) Lactato deshidrogenasa; (AST) Aspartato animotransferasa; (ALT) Alanina transferasa

El síndrome de HELLP presenta alta morbilidad, lo que lleva a complicaciones potencialmente mortales tanto para la madre como para el feto.

En cuanto a la vía de parto, en ausencia de contraindicación y si las condiciones obstétricas lo permiten la vía vaginal es la de elección. La analgo-anestesia neuroaxial es de elección, siempre que el recuento plaquetario y la coagulación lo permitan. En el síndrome HELLP el deterioro de la plaquetopenia puede ser muy rápido por lo que se recomienda realizar controles cada 6 horas[32].

A la espera de finalizar la gestación y la resolución del cuadro el tratamiento es de soporte materno[33]. Como en toda PE con criterios de gravedad se debe realizar control y tratamiento de las crisis hipertensivas y prevención de las convulsiones con $MgSO_4$. El tratamiento con corticoides para prevenir las complicaciones maternas es controvertido. Se ha demostrado que su administración mejora la cifra de plaquetas[34,35], pero sin beneficio en cuanto a morbimortalidad materna. La transfusión de plaquetas está indicada en recuentos <50.000/mm³ en cesáreas y <20.000-25.000/mm³ en los partos vaginales y ante una hemorragia activa[36].

11.5.5 Eclampsia

Definida por la aparición de 1 o más convulsiones tónico-clónicas no relacionadas con otra condición médica en una gestante con un trastorno hipertensivo del embarazo. Incidencia del 0,8 % de las gestantes con THE. Desde la semana 28 de gestación hasta la 6ª postparto, siendo más frecuente durante el parto o las primeras 48 h de puerperio[4].

Los síntomas habituales que preceden a la eclampsia son la cefalea fronto-occipital severa y persistente, el dolor epigástrico y las alteraciones visuales (visión borrosa, diplopía, escotoma, fotopsias, ceguera cortical transitoria) pero hasta el 20-40 % pueden debutar sin síntomas prodrómicos. Aunque suele acompañarse de HTA su ausencia no descarta el diagnóstico y puede ser la forma de presentación de la preeclampsia[37].

Se debe hacer diagnóstico diferencial con otras causas de convulsiones El diagnóstico es clínico y las pruebas de imagen no están indicadas de rutina, se reservan para las presentaciones atípicas.

El tratamiento de elección es el sulfato de magnesio. El algoritmo de actuación se resume en el algoritmo 1:

Algoritmo 1

Actuación en eclampsia

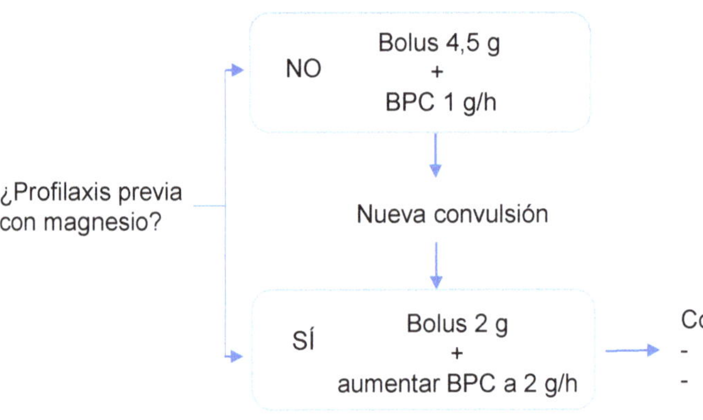

(BPC) Bomba de perfusión continua; (EV) endovenoso

Fuente: Realizado por las autoras

Los objetivos principales son la estabilización materna, detener las convulsiones y prevenir complicaciones. La presencia de eclampsia es indicación de fin de gestación, pero no es indicación de cesárea.

11.5.6 Edema agudo de pulmón

Se produce en el 3-5 % de las PE. Es más frecuente en el postparto, por el paso de la volemia desde la circulación uteroplacentaria a la central y a la administración inadvertida de fluidos durante el parto/cesárea.

Aunque falta evidencia acerca de la fluidoterapia ideal hoy en día las guías recomiendan un abordaje restrictivo. La oliguria no es infrecuente en la PE, pero no es un buen predictor de respuesta a fluidos y no debería utilizarse como guía. En este contexto, la ecocardiografía y la ecografía pulmonar permiten detectar de forma precoz la aparición de líquido intraparenquimatoso, realizar diagnóstico diferencial de la insuficiencia cardíaca y respiratoria y guiar la fluidoterapia[7].

Dada la condición de inestabilidad materna, en general está indicada la finalización inmediata del embarazo, independientemente de la edad gestacional. Sin embargo, se ha visto que en gestaciones de menos de 28 semanas el tratamiento conservador con soporte materno puede disminuir la morbimortalidad neonatal[38]. La VMNI es una buena alternativa en estas gestantes ya que mejora el intercambio de gases, reduce el trabajo respiratorio y evita la intubación endotraqueal y sus complicaciones asociadas[39].

Bibliografía

1. Wallis AB, Saftlas AF, Hsia J, Atrash HK. Secular trends in the rates of preeclampsia, eclampsia, and gestational hypertension, United States, 1987-2004. *Am J Hypertens* [Internet]. 2008;21(5):521–6. Disponible en: http://dx.doi.org/10.1038/ajh.2008.20

2. Tuffnell DJ, Jankowicz D, Lindow SW, Lyons G, Mason GC, Russell IF, *et al*. Outcomes of severe pre-eclampsia/eclampsia in Yorkshire 1999/2003. *BJOG* [Internet]. 2005;112(7):875–80. Disponible en: http://dx.doi.org/10.1111/j.1471-0528.2005.00565.x

3. American College of Obstetricians and Gynecologists, Task Force on Hypertension in Pregnancy. Hypertension in pregnancy. Report of the American college of obstetricians and gynecologists' task force on hypertension in pregnancy. *Obstet Gynecol* [Internet]. 2013;122(5):1122–31. Disponible en: http://dx.doi.org/10.1097/01.AOG.0000437382.03963.88

4. Hauspurg A, Jeyabalan A. Postpartum preeclampsia or eclampsia: defining its place and management among the hypertensive disorders of pregnancy. *Am J Obstet Gynecol* [Internet]. 2022;226(2S):S1211–21. Disponible en: http://dx.doi.org/10.1016/j.ajog.2020.10.027

5. Overview | Hypertension in pregnancy: diagnosis and management | Guidance | NICE. [Consultado 18 de octubre de 2024]; Disponible en: https://www.nice.org.uk/guidance/ng133

6. Brown MA, Magee LA, Kenny LC, Karumanchi SA, McCarthy FP, Saito S, *et al*. The hypertensive disorders of pregnancy: ISSHP classification, diagnosis & management recommendations for international practice. *Pregnancy Hypertens* [Internet]. 2018;13:291–310. Disponible en: http://dx.doi.org/10.1016/j.preghy.2018.05.004

7. Russell R. Preeclampsia and the anaesthesiologist: current management. *Curr Opin Anaesthesiol* [Internet]. 2020;33(3):305–10. Disponible en: http://dx.doi.org/10.1097/aco.0000000000000835

8. Henke VG, Bateman BT, Leffert LR. Focused review: spinal anesthesia in severe preeclampsia. *Anesth Analg* [Internet]. 2013;117(3):686–93. Disponible en: http://dx.doi.org/10.1213/ANE.0b013e31829eeef5

9. Mohta M, R L, Chilkoti GT, Agarwal R, Malhotra RK. A randomised double-blind comparison of phenylephrine and norepinephrine for the management of postspinal hypotension in pre-eclamptic patients undergoing caesarean section. *Eur J Anaesthesiol* [Internet]. 2021;38(10):1077–84. Disponible en: http://dx.doi.org/10.1097/EJA.0000000000001461

10. Hasanin A, Abdulatif M. Phenylephrine and norepinephrine for the management of spinal-induced hypotension in preeclamptic patients: Hypothesis-study design mismatch: Hypothesis-study design mismatch. *Eur J Anaesthesiol* [Internet]. 2022;39(3):291–2. Disponible en: http://dx.doi.org/10.1097/EJA.0000000000001543

11. Fu F, Xiao F, Chen W, Yang M, Zhou Y, Ngan Kee WD, *et al*. A randomised double-blind dose-response study of weight-adjusted infusions of norepinephrine for preventing hypotension during combined spinal-epidural anaesthesia for Caesarean delivery. *Br J Anaesth* [Internet]. 2020;124(3):e108–14. Disponible en: http://dx.doi.org/10.1016/j.bja.2019.12.019

12. Wang X, Mao M, Liu S, Xu S, Yang J. A comparative study of bolus norepinephrine, phenylephrine, and ephedrine for the treatment of maternal hypotension in parturients with preeclampsia during cesarean delivery under spinal anesthesia. *Med Sci Monit* [Internet]. 2019;25:1093–101. Disponible en: http://dx.doi.org/10.12659/MSM.914143

13. Xiao W, Duan Q-F, Fu W-Y, Chi X-Z, Wang F-Y, Ma D-Q, *et al*. Goal-directed fluid therapy may improve hemodynamic stability of parturient with hypertensive disorders of pregnancy under combined spinal epidural anesthesia for cesarean delivery and the well-being of newborns. *Chin Med J* (Engl) [Internet]. 2015;128(14):1922–31. Disponible en: http://dx.doi.org/10.4103/0366-6999.160546

14. Pant M, Fong R, Scavone B. Prevention of peri-induction hypertension in preeclamptic patients: a focused review: A focused review. *Anesth Analg* [Internet]. 2014;119(6):1350–6. Disponible en: http://dx.doi.org/10.1213/ANE.0000000000000424

15. James MF, Dyer RA. Prevention of Peri-induction hypertension in pre-eclamptic patients. *Anesth Analg* [Internet]. 2015;121(6):1678–9. Disponible en: http://dx.doi.org/10.1213/ANE.0000000000000879

16. Zeng X, Xue Y, Tian Q, Sun R, An R. Effects and safety of magnesium sulfate on neuroprotection: A meta-analysis based on PRISMA guidelines. *Medicine* (Baltimore) [Internet]. 2016;95(1):e2451. Disponible en: http://dx.doi.org/10.1097/MD.0000000000002451

17. Tyagi A, Mohan A, Singh Y, Luthra A, Garg D, Malhotra RK. Effective dose of prophylactic oxytocin infusion during cesarean delivery in 90 % population of nonlaboring patients with preeclampsia receiving magnesium sulfate therapy and normotensives: An up-down sequential allocation dose-response study. *Anesth Analg* [Internet]. 2022;134(2):303–11. Disponible en: http://dx.doi.org/10.1213/ANE.0000000000005701

18. Bauchat JR, Weiniger CF, Sultan P, Habib AS, Ando K, Kowalczyk JJ, *et al.* Society for Obstetric Anesthesia and Perinatology consensus statement: Monitoring recommendations for prevention and detection of respiratory depression associated with administration of neuraxial morphine for cesarean delivery analgesia. *Anesth Analg* [Internet]. 2019;129(2):458–74. Disponible en: http://dx.doi.org/10.1213/ANE.0000000000004195

19. Roofthooft E, Joshi GP, Rawal N, Van de Velde M, PROSPECT Working Group* of the European Society of Regional Anaesthesia and Pain Therapy and supported by the Obstetric Anaesthetists' Association. PROSPECT guideline for elective caesarean section: updated systematic review and procedure-specific postoperative pain management recommendations. *Anaesthesia* [Internet]. 2021;76(5):665–80. Disponible en: http://dx.doi.org/10.1111/anae.15339

20. Reyes OA, Gonzalez GM. Carbetocin versus oxytocin for prevention of postpartum hemorrhage in patients with severe preeclampsia: a double-blind randomized controlled trial. *J Obstet Gynaecol Can* [Internet]. 2011;33(11):1099–104. Disponible en: http://dx.doi.org/10.1016/S1701-2163(16)35077-0

21. Nucci B, Aya A, Aubry E, Ripart J. Carbetocin for prevention of postcesarean hemorrhage in women with severe preeclampsia: a before-after cohort comparison with oxytocin. *J Clin Anesth* [Internet]. 2016;35:321–5. Disponible en: http://dx.doi.org/10.1016/j.jclinane.2016.08.017

22. Escobar MF, Nassar AH, Theron G, Barnea ER, Nicholson W, Ramasauskaite D, *et al.* FIGO recommendations on the management of postpartum hemorrhage 2022. *Int J Gynaecol Obstet* [Internet]. 2022;157 Suppl 1(S1):3–50. Disponible en: http://dx.doi.org/10.1002/ijgo.14116

23. Eskild A, Vatten LJ. Abnormal bleeding associated with preeclampsia: a population study of 315,085 pregnancies. *Acta Obstet Gynecol Scand* [Internet]. 2009;88(2):154–8. Disponible en: http://dx.doi.org/10.1080/00016340802613242

24. ACOG committee opinion no. 767: Emergent therapy for acute-onset, severe hypertension during pregnancy and the postpartum period. *Obstet Gynecol* [Internet]. 2019;133(2):e174–80. Disponible en: http://dx.doi.org/10.1097/AOG.0000000000003075

25. Siddiqui MM, Banayan JM, Hofer JE. Pre-eclampsia through the eyes of the obstetrician and anesthesiologist. *Int J Obstet Anesth* [Internet]. 2019;40:140–8. Disponible en: http://dx.doi.org/10.1016/j.ijoa.2019.04.002

26. Malachias MVB, Figueiredo CEP, Sass N, Antonello IC, Torloni MR, Bortolotto MRFL. 7th Brazilian guideline of arterial hypertension: Chapter 9 - arterial hypertension in pregnancy. *Arq Bras Cardiol* [Internet]. 2016;107(3 Suppl 3):49–52. Disponible en: http://dx.doi.org/10.5935/abc.20160159

27. Aemps.es. [Consultado 18 de octubre de 2024]. Disponible en: https://cima.aemps.es/cima/pdfs/es/ft/76595/FT_76595.pdf

28. UpToDate [Internet]. Uptodate.com. [Consultado 18 de octubre de 2024]. Disponible en: https://www.uptodate.com/contents/anesthesia-for-the-patient-with-preeclampsia/print

MANUAL PRÁCTICO DE ANESTESIA OBSTÉTRICA

29. Super User. SEDAR - Obstetricia [Internet]. Sedar.es. [Consultado 18 de octubre de 2024]. Disponible en: https://www.sedar.es/index.php/secciones-y-grupos-de-trabajo/obstetricia

30. Haram K, Svendsen E, Abildgaard U. The HELLP syndrome: clinical issues and management. A Review. Consultado [Internet]. 2009;9(1):8. Disponible en: http://dx.doi.org/10.1186/1471-2393-9-8

31. Arigita Lastra M, Martínez Fernández GS. Síndrome HELLP: controversias y pronóstico. *Hipertens Riesgo Vasc* [Internet]. 2020;37(4):147–51. Disponible en: http://dx.doi.org/10.1016/j.hipert.2020.07.002

32. Bauer ME, Toledano RD, Houle T, Beilin Y, MacEachern M, McCabe M, *et al*. Lumbar neuraxial procedures in thrombocytopenic patients across populations: A systematic review and meta-analysis. *J Clin Anesth* [Internet]. 2020;61(109666):109666. Disponible en: http://dx.doi.org/10.1016/j.jclinane.2019.109666

33. Wallace K, Harris S, Addison A, Bean C. HELLP syndrome: Pathophysiology and current therapies. *Curr Pharm Biotechnol* [Internet]. 2018;19(10):816–26. Disponible en: http://dx.doi.org/10.2174/1389201019666180712115215

34. Mao M, Chen C. Corticosteroid therapy for management of Hemolysis, elevated liver enzymes, and low platelet count (HELLP) syndrome: A meta-analysis. *Med Sci Monit* [Internet]. 2015;21:3777–83. Disponible en: http://dx.doi.org/10.12659/msm.895220

35. Woudstra DM, Chandra S, Hofmeyr GJ, Dowswell T. Corticosteroids for HELLP (hemolysis, elevated liver enzymes, low platelets) syndrome in pregnancy. Cochrane Database Syst Rev [Internet]. 2010;(9):CD008148. Disponible en: http://dx.doi.org/10.1002/14651858.CD008148.pub2

36. Lam MTC, Dierking E. Intensive Care Unit issues in eclampsia and HELLP syndrome. *Int J Crit Illn Inj Sci* [Internet]. 2017;7(3):136–41. Disponible en: http://dx.doi.org/10.4103/IJCIIS.IJCIIS_33_17

37. Fishel Bartal M, Sibai BM. Eclampsia in the 21st century. *Am J Obstet Gynecol* [Internet]. 2022;226(2S):S1237–53. Disponible en: http://dx.doi.org/10.1016/j.ajog.2020.09.037

38. van Esch JJA, van Heijst AF, de Haan AFJ, van der Heijden OWH. Early-onset preeclampsia is associated with perinatal mortality and severe neonatal morbidity. *J Matern Fetal Neonatal Med* [Internet]. 2017;30(23):2789–94. Disponible en: http://dx.doi.org/10.1080/14767058.2016.1263295

39. Hamada K, Chigusa Y, Kondoh E, Ueda Y, Kawahara S, Mogami H, *et al*. Noninvasive positive-pressure ventilation for preeclampsia-induced pulmonary edema: 3 case reports and a literature review. *Case Rep Obstet Gynecol* [Internet]. 2018;2018:7274597. Disponible en: http://dx.doi.org/10.1155/2018/7274597

CAPÍTULO 11.6

TROMBOEMBOLISMO PULMONAR

Juan José Macías Frías, Dawid Rozenkiewicz

11.6.1 Introducción

La enfermedad tromboembólica venosa es una causa frecuente de muerte materna en la actualidad, siendo responsable de hasta el 20 % de los decesos en los países industrializados. Por tanto, el conocimiento de la clínica, la detección de los factores de riesgo, la prevención de la trombosis venosa profunda y el tratamiento precoz ayudarán a disminuir la incidencia de esta enfermedad y sus efectos sobre la salud materna.

11.6.2 Definición

El concepto de enfermedad tromboembólica venosa abarca dos entidades diferentes pero relacionadas, la trombosis venosa profunda (TVP) y el tromboembolismo pulmonar (TEP). La TVP describe la formación de un coágulo dentro de los vasos venosos, produciendo obstrucción del retorno sanguíneo. Particularmente en las embarazadas la TVP se produce, fundamentalmente, a nivel de las venas femorales e ilíacas, y principalmente del lado izquierdo. El TEP es una complicación de este cuadro, donde un coágulo distante (generalmente, en las extremidades inferiores) migra hacia los pulmones, provocando obstrucción de un segmento del árbol vascular pulmonar.

11.6.3 Epidemiología

Si la enfermedad tromboembólica ya es más frecuente en mujeres que en hombres, el embarazo supone un factor de riesgo adicional para desarrollar enfermedad tromboembólica venosa (ETEV), siendo hasta 5 veces más frecuente en relación a mujeres no embarazadas de la misma edad[1]. La tasa de eventos es del orden de 2 casos de ETEV por cada 1000-3000 partos[2].

El momento de mayor riesgo de ETEV es el puerperio inmediato, principalmente durante la primera semana postparto (constituyen el 60 % de todos los casos, el 40 % restante suceden durante la gestación). A lo largo de las siguientes semanas este riesgo disminuye y no se iguala al de la mujer no embarazada hasta las 8-12 semanas postparto[1].

11.6.4 Factores de riesgo

Se han descrito múltiples factores de la ETEV, algunos de los cuales son idénticos a los factores de riesgo poblacional de padecer ETEV; y otros son propios de la población obstétrica[3,4].

Tabla 1
Factores de riesgo de ETEV, generales y obstétricas

Generales
Antecedente de tromboembolismo
Trombofilia congénita o adquirida
Inmovilidad o postración (por cualquier motivo, mayor a 1 semana)
Cirugía
Tabaquismo
Enfermedad cardiovascular
Obesidad (IMC> 30 kg/m^2)
Necesidad de transfusión sanguínea
Diabetes
Enfermedad varicosa
Obstétricos
Preeclampsia/eclampsia
Hemorragia obstétrica, tanto preparto como postparto
Edad materna > 35 años
Infección (obstétricas y no obstétricas)
Multigestación y multiparidad
Cesárea
Parto/cesárea de urgencia
Restricción del crecimiento fetal

Entre ellos, los factores de riesgo más determinantes son haber presentado algún evento tromboembólico en el pasado (presente en el 15 % al 20 % de todos los casos[5] e incrementando el riesgo de repetir otro evento durante el embarazo de 3 a 4 veces) y el padecimiento de alguna trombofilia hereditaria (siendo el factor V de Leiden y el síndrome antifosfolipídico los que se presentan con mayor frecuencia).

Finalmente, cabe destacar el aumento de riesgo de ETEV atribuido a la cesárea, siendo hasta casi 4 veces mayor si se compara con el parto vaginal[6].

11.6.5 Patocronología

La tríada de Virchow describe los factores predisponentes a la formación de trombos: estasis venosa, hipercoagulabilidad y daño vascular, todos ellos muy presentes durante el embarazo y el puerperio.

La venodilatación estrógeno-dependiente, la compresión de la vena cava por parte del útero grávido y la mayor dificultad para la deambulación durante el parto dificultan el retorno venoso, provocando estasis venosa en los miembros inferiores. La mayoría de trombos se forman a nivel iliofemoral y en el lado izquierdo[11], debido a la compresión uterina a nivel de la vena cava inferior y al entrecruzamiento que sufre la vena ilíaca izquierda por parte de la arteria ilíaca derecha.

En cuanto a lo que se refiere a la hipercoagulabilidad del embarazo, es en realidad una adaptación evolutiva a los desafíos hemorrágicos que se producen durante el parto. Se debe a un aumento de la concentración plasmática de la mayoría de factores de coagulación (fibrinógeno, trombina, V, VII, VIII, IX, X y XII), a un aumento de la tasa de renovación de plaquetas (aunque el número total de plaquetas se mantiene o disminuye levemente) y a la disminución de la actividad fibrinolítica[7]. Sumado a esto, durante el embarazo se producen microlesiones y microseparaciones entre el útero y la placenta que crean un estado de constante activación de la cascada de coagulación, contribuyendo a este estado protrombótico.

En tercer lugar, se produce daño endotelial de numerosos vasos pélvicos, principalmente durante el descenso fetal, que se lesionan y predisponen a la formación de coágulos. Estos dificultarán el retorno sanguíneo, elevando la presión hidrostática y favoreciendo la formación de edemas.

En caso de embolización de material trombótico hacia los pulmones se producirá un tromboembolismo pulmonar o TEP, cuya repercusión clínica dependerá, en gran medida, del tamaño y la localización del coágulo en el árbol vascular pulmonar. Se crearán áreas alveolares ventiladas pero no perfundidas, aumentando el espacio muerto, que potencialmente conducirán a hipoxia y a vasoconstricción pulmonar. Asimismo, la degranulación plaquetaria desarrollada dentro de los coágulos liberará mediadores como la serotonina y el ADP, que pueden causar

Figura 1

Tríada de Virchow durante el embarazo-daño endotelial, estasis venosa e hipercoagubilidad

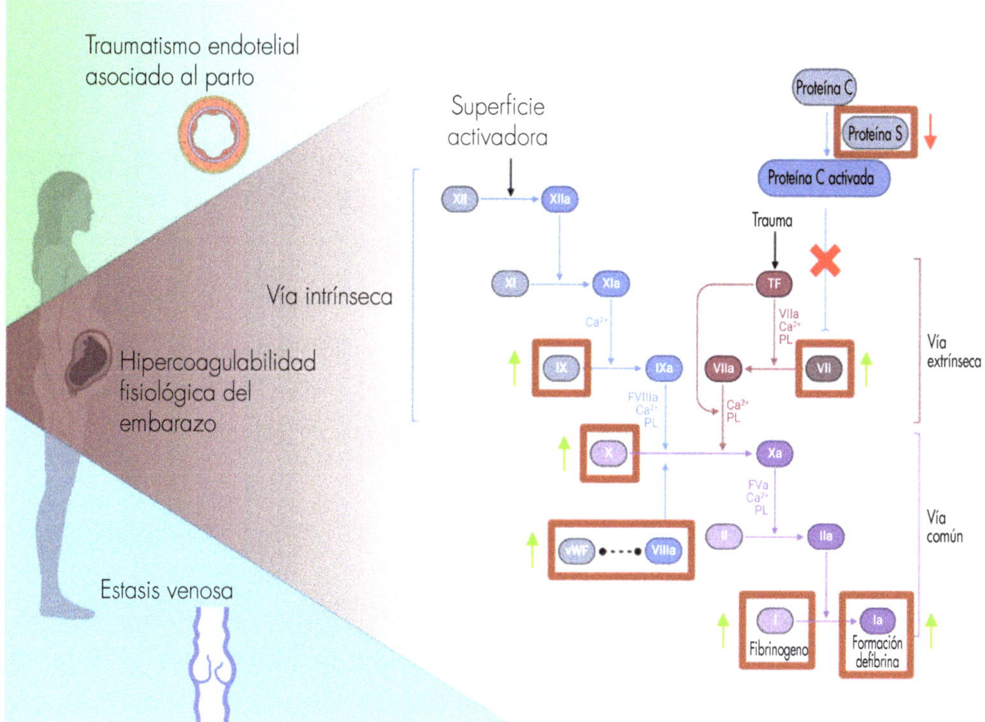

Se muestran los cambios gestacionales protrombóticos como la reducción de la actividad anticoagulante de la proteína S y la proteína C activada asociados a mayores concentraciones plasmáticas de agentes procoagulantes como el fibrinógeno y factores V, VIII, IX y X, que conducen finalmente a un incremento de los niveles de trombina

Fuente: extraída de «Venous Thromboembolism in Pregnancy: Challenges and Solutions». Dimitrios Varrias[1,2,*], Michail Spanos[3,*], Damianos G Kokkinidis[4], Panagiotis Zoumpourlis[1,2], Dimitrios Rafail Kalaitzopoulos.

broncoespasmo, edema pulmonar y vasoconstricción, empeorando todavía más el cuadro de hipoxemia[9]. A nivel cardiovascular, la oclusión del árbol vascular pulmonar puede causar un aumento súbito de la postcarga del ventrículo derecho que, junto a la vasoconstricción pulmonar hipóxica, derivará en dilatación del ventrículo derecho. Esta última generaría un desplazamiento compresivo del tabique interventricular sobre el ventrículo izquierdo con resultado de disfunción sistólica del ventrículo izquierdo, acrecentada por la caída de la precarga e hipoxia coronaria[10].

11.6.6 Diagnóstico

11.6.6.1 Trombosis venosa profunda

La TVP produce habitualmente síntomas leves y sutiles como edema, calor o dolor inespecífico en piernas que fácilmente se confunden con síntomas y molestias propias del embarazo. Otros signos más específicos, pero menos frecuentes, son la presencia de un cordón firme en la localización del vaso y eritema en la pierna.

Aunque la utilidad clínica real puede ser limitada debido a su bajo valor predictivo positivo, la regla LEFt sirve para recordar la clínica particular de la TVP en la gestante, consistiendo en *left* o izquierdo (son el 70-90 % de todos los casos), *Edema* con una diferencia de diámetro mayor a 2 centímetros entre muslos, y *First-trimester* (primer trimestre)[12].

En cualquier caso, si la sospecha diagnóstica es baja y la gestante no presenta ninguno de los síntomas LEFt la probabilidad de padecer trombosis venosa profunda es realmente baja. Además si a esto añadimos unos niveles de dímero D que son inferiores a 500 ng/mL podemos descartar TVP con gran certeza y no son necesarias más pruebas diagnósticas. En el caso de dímero D mayor a 500 ng/mL (situación habitual pues se incrementa fisiológicamente durante el embarazo), el paso siguiente más apropiado debería ser una ecografía con prueba de compresión segmentaria a distintos niveles de las venas femorales. En caso de resultado ecográfico negativo, pero persiste una alta sospecha clínica, deberían consensuarse con el radiólogo otras pruebas diagnósticas como la flebografía o resonancia magnética nuclear (tratando de evitar el gadolinio dados sus efectos adversos sobre el feto).

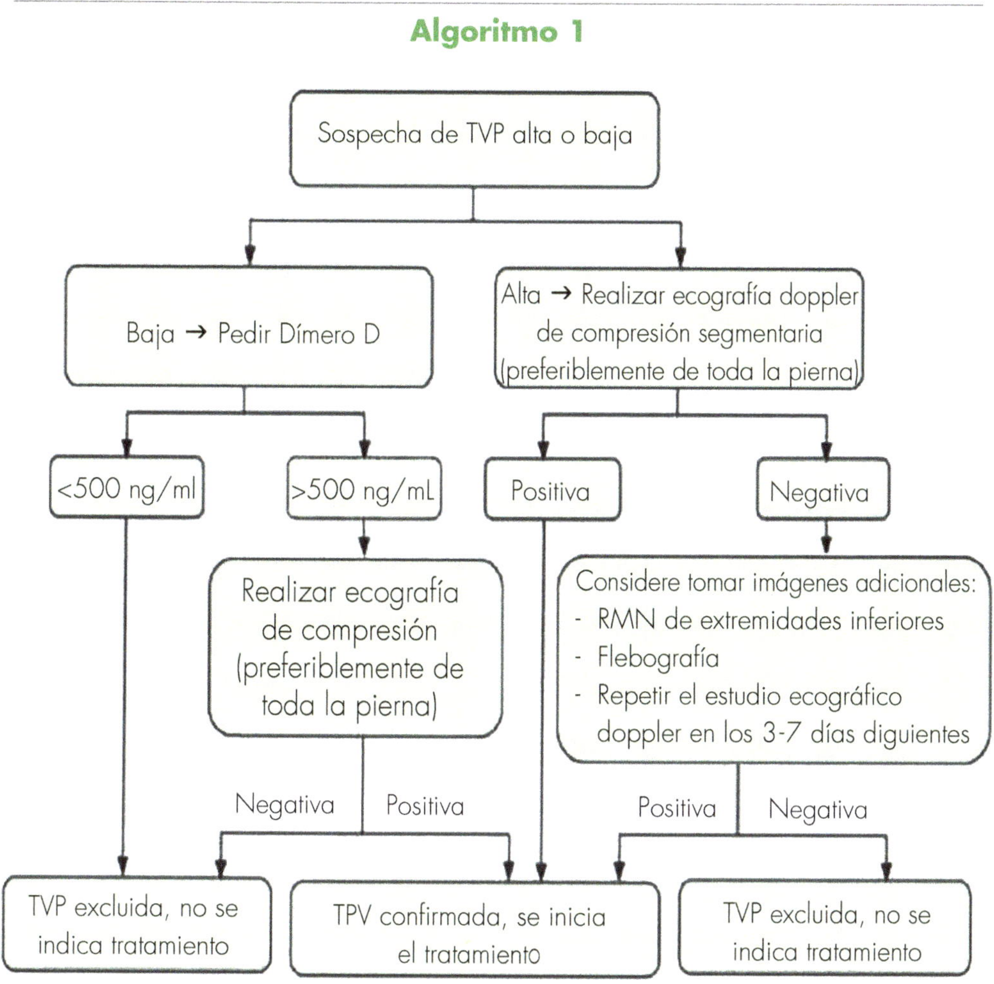

Tromboembolismo pulmonar

La presentación clásica del TEP es disnea de aparición súbita, acompañada o no de dolor pleurítico, ansiedad o tos. No obstante, la gran mayoría de cuadros se caracterizan por tener una clínica muy vaga e inespecífica con otros síntomas como taquipnea, esputos hemoptoicos, dolor/edema en miembros inferiores[13,14], alteración de los ruidos ventilatorios, roce pleural y/o derrame pleural. A nivel cardíaco, se pueden presentar un aumento/desdoblamiento del componente pulmonar del segundo ruido —P2— (causado por el aumento de la presión en el árbol vascular pulmonar), cuarto ruido —R4— (en caso de asociar insuficiencia cardíaca) o síntomas de insuficiencia cardíaca derecha

MANUAL PRÁCTICO DE ANESTESIA OBSTÉTRICA

como la hepatoesplenomegalia, pulso venoso yugular (por insuficiencia tricuspídea) y latido paraesternal derecho.

El electrocardiograma puede evidenciar dilatación de la aurícula derecha provocando una onda P pulmonar o dilatación del ventrículo derecho produciendo un desplazamiento del eje cardíaco a la derecha, bloqueo de rama derecha, alteración del segmento ST e inversión de la onda T. La ecocardiografía, tanto transtorácica como transesofágica, puede confirmar la dilatación del ventrículo derecho (tornándose de mayor tamaño que el ventrículo izquierdo) o revelar otros signos como rectificación del septo interventricular, aparición/empeoramiento de insuficiencia tricuspídea o el signo de McConnell (consistente en una marcada alteración de la movilidad de los segmentos basales y medios de la pared libre del ventrículo derecho que contrasta con relativa preservación de la movilidad apical evidenciado en el plano 4 cámaras apical).

En la práctica clínica se acostumbra a utilizar algoritmos diagnósticos para estratificar la probabilidad diagnóstica de TEP en gestantes con clínica sospechosa, siendo uno de los usados, la escala revisada de Ginebra adaptada al embarazo de 2021 (difiere de la original en que, por ejemplo, se tienen en cuenta un valor de corte más alto para la frecuencia cardíaca y más bajo para la edad). En esta escala las gestantes se clasifican en tres grupos:

- 0-1 puntos: riesgo bajo (<10 % riesgo de TEP)

- 2-6 puntos: riesgo intermedio (riesgo de TEP del 10-50 %)

- > 6 puntos: alto riesgo (> 50 % riesgo de TEP)

Edad 40 años o más	1 pto.
TVP o EP previa	3 ptos.
Cirugía o fractura de miembro inferior dentro de 1 mes	2 ptos.
Dolor unilateral en miembros inferiores	3 ptos.
Hemoptisis	2 ptos.
Frecuencia cardíaca 110 o más latidos por minuto	5 ptos.
Dolor a la palpación profunda del miembro inferior y edema unilateral	4 ptos.

Escala de Ginebra adaptada al embarazo (2021)

El dímero D se incrementa de forma fisiológica conforme avanza el embarazo y en el puerperio, por lo que, tradicionalmente, no se consideraba un test de laboratorio útil en este grupo poblacional (contrariamente al uso extendido para la población general). No obstante, algunas sociedades científicas como la European Society of Cardiology[20] y el Working Group in Women's Health of the Society of Thrombosis and Haemostasis han abogado por su uso y lo han incluido en sus propios algoritmos diagnósticos apoyados en estudios recientes[19] que avalan la utilidad del dímero D como elemento para descartar el tromboembolismo pulmonar en casos de baja probabilidad diagnóstica (0-1 puntos en la escala de Ginebra adaptada al embarazo) y niveles inferiores a 500 ng/ ml (especialmente durante el primer trimestre de gestación cuando los niveles no están tan elevados). El dímero D posee un alto valor predictivo negativo (99,1-100 %)[19,20], y esto resulta especialmente relevante ya que permite obviar la realización de pruebas confirmatorias de radiodiagnóstico en un número considerable de gestantes (11,6-21 %[19]).

En la aproximación diagnóstica del TEP en la paciente embarazada se han propuesto diversos algoritmos diagnósticos[15,16] que bareman la rentabilidad frente a la menor exposición materno-fetal posible a radiaciones ionizantes. De este modo, ante una primera sospecha diagnóstica se realizará una ecografía-doppler de miembros inferiores (la misma aproximación diagnóstica que para TVP), ya que es frecuente que el origen de la embolia pulmonar se deba a trombos ubicados en venas de los miembros inferiores.

- En caso afirmativo no es necesario solicitar más pruebas complementarias y se procederá a anticoagulación terapéutica.

- Ante la no objetivación sonográfica de coágulos, se realizará una radiografía torácica con protección fetal (radiación mínima a feto y madre). Esta radiografía tiene fundamentalmente dos objetivos: por un lado, se pueden objetivar otras posibilidades diagnósticas que cursen con una clínica similar al TEP (derrame pleural, neumonía…), y por otro lado, puede ayudar en la toma de la decisión más acertada acerca de la prueba confirmatoria de TEP. En caso de radiografía torácica normal habitualmente basta una gammagrafía de ventilación[17] para confirmar el diagnóstico, mientras que con una radiografía de tórax alterada se priorizará la realización de un angioTAC pulmonar[18] (una gammagrafía podría ser no concluyente si existe derrame, consolidaciones pulmonares…)

Se ha de tener en cuenta que la gammagrafía pulmonar produce una mayor exposición fetal a radiaciones ionizantes, mientras que el angioTAC expone a más radiación a la madre (incrementado el riesgo de desarrollar cáncer de mama a lo largo de su vida). En cualquier caso, ambos riesgos están justificados ante la alta letalidad asociada al tromboembolismo pulmonar.

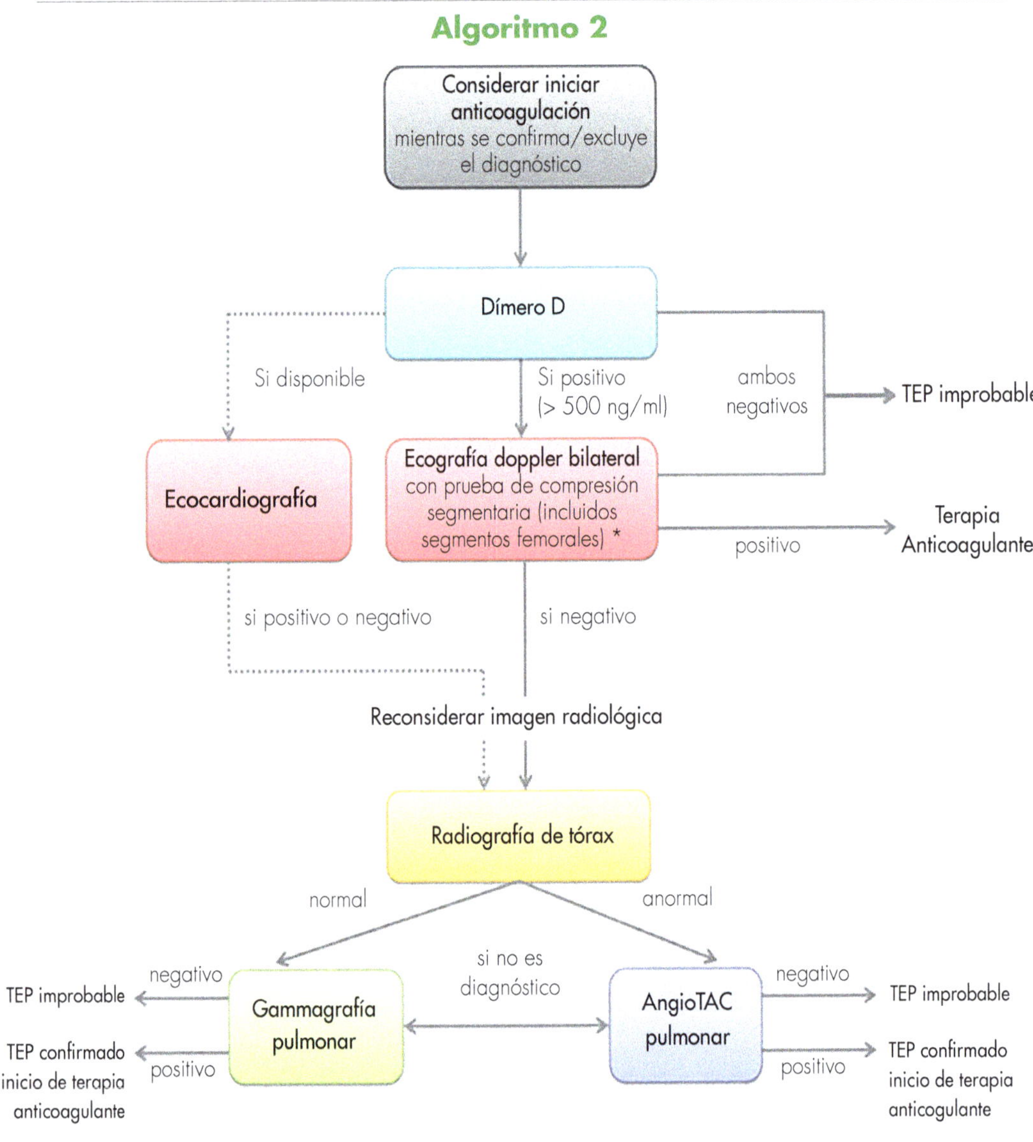

* La ecografía no consigue descartar TVP cuyo origen sean las venas pélvicas. Por lo que, en caso de edema en toda la pierna, dolor glúteo u otros síntomas sugestivos de trombosis pélvica, se debería considerar realizar una resonancia magnética nuclear (idealmente sin contraste).

La terapéutica de la ETEV se divide en profilaxis y tratamiento (Tabla 2).

La profilaxis se propone a embarazadas con antecedentes de TEP, trombofilia, comorbilidades médicas, procedimientos quirúrgicos o múltiples factores de riesgo, entre otros. Además de fármacos anticoagulantes, puede consistir también en el empleo de medias compresivas y filtros de vena cava (en caso de trombosis ilíaca o persistente o cuando estén contraindicadas las medidas farmacológicas) y se extenderá durante todo el embarazo hasta 8-12° semana postparto[21].

Heparinas de bajo peso molecular

Una vez diagnosticado la TVP y/o el TEP se realizará tratamiento, en general, con heparina de bajo peso molecular (HBPM). Se trata de un fármaco seguro que no cruza la barrera hematoplacentaria y no contraindica la lactancia, con una relación dosis-respuesta más constante y predecible que la heparina no fraccionada y que hace que no sean necesarios controles de su eficacia[7]. Las dosis utilizadas deberán ser específicas para la mujer embarazada y acordes a su peso, como las tabuladas por el Royal College of Obstetricians & Gynaecologists (RCOG).

Heparina no fraccionada (HNF)

Es de elección cuando se trata de un embolismo pulmonar masivo, en caso de embarazadas con alto IMC o con insuficiencia renal, y siempre que se trate de un embarazo de riesgo o que se espere la finalización del embarazo en un período de tiempo inferior a 24 h. Requiere de control estrecho de su actividad mediante aPTT, siendo el objetivo terapéutico entre 1,5 y 2,5 veces por encima del rango normal.

En los casos en que la paciente presente trombopenia inducida por heparina o alguna reacción que haga imposible el uso de HNF/HBPM, la opción más recomendable es el fondaparinux a dosis de 2,5 mg una vez al día. Otra alternativa sería el danaparoid. Ambos deben utilizarse de manera reservada dada la escasa bibliografía respecto a su seguridad en el desarrollo embrionario.

En cuanto a realización de procedimientos neuroaxiales en concomitancia con el uso de HBPM a dosis profilácticas, debemos saber que se requiere una suspensión farmacológica de 12 horas previas al procedimiento, mientras que con dosis terapéuticas el plazo se amplía a 24 horas. En el caso de la HNF a dosis profilácticas se requiere interrumpir el tratamiento 4 horas antes, mientras que a dosis terapéuticas la interrupción se debe extender a 12 horas[22].

Tabla 2

Dosis profilaxis y tratamiento de anticoagulación con HBPM y HNF[15]

Profilaxis	Tratamiento
HBPM	HBPM
Enoxaparina 40 mg SC única dosis	Enoxaparina 1 mg/kg SC c/12 h
Dalteparina 5000 UI SC única dosis	Dalteparina 200 UI/kg SC c/12 h
HNF	HNF
5000 UI SC c/12 h	>10.000 UI c/12 h

Por último, los anticoagulantes orales antivitamina K y los nuevos anticoagulantes orales, pueden ser una alternativa una vez superado el quinto día postparto.

Fibrinolisis y trombectomía

En caso de presentar TEP con colapso cardiorrespiratorio se debe aportar el adecuado tratamiento de soporte como ventilación mecánica (evitando el uso de PEEP alta y asegurando normoxemia/normocapnia), uso de vasodilatadores pulmonares e inotropos como la dobutamina a dosis de 2,5-10 mcg/kg/min o el levosimendán a 0,05-1 mcg/kg/min; e incluso se puede considerar el inicio de tratamiento trombolítico en situaciones de máximo riesgo vital para la gestante, generalmente con activador tisular del plasminógeno (a dosis de bolus inicial de 10 mg EV seguido de perfusión de 90 mg EV en 2 horas) que no ha sido suficientemente estudiado en el embarazo y cuya seguridad fetal es incierta (su uso se asocia a altas tasas de pérdida fetal). Una alternativa a la fibrinolisis farmacológica puede ser la trombectomía abierta, pero también se asocia a altas tasas de pérdida fetal.

11.6.8 Pronóstico

El pronóstico del tromboembolismo pulmonar dependerá de diversos factores, entre los que se encuentran el tamaño del émbolo, antecedentes de tromboembolismo, status cardiovascular previo, predisposición a repetir el evento embólico y calibre del vaso pulmonar ocluido.

Cabe reseñar que la enfermedad tromboembólica venosa ocupa un lugar destacado entre las causas de mortalidad materna, causando alrededor de 1,5 muertes por cada 100.000 nacimientos[23], por lo que es primordial mantener un elevado índice de sospecha ante cualquier cuadro compatible (especialmente en aquellas pacientes con factores de riesgo).

Bibliografía

1. Pomp ER, Lenselink AM, Rosendaal FR, Doggen CJ. Pregnancy, the postpartum period and prothrombotic defects: risk of venous thrombosis in the MEGA study. *J Thromb Haemost.* 2008;6:632–637.

2. Ghaji N, Boulet SL, Tepper N, Hooper WC. Trends in venous thromboembolism among pregnancy-related hospitalizations, United States, 1994-2009. *Am J Obstet Gynecol.* 2013;209(433):e1–e8.

3. James AH, Tapson VF, Goldhaber SZ. Thrombosis during pregnancy and the postpartum period. *Am J Obstet Gynecol.* 2005;193:216–219.

4. Liu S, Rouleau J, Joseph KS, *et al.* Epidemiology of pregnancy-associated venous thromboembolism: a population-based study in Canada. J Obstet Gynaecol Can. 2009;31:611–620.

5. Pabinger I, Grafenhofer H, Kyrle PA, *et al.* Temporary increase in the risk for recurrence during pregnancy in women with a history of venous thromboembolism. *Blood* 2002; 100(3):1060–2.

6. Blondon M, Casini A, Hoppe KK, *et al.* Risks of venous thromboembolism after cesarean sections: a meta-analysis. *Chest.* 2016;150:572–596.

7. Bates SM, Greer IA, Middeldorp S, *et al.* VTE, thrombophilia, antithrombotic therapy, and pregnancy: antithrombotic therapy and prevention of thrombosis, 9th ed: American College of Chest Physicians Evidence-Based Clinical Practice Guidelines. *Chest.* 2012;141:e691S–e736S.

8. Tsang JY, Hogg JC. Gas exchange and pulmonary hypertension following acute pulmonary thromboembolism: has the emperor got some new clothes yet? *Pulm Circ.* 2014;4:220–236.

9. Stratmann G, Gregory GA. Neurogenic and humoral vasoconstriction in acute pulmonary thromboembolism. *Anesth Analg.* 2003;97:341–354.

10. Wood KE. Major pulmonary embolism. *Crit Care Clin.* 2011;27:885–906.

11. Chan WS, Spencer FA, Ginsberg JS. Anatomic distribution of deep vein thrombosis in pregnancy. *CMAJ*. 2010;182:657–660.

12. Righini M, Jobic C, Boehlen F, *et al*. Predicting deep venous thrombosis in pregnancy: external validation of the «left» clinical prediction rule. *Haematologica* 2013; 98(4):545–8.

13. American College of Obstetricians and Gynecologists. Practice Bulletin No. 197: Inherited thrombophilias in pregnancy. *Obstet Gynecol*. 2018;132:e18–e34.

14. Stein PD, Beemath A, Matta F, et al. Clinical characteristics of patients with acute pulmonary embolism: data from PIOPED II. *Am J Med*. 2007;120:871–879.

15. American College of Obstetricians and Gynecologists. Practice Bulletin No. 196: Thromboembolism in pregnancy. Obstet Gynecol. 2018;132:e1–e17.

16. Leung AN, Bull TM, Jaeschke R, *et al*. An official American Thoracic Society/Society of Thoracic Radiology clinical practice guideline: evaluation of suspected pulmonary embolism in pregnancy. *Am J Respir Crit Care Med*. 2011;184:1200–1208.

17. Cahill AG, Stout MJ, Macones GA, Bhalla S. Diagnosing pulmonary embolism in pregnancy using computed-tomographic angiography or ventilation-perfusion. *Obstet Gynecol*. 2009;114:124–129.

18. Forbes KP, Reid JH, Murchison JT. Do preliminary chest X-ray findings define the optimum role of pulmonary scintigraphy in suspected pulmonary embolism? *Clin Radiol*. 2001;56:397–400.

19. Bellesini M, Robert-Ebadi H, Combescure C, Dedionigi C, Le Gal G, Righini M. D-dimer to rule out venous thromboembolism during pregnancy: A systematic review and meta-analysis. *J Thromb Haemost*. 2021 Oct;19(10):2454-2467.

20. Konstantinides SV *et al*. (ESC Scientific Document Group). 2019 ESC Guidelines for the diagnosis and management of acute pulmonary embolism developed in collaboration with the European Respiratory Society (ERS). *Eur Heart J*. 2020 Jan 21;41(4):543-603.

21. Royal College of Obstetricians and Gynaecologists, Reducing the risk of thrombosis and embolism during pregnancy and the puerperium. Green-top Guideline No. 37ª. London: RCOG; 2015.

22. Kietaibl S, Ferrandis R, Gordier A, *et al*. Regional anaesthesia in patients on antithrombotic drugs: Joint ESAIC/ESRA guidelines. *European Journal of Anaesthesiology*. 39(2):100-132, February 2022.

23. Creanga AA, Berg CJ, Syverson C, *et al*. Pregnancy-related mortality in the United States, 2006-2010. *Obstet Gynecol*. 2015;125:5–12.

EMBOLIA DE LÍQUIDO AMNIÓTICO

Mireia Armengol Gay, Beatriz Fort Pelay

11.7.1 Definición

La embolia de líquido amniótico (ELA), también denominada «síndrome anafilactoide del embarazo», es una emergencia obstétrica infrecuente e impredecible, pero muy grave y, a menudo, fatal.

Se presenta de forma abrupta en una paciente gestante con colapso cardiorespiratorio severo refractario al tratamiento de soporte, seguido de coagulopatía severa.

La mayoría de casos (70 %) suceden durante el parto o alumbramiento, tras una cesárea (19 %) o en el puerperio inmediato (11 %); muy rara vez, en el puerperio tardío.

También puede producirse tras legrado obstétrico, amniocentesis o amniorrexis artificial.

La supervivencia materna y fetal es baja y usualmente con secuelas permanentes.

La clave para disminuir su elevada morbimortalidad consiste en realizar un diagnóstico de sospecha temprano y actuación terapéutica inmediata.

Algoritmo 1
Diagnóstico y manejo de la embolia de líquido amniótico

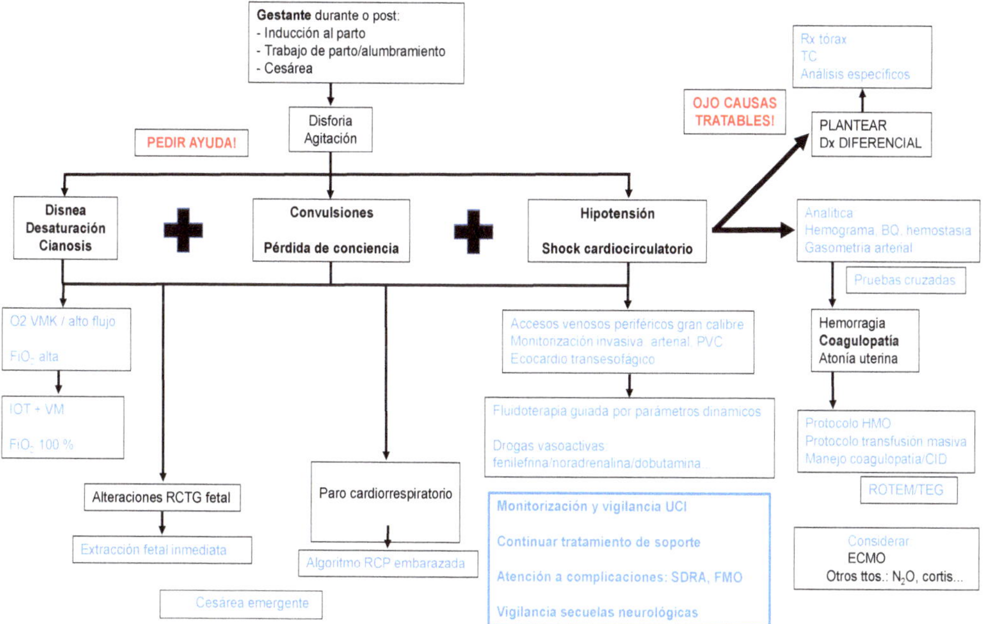

(O2) oxígeno; (VMK) Ventimask; (FiO2) Fracción inspirada oxígeno; (IOT + VM) Intubación orotraqueal + ventilación mecánica; (RCTG) Registro cardiotocográfico; (RCP) Reanimación cardiopulmonar; (PVC) Presión venosa central; (UCI) Unidad Cuidados Intensivos; (SDRA) Síndrome distrés respiratorio agudo; (FMO) Fallo multiorgánico; (Rx) Radiografía; (TC) Tomografía computerizada; (Dx) Diagnóstico; (BQ) Bioquímica; (HMO) Hemorragia masiva obstétrica; (CID) Coagulación intravascular diseminada; (TEG) Tromboelastografía; (ECMO) Membrana de oxigenación extracorpórea; (N$_2$O) Óxido nitroso.

11.7.2 Epidemiología

La embolia de líquido amniótico es una de las principales causas de muerte materna periparto en países desarrollados (representa el 5-15 % de la mortalidad materna total) y de paro cardíaco en la gestante.

11.7.2.1 Incidencia y prevalencia

No está bien establecida, siendo muy variable entre países y registros, debido a la falta de estandarización de criterios diagnósticos y registro de casos.

 MANUAL PRÁCTICO DE ANESTESIA OBSTÉTRICA

Según estudios realizados sobre bases poblacionales extensas, la incidencia global se estima en 1 caso por cada 8000 a 30.000 partos (1,7-6,6 casos/100.000 partos). En Europa, la incidencia es de 1/53.800 partos.

Su prevalencia es desconocida.

11.7.2.2 Morbimortalidad

La tasa de mortalidad materna estimada es del 11-43 % (0,3-1,7 por cada 100.000 partos), incluso hasta un 60-80 % según registros. Ha disminuido en los últimos años, gracias a la mayor rapidez en el diagnóstico e inicio del tratamiento de soporte.

El 50 % de las pacientes fallece durante la primera hora desde el inicio de los síntomas.

La tasa de morbilidad grave es del 15-20 %. Hasta un 60-85 % de las supervivientes tendrán secuelas neurológicas permanentes.

La supervivencia fetal es del 79 %, con mayor supervivencia si el feto está vivo al inicio del cuadro. La mortalidad perinatal total es del 7-44 %. El 50 % de los recién nacidos vivos tendrán secuelas neurológicas.

11.7.2.3 Recurrencia

El riesgo de recurrencia en embarazos posteriores en una mujer que ha padecido ELA se desconoce. Hay escasos estudios y registros de datos realizados. En general, se concluye que la recidiva de ELA en una gestación posterior es rara.

11.7.3 Etiología. Factores de riesgo

La etiología de la embolia de líquido amniótico es desconocida.

Se han descrito factores de riesgo asociados a la aparición del cuadro (Tabla 1), aunque no se ha encontrado su relación causal directa.

Tabla 1

Factores de riesgo relacionados con la embolia de líquido amniótico

MATERNOS	OBSTÉTRICOS	FETALES
• Edad materna avanzada (> 35 años)	• Multiparidad • Gestación múltiple • Polihidramnios • Preeclampsia/eclampsia • Presentación anómala placentaria	• Sexo masculino • Pérdida de bienestar fetal • Muerte intrauterina • Macrosomía
• Enfermedad renal, cerebrovascular o cardíaca previas	• Amniocentesis • Amniorrexis precoz o artificial • Inducción al parto • Parto instrumentado • Cesárea	
• Historia alergia/ atopia	• Traumatismo durante el parto • Laceración cervical • *Abruptio placentae*	
• Raza o minoría étnica	• Rotura uterina • Legrado obstétrico	

11.7.4 Patocronología

El cuadro clínico de la ELA fue descrito por primera vez en 1926 por Meyer. La teoría fisiopatológica clásica (Steiner y Lushbaugh, 1941) sugería un mecanismo de embolia por la presencia de líquido amniótico y elementos fetales en la circulación materna pulmonar y sistémica. Esta teoría se mantuvo durante años, hasta que, en 1995, Clarke postuló la denominación de «síndrome anafilactoide del embarazo», al observar que la ELA provocaba una respuesta inmunitaria similar a la del shock séptico.

Actualmente, el mecanismo fisiopatólogico de la ELA sigue sin ser completamente conocido y es objeto de investigación (Figura 1).

El desencadenante patológico inicial es la entrada de líquido amniótico y elementos fetales (meconio, células escamosas, mucina) a la circulación materna, mediante un gradiente de presión, debido a una disrupción de la interfaz membrana placentaria-líquido amniótico. Los portales de entrada pueden ser los puntos de fijación de la membrana placentaria, las venas cervicales uterinas o debido a incisión o trauma uterino.

    MANUAL PRÁCTICO DE ANESTESIA OBSTÉTRICA

Estos elementos, que contienen citoquinas, procoagulantes, ácido araquidónico, tromboxanos, estimulan la activación del sistema inmune materno y desencadenan una reacción anafilactoide.

Aunque la presencia de componentes amnióticos y fetales en la circulación materna es siempre necesaria para la aparición de ELA, este mecanismo no siempre desencadena el cuadro. Se han observado también en autopsias realizadas a mujeres fallecidas por otras causas, y, en estudios en animales, la inyección de estas sustancias no siempre desencadena una respuesta clínica.

Por tanto, tiene que existir otro mecanismo desencadenante implicado, ya sea la disrupción anómala de la membrana placentaria o la susceptibilidad específica y la respuesta inmune endógena anómala de determinadas pacientes. Por el momento, sigue siendo desconocido.

11.7.4.1 Fases

Fase inicial:

Aparece de forma muy precoz (primeros 30 minutos).

Se produce vasoconstricción arterial pulmonar, vasoespasmo, microtrombos y obstrucción arterial y de capilares pulmonares, tanto mecánica como inflamatoria (respuesta inmune). Esto provoca hipertensión pulmonar severa aguda, dilatación de ventrículo y aurícula derechos, insuficiencia tricuspídea y fracaso agudo del ventrículo derecho.

La clínica es brusca: hipoxemia, hipotensión, shock cardiovascular y puede haber edema pulmonar.

Segunda fase:

El ventrículo derecho abomba el septo interventricular hacia el izquierdo, provocando disfunción sistólica, disminución del gasto cardíaco y empeorando la hipertensión pulmonar. El cuadro evoluciona, en pocos minutos u horas, con fallo ventricular izquierdo grave. Aparecen edemas, alteración de la vascularización periférica, isquemia miocárdica y broncoespasmo. La acción directa de mediadores inflamatorios liberados en la respuesta inmune sistémica también contribuye a ello.

Posteriormente, la presentación se asemeja a un shock distributivo, con clínica muy similar a un shock séptico.

El shock hemorrágico suele aparecer más tarde: hemorragia, hipotensión, vasodilatación compensatoria, fibrinolisis masiva y coagulación intravascular diseminada.

11.7.4.2 Coagulopatía

El mecanismo de la coagulopatía y la coagulación intravascular diseminada (CID) en la embolia de líquido amniótico es combinado.

Por un lado, la entrada en la circulación materna de detritus de líquido amniótico, ricos en factor tisular, activa la vía extrínseca de la cascada de coagulación.

Por otro lado, los elementos amnióticos y fetales activan una respuesta inflamatoria sistémica aguda materna. Se liberan mediadores inflamatorios como factor

---

Figura 1

Patocronología de la embolia de líquido amniótico

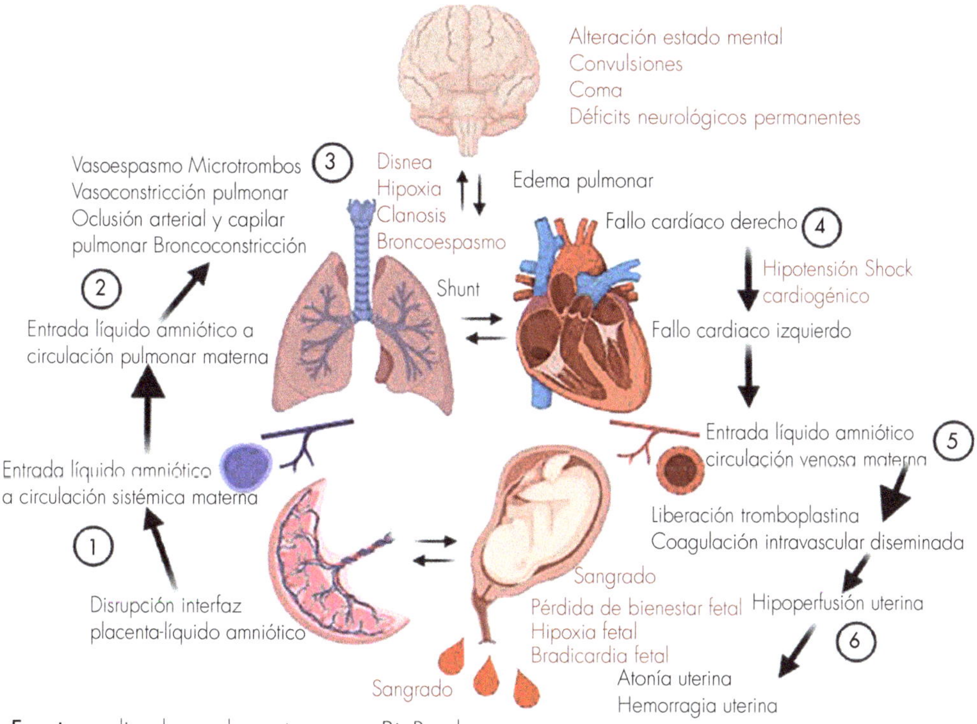

Fuente: realizado por las autoras con BioRender.com

MANUAL PRÁCTICO DE ANESTESIA OBSTÉTRICA

activador plaquetario, factor de necrosis tisular TNF-alfa, interleukina-6, interleukina-1, fosfolipasa A2, endotelinas, activadores de plasminógeno, tromboplastinas y factores del complemento, activando la cascada de coagulación y fibrinolisis.

La CID en la ELA es de tipo fibrinolítico (predomina la activación de la vía de la fibrinolisis), por lo que predomina la clínica hemorrágica.

Además, la infiltración uterina de líquido amniótico y elementos fetales también produce atonía uterina severa, que empeora la hemorragia.

11.7.5 Clínica

La presentación clínica de la embolia de líquido amniótico es impredecible. Su rapidez y gravedad inicial influirán mucho en la supervivencia materna y fetal. En los casos de inicio más grave, las pacientes suelen fallecer durante la primera hora desde el inicio del cuadro.

Existen formas clínicas incompletas o presentaciones atípicas.

Tabla 2

Manifestaciones clínicas en la embolia de líquido amniótico

RESPIRATORIO	CARDIOVAS-CULAR	HEMOSTASIA	NEUROLÓGICO	OBSTÉTRICO
• Taquipnea/ Disnea • Cianosis • Desaturación • Hipoxemia • Tos • Broncoespasmo • EAP / SDRA • Paro respiratorio	• HTA transitoria Hipotensión • Insuficiencia cardíaca • Taquicardia • Arritmias • Dolor torácico • Shock cardiogénico • Paro cardíaco	• Hemorragia • Coagulopatía • CID	• Cefalea • Parestesias • Confusión • Disforia • Agitación • Convulsiones • Coma	• Pérdida bienestar fetal • Atonía uterina

(EAP) Edema agudo de pulmón; (SDRA) Síndrome distrés respiratorio agudo; (CID) Coagulación intravascular diseminada

11.7.5.1 Pródromos

Se ha observado (en análisis retrospectivo de casos) que hasta dos tercios de pacientes presentan otros signos y síntomas antes de la aparición del cuadro típico. Suelen ser bastante inespecíficos, con lo que pueden pasar inadvertidos, o confundirse con otras condiciones clínicas de la gestante.

Estos síntomas son: sensación de frío, nerviosismo, inquietud, agitación, náuseas y vómitos, parestesias, sudoración, tos, molestias o dolor torácico, y sensación de muerte inminente en los casos más graves.

11.7.5.2 Clínica típica

La tríada clásica de la embolia de líquido amniótico es hipoxia, hipotensión y coagulopatía.

La presentación habitual sucede en una gestante en las últimas etapas del trabajo de parto, que presenta de forma brusca disnea e hipotensión. Posteriormente, aparece la coagulopatía, con sangrado y atonía uterina. En los casos más graves, se produce shock cardiogénico, convulsiones, paro cardiorrespiratorio y coma.

La evolución desde la clínica inicial hasta el colapso cardiorrespiratorio puede ser desde minutos hasta unas pocas horas.

La coagulopatía aparece poco después del inicio de los síntomas cardiorrespiratorios, y suele coexistir con el resto del cuadro clínico, o bien ocurrir de forma retardada. La coagulación intravascular diseminada se produce en el 80 % de los casos, con manifestación de hemorragia masiva.

La atonía uterina, presente hasta en el 83 % de casos, empeorará el sangrado.

11.7.5.3 Manifestaciones en el feto

La clínica materna produce, en consecuencia, distrés y pérdida de bienestar fetal.

El registro cardiotocográfico fetal (RCTG) se muestra alterado, con bradicardia fetal, desaceleraciones tardías o desaceleraciones súbitas prolongadas, ya que la perfusión uterina se ve comprometida a expensas de la redistribución de la circulación materna para mantener una adecuada perfusión cardíaca y cerebral.

En ocasiones, la alteración en el RCTG precede a la clínica materna. Es posible observar taquisistolia uterina previa al shock cardiogénico.

La atonía uterina, la coagulopatía y otras alteraciones que pueden aparecer en la ELA, como el desprendimiento precoz de placenta o la rotura uterina, también condicionarán la clínica fetal.

11.7.6 Diagnóstico

El diagnóstico de la embolia de líquido amniótico es, fundamentalmente, clínico y de exclusión. No existe ningún test diagnóstico específico, fiable o definitivo. Además, la presentación brusca y grave del cuadro obliga, muchas veces, a realizar el diagnóstico durante la reanimación de la paciente, o incluso *post mortem* (anatomo-patológico).

11.7.6.1 Diagnóstico clínico

Es el principal criterio diagnóstico y lo que nos da la sospecha inicial.

- Presentación típica: disnea, hipotensión, shock cardiocirculatorio y coagulopatía, de aparición brusca, en una gestante en período periparto, o tras cesárea o legrado.
- Exploración física: inquietud, agitación, taquipnea, hipoxemia, hipotensión, cianosis.

La auscultación cardiorrespiratoria puede mostrar crepitantes (edema pulmonar) o soplo cardíaco (insuficiencia tricuspídea por fallo derecho).

11.7.6.2 Pruebas complementarias

Ninguna prueba complementaria resulta específica para el diagnóstico.

Pruebas de laboratorio:

Debe realizarse analítica completa (hemograma, bioquímica y hemostasia), que incluya plaquetas, tiempo de protrombina, tiempo de tromboplastina parcial activada, fibrinógeno, dímero-D y productos de degradación de la fibrina. También gasometría arterial.

Se han sugerido algunos biomarcadores asociados a la ELA que podrían ayudar en el diagnóstico: triptasa, Zn-coproporfirina, factores del complemento C3 y C4, sialyl-Tn, inhibidor de la esterasa C1, factores de crecimiento insulina-like. Sin embargo, su utilidad es controvertida, ya que también pueden encontrarse niveles alterados en otro tipo de gestantes críticas.

Test viscoelásticos:

Las pruebas viscoelásticas como el ROTEM y la tromboelastografía (TEG), permiten un análisis a pie de cama (*Point of Care*) del estado de la coagulación, de forma más rápida y precisa que la hemostasia convencional, y un mejor manejo, dirigido por objetivos, de los factores necesarios en cada momento.

Además, han permitido establecer algoritmos de manejo específico de la coagulopatía.

La Sociedad Internacional de Trombosis y Hemostasia (ISTH) ha definido un sistema de clasificación para determinar la presencia de coagulación vascular diseminada (CID), basado en el número de plaquetas, el INR y el fibrinógeno, que ha adaptado para el embarazo (Tabla 3).

Tabla 3

Criterios diagnósticos de CID (modificados para embarazo) según ISTH

Enfermedad subyacente	Sí/No
Síntomas hemorrágicos	Sí/No
Fallo orgánico debido a trombosis	Sí/No
Plaquetas (miles/microlitro)	• > 185.000/µL — 0 • > 100.000/µL — 1 • 50.000 – 100.000/µL — 2 • < 50.000/µL — 1
Diferencia Tiempo de Protrombina (TP) respecto a valor estándar	• < 0,5 segundos — 0 • 0,5-1 s — 5 • 1-1,5 s — 12 • > 1,5 s — 25
Fibrinógeno (g/l)	• ≥ 4,5 g/l — 0 • 4-4,5 g/l — 1 • 3-4 g/l — 6 • < 3 g/l — 25
Productos degradación fibrinógeno/ Dímero-D	N/A
Prolongación Tiempo de Protrombina (respecto a valor estándar)	N/A

Definición de CID: > 26 puntos es compatible con CID

Ecocardiografía:

La ecocardiografía transtorácica (ETT) o transesofágica (ETE, de preferencia si es posible), realizadas por personal experto, resultan muy útiles en el diagnóstico.

Las alteraciones que pueden observarse en la ELA son: dilatación y sobrecarga del ventrículo derecho, hipocinesia, insuficiencia tricuspídea y alargamiento de la aurícula derecha. Puede haber trombos intracardíacos de manera temprana.

Otro hallazgo típico y muy sugestivo es el abombamiento del septo intraventricular hacia el ventrículo izquierdo (apariencia de letra «D»), creando obstrucción y disfunción sistólica.

Se ha descrito presencia de líquido amniótico en cavidades cardíacas derechas.

Otros:

El resto de pruebas habitualmente realizadas (ECG, Rx tórax, TC) nos servirán más para realizar diagnóstico diferencial que para diagnosticar la ELA.

 El fondo de ojo puede mostrar microburbujas en las arterias retinianas.

11.7.6.3 Diagnóstico anatomopatológico

Debido a la presentación aguda, grave y en ocasiones fatal, a veces el diagnóstico clínico no puede ser confirmado, y el diagnóstico definitivo se realiza *post mortem*.

La anatomía patológica muestra edema pulmonar, elementos amnióticos en el pulmón, hemorragia alveolar y presencia de células escamosas fetales o grasa en sangre obtenida mediante cateterización de la arteria pulmonar. También pueden verse infartos miocárdicos o cerebrales y daño renal agudo por necrosis tubular.

La presencia de líquido amniótico y tejido fetal en la circulación materna no es suficientemente sensible y específica para confirmar el diagnóstico. Como ya se comentó en el apartado de patocronología, puede haber presencia de estos elementos en mujeres fallecidas por otras causas.

11.7.6.4 Criterios diagnósticos

La American Society for Maternal-Fetal Medicine establece unos criterios diagnósticos de consenso, con el objetivo de estandarizar y ayudar al reporte e investigación de casos:

1. Shock cardiopulmonar de inicio súbito, o hipotensión (presión arterial sistólica menor de 90 mmHg).

2. Compromiso respiratorio: disnea, cianosis, $SpO_2 < 90$ %, paro respiratorio.

3. Coagulación intravascular diseminada según criterios de ISTH modificados para el embarazo.

4. Aparición de los síntomas durante el trabajo de parto, el alumbramiento placentario o hasta 30 minutos después.

5. Ausencia de fiebre (38 °C) y de cualquier otro factor de confusión significativo, condición o explicación de los signos y síntomas observados.

11.7.6.5 Diagnóstico diferencial

Es fundamental excluir de forma precoz otras causas potencialmente reversibles y tratables que pueden comprometer la vida de la paciente (Tabla 4).

Sin entrar en detalles sobre cada patología, destacaremos algunas diferencias respecto a la ELA que pueden ayudar en el diagnóstico diferencial:

- Tromboembolismo pulmonar (TEP): no hay coagulopatía.

- Miocardiopatía periparto: predomina el fallo de ventrículo izquierdo; cambios del segmento ST-T en electrocardiograma.

- Infarto de miocardio: cambios típicos en ECG y elevación de enzimas cardíacos específicos.

- Shock séptico: fiebre o hipotermia. El shock no suele ser tan brusco.

- Embolismo aéreo venoso: sibilancias, gasping y dolor torácico antes del shock cardiovascular.

- Eclampsia: hipertensión, proteinuria y edemas. Cefalea y convulsiones antes del shock.

- Anafilaxia: suele dar síntomas premonitorios como sibilantes, disnea, rash, urticaria, e hipotensión antes de la descompensación cardíaca.

- Bloqueo espinal total: nivel sensitivo alto, debilidad de extremidades superiores, dificultad para hablar, disfagia y bradicardia.

- Toxicidad por anestésico local: sabor metálico y síntomas neurológicos preceden al colapso cardiovascular.

Tabla 4

Diagnóstico diferencial de la embolia de líquido amniótico

CAUSAS NO OBSTÉTRICAS	CAUSAS OBSTÉTRICAS	CAUSAS ANESTÉSICAS
• Shock cardiogénico (IAM, valvulopatía, taponamiento cardíaco, disección aórtica) • Tromboembolismo pulmonar • Embolismo aéreo venoso • Shock anafiláctico • Shock séptico • Broncoaspiración • Reacción transfusional	• Eclampsia • Miocardiopatía dilatada periparto • Desprendimiento placenta • Rotura o laceración uterina • Atonía uterina	• Toxicidad sistémica (inyección intravascular accidental AL) • Bloqueo espinal total • Error de medicación

11.7.7 Tratamiento

El tratamiento fundamental de la ELA es de soporte: tratamiento del shock cardiogénico, tratamiento de las alteraciones hematológicas, resucitación cardiopulmonar materna inmediata y extracción rápida del feto (Tabla 5).

Los tres pilares fundamentales para el tratamiento de la ELA (y que se detallan en la tabla 5), serán:

- Soporte RESPIRATORIO: asegurar OXIGENACIÓN.

- Soporte CARDIOCIRCULATORIO: HEMODINÁMICO.

- Corrección de la COAGULOPATÍA.

Si no se encuentra en uno, la paciente debe trasladarse a un hospital terciario o de referencia cuanto antes.

Dado que no existe un tratamiento específico, es fundamental iniciar el soporte inmediatamente ante la sospecha clínica inicial, para evitar la progresión del cuadro y las nefastas consecuencias en cuanto a morbimortalidad.

No existe ningún tratamiento ni actuación específica que haya demostrado aumentar la supervivencia o mejorar el pronóstico a largo plazo.

Monitorización:

- Pulsioximetría, PANI, ECG.

- Monitorización hemodinámica continua: arterial, PVC, análisis dinámico (VVS, IC, gasto cardíaco).

- Sonda urinaria.

- $EtCO_2$ (en manejo avanzado de vía aérea).

Tabla 5
Abordaje terapéutico de la embolia de líquido amniótico

SOPORTE RESPIRATORIO ----- Objetivo: asegurar óptima OXIGENACIÓN

- O_2 al 100 %. SpO_2 > 90 %
- Asegurar vía aérea (manejo avanzado). Considerar IOT precoz.
- Asegurar oxigenación y ventilación:
- PaO_2/FiO_2 > 250 mmHg
- Evitar hipoxia, hipercarbia, acidosis
- Volumen tidal bajo, frecuencia respiratoria elevada, PEEP alta

Considerar:
- Óxido nitroso inhalado (reduce precarga de ventrículo derecho)
- Prostaciclinas aerosolizadas

SOPORTE CARDIOVASCULAR ----- Objetivo: estabilidad HEMODINÁMICA

- Accesos venosos adecuados. Mínimo 2 vías periféricas de gran calibre
- Considerar accesos intraóseos si no es posible canalización venosa
- Sondaje urinario
- Monitorización hemodinámica invasiva: catéter arterial, venoso central, Swan-Ganz
- Soporte inotrópico / vasopresor precoz: fenilefrina, noradrenalina, dobutamina, dopamina, adrenalina, vasopresina, milrinona (en fallo de ventrículo derecho)
- Manejo óptimo de fluidos. Evitar fluidoterapia excesiva
- Manejo guiado por objetivos, basado en parámetros dinámicos: VVS, IC, IVS
- RCP avanzada (algoritmo adaptado a embarazada)

Parámetros óptimos:
- Presión arterial media > 65 mmHg
- Índice cardíaco > 2 l/m2
- Débito urinario > 40-50 ml/h

Considerar:
- Ecocardiografía
- ECMO: en shock cardiogénico refractario. Precaución durante coagulopatía

SOPORTE HEMATOLÓGICO ----- Objetivo: corrección COAGULOPATÍA

- Evaluación precoz de la coagulación
- Hemograma, tiempo de protrombina, INR, tiempo de tromboplastina parcial activado, fibrinógeno, productos de degradación de la fibrina
- Pruebas cruzadas
- Considerar ROTEM / TEG
- Tratamiento de hemorragia/coagulopatía guiado por objetivos
- Transfusión masiva según protocolos: CH, plaquetas, plasma, crioprecipitados
- Concentrado de complejo protrombínico (CCP)
- Fibrinógeno: mantener niveles > 200 mg/dl (2 g/L)
- Ácido tranexámico
- Tratamiento precoz e intensivo de la atonía uterina
- Embolización/Cirugía si es preciso

MANEJO OBSTÉTRICO ----- Objetivo: mejorar supervivencia MATERNO-FETAL

- Equipo Multidisciplinar: Ginecología-Obstetricia, Comadrona, Anestesiología, Pediatría, Enfermería, Neonatología.
- Extracción fetal inmediata en feto > 23 semanas de gestación:
    - Parto asistido en 2° etapa del parto
    - Cesárea emergente
    - Cesárea *perimortem*. Objetivo: extracción fetal < 5 min desde el paro
- Asistencia precoz del recién nacido
- Prevención y tratamiento precoz e intensivo de la atonía uterina: uterotónicos, balón intrauterino
- Embolización uterina (radiología intervencionista)/Histerectomía si es preciso
- Algoritmo reanimación cardiopulmonar avanzada adaptado a embarazada

NUEVOS / FUTUROS TRATAMIENTOS

- By-pass cardiopulmonar. Balón de contrapulsación. Asistencia ventricular derecha
- Recambio plasmático
- Corticoides altas dosis (por el mecanismo anafilactoide)
- Inhibidores esterasa C1
- Rivaroxaban: inhibidor factor Xa. Descrito su uso en la literatura (¿anecdótico?).
- Ketorolaco: inhibidor del tromboxano
- Atropina
- Ondansetrón: bloqueo receptores de serotonina. Posible uso para vasodilatación pulmonar
- Sildenafilo: vasodilatación arterial pulmonar

La American Society for Maternal-Fetal Medicine establece unas recomendaciones de diagnóstico y tratamiento (Tabla 6):

Tabla 6

Recomendaciones de la Society for Maternal-Fetal Medicine para el diagnóstico y tratamiento de la embolia de líquido amniótico

RECOMENDACIÓN	GRADO EVIDENCIA
Se recomienda considerar ELA en el Dx diferencial de shock cardiopulmonar súbito en el trabajo de parto o alumbramiento reciente	1 C
No se recomiendan test de laboratorio específicos para confirmar o refutar el Dx de ELA; hasta el momento, el Dx de ELA es principalmente clínico	1 C
Se recomienda iniciar inmediatamente RCP de alta calidad, siguiendo los protocolos standard de SVB o SVA, en pacientes con paro cardíaco asociado a ELA	1 C
Se recomienda equipo multidisciplinar: Anestesia, cuidados críticos, terapia respiratoria y medicina materno-fetal, en el manejo de la paciente con ELA	Best practice
Se recomienda extracción fetal inmediata del feto $\geq$ 23 semanas de gestación en la paciente que presenta paro cardíaco asociado a ELA	2 C
Se recomienda una adecuada oxigenación y ventilación, y el uso de vasopresores e inotrópicos para mantener la estabilidad hemodinámica si está indicado, en el manejo inicial de la ELA. Se debe evitar la administración excesiva de fluidos	1 C
Se recomienda la evaluación precoz de la coagulación y el manejo precoz e intensivo del sangrado con protocolos standard de transfusión masiva	1 C

Fuente: Adaptado de: Society for Maternal-Fetal Medicine (SMFM). Pacheco, J. D., Saade, G., Hankins, G. D., & Clark, S. L. (2016). Amniotic fluid embolism: diagnosis and management. American journal of obstetrics and gynecology, 215(2), B16–B24. https://doi.org/10.1016/j.ajog.2016.03.012

MANUAL PRÁCTICO DE ANESTESIA OBSTÉTRICA

Prevención:

No hay forma de predecir la aparición de la ELA, de modo que, para que tenga la menor repercusión posible, hay que sospechar el cuadro de manera precoz e iniciar inmediatamente el tratamiento de soporte.

Ningún factor definido nos permite prevenirla o modificar la práctica clínica y obstétrica habitual.

Sin embargo, dada la asociación entre instrumentación del parto, cesárea o traumatismo uterino y ELA, se ha sugerido que algunas posibles medidas de prevención serían minimizar las maniobras traumáticas durante el trabajo de parto o cesárea: colocación de catéteres o monitorización interna uterina, rotura artificial de la bolsa amniótica…

11.7.8 Pronóstico

Como se ha comentado anteriormente, la embolia de líquido amniótico es una entidad grave y con elevada morbimortalidad.

La mortalidad materna varía según los registros hasta un 40-60 %, y la fetal hasta el 30 %. Un gran número de pacientes presentarán secuelas permanentes, principalmente neurológicas, cardiovasculares, pulmonares o renales (Tabla 7).

La gravedad de la presentación inicial determinará en gran parte la supervivencia y las secuelas maternas y del recién nacido.

Tabla 7

Principales complicaciones y secuelas de la embolia de líquido amniótico

MATERNAS	FETALES
• Síndrome distrés respiratorio agudo (SDRA)	• Encefalopatía hipóxico-isquémica
• Infarto de miocardio (IAM)	• Parálisis cerebral
• Miocardiopatía	
• Disfunción ventricular izquierda Insuficiencia cardíaca congestiva	
• Fallo renal	
• Fallo hepático	
• Coagulopatía prolongada	
• Convulsiones	
• Encefalopatía anóxica	

Hay escasos datos sobre el pronóstico y los resultados de embarazos posteriores en pacientes supervivientes de ELA. La literatura publicada al respecto es escasa, con muy pocos casos, aunque no parece que el haber padecido ELA en un embarazo previo predisponga a padecerla en embarazos posteriores. A pesar de que parece que el riesgo de recurrencia es raro, la baja incidencia de embolia de líquido amniótico lo hace difícil de determinar.

La naturaleza tan compleja y la gravedad de la embolia de líquido amniótico la convierten en un reto para cualquier equipo sanitario multidisciplinar. Es esencial una coordinación entre los obstetras, anestesiólogos, comadronas, neonatólogos, hematólogos, intensivistas y enfermeras de quirófano y del área de críticos, para conseguir una reanimación materna exitosa y unos adecuados ratios de supervivencia y falta de secuelas materna y fetal.

Bibliografía

1. Caballero, M. (2021, 22 de junio). Diagnóstico, clínica y tratamiento de la embolia de líquido amniótico. *Revista Electrónica de PortalesMedicos.com*, XVI, 12, 655. https://www.revista-portalesmedicos.com/revista-medica/diagnostico-clinica-y-tratamiento-de-la-embolia-de-liquido-amniotico/

2. Cahan, T., De Castro, H., Kalter, A., y Simchen, M.J. (2021). Amniotic fluid embolism - implementation of international diagnosis criteria and subsequent pregnancy recurrence risk. *Journal of perinatal medicine*, 49(5), 546–552. https://doi.org/10.1515/jpm-2020-0391

3. Clark, S.L., Romero, R., Dildy, G.A., Callaghan, W.M., Smiley, R.M., Bracey, A.W., Hankins, G.D., D'Alton, M.E., Foley, M., Pacheco, L.D., Vadhera, R.B., Herlihy, J.P., Berkowitz, R.L., y Belfort, M.A. (2016). Proposed diagnostic criteria for the case definition of amniotic fluid embolism in research studies. American journal of obstetrics and gynecology, 215(4), 408–412. https://doi.org/10.1016/j.ajog.2016.06.037

4. Erez, O., Othman, M., Rabinovich, A., Leron, E., Gotsch, F., y Thachil, J. (2022). DIC in Pregnancy - Pathophysiology, Clinical Characteristics, Diagnostic Scores, and Treatments. *Journal of blood medicine*, 13, 21–44. https://doi.org/10.2147/JBM.S273047

5. Fardelmann, K.L., y Alian, A.A. (2020). *Anesthesia for Obstetric Disasters*. Anesthesiology clinics, 38(1), 85–105. https://doi.org/10.1016/j.anclin.2019.10.005

6. Fitzpatrick, K. E., van den Akker, T., Bloemenkamp, K., Deneux-Tharaux, C., Kristufkova, A., Li, Z., Schaap, T. P., Sullivan, E. A., Tuffnell, D., & Knight, M. (2019). Risk factors, management, and outcomes of amniotic fluid embolism: A multicountry, population-based cohort and nested case-control study. PLoS medicine, 16(11), e1002962. https://doi.org/10.1371/journal.pmed.1002962

7. Fort Pelay B., y Rueda Gamboa M. (2020). Bloqueo espinal alto. Embolismo de líquido amniótico. Paro cardiorespiratorio en Obstetricia. En C Gomar Sancho *et al.* (Eds.), Formación continuada en Anestesiología y Reanimación. Committee for European Education in Anaesthesiology (pp. 539-548). Ergon.

8. Fort Pelay B, y Sistac Ballarín JM. (2017). Disnea de inicio brusco, shock y coagulopatía en paciente gestante. En JM Sistac Ballarín (Ed.), Emergencias en Anestesiología. Casos clínicos y Guías de actuación (pp. 223-228). Panamericana.

9. Haftel, A., y Chowdhury, Y.S. (2022, 30 de abril). Amniotic Fluid Embolism. StatPearls. NCBI Bookshelf. https://www.ncbi.nlm.nih.gov/books/NBK559107/

10. Indraccolo, U., Battistoni, C., Mastrantonio, I., Di Iorio, R., Greco, P., & Indraccolo, S. R. (2018). Risk factors for fatality in amniotic fluid embolism: a systematic review and analysis of a data pool. The journal of maternal-fetal & neonatal medicine : *the official journal of the European Association of Perinatal Medicine*, the Federation of Asia and Oceania Perinatal Societies, the International Society of Perinatal Obstetricians, 31(5), 661–665. https://doi.org/10.1080/14 767058.2017.1293034

11. Pacheco, L.D., Clark, S.L., Klassen, M., y Hankins, G. (2020). Amniotic fluid embolism: principles of early clinical management. *American journal of obstetrics and gynecology, 222*(1), 48–52. https://doi.org/10.1016/j.ajog.2019.07.036

12. Practice Guidelines for Obstetric Anesthesia: An Updated Report by the American Society of Anesthesiologists Task Force on Obstetric Anesthesia and the Society for Obstetric Anesthesia and Perinatology. (2016). *Anesthesiology*, 124(2), 270–300. https://doi.org/10.1097/ ALN.0000000000000935

13. Rabinovich A., Abdul-Kadir R., Tachil J., Iba T., Othman M., y Erez O. (2019). DIC in obstetrics: Diagnostic score, highlights in management, and international registry-communication from the DIC and Women's Health SSCs of the International Society of Thrombosis and Haemostasis. *Journal of Thrombosis and Haemostasis.* https://doi.org/10.1111/jth.14523

14. Simard, C., Yang, S., Koolian, M., Shear, R., Rudski, L., y Lipes, J. (2021). The role of echocardiography in amniotic fluid embolism: a case series and review of the literature. Le rôle de l'échocardiographie dans l'embolie de liquide amniotique: une série de cas et une revue de la littérature. *Canadian journal of anaesthesia = Journal canadien d'anesthesie*, 68(10), 1541–1548. https://doi.org/10.1007/s12630-021-02065-4

15. Sohn J., y Levin LB. (2020, septiembre-octubre). Early Recognition and Intervention is Key in Amniotic Fluid Embolism (AFE) - Comparison of Two AFE Cases [Presentación de póster]. 52nd SOAP Annual Meeting (Virtual Meeting). Society for Obstetric *Anesthesia and Perinatology*. https://soap.memberclicks.net/assets/docs/Abstracts2020/Sohn_Jackie.pdf

16. Wu, Y., Luo, J., Chen, T., Zhan, H., Liu, J., Chen, J., y Wang, S. (2022). Successful ECMO-assisted open chest cardiopulmonary resuscitation in a postpartum patient with delayed amniotic fluid embolism. *European journal of medical research*, 27(1), 19. https://doi.org/10.1186/ s40001-021-00628-1

CAPÍTULO 11.8

BRONCOASPIRACIÓN EN OBSTETRICIA

Cinthya Connie Llaja Villa, Lorena Rivera Vallejo

11.8.1 Definición

La broncoaspiración es el paso de contenido orofaríngeo o gástrico hacia la laringe y tracto respiratorio inferior por el vómito o regurgitación de este contenido. La anestesia general, así como otros estados que condicionan una disminución del nivel de consciencia pueden favorecer este proceso debido a la inhibición de los reflejos de protección de vía aérea que provocan.

11.8.2 Epidemiología

La broncoaspiración es una complicación probablemente con una incidencia superior a la descrita, ya que en muchos casos puede pasar desapercibida.

No obstante, se trata de una complicación de la anestesia general potencialmente grave, con una incidencia estimada de 1:4000 casos en cirugía electiva, ascendiendo a 1:700 casos en cirugía obstétrica, condicionando una de las principales causas de morbimortalidad perioperatoria en las gestantes.

11.8.3 Factores de riesgo

Tradicionalmente se ha descrito como principal factor de riesgo de broncoaspiración el volumen gástrico presente previo a la inducción anestésica, por lo que se realiza la estimación del riesgo según el cumplimiento de los tiempos de ayuno recomendados: seis horas para sólidos y dos horas para líquidos claros, según la European Society of Anaesthesiology.

No obstante, en la actualidad no existen unas recomendaciones específicas sobre los tiempos de ayuno idóneos para pacientes con enlentecimiento del vacia-

Algoritmo 1

Manejo de broncoaspiración en obstetricia

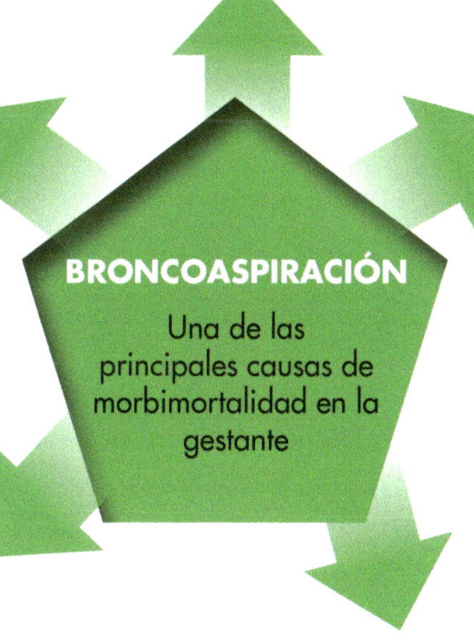

Fuente: elaboración propia

miento gástrico, como es el caso de las embarazadas a término, especialmente durante el trabajo de parto y en el postparto temprano.

Cada vez más la evidencia sugiere la utilidad de la ecografía gástrica en el área obstétrica para estratificar el riesgo de broncoaspiración en las gestantes antes de realizar un procedimiento quirúrgico, permitiendo diferenciar entre un estómago lleno o vacío, determinar la consistencia del contenido (sólido, líquido claro o líquido espeso) y estimar el volumen gástrico.

Para su realización es necesaria una sonda de baja frecuencia (2-5 Hz), curva, colocada en la línea media del epigastrio en plano sagital. La imagen fundamental a visualizar es el antro gástrico, que aparece como una estructura redondeada.

Es necesaria la realización del examen tanto en decúbito supino como en decúbito lateral derecho, ya que facilita el flujo gravitacional de contenido gástrico hacia el antro, incrementando la sensibilidad de la técnica. No obstante, en ocasiones el decúbito lateral derecho está contraindicado si hay compromiso materno o fetal.

Habitualmente se realiza en primer lugar una evaluación cualitativa mediante el estadiaje de perlas, que permite estimar de manera rápida el volumen gástrico. Los grados más elevados corresponden a volúmenes gástricos mayores, mientras que el grado 0 corresponde a volúmenes pequeños. En los grados más elevados la falta de sensibilidad si se usa únicamente la evaluación cualitativa hace necesaria la medición del área seccional del antro de manera adicional para la identificación con mayor exactitud de pacientes con alto riesgo de broncoaspiración: presencia de contenido sólido o líquido espeso en la imagen ecográfica, así como > 1,5 ml/kg de líquido claro.

No obstante, definir el punto de corte a partir del cual el riesgo de broncoaspiración es clínicamente significativo es un tema actualmente en debate por falta de consenso.

Las gestantes tienen un riesgo aumentado de broncoaspiración por diferentes mecanismos y por ello se consideran pacientes con «estómago lleno» a pesar del cumplimiento de las horas de ayuno establecidas.

Tabla 1
Factores que aumentan el riesgo de broncoaspiración en las gestantes

Mecánicos	El crecimiento del útero desplaza el estómago cranealmente reduciendo el efecto valvular que ejerce el estómago en la unión gastroesofágica, favoreciendo así el reflujo gastroesofágico.
Hormonales	El incremento de progesterona y estrógenos inducen la relajación del esfínter esofágico inferior y aumentan la presión intragástrica. La producción ectópica de gastrina por la placenta aumenta el volumen y la acidez de las secreciones gástricas.
Otros	El dolor durante el trabajo de parto y la administración de opioides inhiben el vaciado gástrico. La posición de litotomía y las contracciones uterinas aumentan la presión intragástrica.

11.8.4 Prevención

El tratamiento de esta entidad es eminentemente de soporte, por lo que es vital estratificar correctamente el riesgo de broncoaspiración de estas pacientes para determinar mejor los tiempos idóneos de ayuno.

De forma global se prefiere la anestesia locorregional versus la anestesia general, si no hay contraindicación.

En caso de anestesia general se realizará una inducción en secuencia rápida, incluyendo la presión cricoidea o maniobra de Sellick, a pesar de las controversias recientes sobre su eficacia que podrían estar en relación con su realización de forma inadecuada.

Aumentar el pH del contenido gástrico (pH > 2,5) puede atenuar el riesgo de neumonitis en caso de que se produzca una broncoaspiración. El standard of care es la administración de antiácidos y antagonistas de H2 antes de la cirugía obstétrica. Los antiácidos utilizados deben ser no particulados, como el citrato sódico, a una dosis de 30 ml, con un inicio de acción a los 15-20 minutos.

El antagonista de H2 más utilizado en nuestro medio es la famotidina, a una dosis endovenosa de 10-20 mg de 30 a 60 minutos antes de la intervención, ya que su efecto es máximo a los 30 minutos.

Falta evidencia para recomendar su uso profiláctico durante el trabajo de parto.

11.8.5 Patocronología

La presentación clínica comprende un espectro muy amplio, desde la paciente asintomática hasta los casos más graves de insuficiencia y fracaso respiratorio.

No obstante, las principales manifestaciones clínicas de la macroaspiración son la neumonitis por aspiración y la neumonía aspirativa, siendo difícil a veces su diferenciación.

11.8.5.1 Neumonitis aspirativa

Se trata de un daño pulmonar agudo causado por una neumonitis química debida a la acidez del contenido gástrico.

En la neumonitis aspirativa pueden distinguirse dos fases:

- Tos intensa o broncoespasmo, que aparece inmediatamente después de la broncoaspiración.

- Inflamación pulmonar inducida por los neutrófilos, que tiene lugar durante las siguientes 4-6 horas, produciendo la disfunción del surfactante y salida de líquido y proteínas al espacio intersticio-alveolar.

Durante las primeras 48 horas el cuadro puede evolucionar hacia su resolución o bien empeorar progresivamente en los casos de mayor gravedad.

11.8.5.2 Neumonía aspirativa

Se trata de una infección pulmonar debido a la presencia de secreciones orofaríngeas colonizadas por bacterias.

La etiología microbiológica depende de diferentes aspectos como la edad de la paciente, los hábitos tóxicos como el tabaco o el alcohol y la presencia de determinadas comorbilidades como la diabetes, enfermedad pulmonar obstructiva crónica, entre otras.

El inicio de los síntomas suele ser agudo/subagudo, apareciendo horas o pocos días después de la broncoaspiración.

Como se ha comentado anteriormente en ocasiones puede pasar inadvertida.

Si se detecta la presencia de contenido gástrico en la orofaringe hay que sospechar que se pueda haber producido y se precisa monitorizar estrechamente a la paciente durante las siguientes 24-48 horas.

La hipoxemia es el signo más frecuente y precoz, pudiéndose presentar también fiebre, taquipnea, tos y broncoespasmo. En casos más graves se pueden producir zonas de atelectasia, sobre todo en casos de aspiración de material particulado. Los casos más desafortunados pueden evolucionar hacia edema pulmonar y síndrome de distrés respiratorio del adulto.

Las manifestaciones radiológicas pueden no aparecer hasta pasadas 6-8 horas, incluso algunos casos no las presentan. El patrón radiológico es variable, siendo el más frecuente los infiltrados difusos, especialmente a nivel perihiliar y en zonas basales.

11.8.7 Tratamiento

Ante una sospecha de broncoaspiración en una paciente sin la vía aérea protegida debemos lateralizar la cabeza o incorporar el cabecero a 45° y proceder a la aspiración del contenido con una sonda orogástrica.

La aplicación precoz de presión positiva continua en la vía respiratoria (CPAP) mejora la capacidad residual funcional y el shunt intrapulmonar. La decisión sobre la intubación depende del volumen gástrico aspirado estimado, nivel de hipoxemia, estado neurológico y estabilidad hemodinámica de la paciente. Si procedemos a la intubación debemos realizar una ventilación protectora, así como colocar una sonda nasogástrica y aspirar el contenido gástrico.En caso de brocoespasmo se recomienda la administración de broncodilatadores nebulizados.

Si se aprecia una atelectasia en la radiografía de tórax y se ha producido una aspiración de material particulado está indicada la realización de una fibrobroncoscopia para la aspiración de contenido, reduciendo el riesgo de infección y permitiendo el análisis microbiológico.

Está indicado el tratamiento de soporte en la neumonitis aspirativa y la antibioticoterapia en la neumonía por aspiración o en casos de macroaspiración.

Los esteroides no están recomendados ya que no han demostrado beneficios.

11.8.8 Pronóstico

El pronóstico de esta entidad es variable, dependiendo de la cantidad, composición y acidez del contenido aspirado, así como de las características específicas de la paciente.

Hasta en el 64 % de las aspiraciones que se producen durante la anestesia no se detecta clínica o alteración radiológica, por lo que en la mayoría de los casos puede pasar desapercibida, siendo el pronóstico muy bueno.

No obstante, como se ha comentado anteriormente, en ocasiones puede evolucionar hacia la neumonía por aspiración, que presenta una mortalidad más elevada que otros tipos de neumonía.

Una tercera parte de los pacientes con neumonitis aspirativa puede desarrollar síndrome de dificultad respiratoria aguda (SDRA), con una mortalidad aproximada del 30 % y responsable del 20 % de las muertes relacionadas con la anestesia.

Bibliografía

1. Howle, R., Sultan, P., Shah, R., Sceales, P., Van de Putte, P., Bampoe, S. Gastric pointof-care ultrasound (PoCUS) during pregnancy and the postpartum period: a systematic review. *Int J Obstet Anesth.* 2020; 44:24-32.

2. Hakak S *et al.* Ultrasonographic evaluation of gastric contents in term pregnant women fasted for six hours. *Int J Obstet Anesth.* 2018; 34:15-20.

3. Westerfield KL, Bhavsar AK, Green S. Aspiration Pneumonitis Causing Respiratory Collapse in a Pregnant Patient Not in Labor. *Obstet Gynecol.* 2019; 134(4):692-694.

4. Caio Klippel Amaral, Márcio Luiz Benevides, Marília Marquioreto Benevides, Diogo Leite Sampaio, Cor Jesus Fernandes Fontes.Ultrasound assessment of gastric antrum in term pregnant women before elective cesarean section. *Rev Bras Anestesiol.* 2019; 69 (3):266-271.

5. Barboni, Elisabetta & Mancinelli, Paola & Bitossi, Ubaldo & Gaudio, Angelo & Micaglio, Massimo & Sorbi, Flavia & Di Filippo, Alessandro. Ultrasound evaluation of the stomach and gastric emptying in pregnant women at term: A case-control study. *Minerva Anestesiol.* 2016; 82(5):543-9.

6. Devroe S, Van de Velde M, Rex S. General anesthesia for caesarean section. *Curr Opin Anaesthesiol.* 2015; 28(3):240-6.

7. Van de Putte P, Vernieuwe L, Bouchez S. Point-of-care ultrasound in pregnancy: gastric, airway, neuraxial, cardiorespiratory. *Curr Opin Anaesthesiol.* 2020; 33(3):277-283.

8. Desgranges FP, Zieleskiewicz L, Chassard D, Bouvet L. Semi-quantitative ultrasound grading system to discriminate between low and high gastric fluid volume in third-trimester pregnant women. *Br J Anaesth.* 2021; 127(2):e65-e67.

9. Košutova P, Mikolka P. Aspiration syndromes and associated lung injury: incidence, pathophysiology and management. *Physiol Res.* 2021; 70(Suppl4):S567-S583.

10. Almirall J, Boixeda R, de la Torre MC, Torres A. Aspiration pneumonia: A renewed perspective and practical approach. *Respir Med.* 2021; 185:106485.

11. DiBardino DM, Wunderink RG. Aspiration pneumonia: a review of modern trends. *J Crit Care.* 2015; 30(1):40-8.

VÍA AÉREA DIFÍCIL

Maider Puyada Jáuregui, Daniela Nieuwveld Contreras

11.9.1 Definición

La Sociedad Americana de Anestesiología (ASA) define la vía aérea difícil (VAD) en sus últimas guías, como aquella situación clínica en la cual un anestesiólogo entrenado experimenta dificultad, prevista o no, en la ventilación con mascarilla facial, ventilación mediante dispositivo supraglótico, intubación traqueal, extubación o realización de acceso infraglótico (cricotirotomía)[1].

Por su parte, la Sociedad Catalana de Anestesiología, Reanimación y Terapéutica del Dolor (SCARTD) propone la clasificación de la vía aérea difícil en dos categorías[2]:

1. Vía aérea difícil evidente o conocida: si existe historia previa de VAD (siempre que persistan los criterios o factores causantes), criterios evidentes de dificultad como deformidades o traumatismos cérvico-faciales, si existen criterios de dificultad común a todas las técnicas de manejo de vía aérea (plasticidad reducida por irradiación del cuello, distancia interdental < 3 cm, rango de movimiento de cabeza y cuello < 80°) o la presencia de tres o más criterios de alto riesgo en el manejo de la vía aérea (ver en el siguiente apartado).

2. Vía aérea potencialmente difícil: cuando en la exploración clínica hay diversos signos y síntomas que son considerados como criterios de riesgo de dificultad en el manejo de la vía aérea. Existen unos criterios o patologías de riesgo elevado y unos criterios adicionales de dificultad (Tabla 1). La probabilidad de dificultad aumenta con el número de criterios presentes.

Si se presentan combinaciones de criterios no concluyentes de dificultad de ventilación e intubación hay que considerar individualmente otros factores: condiciones del paciente (riesgo de broncoaspiración, tolerancia a la apnea, falta de colaboración y grado de urgencia); experiencia del anestesiólogo en las técnicas habituales y de rescate; y factores del entorno: material y ayuda disponible.

Según esta clasificación, la gestante podría considerarse ya de entrada una vía aérea difícil ya que, aunque no cumpla tres criterios de riesgo elevado, no presenta criterios de seguridad debido a que, como veremos más adelante, tiene riesgo aumentado de regurgitación y mala tolerancia a la apnea[3].

Tabla 1

Recomendaciones de la SCARTD para la evaluación y manejo
de la vía aérea difícil[2]

Criterios o patologías de alto riesgo de dificultad	Criterios de dificultad adicionales
Mallampati III-IV (94,3 %)	Dientes prominentes (97,2 %)
Protrusión mandibular limitada (100 %)	Edentación (80 %)
Patología mandibular (retrognatia, etc.) (97,2 %)	Síntomas: disnea, disfagia (90 %)
Distancia interdental 3-4 cm	Barba (90,5 %)
Distancia tiromentoniana < 6 cm (97,1 %)	Edad > 55 años (40 %)
Movilidad del cuello 80-100°, SAOS o roncador diario severo (95 %)	IMC 30-40 (97,1 %)
IMC > 40	Sexo masculino (57 %)
Circunferencia del cuello > 42 cm (87,5 %)	Paladar ojival (100 %)
Patología relacionada con la VAD: masa tiroidea, angina de Ludwig, acromegalia, hipertrofia amigdalar, etcétera.	

(IMC) Índice de masa corporal; (SAOS) Síndrome de apnea obstructiva del sueño; (VAD) Vía aérea difícil

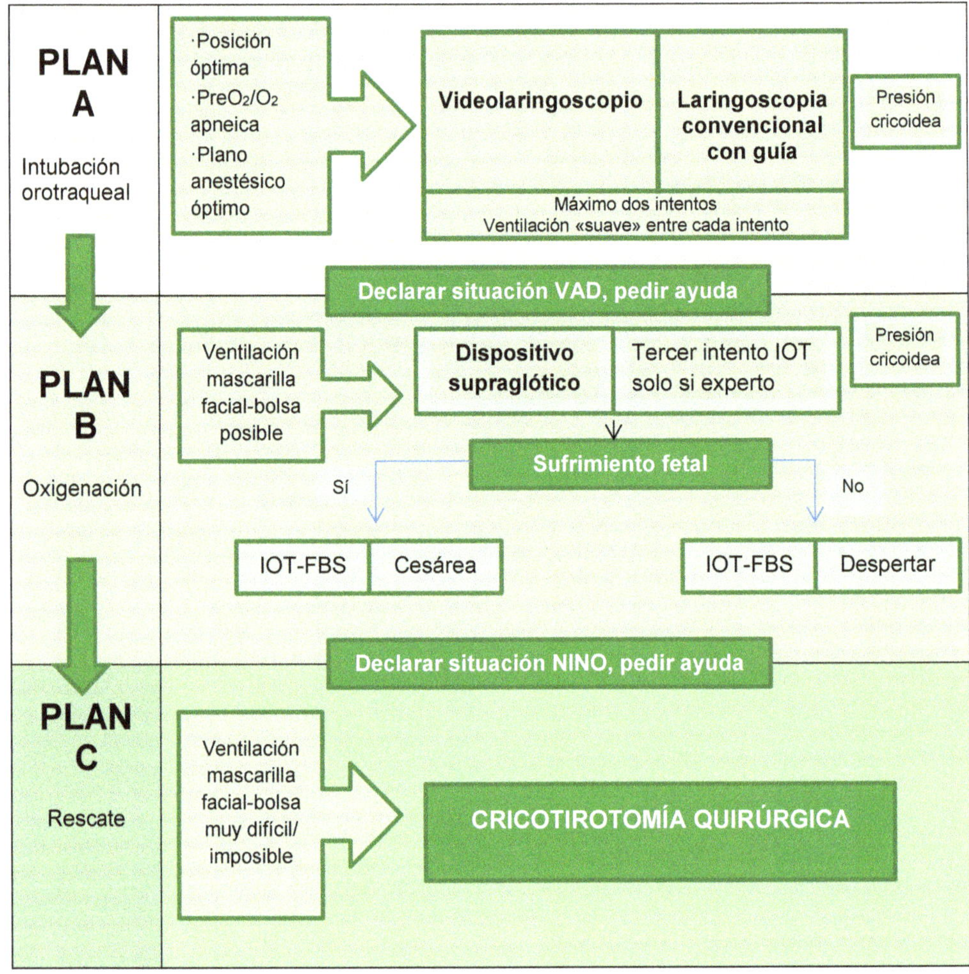

(PreO$_2$/O$_2$ apneica) Preoxigenación/oxigenación apneica; (VAD) Vía aérea difícil; (IOT) Intubación; (IOT-FBS) Intubación con fibrobroncoscopio a través de dispositivo supraglótico; (NINO) No intubo, no ventilo

11.9.2 Epidemiología

- En la paciente obstétrica, la mayoría de las muertes durante la anestesia están relacionadas con problemas en la vía aérea[4,5,6,7]. La frecuencia de intubación traqueal difícil descrita en la literatura varía entre

0,3 hasta un 3,3 % – 1:30 hasta 1:300. Es ocho veces más frecuente que en la población general[4,8,9,11].

- La frecuencia de intubación traqueal fallida descrita varía entre un 0 a un 0,4 %/0 hasta 1:808[8].

- La morbimortalidad asociada es 13 veces superior a la población general[4].

11.9.3 Factores de riesgo de la gestante asociados a vía aérea difícil

1. **Edema orofaríngeo:** se produce por retención de líquidos debido al aumento de progesterona durante el embarazo y durante el trabajo de parto se puede ver aumentado por la sueroterapia, el efecto antidiurético de la oxitocina y la realización continua de maniobras de Valsalva. Además, la mucosa es más friable y facilita el sangrado[4,9].

   Puede incrementarse el grado de Mallampati por lo que debe realizarse una valoración justo antes de instrumentalizar la vía aérea y debe tenerse en cuenta en reintervenciones durante las primeras 48 h postparto[3,4,9].

2. **Preeclampsia:** hay mayor edematización y fragilidad de mucosas, con tendencia al sangrado si existe plaquetopenia asociada[4,6,9,12].

3. **Aumento de tamaño mamario:** dificulta la colocación de la pala del laringoscopio[4,9,12].

4. **Aumento de tejido graso:** la grasa localizada en la zona cervical dificulta la flexión y extensión[4,6].

5. **Mala tolerancia a la apnea:** se produce una desaturación más rápida tras la inducción anestésica por un aumento de la demanda metabólica y del consumo de oxígeno junto con una disminución del 20-25 % de la capacidad residual funcional debido al desplazamiento hacia cefálico del diafragma por el útero grávido, que además se acentúa con el decúbito supino[4,9,12].

6. **Riesgo aumentado de regurgitación y aspiración:** la gestante presenta disminución de la motilidad gástrica, de la absorción gástrica y del tono del esfínter esofágico inferior debido al aumento de la progesterona. Hay un aumento de

gastrina que condiciona un aumento del volumen gástrico e hiperclorhidria. A ello hay que añadir el efecto mecánico que produce el útero grávido sobre el diafragma[4,12]. Se considera «estómago lleno» aunque haya respetado los tiempos de ayuno correctamente[3].

7. Obesidad: comporta una mayor dificultad de ventilación, hay disminución de la compliancia torácica, está aumentada la presión intraabdominal (con reducción aún mayor de la capacidad residual funcional) y la reserva de oxígeno está disminuida[4,6,8,9]. Está demostrado que la circunferencia cervical superior a 43 cm en personas obesas es un predictor independiente de dificultad en la intubación, siguiendo esta línea en 2018 se publicó un estudio que concluye que en pacientes obstétricas una circunferencia cervical superior a 33,5 cm es un buen predictor de dificultad en la intubación[7].

En 2022 se publicó un estudio observacional multicéntrico, de cohortes, retrospectivo, llevado a cabo en Estados Unidos sobre la frecuencia y los factores de riesgo de intubación difícil en mujeres sometidas a anestesia general para la realización de cesárea que concluyó que los factores de mayor riesgo siguen siendo aquellos no relacionados con el embarazo, como son la obesidad y las características de la vía aérea: grados III y IV de la clasificación de Mallampati, distancia mentohioidea disminuida (inferior a tres traveses de dedo), limitación en la subluxación mandibular, limitación de la apertura oral y limitación en la extensión cervical[8].

Estos resultados van acordes a otro estudio, realizado en Reino Unido y publicado en 2013, en el cual encontraron que la edad, el índice de masa corporal y la clasificación de Mallampati superior a I eran predictores de riesgo independientes para el fracaso en la intubación orotraqueal en la paciente obstétrica[10].

11.9.4 Algoritmos propuestos de manejo de la vía aérea difícil en la paciente obstétrica

Las últimas guías publicadas de manejo de la vía aérea en la paciente obstétrica son de la Sociedad India de Vía Aérea Difícil y fueron publicadas en 2016[11], un año después de la publicación de las guías de la Difficult Airway Society (DAS) de Reino Unido[12]. Por su parte, la Sociedad Española de Anestesia y Reanimación (SEDAR) publicó en su última actualización de protocolos un capítulo específico[3] si bien no se ha publicado aún la actualización de sus guías.

A la espera de dichas actualizaciones, siguiendo las recomendaciones anteriormente mencionadas y con la información recogida en los últimos años, hemos elaborado la propuesta que detallamos a continuación.

Se debe realizar una valoración completa de la vía aérea en toda paciente gestante en trabajo de parto[11,12,13,14].

Dada la potencial morbimortalidad materna y neonatal asociada con la dificultad o fallo en la intubación, cuando se identifique una paciente que presente vía aérea difícil o potencialmente difícil podría ser aconsejable valorar, en colaboración con el equipo de obstetricia, si tiene riesgo incrementado de cesárea (como podría ser el caso de gestación gemelar, preeclampsia, obesidad) con el fin de colocar de forma prematura al inicio de trabajo de parto un catéter epidural[3,4,8].

11.9.4.1 Vía aérea difícil prevista

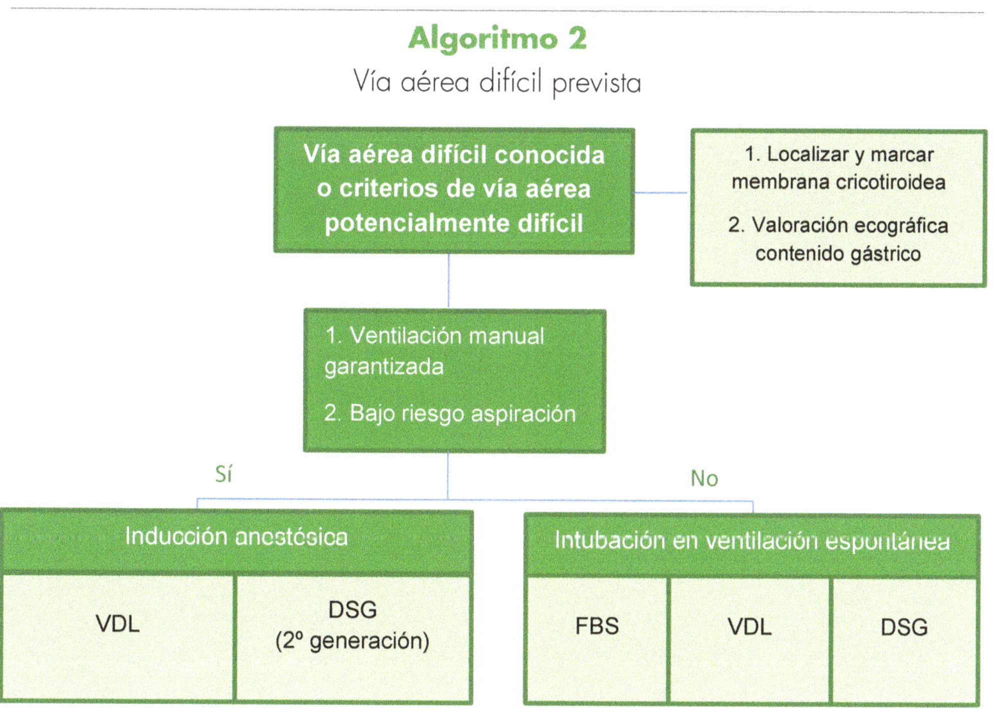

(FBS) Fibrobroncoscopio; (VDL) Videolaringoscopio; (DSG) Dispositivo supraglótico

La técnica de elección en anestesia obstétrica es la neuroaxial.

Si se debe proceder a convertir a anestesia general o bien la técnica neuroaxial está contraindicada, el procedimiento de aproximación a la vía aérea en caso de una vía aérea difícil prevista de elección sigue siendo la intubación orotraqueal con la paciente despierta en ventilación espontánea bajo sedación farmacológica. La técnica de intubación será aquella con la cual el anestesiólogo se encuentre más cómodo (intubación con fibrobroncoscopio flexible, intubación con videolaringoscopio o intubación a través de un dispositivo supraglótico[1,2,3,4]). Se desaconseja el uso de la intubación nasotraqueal debido al riesgo incrementado de epistaxis[16].

En pacientes obesas, la oxigenoterapia de alto flujo parece mejorar la oxigenación durante la intubación orotraqueal con fibrobroncoscopio por lo que podría considerarse su uso en gestantes con obesidad[13].

Solo si se puede garantizar una correcta ventilación con mascarilla facial estaría indicada la inducción antes de la intubación[2,13,14,15,16]. En este caso, la técnica de elección para la intubación orotraqueal sería el videolaringoscopio[11,12,13,15,17].

En casos seleccionados (por ejemplo, una cesárea programada, en la cual se cumplan las recomendaciones de ayuno preoperatorio) que no presenten riesgo aumentado de broncoaspiración (hernia de hiato, diabetes *mellitus*, obesidad, gestantes que hayan recibido opioides parenterales) se podría optar por un dispositivo supraglótico[18].

Se recomienda localizar mediante palpación la membrana cricotiroidea. Si no se puede asegurar su localización de esta manera, se recomienda realizar una exploración ultrasonográfica de la vía aérea y marcar su localización[11,12,13,15,18].

El uso de la ecografía cada vez es más extendido y también se puede recomendar, si se dispone de ella, realizar una valoración del residuo gástrico para individualizar el riesgo de regurgitación y aspiración[17].

11.9.4.2 Vía aérea difícil no prevista

La principal diferencia con el manejo de la vía aérea difícil no prevista en la paciente adulta no obstétrica radica en que, en el caso de la gestante, cada plan de actuación no solo dependerá de su estado sino también del estado fetal[3,4,12].

Se debe priorizar mantener una oxigenación adecuada en todo momento[3,4,11,12].

Antes de inducir una anestesia general debemos tener en cuenta una serie de consideraciones que nos serán de utilidad en el proceso de intubación[3,4,9,11,12,14,15,16]:

- **Profilaxis antiácida:** dado el riesgo aumentado de regurgitación, aun cuando se haya comprobado el residuo gástrico mediante ecografía, se recomienda la administración de un antagonista de los receptores H_2 (famotidina) y citrato de sodio. Se puede añadir un procinético (metoclopramida).

- **Posición de la mesa quirúrgica en rampa:** se consigue elevando el tronco 20-30°. Se produce una mejoría en la capacidad residual funcional ya que la paciente respira mejor y se reduce la regurgitación. Además, el descenso de los senos por la gravedad facilita la colocación de la pala del laringoscopio.

- **Desplazamiento uterino hacia la izquierda:** disminuye la compresión aorto-cava que ejerce el útero grávido y la hipotensión secundaria.

- **Localizar y marcar la membrana cricotiroidea,** si es preciso mediante el uso de ecografía.

- **Preoxigenación:** aumenta la reserva de oxígeno durante la apnea. El mejor marcador es la fracción de oxígeno al final de la espiración ($F_{ET}O_2$), que debe ser igual o superior a 0,9[12]. Para ello es necesario un flujo de oxígeno superior a 10 litros por minuto y un buen sellado de la mascarilla facial. Se recomienda una duración mínima de dos minutos o la realización de cinco inspiraciones profundas.

- **Oxigenación apneica:** se debe considerar colocar unas cánulas nasales a 5 litros por minuto que se mantendrán hasta lograr la intubación orotraqueal para mantener el flujo de oxígeno a los alveolos. Si se dispone de un sistema de oxigenoterapia de alto flujo, también podría usarse, si bien estudios recientes en embarazadas muestran que la oxigenación mediante estos sistemas quizá no sea tan efectiva como la preoxigenación con mascarilla facial pero no han investigado su efectividad en extender el tiempo seguro de apnea[13,19,20].

- **Presión cricoidea - maniobra de Sellick:** evita o disminuye la posible regurgitación ya que al realizar presión sobre el cartílago cricoides, el esófago queda cerrado por compresión. Se debe realizar desde el inicio, con la paciente despierta, aplicando 10 Newtons (N) de fuerza, hasta que se asegura la vía aérea. Tras la pérdida de consciencia se recomienda aumentar a 30 N aunque si la inducción se realiza con la cabeza elevada con 20 N podría ser suficiente. Es importante que se realice por personal experimentado ya que si se realiza de manera incorrecta puede empeorar la visión de la laringoscopia e impedir el paso del tubo orotraqueal[12].

- **Inducción de secuencia rápida asegurando dosis adecuada de hipnótico y relajación neuromuscular:** debido al riesgo aumentado de broncoaspiración y a la rápida desaturación.

- **Ventilación con mascarilla facial y bolsa:** clásicamente se ha evitado la ventilación manual con bolsa tras una inducción de secuencia rápida por el miedo a la insuflación gástrica que aumenta el riesgo de regurgitación. Si se aplica una presión cricoidea correcta y se usan presiones bajas (presión de insuflación máxima inferior a 20 cm H_2O) el riesgo disminuye. Es por ello que la DAS recomienda una ventilación bolsa-mascarilla «suave» después de la inducción y entre cada intento de intubación[12].

- **Disponer de material de rescate.**

- **Solicitar ayuda:** si no se consigue la estrategia inicial planeada se debe pedir ayuda tanto material (carro de vía aérea difícil) como personal.

- **Es aconsejable la presencia de más de un anestesiólogo.**

- **Evaluar la posibilidad de despertar:** se debería hablar con el equipo obstétrico si, en caso de no poder intubar, se podría despertar a la paciente y realizar una intubación en ventilación espontánea. En la práctica clínica creemos que esta situación podría darse en cesáreas de categoría 3 y 4 (de recurso y electivas), y en algunos casos de categoría 2 (urgentes).

Además, dado que como ya se ha mencionado, la paciente obstétrica puede presentar dificultad añadida en el manejo de la vía aérea, se ha de tener claro el plan de actuación, así como las distintas opciones si no se consigue la intubación en el primer intento.

Algoritmo 3
PLAN A [3,4,11,12]

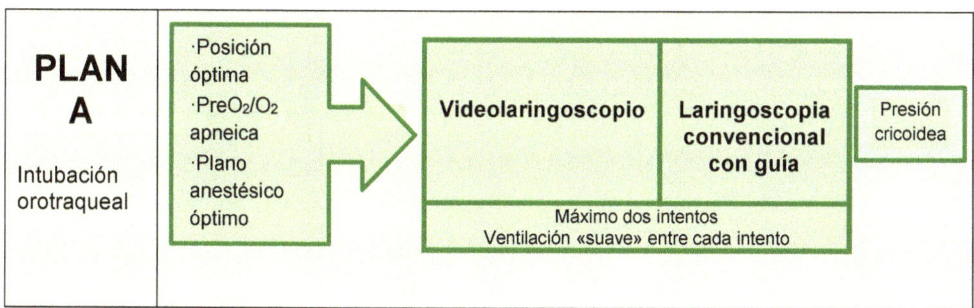

(PreO$_2$/O$_2$ apneica) Preoxigenación/oxigenación apneica

Se establecen un máximo de dos intentos de laringoscopia debido a la fragilidad de la mucosa que además provoca fácilmente sangrado.

1. Primer intento de intubación:

a. Videolaringoscopio: el auge de estos sistemas y la bibliografía que respalda su éxito en la gran mayoría de intubaciones, ha hecho que haya centros que ya lo usen como primera opción[15,17,21,22].

b. Laringoscopia convencional: si se opta por esta técnica, se recomienda la colocación de guía maleable

- Antes de iniciar el segundo intento, se recomienda ventilar con mascarilla facial «suave» (si es necesario a cuatro manos) para conseguir una oxigenación óptima.

- Se recomienda no dejar de hacer la maniobra de Sellick para evitar una posible regurgitación.

2. Segundo intento de intubación:

a. Mejorar todas las condiciones posibles para hacer una laringoscopia óptima (colocación de la paciente con el tronco ligeramente elevado, alinear los ejes con la posición de olfateo con la ayuda de un cojín).

b. Guiar la intubación con una guía larga tipo Frova o Eschman.

c. Utilizar laringoscopio de mango corto con la pala más adecuada, en caso de que no se haya usado antes.

d. Videolaringoscopio si no se ha usado antes

Si no se consigue la intubación orotraqueal, se ha de declarar la situación de vía aérea difícil y se ha de solicitar ayuda.

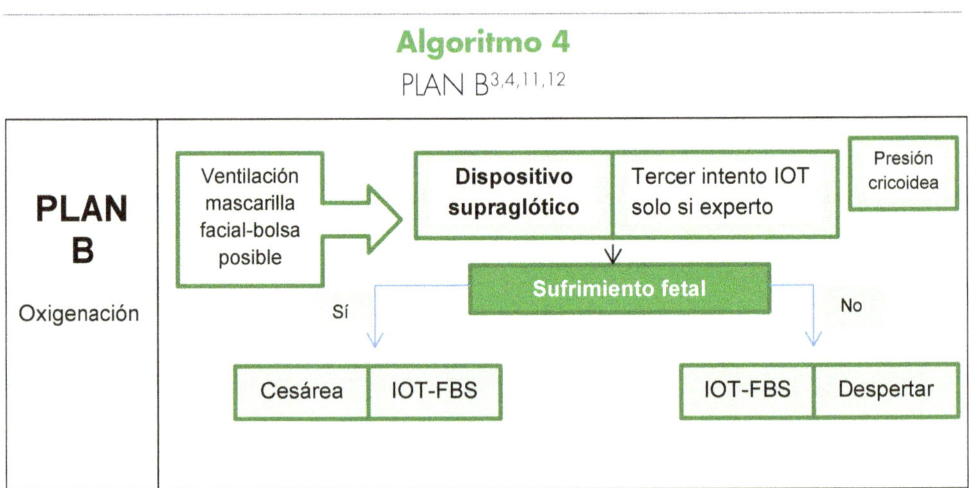

(IOT-FBS) Intubación con fibrobroncoscopio a través de dispositivo supraglótico

La finalidad del plan de actuación ya no es la intubación orotraqueal, sino mantener la oxigenación. Se recomienda mantener la maniobra de Sellick e iniciar la ventilación manual «suave» mencionada con anterioridad (con presión de insuflación inferior a 20 cm H_2O). Se puede plantear un tercer intento de intubación si contamos con la ayuda de un anestesiólogo experto, pero si no, se procederá a colocar un dispositivo supraglótico de segunda generación, con canal de salida esofágico con la sonda nasogástrica ya colocada a su través.

Asumiendo que la ventilación es correcta a través del dispositivo supraglótico, la estrategia a seguir dependerá de la indicación de la cesárea:

1. **Sufrimiento fetal ausente:** no hay riesgo inminente por lo que se podría optar por un tercer intento de intubación a través del dispositivo supraglótico asistido con fibrobroncoscopio con tubo anillado para minimizar la lesión de las estructuras glóticas. Si no se consigue o no se cuenta con la experiencia suficiente y se considera más seguro, se procederá a despertar a la paciente y realizar una intubación oral en ventilación espontánea bajo sedación.

2. **Sufrimiento fetal:** se debe realizar la cesárea en el mínimo tiempo posible por lo que se puede optar por iniciar el procedimiento quirúrgico y una vez se haya extraído al neonato considerar la intubación a través del dispositivo supraglótico. Si se dispone de todo el material y la experiencia suficiente, se puede intentar la intubación a través del dispositivo supraglótico guiado por fibrobroncoscopio antes del inicio de la cesárea.

Si la ventilación pasa a ser dificultosa, se ha de asegurar un correcto plano anestésico y una adecuada relajación muscular. Si aun así la ventilación es muy difícil o ya llega al punto de ser imposible, se ha de declarar la situación «no intubo, no ventilo» (NINO) y se debe solicitar ayuda a un equipo de cirugía (cirugía de cabeza y cuello).

Algoritmo 5
PLAN C[3,4,11,12]

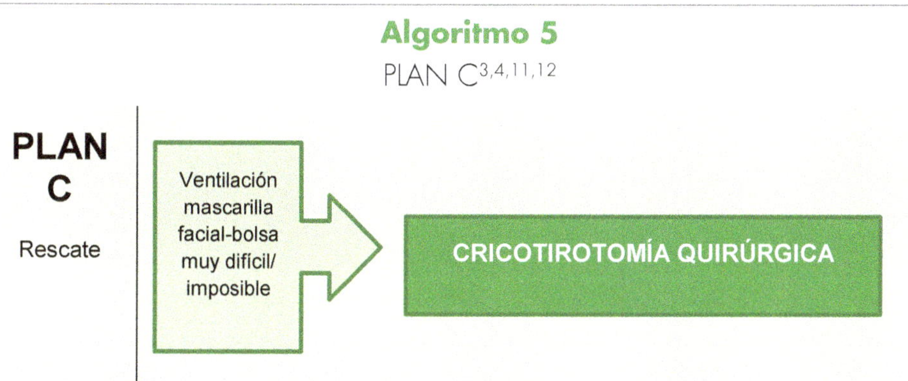

La situación es de emergencia, ya que ni la ventilación ni la intubación han sido posibles. Llegados a este punto, la urgencia obstétrica tampoco nos permitirá despertar a la paciente por lo que se debe asegurar la vía aérea mediante una técnica invasiva. Las últimas guías recomiendan la realización de una cricotirotomía mediante la aproximación quirúrgica al ser la técnica más rápida y con menor número de complicaciones asociadas[11,15,12,23].

11.9.4.3 Técnica quirúrgica de la cricotirotomía[23,24]

- **Material necesario:** bisturí n.º 10, guía de Eschmann (Frova o Bougie), tubo orotraqueal con balón n.º 6 y lubricante.

- Intentar identificar mediante palpación la membrana cricotiroidea.

a) Si se palpa la membrana:

1. Realizar una incisión horizontal.

2. Girar el bisturí 90° (hoja del bisturí hacia caudal).

3. Insertar la guía en la tráquea.

4. Introducir el tubo orotraqueal lubricado a través de la guía.

b) Si no se palpa la membrana:

1. Realizar una incisión vertical de 8-10 cm.

2. Realizar disección digital hasta identificar la laringe y la membrana.

3. Fijar la laringe con una mano y proceder a realizar la técnica anterior.

Figura 1

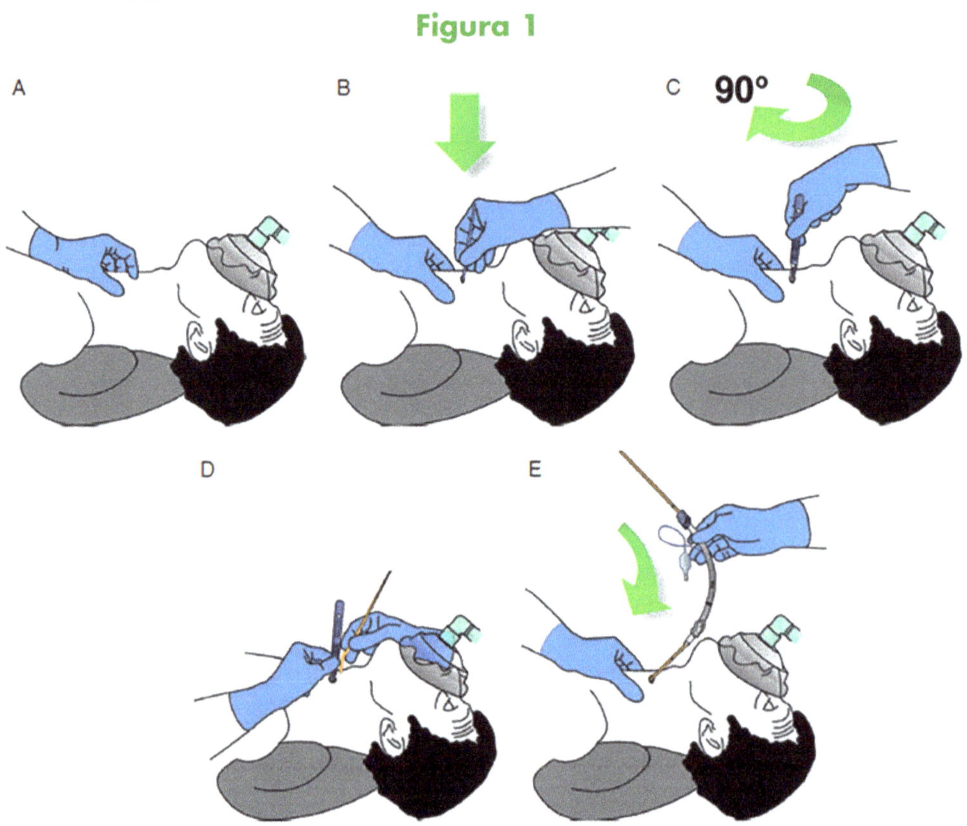

Fuente: Difficult Airway Society 2015 guidelines for management of unanticipated difficult intubation in adults[23]

La cricotirotomía en la paciente obstétrica al final del embarazo resulta más compleja ya que la membrana es de más difícil acceso, presenta más sangrado y la posibilidad de regurgitación con la manipulación está aumentada[1,4].

11.9.5 Extubación y vigilancia postextubación[9,11,12,26,27]

Hasta un 30 % de los eventos adversos relacionados con la vía aérea ocurren en el despertar o en las primeras horas postoperatorias[25]. Entre ellos podemos encontrar la broncoaspiración tras regurgitación o vómito postoperatorio, la hipoventilación o la obstrucción de vía aérea. Se han descrito más casos de regurgitación incluso durante la extubación que durante la intubación[12]. Es por ello que no debemos minimizar los riesgos durante la extubación y se ha de llevar a cabo de manera segura.

Se recomienda realizar una valoración de la vía aérea antes de proceder a retirar el tubo orotraqueal. Por un lado, es esencial prever si la ventilación con mascarilla será posible y evaluar el grado de edema o sangrado que puede estar presente. El test de fuga (desinflar el neumotaponamiento del tubo) puede ser usado para valorar el calibre subglótico.

Se recomienda la extubación tras asegurar una correcta reversión del relajante muscular, con la paciente plenamente consciente, respondiendo a órdenes sencillas y con los reflejos de vía aérea superior preservados. En cuanto a la posición, las últimas recomendaciones van a favor de la extubación con la cabeza elevada. Se ha de disponer de material de rescate por si fracasase la extubación y, si se considera que puede haber problemas con la misma, se ha de valorar dejar un intercambiador de tubo orotraqueal/guía.

Si la extubación no se considera segura, se trasladará a la paciente a una Unidad de Cuidados Intensivos bajo ventilación mecánica y se pospondrá la extubación hasta que las condiciones para la misma sean óptimas.

Tras la extubación, se trasladará a la paciente a una Unidad de Recuperación Postoperatoria donde pueda estar vigilada durante las primeras dos horas postoperatorias. Se ha de acomodar con el cabecero de la cama incorporado 30-45° y con oxigenoterapia suplementaria.

Bibliografía

1. Apfelbaum, J. L., Hagberg, C. A., Connis, R. T., Abdelmalak, B. B., Agarkar, M., Dutton, R. P., Fiadjoe, J. E., Greif, R., Klock, P. A., Mercier, D., Myatra, S. N., O'Sullivan, E. P., Rosenblatt, W. H., Sorbello, M., & Tung, A. (2022). 2022 American Society of Anest hesiologists Practice Guidelines for Management of t he Difficult Airway. *Anest hesiology, 136*(1), 31–81.

2. López A.M, Belda I., Bermejo S. *et al.* (2020). Recomendaciones para la evaluación y manejo de la vía aérea difícil prevista y no prevista de la Societat Catalana d'Anestesiologia, Reanimació i Terapèutica del Dolor, basadas en la adaptación de guías de práctica clínica y consenso de expertos. *Rev Esp Anestesiol Reanim, 67*(6):325-342.

3. Borrás R. (2021). Protocolo de manejo de la vía aérea en la paciente obstétrica. Madrid, España. Protocolos asistenciales de la sección de anestesia obstétrica de la SEDAR. 3° edición.

4. Borrás, R., Periñan, C., Fernández, C., Plaza, A., Andreu, E., Sc hmucker, E., Añez, C., Valero, R. y Grupo SEVA: Sección Vía Aérea de la Societat Catalana d'Anestesiología, Reanimación y Terapeútica del Dolor. (2012). Algoritmo de manejo de la vía aérea en la paciente obstétrica. Madrid. *Rev Esp Anestesiol Reanim., 59*(8):436-443.

5. Morgan, M. (1987). Anaest hetic contribution to maternal mortality. *Br J Anaest h, 59*:842.

6. Glassemberg, R. (1991). General anaest hesia and maternal mortality. Semin Perinatol, 51: 386-96.

7. Riad, W., Ansari, T., & S hetty, N. (2018). Does neck circumference help to predict difficult intubation in obstetric patients? A prospective observational study. *Saudi journal of anaest hesia, 12*(1), 77–81.

8. Reale, S. C., Bauer, M. E., Klumpner, T. T., Aziz, M. F., Fields, K. G., Hurwitz, R., Saad, M., K heterpal, S., Bateman, B. T., & Multicenter Perioperative Outcomes Group Collaborators (2022). Frequency and Risk Factors for Difficult Intubation in Women Undergoing General Anest hesia for Cesarean Delivery: A Multicenter Retrospective Co hort Analysis. *Anest hesiology, 136*(5), 697–708.

9. C hestnut, D. H., Wong, C.A., Tsen, L.C., Ngan Kee, W.D., Beilin, Y., M hyre, J.M. (2014). T he Difficult Airway: Risk, Assesment, Prop hylaxis, and Management en D. H. C hestnut(Ed.), *C hestnut's Obstetric Anest hesia: Principles and practice* (5° ed., pp.684-712).

10. Quinn, A. C., Milne, D., Columb, M., Gorton, H., & Knig ht, M. (2013). Failed trac heal intubation in obstetric anaest hesia: 2 yr national case-control study in t he UK. *British journal of anaest hesia, 110*(1), 74–80.

11. Ramkumar, V., Dines h, E., S hetty, S. R., S ha h, A., Kundra, P., Das, S., Myatra, S. N., A hmed, S. M., Divatia, J. V., Patwa, A., Garg, R., Raveendra, U. S., Doctor, J. R., Pawar, D. K., & Rames h, S. (2016). All India Difficult Airway Association 2016 guidelines for t he management of unanticipated difficult trac heal intubation in obstetrics. *Indian journal of anaest hesia, 60*(12), 899–905.

12. Mus hambi, M. C., Kinsella, S. M., Popat, M., Swales, H., Ramaswamy, K. K., Winton, A. L., Quinn, A. C., Obstetric Anaest hetists' Association, & Difficult Airway Society (2015). Obstetric Anaest hetists' Association and Difficult Airway Society guidelines for t he management of difficult and failed trac heal intubation in obstetrics. *Anaest hesia, 70*(11), 1286–1306.

13. Mus hambi, M. C., At hanassoglou, V., & Kinsella, S. M. (2020). Anticipated difficult airway during obstetric general anaest hesia: narrative literature review and management recommendations. *Anaest hesia, 75*(7), 945–961.

14. Vasdev, G. M., Harrison, B. A., Keegan, M. T., & Burkle, C. M. (2008). Management of t he difficult and failed airway in obstetric anest hesia. *Journal of anest hesia, 22*(1), 38–48.

15. Patel, S., Wali, A. (2020). Airway Management of the Obstetric Patient. *Curr Anesthesiol Rep*, 10, 350-360. https://doi.org/10.1007/s40140-020-00422-5

16. Alvarado, M., Montero, J., Herrera, J.C. (2021). Consideraciones en el manejo de la vía aérea en embarazadas. *Revista Médica Sinergia*, Vol.6 (2), e646.

17. Vaida, S. (2018). Airway Management of t he obstetric patient W hat's new? *Anestes hiology News Airway Management*, 109-114.

18. Metodiev, Y., & Mus hambi, M. (2020). Supraglottic airway devices for Caesarean delivery under general anaest hesia: for all, for none, or for some? *British journal of anaest hesia, 125*(1), e7–e11.

19. Tan, P., Millay, O. J., Leeton, L., & Dennis, A. T. (2019). Hig h-flow humidified nasal preoxygenation in pregnant women: a prospective observational study. *British journal of anaest hesia, 122*(1), 86–91.

20. S hippam, W., Preston, R., Douglas, J., Taylor, J., Albert, A. and C hau, A. (2019), Hig h-flow nasal oxygen vs. standard flow-rate facemask pre-oxygenation in pregnant patients: a randomised p hysiological study. Anaest hesia, *74*: 450-456.

21. Trik ha, A., & Kaur, M. (2022). Obstetric difficult airway guidelines - is it time to get t he new gadgets in?. *International journal of obstetric anest hesia, 49*, 103248.

22. Howle, R., Onwoc hei, D., Harrison, S. L., & Desai, N. (2021). Comparison of videolaryngoscopy and direct laryngoscopy for trac heal intubation in obstetrics: a mixed-met hods systematic review and meta-analysis. Comparaison de la vidéolaryngoscopie et de la laryngoscopie directe pour l'intubation endotrac héale en obstétrique : une revue systématique de mét hodes mixtes et une méta-analyse. *Canadian journal of anaest hesia = Journal canadien d'anest hesie, 68*(4), 546–565.

23. Frerk, C., Mitc hell, V. S., McNarry, A. F., Mendonca, C., B hagrat h, R., Patel, A., O'Sullivan, E. P., Woodall, N. M., A hmad, I., & Difficult Airway Society intubation guidelines working group (2015). Difficult Airway Society 2015 guidelines for management of unanticipated difficult intubation in adults. *British journal of anaest hesia, 115*(6), 827–848.

24. Price, T.M., McCoy, E.P. (2019). Emergency front of neck Access in airway management. *BJA education*, 19(8):246-253.

25. Cook, T. M., Woodall, N., Frerk, C., & Fourth National Audit Project (2011). Major complications of airway management in t he UK: results of t he Fourth National Audit Project of t he Royal College of Anaest hetists and t he Difficult Airway Society. Part 1: anaest hesia. British journal of anaest hesia, 106(5), 617–631. https://doi.org/10.1093/bja/aer058

26. Kundra, P., Garg, R., Patwa, A., A hmed, S. M., Ramkumar, V., S ha h, A., Divatia, J. V., S hetty, S. R., Raveendra, U. S., Doctor, J. R., Pawar, D. K., Singaravelu, R., Das, S., & Myatra, S. N. (2016). All India Difficult Airway Association 2016 guidelines for t he management of anticipated difficult extubation. *Indian journal of anaest hesia, 60*(12), 915–921.

27. Difficult Airway Society Extubation Guidelines Group, Popat, M., Mitc hell, V., Dravid, R., Patel, A., Swampillai, C., & Higgs, A. (2012). Difficult Airway Society Guidelines for t he management of trac heal extubation. *Anaest hesia, 67*(3), 318–340. https://doi.org/10.1111/j.1365-2044.2012.07075.

CAPÍTULO 11.10

INTOXICACIÓN POR ANESTÉSICOS LOCALES (LAST)

Maider Puyada Jáuregui, Daniela Nieuwveld Contreras

11.10.1 Introducción

La intoxicación sistémica por anestésicos locales (ISAL o LAST por sus siglas en inglés, Local Anaesthetic Systemic Toxicity) es una complicación poco frecuente aunque potencialmente mortal que ocurre cuando se alcanza un nivel sistémico significativo de anestésico local (AL).

Algoritmo 1

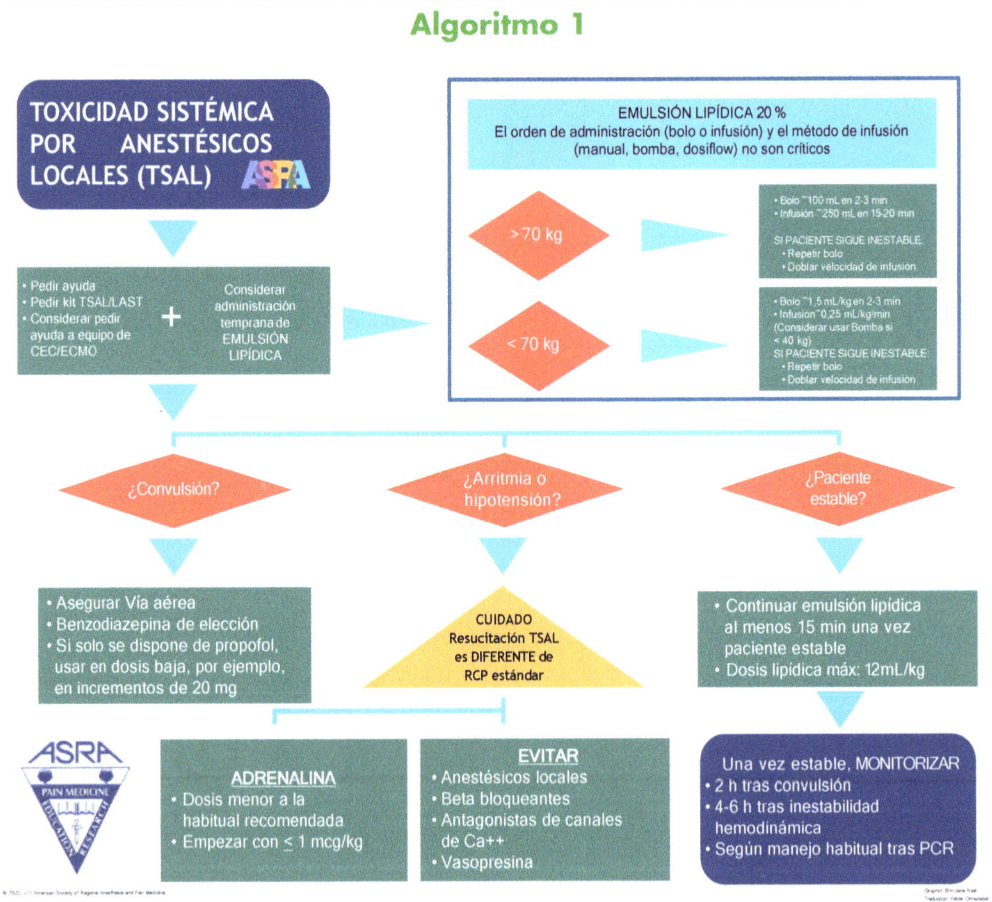

Fuente: ASRA (Sociedad Americana de Anestesia Regional y tratamiento del dolor)

Durante el trabajo de parto, la analgesia peridural es la técnica de referencia para aliviar el dolor y en la mayoría de los casos la intoxicación ocurre cuando se administra, por error, el anestésico local por vía endovenosa o cuando se produce una migración inadvertida del catéter al espacio intravascular.

11.10.2 Epidemiología

La incidencia real de LAST es desconocida. En la literatura científica está descrita la introducción accidental de un catéter epidural en un vaso en el 5-7 % de las epidurales obstétricas. Se ha reportado una tasa de LAST entre un 2-4/10.000 epidurales. Aunque la mortalidad materna en mujeres embarazadas hospitalizadas es rara (0,012 %), tan solo se ha descrito una tasa de supervivencia del 7 % en mujeres gestantes que sufren una parada cardiorrespiratoria.

11.10.3 Fisiopatología

El principal determinante de LAST es la concentración plasmática de AL, en especial la fracción libre. Los anestésicos locales actúan principalmente bloqueando los canales de sodio voltaje-dependientes. Esto implica un bloqueo en la conducción eléctrica que a nivel de las neuronas de la corteza cerebral impide la transmisión del estímulo nociceptivo.

Las reacciones de toxicidad sistémica son reacciones dosis-dependiente. Habitualmente tienen manifestaciones clínicas progresivas, aunque la presentación es muy variable. La toxicidad más grave ocurre cuando los AL bloquean los canales de sodio de los miocitos y/o las neuronas talamocorticales.

Los AL también actúan a nivel de los canales de potasio y calcio, receptores colinérgicos y N-metil-D-aspartato e interfieren en procesos metabólicos como la fosforilación oxidativa, la utilización de ácidos grasos libres y la producción de adenosina monofosfato cíclico. Estos efectos pueden explicar ciertos aspectos de la toxicidad cardiovascular y también pueden estar relacionados con el mecanismo de reversión de la toxicidad con emulsión lipídica intravenosa que veremos más adelante.

11.10.4 Manifestaciones clínicas

La toxicidad sistémica de los AL afecta predominantemente al sistema nervioso central (SNC) y al cardiovascular. La presentación clínica es muy variable y se debe tener una alta sospecha si se presentan síntomas en cualquiera de los dos sistemas tras la administración de AL. Los síntomas progresan a través de una excitación inicial del SNC que da paso a una inhibición del mismo, y lo mismo ocurre a nivel cardiovascular. Los síntomas y signos clínicos se resumen en la siguiente tabla:

Tabla 1

Signos y síntomas de LAST

	Toxicidad sobre SNC	Toxicidad cardiovascular
Fase excitatoria	Parestesias periorales Gusto metálico Acúfenos Confusión/Ansiedad Cambios visuales Contracciones musculares Convulsiones	Hipertensión Taquicardia
Fase inhibitoria	Somnolencia Pérdida de la consciencia/coma Depresión respiratoria	Hipotensión arterial Arritmias Bradicardia sinusal Bloqueos auriculoventriculares Parada cardiorrespiratoria

11.10.4.1 Sistema nervioso central

Es más susceptible a los AL y por tanto los síntomas neurológicos se manifiestan con menores niveles plasmáticos. Se bloquean las vías inhibitorias corticales lo cual provoca un estado excitatorio que se manifiesta con el desarrollo de parestesias periorales, gusto metálico, acúfenos, cambios en el estado mental en forma de confusión o ansiedad, cambios visuales, contracciones musculares y en última instancia convulsiones generalizadas. El aumento progresivo de los niveles plasmáticos provoca una inhibición neuronal generalizada que conlleva una depresión generalizada del SNC que se puede manifestar como somnolencia, pérdida de la consciencia o coma y depresión respiratoria.

11.10.4.2 Sistema cardiovascular

Se puede producir un síndrome excitatorio inicial debido a una activación simpática que puede causar taquicardia e hipertensión. Sin embargo, también se han descrito la bradicardia y la hipotensión como los primeros cambios cardiovasculares. La toxicidad puede progresar a arritmias ventriculares y/o asistolia. Todos estos signos son el resultado tanto del bloqueo directo de los canales iónicos de sodio, potasio y calcio en los miocitos como de efectos indirectos. El bloqueo es casi selectivo de los enantiómeros R (tienen el doble de actividad sobre los primeros, setenta veces más para los segundos y tres veces para los terceros comparados con los enantiómeros L). Se afecta la conducción miocárdica (se observa alargamiento del intervalo PR, QRS ancho, bloqueo auriculoventricular), el inotropismo y el tono autonómico (produciendo una vasodilatación periférica y una hipotensión grave).

11.10.5 Factores de riesgo

a) De la paciente:

- **Durante la gestación,** existe una mayor sensibilidad a los anestésicos locales por una serie de mecanismos como son:

  - Disminución de la alfa-1-glicoproteína ácida: la fracción libre de anestésico local es la responsable de sus efectos sistémicos y esta aumenta cuando los niveles de alfa-1-glicoproteína ácida disminuyen.

  - Aumento de la progesterona y estradiol: aumenta la sensibilización cardiaca a los AL.

  - Aumento del gasto cardíaco: contribuye a una absorción más rápida de los AL tras su administración.

  - Mayor congestión venosa en el espacio epidural: hay mayor riesgo de punción vascular accidental y se aumenta la absorción del AL.

  - Déficit de alfa-carnitina: parece aumentar el riesgo de cardiotoxicidad de la bupivacaína.

  - Reducción del umbral anticonvulsivante.

- Preeclampsia.

- Edad avanzada.

- **Insuficiencia cardíaca avanzada:** aumenta el riesgo de depresión miocárdica y arritmias. Además, el descenso en el gasto cardíaco también puede afectar a su metabolismo y eliminación.

- **Insuficiencia renal**

- **Enfermedad hepática avanzada:** el metabolismo de los AL está disminuido, en principio las dosis únicas no se verían afectadas, pero en el caso de bolos de repetición o perfusiones continuas se debería reducir la dosis.

b) Del anestésico local:

- **Tipo de AL:** todos los AL pueden ser causa de LAST.

  - La bupivacaína es el anestésico local más cardiotóxico.

  - La ropivacaína y la levo-bupivacaína, al ser preparados en forma de isómero S casi puro, lo son menos.

- **Dosis de AL:** las dosis máximas recomendadas en base al peso ideal son:

Tabla 2

Dosis máxima de anestésico local

Anestésico local	Dosis máxima sin adrenalina (mg/kg)	Dosis máxima con adrenalina (mg/kg)
Lidocaína	4,5	7
Bupivacaína	2	3
Levobupivacaína	2	3
Ropivacaína	3	3
Cloroprocaína	11	14

C) Del bloqueo:

- **Sitio de inyección**: los sitios altamente vascularizados aumentan el riesgo de inyección intravascular directa y la absorción sistémica de AL.

- Así, de mayor a menor riesgo serían:

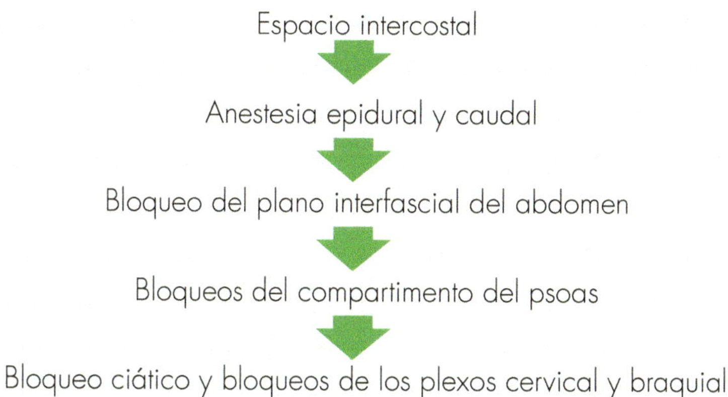

Cabe destacar en este punto, que los bloqueos que requieren grandes volúmenes y dosis de AL aumentan el riesgo de absorción sistémica, como es el caso del bloqueo del plano transverso del abdomen (TAP Block) cuyo uso está extendido en el postoperatorio de la cesárea.

Una reciente revisión publicada en 2024 llevada a cabo por Makoto Tsuji *et al.* sobre el uso de emulsión lipídica intravenosa para el tratamiento de LAST en mujeres embarazadas encontró que se reportaron más casos de intoxicación tras la realización de dicho bloqueo (n = 11) que tras la realización de una técnica epidural para el trabajo de parto (n = 2) o para cesárea tras el trabajo de parto (n = 2).

11.10.6 Prevención

Muchos de los casos descritos en la literatura de LAST han ocurrido bien tras la realización de la técnica epidural, o bien en cesáreas urgentes de pacientes que ya llevaban el catéter epidural cuando se administraron bolos de AL con alta concentración y gran volumen a través del mismo. Para minimizar el riesgo, en el primer caso se sugiere la administración lenta y fraccionada de la mínima dosis analgésica necesaria; y en caso de cesárea intraparto, se recomienda que la administración de la dosis anestésica se realice lo más lentamente posible (en función de la urgencia de la situación), de un modo fraccionado y bajo estrecha vigilancia médica.

Otros casos han ocurrido tras la administración errónea por vía intravascular del AL. Esta, como ya se ha comentado, se puede producir por tres mecanismos: un error en la vía de administración, la canalización venosa con el catéter epidural y la migración intravenosa del catéter epidural.

Error en la vía de administración

La inyección accidental de AL por vía intravenosa puede tener consecuencias muy graves, incluso se han descrito casos de muerte en gestantes. Por suerte, la disminución progresiva de la concentración y dosis de los AL administrados por vía epidural en los últimos años ha hecho que el riesgo de LAST sea cada vez menor. Además, el uso cada vez más extendido de levobupivacaína y ropivacaína ha disminuido también la toxicidad cardiaca. No obstante, se deberían tener en cuenta una serie de recomendaciones para evitar la confusión en la vía de administración:

- Los fármacos administrados por vía epidural tienen que estar identificados con una etiqueta que indique su uso exclusivo por vía epidural.

- Las preparaciones comerciales de AL disminuyen la posibilidad de confusión entre distintas concentraciones y disminuyen la necesidad de manipulación y, por tanto, los errores humanos.

- Los AL se deberían almacenar en cajones y frigoríficos separados de la medicación intravenosa.

- Los equipos de administración epidural deberían ser distintos a los que se usan por vía intravenosa y sus conexiones diferentes.

- El personal sanitario encargado de manipular los catéteres epidurales e inyectar los AL debe estar formado adecuadamente.

Canalización venosa con el catéter epidural

Para disminuir el riesgo de canalización venosa accidental durante la colocación del catéter epidural se recomienda:

- La posición en decúbito lateral para la realización de la técnica.

- La expansión del espacio epidural con suero fisiológico a través de la aguja de Tuohy, previamente a la inserción del catéter epidural.

- El uso de un catéter multiperforado o reforzado por una guía metálica.

- La inserción del catéter menos de 6 cm en el espacio epidural.

- Evitar la inserción cuando la gestante tenga una contracción.

Migración inadvertida del catéter epidural

- Se ha de asegurar una correcta fijación del catéter que minimice los riesgos de migración del mismo con la movilización de la gestante durante el trabajo de parto.

- Realizar siempre una maniobra de aspiración antes de administrar cualquier bolo por el catéter.

11.10.6.1 Formación del personal sanitario

Se han realizado estudios en distintos países que ponen de manifiesto que los profesionales de la salud que no trabajan en el área de Anestesiología no tienen los conocimientos necesarios sobre LAST y su manejo. El último estudio publicado fue en 2021, y se llevó a cabo mediante una encuesta en Reino Unido sobre el conocimiento y la práctica en el uso y la toxicidad de los AL entre profesionales de la salud en las áreas de Ginecología y Obstetricia. Ningún grupo de profesionales (médicos, matronas, enfermeras de práctica avanzada ni supervisores de sala de partos) mostró un conocimiento adecuado en términos de seguridad del uso de AL ni del manejo de su toxicidad: el 92,3 % no sabían calcular la dosis a administrar y el 88,1 % desconocían las dosis máximas de los distintos AL; tan solo un 62,7 % conocían los signos y síntomas de una intoxicación y solo un 29,4 % respondió correctamente a todas las cuestiones sobre su manejo.

Se debería, por tanto, asegurar una formación adecuada de todo el personal implicado en los escenarios donde se usen AL. Debería incluir conocimientos suficientes sobre su administración segura, detección precoz de complicaciones y el tratamiento de las mismas.

11.10.7 Tratamiento

- El pronóstico de la intoxicación está en relación directa con la precocidad del tratamiento por lo que su detección precoz es primordial.

- No existen guías de tratamiento específicas para la población obstétrica ni se han establecido recomendaciones sobre la seguridad ni las dosis a utilizar de la emulsión lipídica.

- La Sociedad Americana de Anestesia Regional y Manejo del Dolor (ASRA) publicó unas pautas de tratamiento y, posteriormente en 2020, una lista de verificación que son las que vamos a describir a continuación.

Si aparecen síntomas o signos de LAST, se deberían seguir los siguientes pasos:

1. **Suspender inmediatamente la administración de AL.**

2. **Pedir ayuda y solicitar el kit de LAST.** Considerar pedir ayuda a equipo de circulación extracorpórea/ oxigenación por membrana extracorpórea (CEC/ECMO).

3. **Asegurar vía aérea:** administrar oxígeno para mantener SpO_2 > 94 %. Considerar intubación orotraqueal. Es crucial para prevenir la hipoxia, hipercapnia y la acidosis, elementos que perpetúan la intoxicación sistémica.

4. **Administración temprana de emulsión lipídica al 20 %:** se recomienda su administración ante los primeros signos de LAST.

    a. La modalidad de la administración (bolo o infusión) y el método (manual, bomba o dosiflow) no son críticos, es más importante la celeridad.

    b. Bolo en función del peso:

        I. > 70 kg: 100 ml durante 2-3 minutos

        II. < 70 kg: 1,5 ml/kg durante 2-3 minutos

    c. Infusión en función del peso:

        I. > 70 kg: 250 ml/ en 15-20 minutos

        II. < 70 kg: 0, 25 ml/kg/min

    d. Si la paciente sigue inestable:

        I. Repetir bolo hasta en dos ocasiones.

        II. Doblar la velocidad de infusión.

Tabla 3

Dosificación de la emulsión lipídica al 20 %

Más de 70 kg	Menos de 70 kg
Bolo 100 ml rápido en 2-3 minutos	Bolo 1,5 ml/kg rápido en 2-3 minutos
Infusión 250 ml en 15-20 minutos	Infusión 0,25 ml/kg/h
Si persiste inestable repetir el bolo y doblar la dosis de infusión	
Dosis máxima 12 ml/kg	

e. Continuar la emulsión lipídica al menos 15 minutos una vez se consiga la estabilidad hemodinámica.

f. Se recomienda una dosis lipídica máxima de 12 ml/kg.

5. **Tratamiento de soporte en función de los síntomas.**

   a. Control de convulsiones.

      I. Deben tratarse con benzodiacepinas: midazolam 1-2 mg

      II. Si no se dispone, puede utilizarse propofol en dosis bajas (por ejemplo, en incrementos de 20 mg).

      III. Si las convulsiones persisten a pesar de benzodiacepinas, considerar pequeñas dosis de succinilcolina u otro bloqueador neuromuscular.

   b. Arritmias.

      I. Se recomienda la amiodarona.

      II. Evitar antagonistas de los canales de calcio, betabloqueantes y anestésicos locales.

   c. Hipotensión.

      I. Vasoactivos como efedrina, fenilefrina o noradrenalina.

      II. Evitar vasopresina.

   d. Parada cardiorrespiratoria (PCR).

      I. Seguir el algoritmo de resucitación cardiopulmonar en la gestante

      II. Emplear dosis de adrenalina menor a la habitual, empezar con < o = a 1 mcg/kg.

      III. Se han reportado casos de reanimación prolongada con buen desenlace.

6. **Monitorización tras lograr la estabilización.**

   a. 2 h si solo ha habido sintomatología de SNC.

   b. 4-6 h si ha ocurrido un evento cardiovascular significativo/inestabilidad hemodinámica.

   c. Según manejo habitual tras PCR.

11.10.7.1 Emulsión lipídica

- La introducción en 2006 del tratamiento con emulsión lipídica intravenosa ha revolucionado el pronóstico de LAST.

- En la revisión de *Makoto Tsuji et al.* se encontraron 22 reportes de gestantes que sufrieron LAST. De ellas, 15 fueron tratadas con emulsión lipídica y sobrevivieron todas sin secuelas. De las 7 restantes, 2 fallecieron.

- Se desconoce el mecanismo de acción exacto de la emulsión lipídica.

  - El efecto principal consistiría en un secuestro de las moléculas de AL (liposolubles) por parte de la emulsión lipídica, lo cual hace que disminuya la concentración libre plasmática de AL y crea un gradiente de concentración entre los tejidos y el compartimento intravascular. Este gradiente hace que disminuya la concentración intracelular de AL.

  - Podría existir una facilitación del metabolismo graso por parte del miocardio y mediante el aporte masivo de ácidos grasos se aumentaría la actividad mitocondrial que restaura la función miocárdica.

  - Parece haber una competición directa de los ácidos grasos con los AL sobre el canal de sodio, desplazando a estos últimos.

- La formulación más utilizada es la emulsión lipídica al 20 % (*Intralipid* o *Nutrilipid*).

Bibliografía

1. Cristie, L.E, Picard, J., Weinberg, G.L. (2015). Local anaesthetic systemic toxicity. *BJA Education*, 15 (3), 136–142. https://doi.org/10.1093/bjaceaccp/mku027

2. Mock, N. D., Griggs, K. M., Mileto, L. A. (2021). Local Anesthetic Systemic Toxicity during Labor, Birth, and Immediate Postpartum: Clinical Review. MCN. *The American journal of maternal child nursing, 46*(6), 330–338. https://doi.org/10.1097/NMC.0000000000000765

3. Ramesh, P, Demertzi, M, Suraweera, P. (2022). Knowledge, attitude and practice on usage and toxicity of local anaesthetic agents amongst health care professionals in obstetrics and gynaecology. *J Obstet Gynaecol* Apr;42(3):505-508. doi: 10.1080/01443615.2021.1916812.

4. Diez-Picazo, L.D, Alsina Marcos, E, Brogly, N. (2021). Intoxicación sistémica por anestésicos locales. Madrid, España. Protocolos asistenciales de la sección de anestesia obstétrica de la SEDAR. 3° edición.

5. Tsuji, M., Nii, M., Furuta, M. *et al.* (2024). Intravenous lipid emulsion for local anaesthetic systemic toxicity in pregnant women: a scoping review. *BMC Pregnancy Childbirth* 24, 138. https://doi.org/10.1186/s12884-024-06309-1

6. Miranda, P., Coloma, R., Rueda, F., Corvetto, M. (2020). Actualización en el manejo de intoxicación sistémica por anestésicos locales. *Rev Chil Anest*, 49: 98-113. https://doi:10.25237/revchilanestv49n01.08

7.   Macfarlane, A., Gitman, M., Bornstein, K. J., El-Boghdadly, K., Weinberg, G. (2021). Updates in our understanding of local anaesthetic systemic toxicity: a narrative review. *Anaesthesia, 76 Suppl 1*, 27–39. https://doi.org/10.1111/anae.15282

8.   El-Boghdadly, K., Pawa, A., % Chin, K. J. (2018). Local anesthetic systemic toxicity: current perspectives. *Local and regional anesthesia, 11*, 35–44. https://doi.org/10.2147/LRA.S154512

9.   Bern, S., % Weinberg, G. (2011). Local anesthetic toxicity and lipid resuscitation in pregnancy. *Current opinion in anaesthesiology, 24*(3), 262–267. https://doi.org/10.1097/ACO.0b013e32834654df

10. Moller, R. A., Datta, S., Fox, J., Johnson, M., % Covino, B. G. (1992). Effects of progesterone on the cardiac electrophysiologic action of bupivacaine and lidocaine. *Anesthesiology, 76*(4), 604–608. https://doi.org/10.1097/00000542-199204000-00018

11. Tsen, L. C., Tarshis, J., Denson, D. D., Osathanondh, R., Datta, S., Bader, A. M. (1999). Measurements of maternal protein binding of bupivacaine throughout pregnancy. *Anesthesia and analgesia, 89*(4), 965–968. https://doi.org/10.1097/00000539-199910000-00027

12. Wong, G. K., % Crawford, M. W. (2011). Carnitine deficiency increases susceptibility to bupivacaine-induced cardiotoxicity in rats. *Anesthesiology, 114*(6), 1417–1424. https://doi.org/10.1097/ALN.0b013e31821a8d46

13. Santos, A. C., Pedersen, H., Harmon, T. W., Morishima, H. O., Finster, M., Arthur, G. R., % Covino, B. G. (1989). Does pregnancy alter the systemic toxicity of local anesthetics?. *Anesthesiology, 70*(6), 991–995. https://doi.org/10.1097/00000542-198906000-00018

14. Dun-Chi Lin, J., Sivanesan, E., Horlocker, T. T., % Missair, A. (2017). Two for One: A Case Report of Intravenous Lipid Emulsion to Treat Local Anesthetic Systemic Toxicity in Term Pregnancy. *A % A case reports, 8*(9), 235–237. https://doi.org/10.1213/XAA.0000000000000477

15. Berman D. J. (2020). A case of local anesthetic toxicity that wasn't: lipid rescue from self-administered benzodiazepine overdose in labor. *International journal of obstetric anesthesia, 42*, 109–111. https://doi.org/10.1016/j.ijoa.2019.12.003

16. Weiss, E., Jolly, C., Dumoulin, J. L., Meftah, R. B., Blanié, P., Laloë, P. A., Tabary, N., Fischler, M., % Le Guen, M. (2014). Convulsions in 2 patients after bilateral ultrasound-guided transversus abdominis plane blocks for cesarean analgesia. *Regional anesthesia and pain medicine, 39*(3), 248–251. https://doi.org/10.1097/AAP.0000000000000088

17. Nedialkov, A. M., Umadhay, T., Valdes, J. A., % Campbell, Y. (2018). Intravenous Fat Emulsion for Treatment of Local Anesthetic Systemic Toxicity: Best Practice and Review of the Literature. *AANA journal, 86*(4), 290–297.

18. Liu, Y., Zhang, J., Yu, P., Niu, J., % Yu, S. (2021). Mechanisms and Efficacy of Intravenous Lipid Emulsion Treatment for Systemic Toxicity From Local Anesthetics. *Frontiers in medicine, 8*, 756866. https://doi.org/10.3389/fmed.2021.756866

19. Toledo P. (2011). The role of lipid emulsion during advanced cardiac life support for local anesthetic toxicity. *International journal of obstetric anesthesia, 20*(1), 60–63. https://doi.org/10.1016/j.ijoa.2010.09.005

20. Ok, S. H., Hong, J. M., Lee, S. H., % Sohn, J. T. (2018). Lipid Emulsion for Treating Local Anesthetic Systemic Toxicity. *International journal of medical sciences, 15*(7), 713–722. https://doi.org/10.7150/ijms.22643lk

ANALGOANESTESIA EN LA GESTANTE OBESA

Cristina Rodríguez-Cosmen, Angie Catherine Carpintero Cruz

11.11.1 Introducción

La prevalencia de la obesidad está en aumento a nivel mundial. En España, en el 2020 un 55,8 % de la población adulta presentaba exceso de peso, del que un 18,7 % era por obesidad y un 37,1 % por sobrepeso. La obesidad en la gestante presenta una mayor tasa de complicaciones derivadas tanto de las comorbilidades asociadas a la obesidad como de las complicaciones obstétricas asociadas a su condición.

En la obesidad la distribución de la grasa corporal se asocia con un estado proinflamatorio corporal que conduce a un síndrome metabólico con diabetes mellitus, hipertensión arterial y obesidad, con complicaciones asociadas: enfermedad arterial coronaria, insuficiencia cardíaca congestiva, accidente cerebrovascular, tromboembolia pulmonar, asma, enfermedad de la vesícula biliar, dolor de espalda crónico, depresión y enfermedad por reflujo gastroesofágico.

A su vez, la gestante obesa presenta mayor prevalencia de trastornos hipertensivos del embarazo (THE), diabetes gestacional, macrosomía fetal, parto prematuro, trabajo de parto prolongado, cesárea, atonía uterina, riesgo de hemorragia postparto (HPP), muerte perinatal y, en la obesidad mórbida, aumento de la mortalidad materna.

La Organización Mundial de la Salud (OMS) clasifica la obesidad según el índice de masa corporal (IMC) usando peso (kg) y altura (m).

Tabla 1

Clasificación adaptada de la obesidad de la OMS

Clase	IMC
Sobrepeso	25-29,9 kg/m^2
Obesidad Clase I	30-34,9 kg/m^2
Obesidad Clase II	35-39,9 kg/m^2
Obesidad Clase III (obesidad mórbida)	> 40 kg/m
Obesidad Clase IV (súper obesidad)	> 50 kg/m^2
Obesidad clase V (súper-súper obesidad)	> 60 kg/m^2

No hay una definición específica de la obesidad en el embarazo y se utiliza el IMC a pesar de que está limitada en la población obstétrica. En el 2009 el Instituto de Medicina recomendó a los obstetras evaluar la ganancia ponderal gestacional y seguir unas recomendaciones basadas en su IMC preconcepcional y su edad gestacional. Sin embargo, hasta ahora, la clasificación del IMC está más extendida, aunque algunos grupos sugieren usar un punto de corte más alto en 5 kg/m^2.

La fisiopatología de la obesidad conduce a alteraciones respiratorias, cardio-vasculares y metabólicas que representan un desafío del manejo anestésico de la gestante obesa La prevalencia del síndrome de apnea obstructiva del sueño (SAOS) es del 6 % en mujeres, del 15 % gestación y del 43 % en gestantes con IMC > 35 kg/m^2. En la obesidad hay una mayor incidencia de arritmias (por ejemplo, fibrilación auricular), y esto puede resultar en una muerte súbita cardíaca preoperatoria. El aumento del IMC en 1 kg/m^2 aumenta el riesgo de insuficiencia cardíaca en un 7 %, así como mayor incidencia de intervalo QT prolongado. La probabilidad de presentar diabetes mal controlada es siete veces mayor con un IMC > 40 asociándose a infecciones de la herida quirúrgica, insuficiencia renal y fugas de las anastomosis quirúrgicas. La diabetes se relaciona con riesgo de macrosomía fetal, complicaciones obstétricas y cesárea.

Tanto la obesidad como el embarazo aumentan el riesgo de tromboembolismo venoso (TEV), especialmente periparto hasta cuatro veces, aumentando hasta 20 en el postparto.

11.11.2 Valoración preanestésica

Se recomienda un abordaje multidisciplinar de estas gestantes y una derivación a la visita preanestésica a todas las gestantes obesas con IMC > 40 kg/m^2 al inicio del tercer trimestre de gestación

Tabla 2
Checklist de valoración preanestésica de gestante obesa

Riesgo	Diagnóstico	Consideración
Vía aérea difícil	Exploración física de los índices de predicción de dificultad intubación y ventilación	Protocolo VAD prevista
Técnica neuroaxial	Explorar la espalda, pruebas de imagen	Instauración temprana del catéter epidural ATP Ecografía lumbar para facilitar técnica
SAOS	Screening en todas las gestantes mediante anamnesis (ronquidos, somnolencia diurna, apneas del sueño, hipoxia)	Ante sospecha derivar a neumólogo para estudio
Cardiopatía	Descartar dolor torácico, palpitaciones, reducción de tolerancia al ejercicio, ortopnea o DPN EF: edema EEII, crepitantes bibasales, ingurgitación yugular	Si mínima duda solicitar ECG y/o ecocardiograma
Reflujo gastro-esofágico	Anamnesis	Normas estrictas ayuno y cumplimiento estricto de la profilaxis farmacológica
Diabetes	Screening temprano en la paciente con IMC > 30 kg/m^2 descartar complicaciones macro y microvasculares	Optimización por endocrinólogo Seguir protocolos periparto de DM
Trombosis venosa (TV)	Calcular riesgo tromboembólico (AngicoagObs)	HBPM dosis preventivas si IMC > 40 o 30 kg/m^2 y si además presenta otros factores de riesgo
Trastornos hipertensivos del embarazo (THE)	Descartar criterios diagnósticos	Si IMC > 40 kg/m^2 prevención de THE con dosis bajas de AAS

(ATP) Analgesia trabajo de parto; (DM) Diabetes *mellitus*; (DPN) Disnea paroxística nocturna; (ECG) Electrocardiograma; (EEII) Extremidades inferiores; (EF) Exploración física; (IMC) Índice de masa corporal; (SAOS) Síndrome de apnea obstructiva del sueño. (THE) Trastorno hipertensivo del embarazo; (VAD) Vía aérea difícil

11.11.3 Analgesia de trabajo de parto (ATP)

La técnica neuroaxial es la opción más adecuada para la ATP en la gestante obesa por tener menos efectos secundarios, ofreciendo la posibilidad de conversión inmediata a anestesia para la cesárea y evitando los riesgos asociados a esta.

Debido al exceso de tejido adiposo puede ser más difícil la palpación de las referencias anatómicas habituales para la punción lumbar epidural. Para realizar la punción la posición sentada y flexionada permite acortar la distancia entre la piel y el espacio epidural. La ecografía lumbar facilita el bloqueo neuroaxial efectivo en gestantes obesas. Algunos autores preconizan su uso rutinario generalizado, compensando los pequeños retrasos del inicio de la técnica, con los beneficios, cuando se aplica con competencia en los casos de dificultad como en el caso de las parturientas obesas.

Algoritmo 1

Analgesia trabajo de parto en la gestante obesa

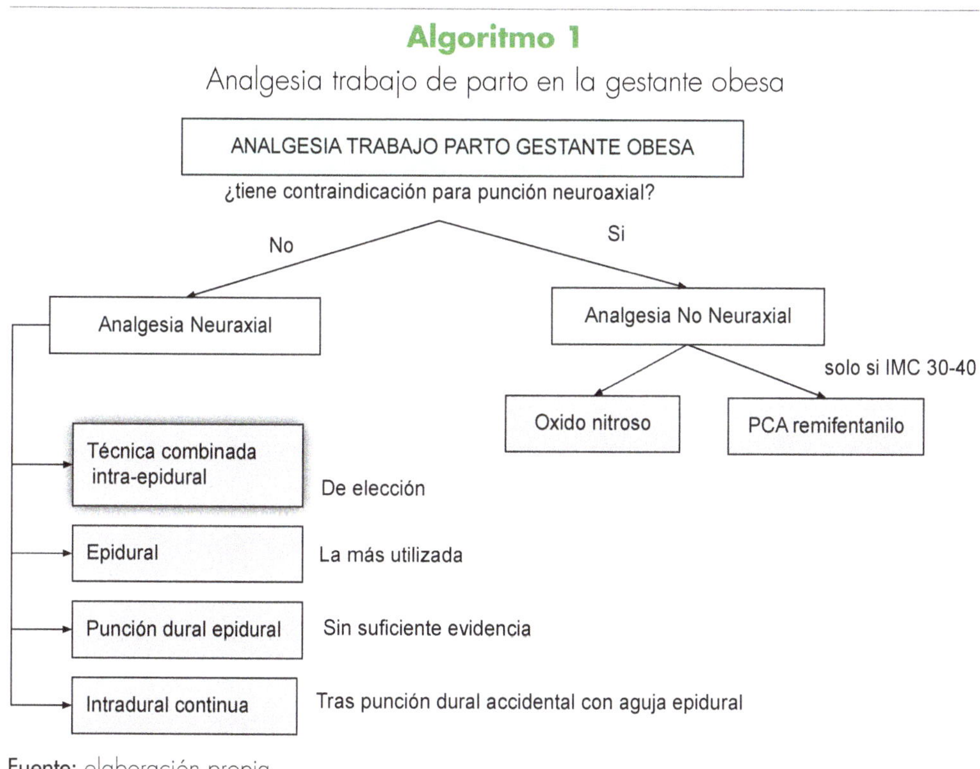

Fuente: elaboración propia

Se recomienda una colocación temprana del catéter epidural para evitar una dificultad técnica añadida para mantener una posición adecuada relacionadas con el mal control del dolor asociado a la colocación tardía. Además, la mayor tasa de fallo del catéter epidural en las gestantes con IMC>30 sugiere que una colocación temprana permite verificar su correcta colocación.

La gestante obesa presenta un mayor riesgo de punción dural accidental (PDA) comparado con no obesa, 4 % vs 1 %, debido a la mayor dificultad técnica. Sin embargo, es menor la incidencia de cefalea postpunción dural CPPD, su gravedad y necesidad de tratamiento debido a que la mayor presión intraabdominal evita la salida de líquido cefalorraquídeo desde el punto de punción dural.

La técnica neuroaxial de elección en la gestante obesa es la técnica combinada intradural epidural (CSE: *combined spinal epidural*) La salida del líquido cefalorraquídeo (LCR) en la punción intradural con el set de aguja sobre aguja proporciona la seguridad de estar en la línea media y la tasa de éxito del catéter epidural   Una técnica alternativa a la anterior, es la punción dural epidural (DPE) en la que, a diferencia de la CSE, no se administran fármacos intratecales. Respecto a la epidural presenta un rápido inicio de acción con menor bloqueo asimétrico y respecto a la CSE menor prurito, hipotensión y alteraciones de la frecuencia cardíaca fetal. Podría ser una alternativa para la gestante obesa por asegurar la correcta colocación del catéter, pero su evidencia es aún escasa y contradictoria para la gestante obesa.

Actualmente la técnica intradural continua puede ser utilizada tras una punción dural accidental, recomendándole en aquellos casos de dificultad técnica con múltiples intentos y estadio de parto avanzado.

En las gestantes obesas cuando exista contraindicación para una técnica neuroaxial los opioides parenterales no son una opción adecuada dado el mayor riesgo de depresión respiratoria Se contraindica la PCA de remifentanilo para analgesia de trabajo de parto en gestantes con IMC > 40. Otras opciones como el óxido nitroso pueden ser seguras tanto para la madre como para el feto. Se han propuesto técnicas analgésicas alternativas como la acupuntura o TENS, aunque no tenemos estudios en las gestantes obesas.

11.11.4 Anestesia en la cesárea

11.11.4.1 Anestesia neuroaxial

Algoritmo 2
Anestesia neuroaxial en la cesárea de la gestante obesa

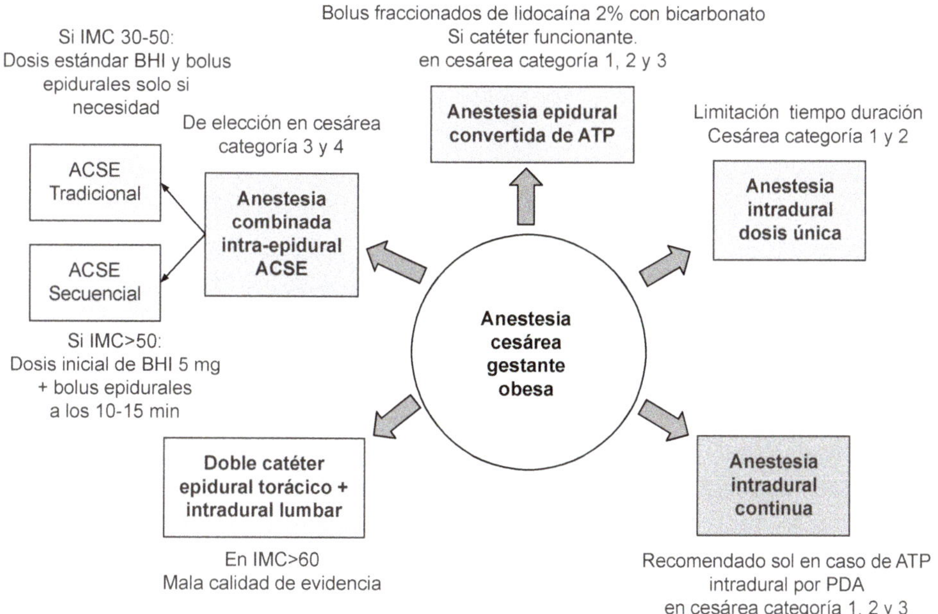

(ACSE) Anestesia combinada intra-epidural; (ATP) Analgesia de trabajo de parto; (BHI) Bupivacaína Hiperbárica intradural; (IMC) Índice masa corporal; (PDA) Punción dural accidental

Fuente: elaboración propia

Se prefiere la anestesia neuroaxial sobre la anestesia general para la cesárea de la gestante obesa, porque permite evitar la manipulación de la vía aérea, minimizar el riesgo de aspiración, prevenir la exposición fetal a anestésicos volátiles y disminuir el riesgo de hemorragia postparto.

La técnica de elección en la anestesia para la cesárea electiva de la gestante obesa es la CSE por su capacidad de extender la duración del bloqueo anestésico a través del catéter epidural y la posibilidad de analgesia epidural postoperatoria. Además, la identificación del espacio intradural a nivel lumbar en gestantes con obesidad troncular es más difícil con aguja punta lápiz número 25-27 que cuando esta se introduce a través de la aguja de Tuohy.

La elección de las dosis de anestésico local (AL) en la gestante obesa es controvertida. A pesar de la menor cantidad de LCR en los obesos, en las gestantes con IMC 30-50 kg/m^2 no se ha visto mayor extensión rostral del bloqueo con las dosis estándar de Al intratecal en la cesárea Por ello y por la mayor duración de la intervención, se ha visto que la dosis ED50 y ED95 de la bupivacaína hiperbárica intratecal en las cesáreas de las gestantes obesas son las mismas que el resto de las gestantes.

La anestesia epidural es la técnica de elección para las gestantes portadoras de catéter epidural para ATP. Las tasas de fracaso epidurales son más altas en mujeres mórbidamente obesas (17 % frente al 3 %). Es importante evaluar la eficacia del catéter epidural durante el trabajo de parto para evitar fallos en la anestesia.

La anestesia intradural continua no se recomienda su uso rutinario como técnica de elección, dado el alto riesgo de desarrollar CPPD reservando para aquellos casos de conversión de analgesia intradural del trabajo departo en gestantes con PDA.

Se han publicado una serie de casos de gestantes con obesidad súper mórbidas (IMC > 60 kg/m^2) programadas para cesárea en las que se planeó una técnica de doble catéter mediante la combinación de una anestesia espinal continua lumbar y un catéter epidural torácico que se utilizó, no solo para la anestesia intraoperatoria, sino también para la analgesia postoperatoria.

11.11.4.2 Anestesia general

Se requiere anestesia general en gestantes obesas en cesáreas categoría 1 o en caso de contraindicaciones de una técnica neuroaxial. La obesidad agrava los cambios fisiológicos del embarazo, aumentando el riesgo de reflujo gastroesofágico, desaturación rápida, ventilación e intubación difícil. Recomendamos el uso de una lista de comprobación para preparar la anestesia general y la manipulación de la vía aérea (VA).

Tabla 3

Check list preparación anestesia general adaptado a la gestante obesa

Preparación personal	Aclarar con el obstetra el grado de urgencia, para decidir la actitud en caso de intubación fallida Llamar presencia inmediata de 2° anestesiólogo Reparación roles entre el personal disponible (administrador de medicación, manipulador VA y presión cricoidea, lector del check list y VORTEX…)
Preparación del paciente	Profilaxis de la broncoaspiración con doble antiácido (antagonista de receptor H2 y antiácido no particulado) y un procinético Preoxigenación con MF con FiO_2 1,0 y CPAP 5-10 cmH_2O: hasta ETO_2 ≥0,9 Considerar preoxigenación y oxigenación apneica con GN 5-15 L/min u OAF Posición de rampa + olfateo + decúbito lateral izquierdo 30°
Preparación material	Monitorización estándar (tamaño manguito TA adecuado) Disponibilidad de video laringoscopio (VDL) y laringoscopios con palas de distintos tamaños y también de mango corto Tubos y guías de distintos tamaños Mascarillas faciales y laríngeas de distintos tamaños Disponibilidad inmediata de carro de vía aérea difícil y FBS Inducción en secuencia rápida con presión cricoidea Cálculo previo de las dosis de fármacos y disponibilidad inmediata de adicionales para evitar despertar intraoperatorio durante la manipulación de la VA en caso de dificultad • Propofol: 2-2,8 mg/kg basado en el peso corporal magro (PCM) • Etomidato: 0,2 mg/kg basado en PCM • Succinilcolina: 1 mg/kg basado en el peso corporal total (PCT) • Rocuronio: 1-1,2 mg/kg basado en el peso corporal ideal (PCI) Considerar opioides como remifentanilo o alfentanilo (basado en el PCM) En caso de rocuronio tener calculada dosis de sugammadex según peso corporal ajustado (PCA)

| **Preparación de la dificultad de intubación** | Proponer plan ante VAD:

1° línea de vida: IOT mediante VDL en caso de disponibilidad

    Repetir un segundo intento de IOT solo si maniobra de optimización

    Tercer intento solo en caso de anestesiólogo experto

2° línea de vida: Dispositivo supraglótico (en gestante obesa solo en caso de rescate de la VA)

3° línea de vida: ventilación MF

4° línea de vida: FONA tras optimización máxima de las dos anteriores

Considerar en cada cambio de línea de vida, despertar de la gestante si la situación materno fetal lo permite |
| **Preparación de la extubación** | Asegurar administración completa de broncoaspiración previo extubación

Posición semisentada

Asegurar que esté completamente despierta y revertida la relajación muscular |

(FBS) Fibrobroncoscopio; (FONA) *Front-of-neck access*: acceso quirúrgico de la vía aérea; (IOT) Intubación orotraqueal; (MF) Mascarilla facial; (VA) Vía aérea; (VAD) Vía aérea difícil; (VDL) videolarinsgoscopio

El cálculo de las dosis de anestésicos en la gestante obesa puede variar debido a los cambios farmacocinéticos secundarios a un mayor volumen de distribución, con menor metabolismo hepático y un mayor aclaramiento renal. Los fármacos hidrofílicos se distribuirán principalmente en el compartimento central y por lo tanto para su dosificación utilizaremos el peso magro. Por el contrario, otros como el rocuronio, son altamente ionizados y débilmente lipofílicos, su distribución se limita fuera del espacio extracelular y el cálculo de su dosis debe hacerse en base al peso ideal, porque si se administra en base a su peso corporal total se duplica su duración. Se recomienda calcular cada fármaco según su farmacocinética.

Cálculo de dosis de fármacos en paciente obeso según pesos corporales

Peso Magro PCM	Peso Ajustado PCA	Peso Corporal Total PCT	Peso Ideal PCI
9270 x PCT ÷ [8780 + (244 x IMC)]	PCI + 0,4 (PCT - PI)	Kg peso real	altura (cm) - 105
Propofol Tiopental Fentanilo Alfentanilo Morfina Paracetamol Anestésico local	Propofol en BPC Antibióticos Sugammadex Neostigmina	Succinilcolina HBPM	Relajantes musculares no despolarizantes (Rocuronio)

(BPC) bomba de perfusión continua; (HBPM) Heparina de bajo peso molecular; (PT) Peso total

11.11.5 Manejo postoperatorio

La obesidad incrementa el riesgo de complicaciones posparto como es la infección, el tromboembolismo, la depresión respiratoria y las complicaciones cardiovasculares. Por lo tanto, el manejo postparto se centrará en minimizar dicho riesgo, procurando una movilización precoz y un buen control del dolor postoperatorio.

11.11.5.1 Analgesia postoperatoria

Los opioides neuro axiales son considerados el Gold estándar de la analgesia post-cesárea, sin embargo, en las gestantes obesas con IMC > 40 kg/m^2 la administración intratecal de opioides lipofílicos como la morfina pueden aumentar el riesgo de depresión respiratoria. El Consenso de la Sociedad de Anestesiología y Perinatología (SOAP) recomiendan que en los casos de administración de morfina neuroaxial (intratecal o epidural) para analgesia postoperatoria de la cesárea en gestantes con IMC > 40 kg/m^2 o con antecedentes de SAOS, se requiere una monitorización más estrecha del nivel de consciencia y de la respiración (frecuencia respiratoria y SpO_2 al menos una vez cada hora durante las primeras 12 h y luego al menos una vez cada 2 h las siguientes 12-24 h).

El uso de PCA intravenosa de opioides en gestante obesa presenta riesgo de depresión respiratoria y sedación, por lo que su administración debe ser muy cautelosa solo en unidades de alta vigilancia.

La analgesia epidural postoperatoria con AL y opioides puede ser una alternativa eficaz en gestantes con IMC > 40 kg/m². Se recomiendan regímenes de administración (PCEA, dosis diluidas de AL) que minimicen el retraso en el inicio de la movilización en el postoperatorio.

Se ha demostrado que la administración de AL en los bloqueos de pared ecoguiados como el del plano transverso del abdomen (TAP block), confieren analgesia sobre el dolor incisional y reducen el consumo de opioides parenterales de rescate, pero son más difíciles de realizar en pacientes obesas. Los bloqueos troncales como el cuadrado lumbar (*quadratus lumborum:* QL) o el erector de la espina confieren analgesia visceral, sin embargo, faltan estudios en la población obesa.

11.11.5.2 Trombo profilaxis

Se debe considerar trombo profilaxis antes del parto y 10 días después del nacimiento en las gestantes con IMC > 40 kg/m² o en aquellas con IMC de 30-40 kg/m² que tienen otros factores de riesgo de trombóticos menores como edad > 35 años, paridad ≥ 3, antecedente familiar de tromboembolismo, trombofilia de bajo riesgo, infección sistémica, feto muerto intraútero, parto prolongado, venas varicosas graves, cesárea electiva, inmovilización de > 3 días, tabaquismo >10 cigarrillos/día, preeclampsia actual, embarazo múltiple o hemorragia posparto estimada de >1000 ml. (según las guías del Royal College of Obstetricians and Gynaecologist [RCOG] 2015).

Se recomienda administrar heparina de bajo peso molecular (HBPM) en dosis profilácticas ajustadas al peso corporal ya que es más efectiva que la dosificación fija para reducir el riesgo de trombosis en mujeres con obesidad de clase III.

Tabla 5

Dosis profilácticas de HBPM en pacientes obesos según el peso

Peso	Enoxaparina	Bemiparina
50-90 kg	40 mg/d	3500 UI/24 h
91-130 kg	60 mg/d	5000 UI/24 h

El manejo anestésico de la gestante obesa supone un reto para el anestesiólogo. La comunicación precoz entre obstetras y anestesiólogos es fundamental para conseguir una derivación en el tercer trimestre de gestación, así como que, durante el parto, se consiga una colocación temprana de catéteres epidurales para la analgesia del trabajo de parto. Además, la preparación avanzada para una posible cesárea con herramientas de vía aérea, adyuvantes y el equipo apropiado, son necesarios para proporcionar un cuidado seguro en la gestante obesa. En el postparto, la adecuada analgesia postoperatoria en caso de cesárea y tromboprofilaxis farmacológica, evitan la aparición de complicaciones asociadas con esta población obstétrica.

Bibliografía

1.	Taylor, C. R., Domínguez, J. E., & Habib, A. S. (2019). Obesity and Obstetric Anesthesia: Current Insights. Local and regional anesthesia, 12, 111–124. https://doi.org/10.2147/LRA.S186530

2.	Domínguez, J. E., Krystal, A. D., & Habib, A. S. (2018). Obstructive Sleep Apnea in Pregnant Women: A Review of Pregnancy Outcomes and an Approach to Management. *Anesthesia and analgesia*, 127(5), 1167–1177. https://doi.org/10.1213/ANE.0000000000003335

3.	Ortiz VE, Kwo J. Obesity: physiologic changes and implications for preoperative management. *BMC Anesthesiol* 2015;15(1):1e12.

4.	https://www.anticoagulacionyembarazo.com/wp-content/uploads/2017/01/Triptico_ESCENARIOS_ES.pdf

5.	Uyl, N., de Jonge, E., Uyl-de Groot, C., van der Marel, C., & Duvekot, J. (2019). Difficult epidural placement in obese and non-obese pregnant women: a systematic review and meta-analysis. *International journal of obstetric anesthesia*, 40, 52–61. https://doi.org/10.1016/j.ijoa.2019.05.011

6.	Lorente, L., Ramón, J. M., Vidal, P., Goday, A., Parri, A., Lanzarini, E., Pera, M., & Grande, L. (2014). Obesity surgery mortality risk score for the prediction of complications after laparoscopic bariatric surgery. *Cirugía española*, 92(5), 316–323. https://doi.org/10.1016/j.ciresp.2013.09.014

7.   Wang, Q., Yin, C., & Wang, T. L. (2012). Ultrasound facilitates identification of combined spinal-epidural puncture in obese parturients. *Chinese medical journal*, 125(21), 3840–3843

8.   Hashemi, Seyed Masoud & Akhlagh, Seyed & Shadegan, Sahar & Taheri, Mehrdad & Farbood, Arash & Dadkhah, Payman & Asadi, Saman. (2019). The Impact of Increased Body Mass Index on the Incidence and Severity of Post-spinal Headache after Cesarean Section. *Journal of Research in Medical and Dental Science*. 7. 1-5.

9.   Tan, H. S., Reed, S. E., Mehdiratta, J. E., Diomede, O. I., Landreth, R., Gatta, L. A., Weikel, D., & Habib, A. S. (2022). Quality of Labor Analgesia with Dural Puncture Epidural versus Standard Epidural Technique in Obese Parturients: A Double-blind Randomized Controlled Study. *Anesthesiology*, 136(5), 678–687. https://doi.org/10.1097/ALN.0000000000004137

10.   Carvalho, B., Collins, J., Drover, D. R., Atkinson Ralls, L., & Riley, E. T. (2011). ED(50) and ED(95) of intrathecal bupivacaine in morbidly obese patients undergoing cesarean delivery. Anesthesiology, 114(3), 529–535. https://doi.org/10.1097/ALN.0b013e318209a92d

11.   The combined spinal–epidural technique. Best Pract Res Clin Anaesthesiol.2003 Sep;17(3):347-64. 55 McNaught AF, Stocks GM. Epidural volume extension and low-dose sequential combined spinal-epidural blockade: two ways to reduce spinal dose requirement for caesarean section. *Int J Obstet Anesth*. 2007 Oct;16(4):346-53

12.   Soens, M. A., Birnbach, D. J., Ranasinghe, J. S., & van Zundert, A. (2008). Obstetric anesthesia for the obese and morbidly obese patient: an ounce of prevention is worth more than a pound of treatment. *Acta anaesthesiologica Scandinavica*, 52(1), 6–19. https://doi.org/10.1111/j.1399-6576.2007.01483.x

13.   Polin, C. M., Hale, B., Mauritz, A. A., Habib, A. S., Jones, C. A., Strouch, Z. Y., & Dominguez, J. E. (2015). Anesthetic management of super-morbidly obese parturients for cesarean delivery with a double neuraxial catheter technique: a case series. International journal of obstetric anesthesia, 24(3), 276–280. https://doi.org/10.1016/j.ijoa.2015.04.001

14.   Edwards L, Lim BH. Intrapartum care for obese and morbidly obese women.In: *Obesity and obstetrics*. Elsevier; 2020. p. 207e18.

15.   Mushambi, M. C., Kinsella, S. M., Popat, M., Swales, H., Ramaswamy, K. K., Winton, A. L., Quinn, A. C., Obstetric Anaesthetists' Association, & Difficult Airway Society (2015). Obstetric Anaesthetists' Association and Difficult Airway Society guidelines for the management of difficult and failed tracheal intubation in obstetrics. *Anaesthesia*, 70(11), 1286–1306. https://doi.org/10.1111/anae.13260

CAPÍTULO 12

REANIMACIÓN CARDIOPULMONAR NEONATAL

Mireia Armengol Gay, Beatriz Fort Pelay, Júlia Candel Pau

12.1 Definición

El nacimiento representa un cambio entre la vida intra- y extrauterina que el recién nacido realiza de forma adecuada en la mayoría de los casos y de forma fisiológica. La adaptación afecta principalmente a dos aspectos: la adecuación al aumento de presión arterial y a la exposición al oxígeno y la termorregulación.

12.1.1 Fisiología cardiorrespiratoria

A nivel circulatorio el corte del cordón umbilical supone el cambio entre la oxigenación por vía placentaria y la alveolar. La aplicación de la pinza del cordón y la propia molécula de oxígeno generan un efecto constrictivo que se traduce en un aumento de las resistencias vasculares sistémicas.

El fluido alveolar es un ultrafiltrado de plasma que reviste los alvéolos prenatales y permite el correcto desarrollo de las vías respiratorias.

El proceso periparto es muy importante para disminuir esta cantidad de fluido alveolar y optimizar la respiración tras el nacimiento. El paso por el canal de parto implica una presión que actúa sobre la caja torácica y un incremento de la liberación de catecolaminas por estrés fetal, favoreciendo ambos procesos el drenaje del fluido alveolar a la circulación pulmonar. Si este drenaje no es adecuado o el nacimiento es prematuro, y no se ha podido completar el proceso de eliminación, es más probable que el recién nacido presente taquipnea transitoria por presentar colapso parcial de unidades alveolares.

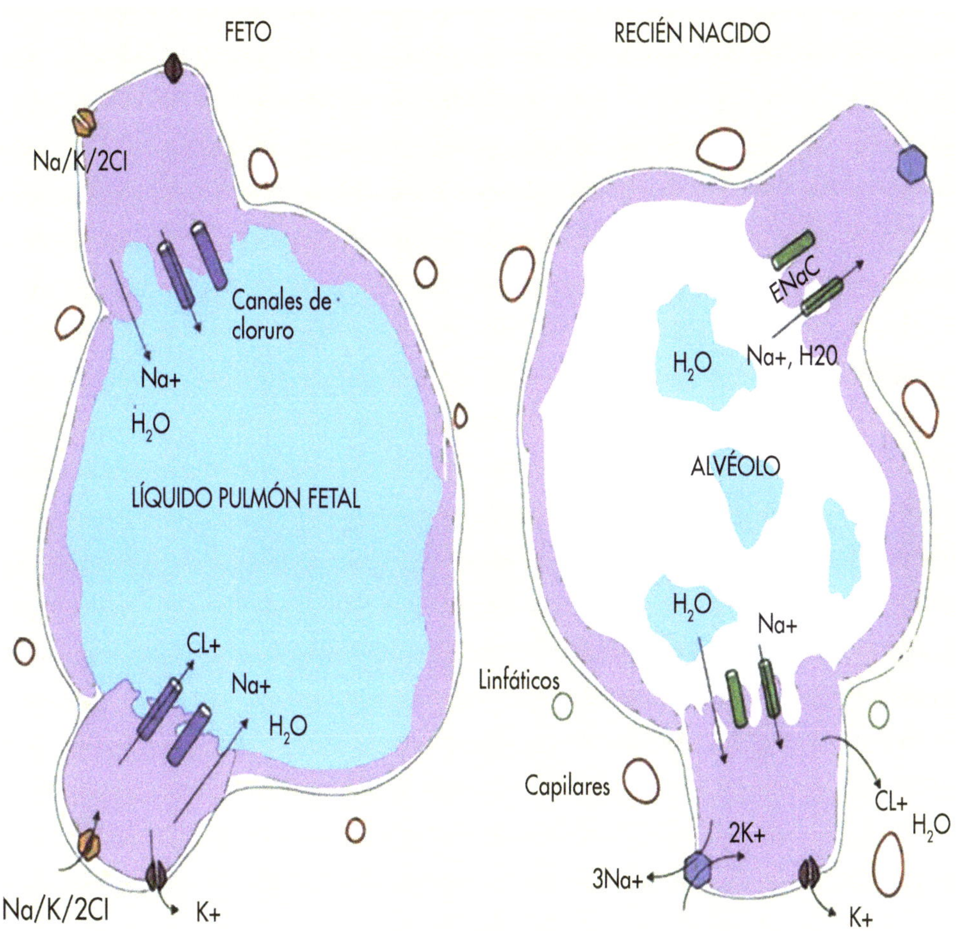

Figura 1

Descriptiva del cambio alveolar pre- y postnatal

Fuente: extraída de Chapter 6: Neonatal Respiratory Disease. Maamoun, W; Fort, A; Cummings, J. Modified from Guglani L, Lakshminrusimha S, Ryan RM: Transient tachypnea of the newborn, Pediatr Rev 29:e59-e65, 2008. Copyright Satyan Lakshminrusimha

Durante la primera inhalación se genera una gran presión inspiratoria (de -40 a -80 mmHg) que intensifica la disminución de fluido alveolar y permite reclutar los alveolos que en gran medida estaban colapsados.

La aireación de los alveolos en el neonato produce un descenso de la presión a nivel vascular pulmonar, que disminuye la poscarga del ventrículo derecho y que junto a una mayor presión en la circulación sistémica ayudará a invertir el flujo del ductus arterioso (cierre funcional) y el foramen oval disminuyendo consecuentemente el gradiente de derivación sanguínea cianosante (shunt derecha-izquierda). Estos cambios de presiones tanto a nivel pulmonar como sistémico permiten que la sangre empiece a seguir el torrente circulatorio habitual en la vida extrauterina.

12.1.2 Termorregulación

Debido a una distinta relación superficie-volumen y a la inmadurez de los mecanismos de generación de calor (escasa musculatura y mayor proporción cefálica), el recién nacido presenta unas condiciones de riesgo para padecer hipotermia (definida como temperatura central < 36,5 °C o periférica < 36 °C), que implican un aumento del consumo metabólico y del gasto cardíaco que podrían comportar un deterioro importante de su estado cardiovascular.

12.2 Epidemiología

Según datos de las guías European Resuscitation Council (ERC) 2021 se considera que el 85 % de los neonatos respiran espontáneamente tras el parto, el 10 % precisan un mínimo soporte (básicamente estimulación) y un 5 % precisan ventilación a presión positiva intermitente. Respecto a la intubación se cuantifica en un máximo del 2 % de los recién nacidos, la aplicación de compresiones torácicas es necesaria en un máximo del 0,3 % y solo el 0,05 % precisan administración de adrenalina.

La reanimación neonatal consiste en aportar el soporte cardiorrespiratorio que el recién nacido pueda precisar durante la transición hacia la vida extrauterina. Según las guías de soporte vital de la American Heart Association del año 2020, la dedicación exclusiva al neonato durante el nacimiento de una persona que domine la ventilación a presión positiva permite reducir la mortalidad neonatal en los primeros 7 días de vida.

Los factores de riesgo para que un recién nacido pueda precisar reanimación neonatal se dividen en función de si se establecen preparto o intraparto, tal y como se detallan a continuación:

Tabla 1

Descriptiva de los factores de riesgo que pueden determinar la necesidad de reanimación neonatal

PREPARTO		INTRAPARTO
Fetales	*Maternos*	*Materno-fetales*
• Restricción de crecimiento intrauterino • Edad gestacional < 37 semanas • Gestación múltiple • Anomalías congénitas severas • Oligo-polihidramnios	• Infección • Diabetes gestacional • Hipertensión gestacional • Preeclampsia • IMC elevado • Talla baja • Ausencia prenatal de esteroides	• Pérdida de bienestar fetal demostrada • Líquido amniótico meconial • Parto vaginal en presentación podálica • Parto instrumentado para acortamiento del período expulsivo • Sangrado importante • Cesárea antes de las 39 semanas de gestación • Cesárea emergente • Parto bajo anestesia general

12.3 Patocronología

El paso a la vida extrauterina representa el cambio fisiológico más importante a lo largo de la vida, que debe transcurrir, de forma natural, en el primer minuto de vida (habitualmente denominado el minuto de oro en neonatología). Es fundamental reconocer cualquier alteración de este proceso y decidir las medidas terapéuticas más apropiadas en el transcurso de este minuto.

Los estudios muestran que un clampaje tardío (más de sesenta segundos) representa una adaptación más progresiva, especialmente si el recién nacido respira antes de cortarlo, y se puede considerar siempre y cuando, el recién nacido a término o pretérmino no presente compromiso de su estado hemodinámico.

En caso de que la evolución no sea fisiológica, puede ser necesario un clampaje más precoz, para poder iniciar la reanimación neonatal en la cuna térmica (a sabiendas de que el clampaje precoz no es inocuo, puesto que representa una reducción brusca de la precarga ventricular y un aumento de la poscarga).

12.4 Diagnóstico y actuación

12.4.1 Preparación del entorno

Como pasos iniciales a realizar, y a ser posible tan pronto como se conozca el ingreso de la gestante, se debería recopilar toda la información maternofetal disponible y definir los roles de los participantes, así como iniciar el cronómetro desde el nacimiento.

Tabla 2
Descriptiva de los reanimadores en RCP neonatal

PARTICIPANTES	LOCALIZACIÓN	ACTUACIONES
Reanimador principal	Enfrente de la cuna térmica	Reposiciona la cabeza Permeabiliza la vía aérea Ventila y oxigena Instrumenta la vía aérea
Segundo reanimador	A la derecha del reanimador principal	Seca y estimula al recién nacido Coloca el pulsioxímetro Valora la frecuencia cardíaca y el patrón respiratorio Realiza compresiones torácicas
Ayudante	A la izquierda del reanimador principal	Inicia el reloj y coloca electrodos Aspira secreciones (si es preciso) Prepara la medicación Realiza anotaciones

En las salas de partos es necesario disponer de una sala de reanimación neonatal preparada para un caso de emergencia (calefactada a 26 °C para conseguir un ambiente neutro que no implique una generación extra de calor para compensar las pérdidas). En ella se debería contar con la cuna térmica enchufada a la corriente para poder ser encendida rápidamente, aparte de contar con un carro de medicación y material para ventilar, reanimar y cateterizar la vena umbilical. Seguidamente se adjunta una muestra del material:

Figura 2

Diferentes modelos de mascarillas faciales

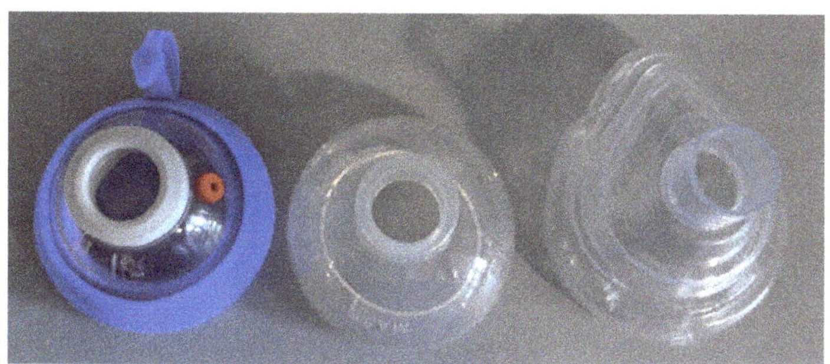

Fuente: realizada por las autoras

Figura 3

Dispositivo supraglótico tamaño 00

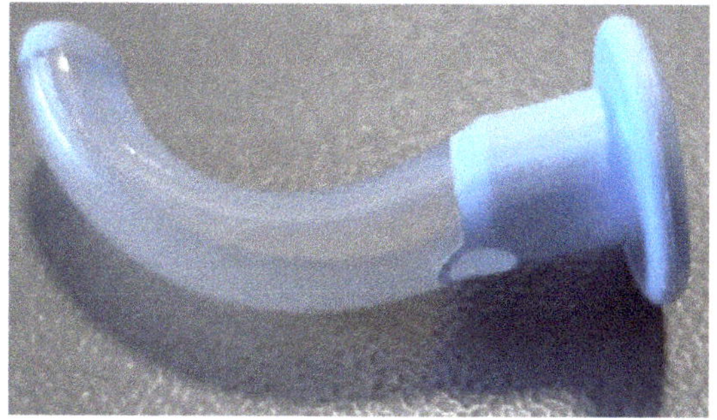

Fuente: realizada por las autoras

Figura 4

Bolsa de polietileno colocada en un muñeco de resucitación

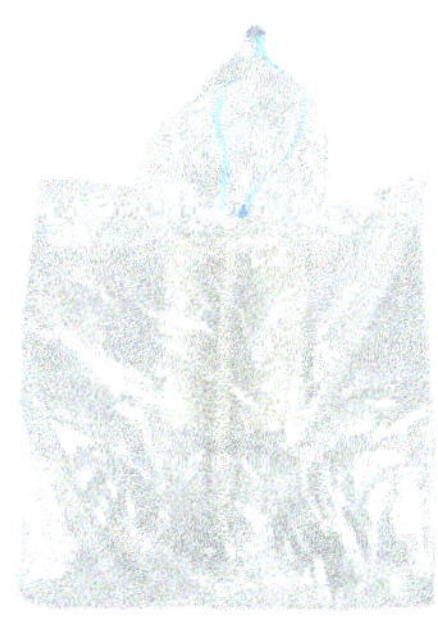 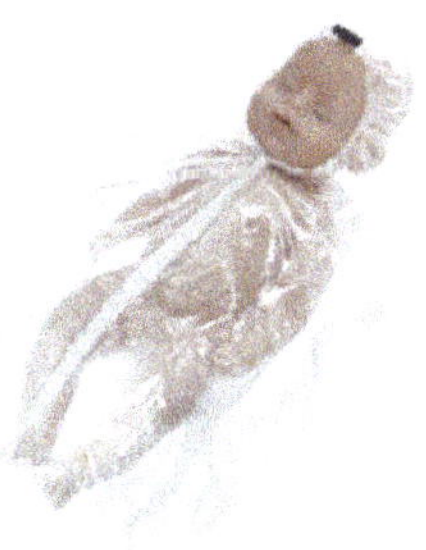

Fuente: Extraídas de https://www.medsales.com.au/products/vygon-neohelp-heat-loss-bag

Figura 5

Mascarilla facial conectada a una bolsa autoinflable

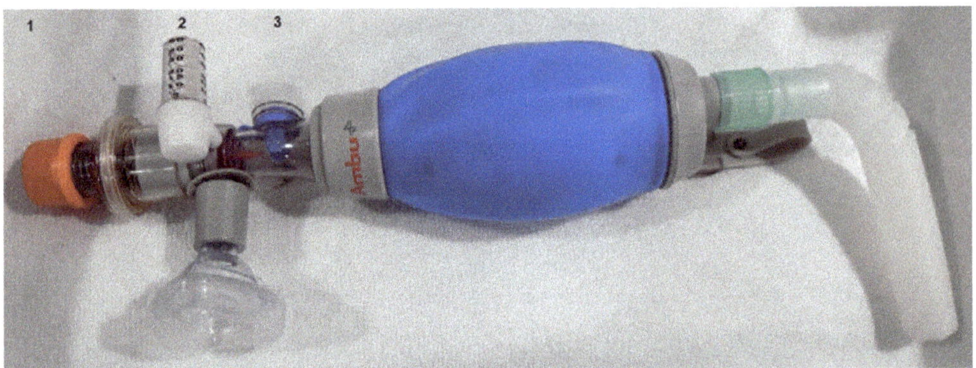

Dispone de válvula de PEEP (1), manómetro desechable (2) y válvula de liberación de presión (3)

Fuente: realizada por las autoras

Figura 6 y 7

Reanimador infantil con pieza en T y detalle de la mascarilla redonda con válvula de PEEP integrada

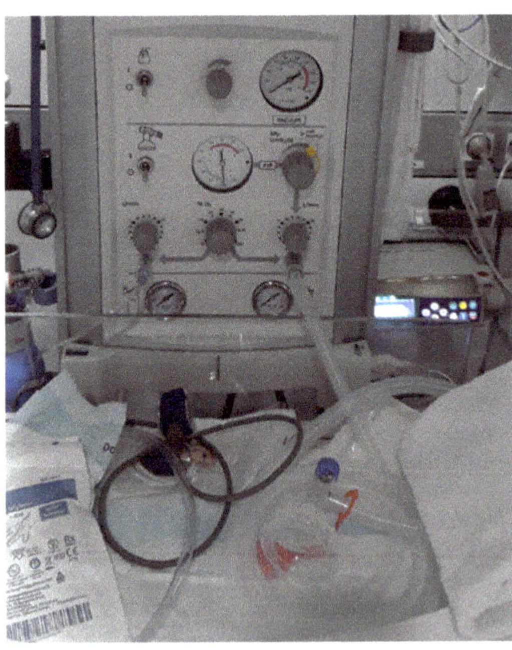
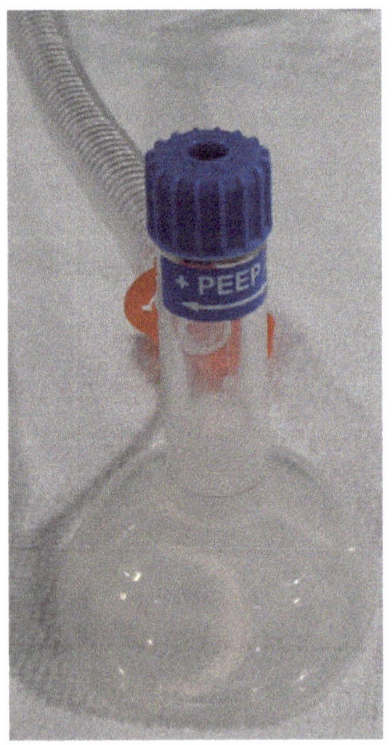

Fuente: realizada por las autoras

Circuito anestésico con bolsa reservorio de un litro, válvula de sobrepresión y tubo corrugado único

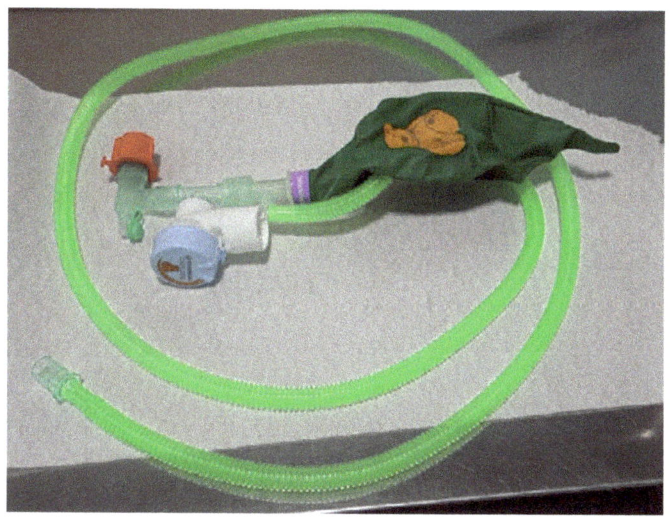

Fuente: realizada por las autoras

Figura 9 y 10

Mascarilla laríngea Ambu® del n° 1

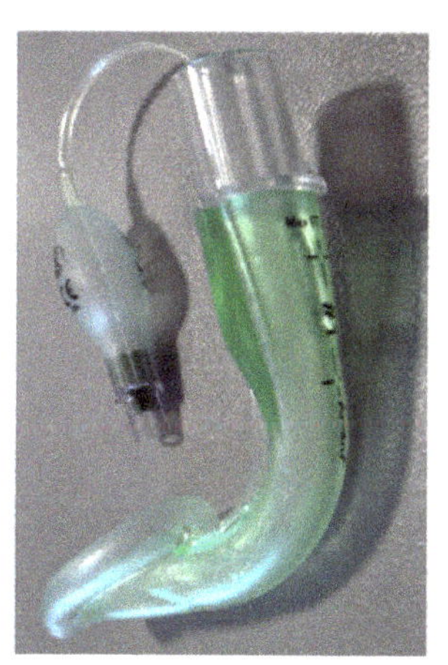
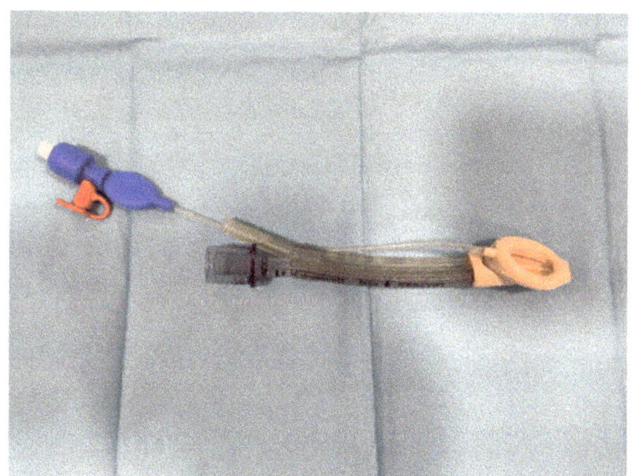

Fuente: realizada por las autoras

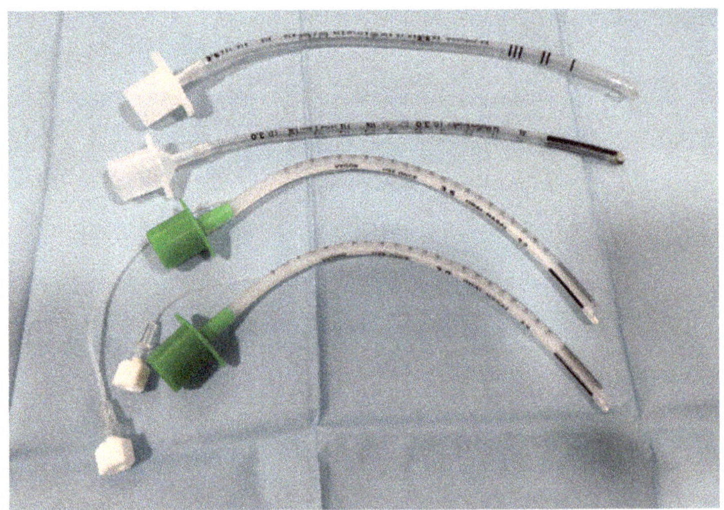

Fuente: realizada por las autoras

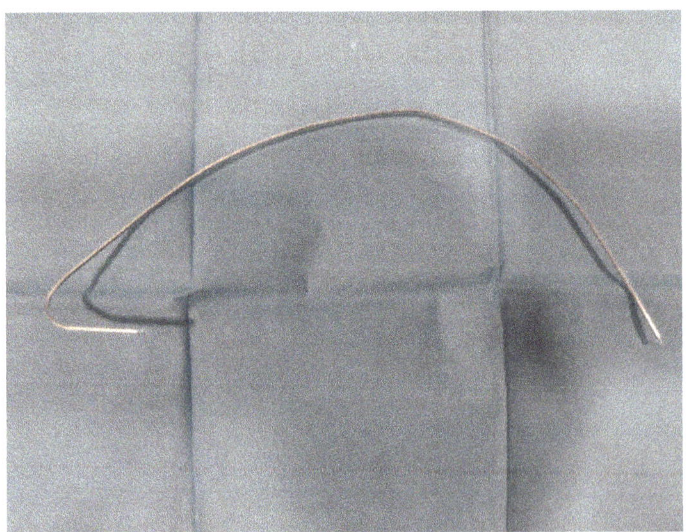

Fuente: realizada por las autoras

12.4.2 Algoritmo de actuación

El manejo se basa en tres determinantes: edad gestacional, respiración espontánea y tono muscular.

El neonato que no necesita soporte:

En caso de que todos los determinantes sean fisiológicos, se podrá proceder al clampaje tardío del cordón y los cuidados de rutina, incluyendo el contacto piel con piel.

En caso de que se trate de un bebé prematuro (< 37 semanas) sin compromiso hemodinámico se puede retrasar el pinzamiento del cordón y favorecer el contacto piel con piel aunque posteriormente los de <35 semanas ingresarán en la Unidad Neonatal para monitorizar estrechamente su evolución dado el riesgo de apnea e hipotermia que presentan.

El neonato que requiere estimulación:

En caso de ausencia de tono muscular adecuado y/o respiración espontánea se debe trasladar al recién nacido a la cuna térmica de cara a asistir a la transición. En este primer minuto las acciones se basarán en:

1. Estimular suavemente la planta de los pies o la espalda del bebé para conseguir una ventilación autónoma efectiva.

2. Monitorizar con los electrodos y el pulsioxímetro en la mano derecha (puesto que refleja mejor la saturación de los vasos preductales, que irrigan el cerebro en mayor proporción).

3. Asegurar la permeabilidad de la vía aérea con correcto reposicionamiento en postura de olfateo. En caso de sospecha de obstrucción de la vía aérea se pueden aspirar las secreciones bucales y/o de las fosas nasales, a una presión inferior a 100 mmHg y de forma intermitente en menos de 5 segundos. Según las guías AHA/ERC/SENeo del año 2020 aunque se observe líquido amniótico meconial no se indica de rutina la laringoscopia y aspiración traqueal, se reserva solo para aquellos recién nacidos prematuros en que se objetive obstrucción de la vía aérea tras haber iniciado la ventilación a presión positiva.

El neonato que requiere ventilación:

En los recién nacidos la bradicardia se considera un signo ominoso y en gran parte de los casos la afectación cardíaca es debida a una complicación respiratoria por lo que establecer una ventilación adecuada suele normalizar la frecuencia cardíaca. No obstante, debemos saber que, debido a la mayor afinidad de la hemoglobina fetal, la saturación periférica de oxígeno durante el primer minuto de vida se considera normal dentro de valores entre 60 y un 70 %, e incluso del 40 % en recién nacidos con hernia diafragmática.

Si en el primer minuto la frecuencia cardíaca se mantiene inferior a 100 latidos por minuto y/o presenta gasping o apnea se procederá a la ventilación con presión positiva intermitente con mascarilla facial a ritmo de 40-60 respiraciones por minuto mediante tubo en T, bolsa autoinflable o circuito de Bain. La mascarilla facial debe cubrir nariz y boca para lograr un sellado correcto, en caso de fuga aérea persistente o permanencia de la ventilación inadecuada será necesario cambiar a otro dispositivo como el tubo endotraqueal o la mascarilla laríngea (aprobada para recién nacidos a partir de 34 semanas de gestación o de un peso superior a 1500 gramos).

Tabla 3

Referencias del número de tubo que tocaría poner según
el peso y/o edad gestacional al nacer

Peso al nacer	Edad gestacional	No TET	Distancia a comisura
< 1000 g	< 28 semanas	2,5 mm	5,5 + peso al nacer
1000 – 2000 g	28-34 semanas	3 mm	6 + peso al nacer
2000 – 3000 g	35-38 semanas	3,5 mm	6 + peso al nacer
> 3000 g	> 38 semanas	3,5-4 mm	6 + peso al nacer

Tabla 4

Parámetros de ventilación por presión más habituales según edad gestacional

PARÁMETROS	A TÉRMINO	PRETÉRMINO
Presión inspiratoria	25-30 cmH$_2$O	20-25 cmH$_2$O
PEEP	5-7 cmH$_2$O	
Frecuencia respiratoria	40-60 rpm	
Relación I:E	1:2	

Como se puede observar, en esta fase, el objetivo será conseguir una ventilación pulmonar efectiva que permita superar la situación de deterioro cardiopulmonar.

Tabla 5

Nomograma de los valores de saturación periférica de oxígeno obtenidas en los primeros minutos de vida, diferenciando según edad gestacional

Comparación de los valores de Spo$_2$ entre 1 y 10 minutos después del nacimiento en partos prematuros y a término			
Tiempo después del nacimiento	SpO$_2$, mediana (RIC), %		P
	Bebés prematuros	Bebés nacidos a término	Todos los bebés	
1 min	62 (47–72)	68 (60–77)	66 (55–75)	< ,001
2 min	68 (58–78)	76 (65–84)	73 (63–82)	< ,001
3 min	76 (67–83)	81 (71–90)	78 (69–88)	< ,001
4 min	81 (72–88)	88 (78–94)	85 (76–93)	< ,001
5 min	86 (80–92)	92 (83–96)	89 (82–95)	< ,001
6 min	90 (81–95)	94 (86–97)	92 (85–96)	< ,001
7 min	92 (85–95)	95 (90–97)	94 (88–97)	< ,001
8 min	92 (87–96)	96 (92–98)	95 (90–98)	< ,001
9 min	93 (87–96)	97 (94–98)	95 (92–98)	< ,001
10 min	94 (91–97)	97 (94–98)	96 (92–98)	< ,001

Los bebés prematuros nacieron con <37 semanas y los bebés a término con ≥37 semanas.

Fuente: Extraida de:Padilla-Sánchez C, Baixauli-Alacreu S, Cañada-Martínez AJ, Solaz-García Á, Alemany-Anchel MJ, Vento M. Delayed vs Immediate Cord Clamping Changes Oxygen Saturation and Heart Rate Patterns in the First Minutes after Birth. J Pediatr. 2020 Dec;227:149-156.e1. doi: 10.1016/j.jpeds.2020.07.045. Epub 2020 Jul 22. PMID: 32710909.

El neonato que requiere reanimación cardiopulmonar:

Si tras 30 segundos de ventilación adecuada (para asegurarla llegados a esta fase es necesario que la vía aérea esté correctamente sellada) la frecuencia cardíaca no supera los 60 lpm, se deberá proceder a las compresiones torácicas de la siguiente manera:

1. Aumentar la FiO_2 al 100 %.

2. Técnica de dos dedos o técnica de dos pulgares —siendo esta más eficaz—, sobre el tercio inferior del esternón, con una profundidad de 1/3 del diámetro torácico y permitiendo la reexpansión completa del tórax.

3. 90 compresiones por minuto con una relación compresión-ventilación 3:1.

A continuación, se expone el algoritmo de asistencia a la transición y reanimación del recién nacido de la Sociedad Española de Neonatología en la versión del año 2021 por ser un algoritmo validado y ampliamente distribuido en nuestro medio.

Algoritmo 1

Asistencia a la transición extrauterina del recién nacido a término
según la guía SENEO 2021

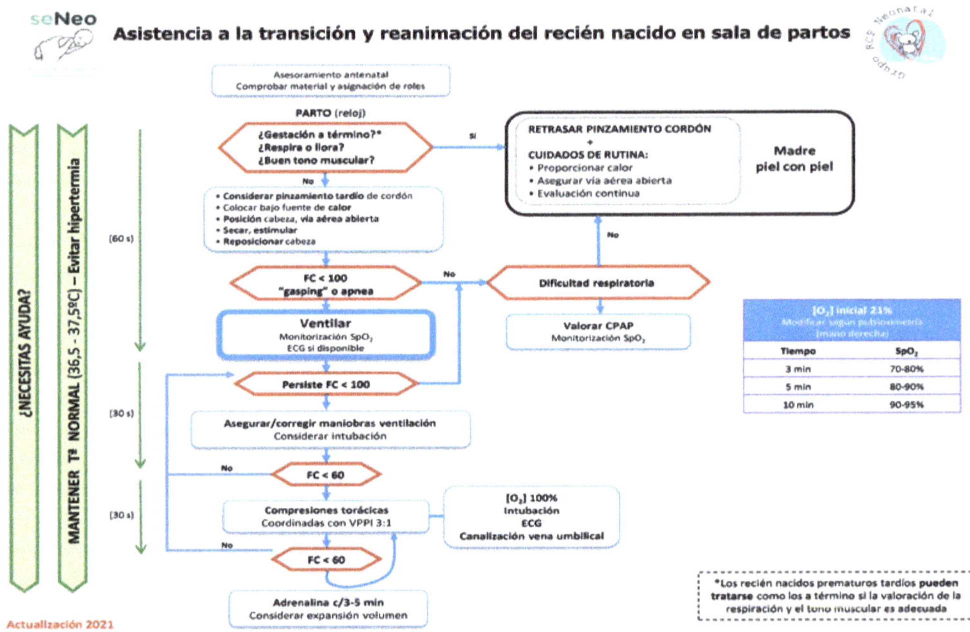

Fuente: extraída de Zeballos-Sarrato, G; Ávila-Álvarez, A; Escrig-Fernández, R; Izquierdo-Renau; Ruiz-Campillo, C.W.; Gómez-Robles, C; Iriondo-Sanz, M. Guía española de estabilización y reanimación neonatal 2021. Análisis, adaptación y consenso sobre las recomendaciones internacionales. Anales de Pediatría. 2021 Febrero;145.e1-145.e9. DOI:10.1016/j.anpedi.2021.06.003

Colocación de los dedos para las compresiones torácicas según la técnica de los dos pulgares

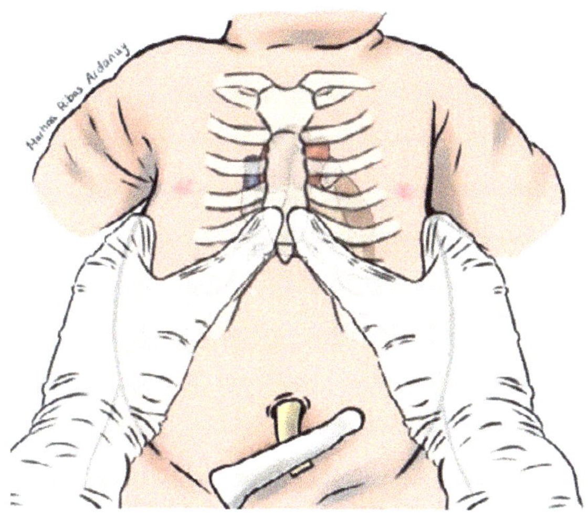

Fuente: diseñada y realizada por Martina Ribas Ardanuy

Mientras tanto, el segundo reanimador debe obtener un acceso venoso mediante cateterización de la vena umbilical, prefiriéndose 5 Fr en recién nacidos a término y 4 Fr en pretérmino. Cabe apuntar que es muy importante colocar el cordonete alrededor del cordón cateterizado para evitar una hemorragia exanguinante.

Así, tras 30 segundos de compresiones (en total 120 segundos desde el nacimiento), si la Fc persiste <60 lpm se administrará la primera adrenalina a concentración 1:10000 —contiene 100 µg— a dosis de 10-30 µg/kg, habitualmente en una jeringa de insulina de 1 mL.

Figura 14

Ampolla de adrenalina 1/10000 precargada

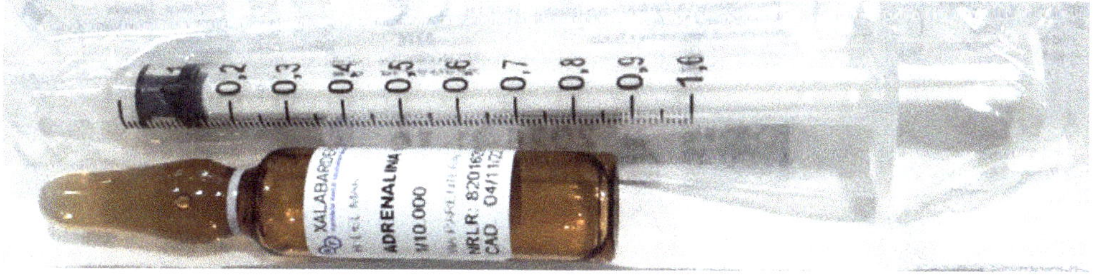

Fuente: realizada por las autoras

La dosis depende de la vía de administración por vía endovenosa es de 0,01-0,03 mg/kg y en la endotraqueal es de 0,05-0,1 mg/kg, siendo preferible la endovenosa por ser menos errática.

Cabe decir que esta tercera fase del algoritmo es propiamente una reanimación cardiopulmonar por lo que es necesario realizar un despistaje de las causas de la parada cardiorrespiratoria (dado que en el recién nacido el gasto cardíaco es frecuencia dependiente, un valor igual o inferior a 60 latidos por minuto equivale a asistolia).

Entre las causas más frecuentes de la parada se apuntan las siguientes:

Tabla 6

Causas a descartar en una parada cardiorrespiratoria que no responde
a las medidas de resucitación cardiopulmonar

ETIOLOGÍA	TRATAMIENTO
Hipoglicemia	Administración de suero glucosado al 10 % a dosis de 250 mg/kg (2,5 mL/kg)
Neumotórax	Toracocentesis de punción única o con colocación de drenaje
Hipovolemia	Trasfusión de suero salino fisiológico o sangre 0- a dosis 10 mL/kg para administrar en 5-10 minutos

12.5 Situaciones especiales

La prematuridad supone un auténtico reto para la adaptación a la vida extrauterina dada su inmadurez pulmonar. A continuación, se expone el algoritmo de la Sociedad Española de Neonatología para los recién nacidos de menos de 32 semanas.

La forma de proceder al inicio es la misma que para los recién nacidos a término, es decir, conocer si el bebé respira o llora y si presenta buen tono muscular.

- Colocar al recién nacido en la bolsa de polietileno.

- En caso de que las dos respuestas sean positivas se puede considerar el pinzamiento tardío y proceder a aplicar los mismos cuidados que al resto de recién nacidos. La diferencia con el nacido a término estriba en que se colocará de forma profiláctica el soporte respiratorio tipo presión positiva continua en las vías respiratorias (CPAP) entre 5 y 7 cm de agua a los menores de 30 semanas de gestación debido a que su riesgo de apneas está incrementado (con aire ambiente si no presentan dificultad respiratoria y con oxígeno suplementario hasta una fracción inspirada del 0,3 en caso contrario).

- En caso de que alguna de las dos respuestas sea negativa el algoritmo propone el pinzamiento inmediato del cordón umbilical para poder estabilizar al neonato en el menor tiempo posible. Especialmente en los menores de 28 semanas de gestación está contraindicada la maniobra de ordeño del cordón ya que supone un aumento de la presión vascular de forma significativa, que, en presencia de una matriz vascular cerebral débil —fisiológica por la inmadurez— puede causar una hemorragia cerebral.

Aquí las diferencias de manejo respecto al nacido a término son:

- La ventilación con presión positiva intermitente se inicia directamente con oxigenoterapia suplementaria con una fracción inspirada de hasta 0,3 independientemente de la edad, ya que se considera una situación de gravedad.

- En caso de intubación orotraqueal del neonato se valorará la administración precoz de surfactante pulmonar.

Algoritmo 2

Asistencia a la transición extrauterina del recién nacido <32 semanas según las guías SENEO 202

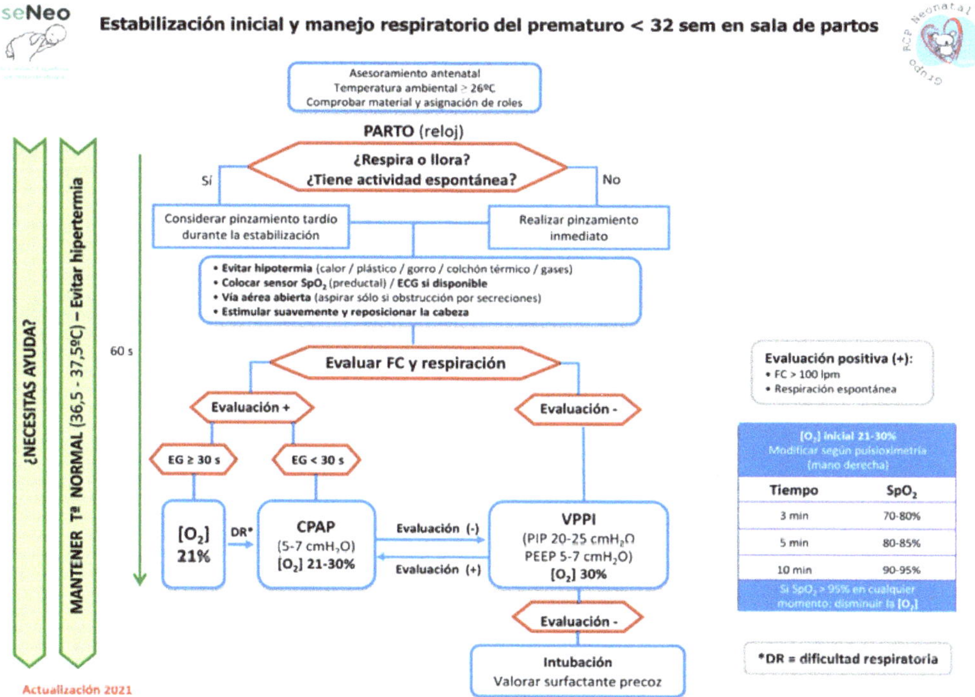

Fuente: extraída de Zeballos-Sarrato, G; Ávila-Álvarez, A; Escrig-Fernández, R; Izquierdo-Renau; Ruiz-Campillo, C.W.; Gómez-Robles, C; Iriondo-Sanz, M. Guía española de estabilización y reanimación neonatal 2021. Análisis, adaptación y consenso sobre las recomendaciones internacionales. Anales de Pediatría. 2021 Febrero;145.e1-145.e9. DOI:10.1016/j.anpedi.2021.06.003

12.6 Pronóstico

En la mayoría de los nacimientos la transición a la vida extrauterina es satisfactoria y solo en pocos casos precisan soporte respiratorio (CPAP, oxigenoterapia o ventilación a presión positiva) por lo que el pronóstico es bueno.

La literatura apunta que el pronóstico empeora si llegan a precisar compresiones torácicas, que en caso de que se prolonguen más de veinte minutos es necesario revalorar el equilibrio riesgo/beneficio de mantenerlas, teniendo en consideración la opinión de los progenitores.

Finalmente, existen ciertos supuestos no tributarios de inicio de maniobras de reanimación:

- Prematuridad de menos de 23 semanas de edad gestacional.

- En las guías ERC 2020 entre las semanas 22 y 23 la actitud puede ser proactiva si la familia así lo manifiesta y existen condiciones perinatales favorables, siendo necesario el traslado a un hospital especializado.

- Anomalías congénitas de pronóstico fatal.

- Cromosomopatías letales confirmadas (trisomía 13 y 18).

- Signos biológicos de muerte fetal.

12.7 Resumen

1. El proceso de adaptación cardiopulmonar a la vida extrauterina es un fenómeno fisiológico que suele conseguirse sin incidencias

2. Si la transición es correcta se deben priorizar las medidas que favorezcan al recién nacido y a la madre, es decir el clampaje tardío del cordón umbilical y el contacto materno-filial.

3. La prevención de la hipotermia es un factor clave para evitar complicaciones neonatales.

4. Es necesario realizar una buena preparación del área de atención al recién nacido así como recabar toda la información posible referente al embarazo, a la gestante y al proceso periparto de cara a prever complicaciones y organizar el plan terapéutico en caso de ser necesario. Es especialmente importante

determinar los roles de los profesionales en una reanimación que puede precisar de diversas especialidades.

5. La asistencia a la transición se debe monitorizar a través de la pulsioximetría en la mano derecha (referencia más fidedigna de la oxigenación cerebral a través de los vasos preductales) y del latido cardiaco (fonendoscopio) y con ayuda de la monitorización por el electrocardiograma.

6. El deterioro del estado hemodinámico en el recién nacido suele producirse como resultado de la hipoxia por un problema respiratorio.

7. Una ventilación adecuada suele mejorar la alteración hemodinámica.

8. Si tras confirmar una ventilación adecuada la Fc persiste < 60 lpm será necesario iniciar compresiones torácicas, preferiblemente mediante la técnica de dos pulgares.

9. Si tras noventa segundos de reanimación cardiopulmonar la Fc persiste < 60 lpm será necesario administrar adrenalina a dosis 10 µg/kg preferiblemente por vía endovenosa.

10. En caso de no recuperación de la circulación espontánea es necesario realizar un despistaje de causas de parada cardiorrespiratoria como son la hipoglicemia, el neumotórax o la hipovolemia.

11. Se debe permitir la presencia familiar durante las maniobras de reanimación cardiopulmonar neonatal y si tras veinte minutos la resolución no es la deseada es necesario exponer la situación a los familiares y valorar su opinión ante el pronóstico.

12. La promoción de estrategias formativas en reanimación cardiopulmonar neonatal del personal que trabaja en sala de partos permite ofrecer un soporte cardiorrespiratorio de calidad a cualquier recién nacido.

13. Existen unas situaciones especiales para la reanimación cardiopulmonar neonatal como son: prematuridad < 32 semanas de gestación o la presencia de hernia diafragmática (situaciones en las que se dispone de algoritmos específicos).

Bibliografía

1. Madar, J; Roehr, C; Ainsworth, S; Ersdal, H; Morley, C; Rüdiger, M. (2021). European resuscitation council guidelines 2021: Newborn resuscitation and support of transition of infants at birth. *Resuscitation. 161, 291-326.* doi.org/10.1016/j.resuscitation.2021.02.014

2. Khalid Aziz, MBBS; Henry C. Lee, MD; Marilyn B. Escobedo, MD; Amber V. Hoover, RN; Beena D. Kamath-Rayne, MD; Vishal S. Kapadia, MD, *et al.* Part 5: Neonatal Resuscitation: 2020 American Heart Association Guidelines for Cardiopulmonary Resuscitation and Emergency Cardiovascular Care

3. Wyckoff MH, Wyllie J, Aziz K, de Almeida MF, Fabres JW, Fawke J, Guinsburg R, Hosono S, Isayama T, Kapadia VS, Kim HS, Liley HG, McKinlay CJD, Mildenhall L, Perlman JM, Rabi Y, Roehr CC, Schmölzer GM, Szyld E, Trevisanuto D, Velaphi S, Weiner GM; Neonatal Life Support Collaborators. Neonatal Life Support 2020 International Consensus on Cardiopulmonary Resuscitation and Emergency Cardiovascular Care Science With Treatment Recommendations. Resuscitation. 2020 Nov;156:A156-A187. doi: 10.1016/j.resuscitation.2020.09.015. Epub 2020 Oct 21. PMID: 33098917.

4. Zeballos-Sarrato, G; Ávila-Álvarez, A; Escrig-Fernández, R; Izquierdo-Renau; Ruiz-Campillo, C.W.; Gómez-Robles, C; Iriondo-Sanz, M. Guía española de estabilización y reanimación neonatal 2021. Análisis, adaptación y consenso sobre las recomendaciones internacionales. *Anales de Pediatría*. 2021 Febrero;145.e1-145.e9. DOI:10.1016/j.anpedi.2021.06.003

5. Guglani, Lokesh & Ryan, Rita & Lakshminrusimha, Satyan. (2009). Risk factors and management of transient tachypnea of the newborn. *Pediatric Health*. 3. 251-260. 10.2217/phe.09.24.

6. Zeballos-Sarrato G; Salguero-García, E; Aguayo-Maldonado, J; Gómez-Robles, C; Thió-Lluch, M; Iriondo-Sanz, M. Adaptación de las recomendaciones internacionales en estabilización y reanimación neonatal 2015. *Anales de Pediatría*, 2017 Enero; 51.e1-51.e9. DOI: 10.1016/j.anpedi.2016.08.007

7. Padilla-Sánchez C, Baixauli-Alacreu S, Cañada-Martínez AJ, Solaz-García Á, Alemany-Anchel MJ, Vento M. Delayed vs Immediate Cord Clamping Changes Oxygen Saturation and Heart Rate Patterns in the First Minutes after Birth. *J Pediatr*. 2020 Dec;227:149-156.e1. doi: 10.1016/j.jpeds.2020.07.045. Epub 2020 Jul 22. PMID: 32710909.

8. Dawson, J; Kamlin, C; Vento, M; Wong, C; Cole, T; Donath, S; *et al.* (2010). Defining the Reference Range for Oxygen Saturation for Infants After Birth. *Pediatrics*,125;e1340. doi: 10.1542/peds.2009-1510

CAPÍTULO 13

REANIMACIÓN CARDIOPULMONAR EN LA EMBARAZADA

Anna Valle Beltrán, Nuria Alegret Monroig

13.1 Introducción

Durante la parada cardiorrespiratoria (PCR) de una paciente gestante deberemos considerar la supervivencia de ambos pacientes: la madre y el feto[1].

La mejor forma de conseguir una supervivencia fetal adecuada es aumentar la supervivencia materna y esta se ve aumentada con el nacimiento del neonato[1].

La RCP durante la gestación es poco habitual, aproximadamente 1/20.000 embarazos, lo que condiciona que la mayoría de clínicos no tengan experiencia en esta situación[2].

El equipo idealmente debería incluir[3]:

- Equipo de resucitación de adultos.

- Obstetra y enfermera de obstetricia.

- Anestesiólogos.

- Equipo de resucitación de neonatos.

13.2 Etiología

Además de las causas comunes de paro cardiorrespiratorio del adulto, en la paciente obstétrica debemos añadir:

- Enfermedad cardíaca.

- Tromboembolismo.

- Hemorragia.

- Sepsis.

- Miocardiopatía periparto.

- Preeclampsia/eclampsia.

- Embolismo líquido amniótico.

- Trauma.

La enfermedad cardíaca es la causa más común de muerte en mujeres embarazadas, el infarto de miocardio como causa principal seguido de disección aórtica[3]. Las muertes debidas a hemorragia, hipertensión y sepsis materna han disminuido en la última década[4].

No es despreciable el número de muertes maternas por violencia de género.

13.3 Consideraciones durante la reanimación cardiopulmonar

La supervivencia de estas pacientes es baja, durante la RCP materna se llevarán a cabo las maniobras de soporte vital avanzado estandarizadas administrando la medicación y desfibrilaciones requeridas según las guías[5-7]. No se debería dar asesoramiento fetal durante las maniobras. Si la monitorización fetal o uterina estuviera en curso deben retirarse para no intervenir en las desfibrilaciones y causar daño fetal.

Las guías recomiendan compresiones continuas manuales con desplazamiento lateral izquierdo del útero cuando el útero es palpable por encima del ombligo[6]. Si es factible, se puede inclinar hacia el lado izquierdo aunque el tórax debe permanecer sobre una superficie firme (por ejemplo, en quirófano), siempre y cuando se permita unas compresiones torácicas de alta calidad y si fuera necesario el parto por cesárea del feto[7].

Es también importante anticiparse a la posible dificultad de vía aérea de la paciente gestante. Los cambios fisiológicos durante el embarazo incluyen vía aérea edematosa, mucosa friable e incremento de secreciones. Las pacientes obstétricas deben considerarse con elevado riesgo de regurgitación y aspiración.

La hipoxemia siempre debe ser considerada como causa de muerte materna y la intubación orotraqueal debe realizarse por las manos más expertas.

13.4 *Cesárea* perimortem

13.4.1 Indicaciones

Las guías recomiendan realizar una cesárea *perimortem* si el útero es palpable por encima del ombligo o más de 20 semanas de gestación evitando así el compromiso hemodinámico materno por la compresión aortocava[6,7].

La mayoría de los centros considera a partir de 22-24 semanas como edad gestacional viable.

13.4.2 ¿Cuándo realizar la cesárea?

Las guías recomiendan su inicio como máximo 4 minutos después del inicio de la PCR materna[8], debido a que el daño neurológico materno se inicia 6 minutos después de la disminución del flujo sanguíneo cerebral[8]. El razonamiento de esta recomendación es la mejoría en la eficacia de las compresiones torácicas una vez disminuida la compresión aortocava del útero grávido permitiendo aumentar el retorno venoso[7,8].

Una revisión ha concluido que la cesárea *perimortem* condujo a una clara supervivencia materna a favor de un 31,7 % de los casos y en ningún caso mostró un efecto deletéreo en la supervivencia materna[9].

También es recomendable por las guías realizar la cesárea lo antes posible en un caso de obvia no supervivencia materna[10].

No hay casos reportados de neonatos vivos después de 25 min de paro cardíaco materno[11].

13.4.3 Preparación

Se debería realizar la extracción del feto en menos de 5 minutos. El equipo deberá prepararse para la cesárea desde el inicio de la parada cardiorrespiratoria

No se debe perder tiempo en medidas antisépticas.

La cesárea debería practicarse *in situ*, no se debería trasladar a la paciente al quirófano.

13.4.4 Procedimiento

Las guías recomiendan un corte vertical desde donde se palpa el fondo uterino hasta la sínfisis del pubis, siguiendo la línea alba como guía.

La incisión vertical favorece una mejor visualización y se considera más rápida. La incisión debe atravesar la fascia y el músculo hacia el peritoneo. Si es posible usaremos retractores para exponer el útero. Realizaremos un corte con el bisturí en el segmento bajo del útero introduciendo el dedo para poder agrandar la incisión con las tijeras. Es importante tener preparada la succión para el sangrado.

Una vez extraído el feto debemos clampar el cordón y cortarlo. Iniciaremos la reanimación neonatal.

Figura 1

Cesárea

(A) Incisión vertical a través de la pared abdominal.

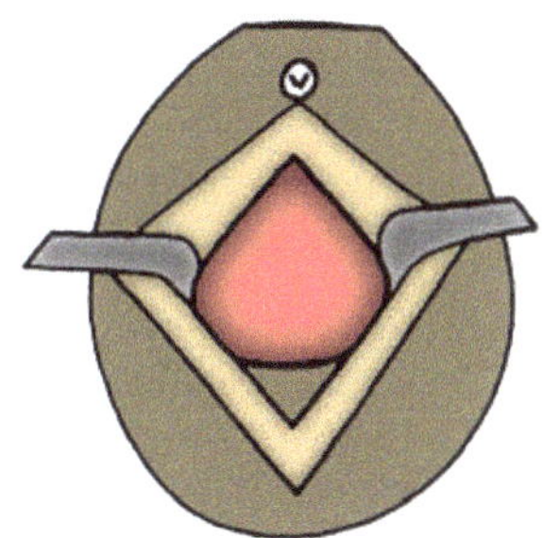

Realizar una incisión vertical a través de la pared abdominal desde el nivel del fondo uterino hasta la sínfisis del pubis.

(B) Retracción inferior de la vejiga.

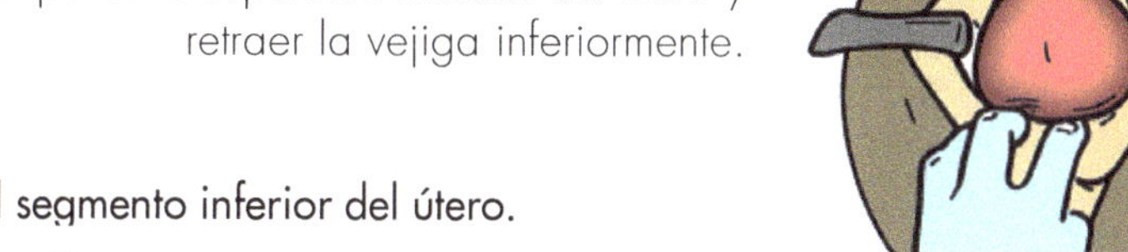

Si está disponible, utilice retractores para exponer la superficie anterior del útero y retraer la vejiga inferiormente.

(C) Incisión en el segmento inferior del útero.

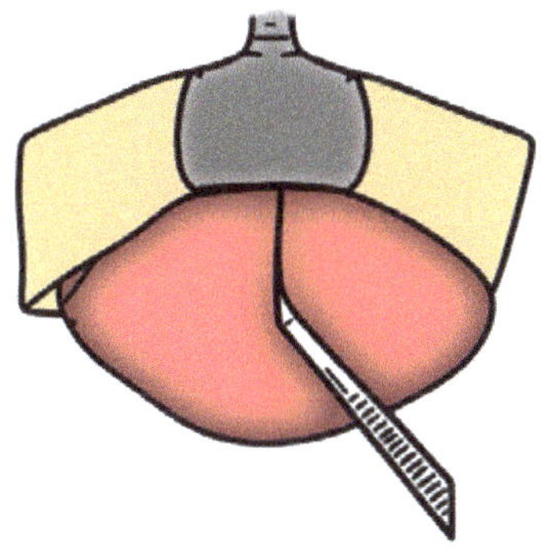

Utilice un bisturí para hacer una pequeña incisión vertical a través del segmento uterino inferior.

(D) Extensión de la incisión hacia arriba.

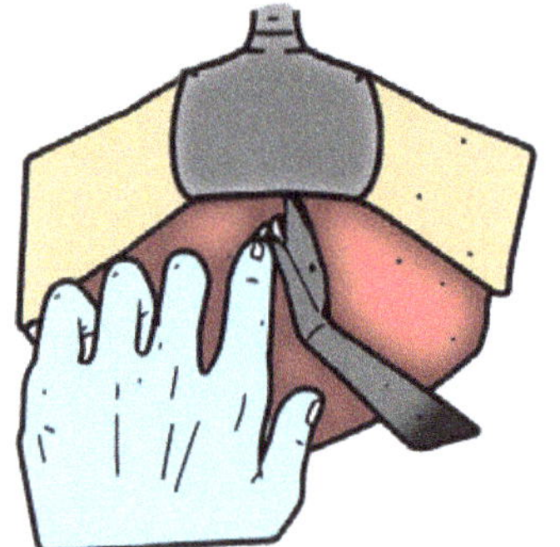

Utilice tijeras manuales para extender la incisión verticalmente hasta el fondo.

(E) Extracción del feto.

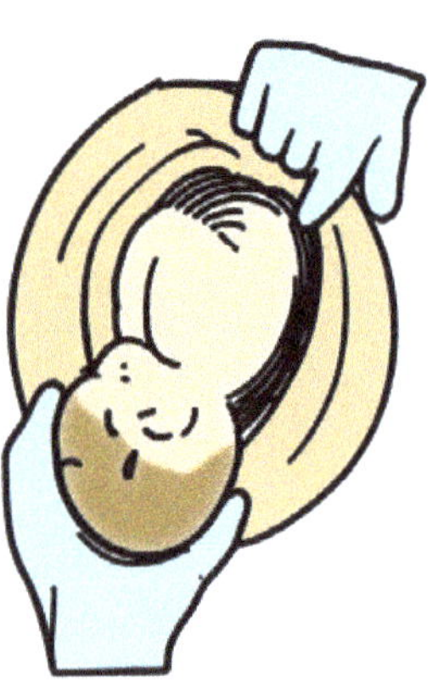

Saque al bebé, succione la nariz y la boca y pince y corte el cordón.

Fuente: elaboración propia

Después del nacimiento del feto, debemos extraer la placenta manualmente separándola de las paredes del útero.

Si durante la resucitación materna la paciente recupera señales de vida la administración de antibiótico y oxitocina deben ser consideradas.

La oxitocina podría conducir a una nueva PCR por tanto su uso debe ser cauteloso[10].

13.5 Puntos clave

- Resucitación por equipo multidisciplinar.

- Desplazamiento lateral izquierdo del útero durante las compresiones.

- Retirada de monitorización fetal y uterina para desfibrilación.

- Cesárea perimortem en < 4 min de PCR materna en fetos > 20 semanas o úteros por encima del ombligo.

Bibliografía

1. Raja AS, Zabbo CP. Trauma in Pregnancy. *Emerg Med Clin North Am*. Noviembre de 2012;30(4):937-48.

2. Lavecchia M, Abenhaim HA. Cardiopulmonary resuscitation of pregnant women in the emergency department. *Resuscitation*. Junio de 2015;91:104-7.

3. Healy ME, Kozubal DE, Horn AE, Vilke GM, Chan TC, Ufberg JW. Care of the Critically Ill Pregnant Patient and Perimortem Cesarean Delivery in the Emergency Department. *J Emerg Med*. Agosto de 2016;51(2):172-7.

4. Kassebaum NJ, Bertozzi-Villa A, Coggeshall MS, Shackelford KA, Steiner C, Heuton KR, *et al*. Global, regional, and national levels and causes of maternal mortality during 1990–2013: a systematic analysis for the Global Burden of Disease Study 2013. *The Lancet*. Septiembre de 2014;384(9947):980-1004.

5. Murphy NJ, Quinlan JD. Trauma in pregnancy: assessment, management, and prevention. *Am Fam Physician*. 15 de noviembre de 2014;90(10):717-22.

6. Panchal AR, Bartos JA, Cabañas JG, Donnino MW, Drennan IR, Hirsch KG, *et al*. Part 3: Adult Basic and Advanced Life Support: 2020 American Heart Association Guidelines for Cardiopulmonary Resuscitation and Emergency Cardiovascular Care. Circulation [Internet]. 20 de octubre de 2020 [Consultado 13 de julio de 2022];142(16_suppl_2). Disponible en: https://www.ahajournals.org/doi/10.1161/CIR.0000000000000916

7. Soar J, Böttiger BW, Carli P, Couper K, Deakin CD, Djärv T, *et al*. European Resuscitation Council Guidelines 2021: Adult advanced life support. Resuscitation. Abril de 2021;161:115-51.

8. Jain V, Chari R, Maslovitz S, Farine D, Bujold E, Gagnon R, *et al*. Guidelines for the Management of a Pregnant Trauma Patient. *J Obstet Gynaecol Can*. Junio de 2015;37(6):553-71.

9. Einav S, Kaufman N, Sela HY. Maternal cardiac arrest and perimortem caesarean delivery: evidence or expert-based? *Resuscitation*. Octubre de 2012;83(10):1191-200.

10. Jeejeebhoy FM, Zelop CM, Lipman S, Carvalho B, Joglar J, Mhyre JM, *et al*. Cardiac Arrest in Pregnancy: A Scientific Statement From the American Heart Association. Circulation. 3 de noviembre de 2015;132(18):1747-73.

11. Katz V, Balderston K, DeFreest M. Perimortem cesarean delivery: were our assumptions correct? *Am J Obstet Gynecol*. Junio de 2005;192(6):1916-20; discussion 1920-1921.

CAPÍTULO 14

HACIA UN PARTO RESPETADO, LIBRE DE VIOLENCIA OBSTÉTRICA

Irene Romero Bhathal

14.1 ¿Qué es la violencia obstétrica?

14.1.1 Introducción histórica

Durante el siglo XIX, dar a luz en el hospital era un evento que se producía en raras ocasiones, siendo un indicio de pobreza, soledad o incluso aislamiento social. Posteriormente, las ciencias biomédicas desarrollaron modelos mecanicistas de salud y enfermedad en centros hospitalarios. Este contexto explica por qué los procesos de parto comenzaron a ser atendidos en los hospitales, donde acudían las mujeres que tenían partos difíciles, y donde se representaba a la mujer embarazada como una mujer enferma que necesitaba unos cuidados sanitarios especializados. La revolución biomédica del siglo XX, aupada por las mejoras socioeconómicas y por los avances tecnológicos, también incluyó la atención en el embarazo, parto y puerperio en esta corriente de tecnificación y medicalización[1]. Tras la Segunda Guerra Mundial, a mediados del siglo XX, se lanzaron campañas de concienciación para promover los controles de salud durante el embarazo, con la consiguiente mejora de los indicadores de salud maternoinfantil[2]. Un ejemplo de esta revolución fue el descubrimiento de los ultrasonidos, pudiendo incorporar la ecografía a los controles del embarazo. La aplicación de oxitocina sintética desde 1955, junto con la adopción generalizada del uso de agentes anestésicos y la monitorización intraparto del feto, ha promovido una gestión activa del trabajo de parto en el medio hospitalario. Esto va ligado a un fuerte intervencionismo incluso en embarazos y partos normales de mujeres sanas y sin complicaciones.

Por tanto, aunque la medicina moderna ha aportado importantes soluciones a los problemas médicos, también ha contribuido a la despersonalización y al uso de procedimientos y técnicas, en ocasiones injustificados. En el caso particular del parto, el foco durante muchos años se ha centrado en el feto casi exclusivamente, poniéndolo a veces por encima de la seguridad y de los deseos de la embarazada[3].

En España, las políticas de control de la natalidad de la primera mitad del siglo XX impulsaron la creación de maternidades y centros de beneficencia, que junto con la implantación de los seguros sociales, trasladaron paulatinamente la atención domiciliaria del parto a estos espacios más tecnificados[4,5].

Más recientemente, se pone el foco en dar una atención sanitaria de calidad en la atención al parto normal con la publicación de la Estrategia de Atención al Parto Normal en el Sistema Nacional de Salud[6] (Ministerio de Sanidad y Política Social, 2008). Se fundamentó en los procesos de cambio iniciados por las sociedades profesionales y las administraciones sanitarias autonómicas. Pretendía ser un documento de consenso, de encuentros, asumiendo todas las partes implicadas en el proceso de atención al parto, tanto desde los colectivos profesionales como de usuarias y las organizaciones sanitarias. Sus objetivos principales son abordar las prácticas clínicas basadas en el mejor conocimiento, promover la participación de las mujeres en la toma de decisiones, promover la formación de profesionales sanitarios e investigar e innovar para mejorar y difundir las buenas prácticas en la atención al parto normal. Este documento se complementa con la publicación de la Guía de Práctica Clínica sobre la Atención al Parto Normal (Ministerio de Sanidad, 2010)[7].

14.1.2 Del modelo biomédico paternalista a la autonomía y el empoderamiento de las embarazadas

Frente a un modelo paternalista biomédico dominante que sobremedicaliza la atención del embarazo y el parto, existen varios movimientos que abogan por cambios en el tipo de atención. El objetivo es que las mujeres puedan recuperar el protagonismo de su propio parto, y participar en él de forma informada y empoderada, con quienes brindan los cuidados. Estas propuestas, aunque diferentes, no dejan de ser la extensión de lo que ya proponían los movimientos feministas en la década de 1970, abogando por recuperar la autonomía de las mujeres dentro del proceso reproductivo.

En la década de 1980, la Organización Mundial de la Salud (OMS) llamó a revisar el modelo de atención biomédica en el embarazo y el parto. Durante la Conferencia Internacional sobre la atención del embarazo y las tecnologías apropiadas para el parto (1985), se firmó la Declaración de Fortaleza, que establece que todas las mujeres tienen derecho a una asistencia adecuada en el trabajo de parto, un papel activo en las decisiones y la participación en la planificación, implementación y evaluación de la atención.

El parto representa una de las experiencias humanas más importantes en la vida de las mujeres. Aunque el momento del parto es idealizado como una experiencia enriquecedora, con una importante dosis de humanidad y respeto, cuando las mujeres comparten sus experiencias vividas, el miedo al dolor y la deshumanización por parte de los profesionales de la salud son temas que se ponen de relieve[8].

Algunas mujeres refieren haber vivido experiencias traumáticas durante el trabajo de parto. Relatan situaciones como la falta de información y consentimiento informado sobre los procedimientos realizados y restricción del derecho a la participación en la toma de decisiones durante el trabajo de parto, técnicas insuficientes o inadecuadas para el manejo del dolor, falta de confianza y seguridad por la presencia de actitudes deshumanizantes y subordinación a las intervenciones realizadas de manera rutinaria[9].

Frente a esto, ha surgido un nuevo modelo de atención, fundamentado en la humanización. El énfasis ahora se pone en la fisiología del embarazo y el parto, utilizando la ciencia como base para la evidencia, acercando la producción científica a las necesidades de salud de las mujeres y abogando por los derechos sexuales y reproductivos. Se trata de corregir los comportamientos autoritarios y jerárquicos, buscando disminuir la asimetría establecida entre los profesionales y las mujeres, posibilitando así que las mujeres participen de manera autónoma y destacada en los protocolos de atención al embarazo y parto[10].

14.1.3 Cambios en la legislación internacional y estatal

En cuestión de derechos humanos, la adopción de normas y leyes supone en muchas ocasiones el primer paso para proteger y apoyar a los colectivos más desfavorecidos. La Convención sobre la Eliminación de Todas las Formas de Discriminación contra la Mujer (CEDAW) fue adoptada el 18 de diciembre de 1979 por la Asamblea General de las Naciones Unidas (ONU)[11], y fue uno de los pilares para instaurar medidas a nivel internacional para acabar con la violencia ejercida contra las mujeres. Más tarde, la Declaración sobre la Eliminación de la Violencia contra la Mujer adoptada por la Asamblea General de la ONU el 20 de diciembre de 1993 definió la violencia contra la mujer como «todo acto de violencia basado en la pertenencia al sexo femenino que tenga o pueda tener como resultado un daño o sufrimiento físico, sexual o sicológico para la mujer, así como las amenazas de tales actos, la coacción o la privación arbitraria de la libertad, tanto si se producen en la vida pública como en la vida privada».

Se ha reconocido que el embarazo y el parto son momentos de especial vulnerabilidad para las mujeres. Desafortunadamente, no es hasta los años 2000 cuando se legisla por fin sobre violencia obstétrica. La Ley Orgánica sobre el Derecho de las Mujeres a una Vida Libre de Violencia (Venezuela, 2007) define la violencia obstétrica, creando por fin el primer marco legal para proteger a las mujeres durante el embarazo y el parto[12]. Posteriormente, México (2008)[13] y Argentina (2009)[14] siguen el precedente de Venezuela, legislando también sobre violencia obstétrica. Concretamente, en Argentina ya existía una ley de Parto Humanizado de 2004, que incluía el derecho a ser informada de las actuaciones y a ser tratada con respeto. La nueva ley venezolana es citada en la literatura científica como un hito. El Dr. Pérez D'Gregorio (miembro de la Sociedad de Obstetricia y Ginecología de Venezuela), en su editorial «*Obstetric Violence: a new legal term introduced in Venezuela*» va un paso más allá, señalando las áreas deficitarias del sistema sanitario que favorecen este tipo de maltrato en el área obstétrica (formación, recursos económicos, etc.)[15].

El documento «Prevención y erradicación de la falta de respeto y el maltrato durante la atención del parto en centros de salud», publicado por la OMS (2014)[16], insiste en la importancia de establecer ciertas medidas de «control de calidad» en los centros de salud (personal cualificado), y promover la implicación de las propias mujeres, que a menudo no son conscientes de que determinadas conductas o acciones son violencia obstétrica. La Relatora Especial de la ONU dedica su informe especial de 2019 a denunciar la violencia y el maltrato durante el parto, y define la violencia obstétrica con un problema sistémico[17]. También se hace eco de los movimientos sociales que exigen que se respeten los derechos de las mujeres en la atención a la salud sexual y reproductiva.

En España, la Ley de autonomía del paciente (2002) es la primera en alejarse del modelo paternalista[18]. También se elevan voces de la sociedad civil exigiendo una mejor atención al parto, así como las diferencias regionales. Por ejemplo, el Informe del Defensor del Pueblo (2006) incluye un apartado pidiendo una modernización de la Ley General de Sanidad de 1986 que incluya la posibilidad de tener partos naturales no medicalizados en cualquier comunidad autónoma[19]. Pide protocolos de atención al parto no medicalizado, disponibles en todas las regiones, y también solicita definir las indicaciones de las cesáreas, debido al aumento generalizado de las mismas.

A nivel institucional, las medidas han sido calificadas de insuficientes o tibias. El Ministerio de Sanidad ha promovido una serie de eventos y espacios donde debatir sobre salud y género, como el II Foro de Mujeres, Salud y Género organizado por el Observatorio de Salud de la Mujer (2008), debido a las denuncias de situaciones de discriminación en los procesos de atención sanitaria. De hecho, existen denuncias por experiencias de maltrato y violencia durante el embarazo y el parto. La ONU, a través de la CEDAW, condenó a España, en marzo del 2020, a indemnizar a una mujer por vulnerar su derecho a la información y no solicitar su consentimiento ante unas prácticas catalogadas de innecesarias y abusivas durante el parto[20]. Esta condena supuso un hito a nivel jurídico: reconoce la violencia obstétrica como algo sistémico que merece atención estatal. La sentencia insta al Estado a «proporcionar a la mujer información adecuada en cada etapa del parto y requerir su consentimiento en todos los tratamientos invasivos, excepto en situaciones en las cuales la vida de la madre y/o del bebé esté en riesgo, respetando la autonomía de la mujer y su capacidad para tomar decisiones informadas». También pide estudios sobre la violencia obstétrica en el Estado para conocer la situación y orientar las políticas públicas. Además, se recalca la necesidad de capacitar a los profesionales en materia de derechos de salud reproductiva de la mujer con recursos eficaces. El Tribunal Supremo afirmó en una sentencia en 2018 el carácter vinculante y obligatorio de estas resoluciones. Estas medidas quedaron en pausa a raíz de la pandemia de COVID. A día de hoy, sigue pendiente la indemnización, y a mediados de julio de 2022, una segunda condena de la CEDAW a España por otro caso de violencia obstétrica puso de manifiesto que el problema sigue sin resolverse[21].

Recientemente, se ha debatido un anteproyecto de reforma de ley del aborto (LO 2/2010) que incluye aspectos de salud menstrual, actualiza derecho a la interrupción voluntaria del embarazo (IVE), entre otros, y que tiene la intención de incluir un apartado sobre violencia obstétrica. Incluiría la obligación de todos los profesionales de actuar en base a principios de parto respetado, con un protocolo común de actuación para las CCAA, que incluyera formación para los profesionales[22]. Aun así, no se ha incluido este epígrafe en la reforma de la ley. Es posible que haya sido debido en parte a las presiones de ciertos grupos de profesionales sanitarios, como es el Consejo General de Colegios Oficiales de Médicos (CG-COM). Aun así, se ha visto que es importante legislar sobre este tema, ya que hay evidencia de que las leyes de derechos humanos permiten avanzar a nivel ético.

14.2 ¿Qué es violencia obstétrica y qué no es?

14.2.1 Definiciones de violencia obstétrica

La violencia obstétrica se define como cualquier condición de maltrato o falta de respeto, incluida la obligación de someterse a procedimientos en contra de su voluntad, experimentados por mujeres durante el embarazo, parto o puerperio, realizados por profesionales sanitarios. Las mujeres en trabajo de parto son extremadamente vulnerables y suelen presentar indefensión para protegerse en situaciones de violencia, por lo que los efectos de la violencia obstétrica pueden ser graves, tanto para las madres como para sus hijos.

Es importante señalar que no implica necesariamente la fuerza física; se incluye también la falta de respeto, la coerción, la intimidación, las amenazas y la falta de apoyo, y las violaciones del consentimiento informado y el derecho a negarse. La violencia obstétrica se define generalmente como la apropiación médica del cuerpo y de los procesos reproductivos de las mujeres durante el parto, lo que genera una pérdida de autonomía y priva a las mujeres del derecho a tomar decisiones sobre su cuerpo y su sexualidad[23]. Es un tipo particular de violación de los derechos de las mujeres, incluidos los derechos a la igualdad, la no discriminación, la información, la integridad, la salud y la autonomía reproductiva. La violencia obstétrica está incrustada dentro de los determinantes socioculturales que pueden normalizar el maltrato de las mujeres, establecer normas para los roles de género dentro de las familias, las sociedades y los sistemas de salud, y determinar las percepciones sociales de control, lo que resulta en violencia, autoridad, derechos y jerarquías. Ocurre en la intersección entre la violencia institucional y la violencia contra la mujer, y ocurre tanto en entornos de atención médica en el sector público como privado.

Los profesionales de la salud en muchos casos rechazan el término violencia obstétrica. La subjetividad de la interpretación del término es una muestra más de la complejidad de este problema: muchas de las conductas o prácticas que son violentas son consideradas como práctica convencional o adecuada por los profesionales, sin que haya intención de ser violentos. Por otro lado, muchas mujeres, ante un evento de mayor vulnerabilidad y sin conocimiento sobre sus derechos, no identifican ciertas manifestaciones de violencia[24]. La falta de concienciación sobre la violencia obstétrica y el miedo a hablar de ella dificultan la prevención y la eliminación de este tipo de violencia. También es habitual el desconocimiento de las mujeres sobre sus derechos sexuales y reproductivos[25]. Para garantizar una atención libre de violencia obstétrica y una atención respetuosa con los derechos sexuales y reproductivos, hay que trabajar en la formación académica, la sensibilización de las mujeres, la movilización social, así como la elaboración de leyes y políticas públicas, todos desafíos compartidos. En cuanto al término *humanización del nacimiento*, fue considerado por primera vez en el año 2000, con la Declaración de Ceará (Brasil). La humanización del nacimiento se refiere a que los profesionales involucrados en el parto están obligados a dirigirse a la mujer, a sus familiares y al recién nacido con dignidad. Esto requiere actitudes éticas y de apoyo de los profesionales de la salud, así como de las instituciones, para fomentar un ambiente agradable e instituir rutinas dentro de los hospitales, que rompan el aislamiento convencional que imponen a las mujeres el modelo de atención biomédico y paternalista. Otra consiste en adoptar medidas y procedimientos que ayuden a la vigilancia del embarazo y parto, evitando las prácticas intervencionistas innecesarias para la mujer o el niño y que suelen implicar mayores riesgos. Todo esto redundaría en un mayor nivel de satisfacción y empoderamiento de la mujer.

Es importante destacar que las técnicas y tecnologías obstétricas no son violencia obstétrica *per se*. Es decir, indicar una cesárea no es violencia obstétrica sistemáticamente; lo que sería percibido como violencia sería no informar a la mujer de la necesidad de realizar una cesárea, ni explicar por qué, ni asegurar una buena anestesia durante la misma, deshumanizar el trato durante y después del procedimiento, etc. Podríamos citar otros ejemplos, como la realización de tactos vaginales, o instrumentación del parto, etc.: estos procedimientos no son violencia por definición, pero es importante reservarlos para aquellos casos que lo precisen en base a la evidencia científica, y siempre con el consentimiento e información completa a la mujer.

Clasificación de violencia obstétrica

La violencia obstétrica, como forma de violencia contra la mujer, se fundamenta en la confluencia de cuatro tipos de violencia: la violencia institucional (políticas que limitan los derechos de la mujer), la violencia psicológica (omisión del derecho y reducción de la voluntad de la paciente), violencia simbólica (naturalización de la agresividad del proceso), violencia sexual[26]. Es por esta razón que más que entender este tipo de violencia como un problema único del sector salud, se debe entender como parte del proceso de reproducción de la violencia estructural perpetrada contra la mujer[27].

Tabla 1
Tipos de violencia obstétrica[28]

Tipo de violencia	Definición	Ejemplos
Abuso físico	Uso de la fuerza Restricción física	Mujeres golpeadas, abofeteadas, pateadas o pellizcadas Mujeres sujetas físicamente a la cama o amordazadas
Abuso sexual	Abuso sexual	Abuso sexual, violación
Abuso verbal	Lenguaje grosero Amenazas y culpar	Lenguaje duro o grosero Comentarios críticos o acusatorios Amenazas de negar el tratamiento o malos resultados Culpar por malos resultados
Estigma y discriminación	Discriminación por motivos sociodemográficos Discriminación basada en condiciones médicas	Discriminación basada en etnia/raza/religión, edad, estatus socioeconómico Discriminación basada en el estatus de VIH

Tipo de violencia	Definición	Ejemplos
Falta de profesionalismo, fallo en los protocolos	Falta de consentimiento informado y confidencialidad Exámenes físicos y procedimientos Negligencia y abandono	Falta de proceso de consentimiento informado Violaciones de la confidencialidad Exámenes vaginales dolorosos Negativa a proporcionar alivio del dolor. Realización de operaciones quirúrgicas no consentidas Negligencia, abandono o largas demoras Asistente calificado ausente en el momento del parto
Mala relación médico-gestante	Comunicación ineficaz Falta de apoyo Pérdida de autonomía	Mala comunicación Descartar las preocupaciones de las mujeres Problemas de lenguaje e interpretación Pobres actitudes del personal. Falta de apoyo por parte de los trabajadores de la salud Negación o falta de compañeros de parto. Mujeres tratadas como participantes pasivas durante el parto Negación de alimentos, líquidos o movilidad. Falta de respeto por las posiciones preferidas de las mujeres para dar a luz Negación de prácticas tradicionales seguras Cosificación de la mujer Detención en instalaciones
Problemas institucionales	Falta de recursos Falta de protocolos Cultura de las instalaciones	Condición física de las instalaciones Restricciones de personal Escasez de personal Restricciones de suministro Falta de privacidad Falta de reparación Soborno y extorsión Estructuras de tarifas poco claras Solicitudes irrazonables de las mujeres por parte de los trabajadores de la salud

Fuente: adaptada de Bohren, M. A. *et al.* (2015). The Mistreatment of Women during Childbirth in Health Facilities Globally: A Mixed-Methods Systematic Review. *PLoS medicine*, 12(6), e1001847. https://doi.org/10.1371/journal.pmed.1001847

La comunidad científica se ha hecho eco de este nuevo término y de lo que encierra, con un aumento exponencial de las publicaciones sobre «violencia obstétrica» en los últimos años. A finales de 2024, existían más de 3000 publicaciones en PubMed sobre violencia obstétrica, pero la inquietud por las situaciones de maltrato y mala comunicación durante el proceso de embarazo y parto no son novedad. De hecho, en 1827 se publicó en *The Lancet* la transcripción de las lecciones sobre obstetricia de Blundell («*Lectures on the theory and practice of midwifery*»[29]). Blundell pregunta a sus alumnos cómo se sentirían si un ser querido sufriera una laceración vaginal secundaria a una maniobra obstétrica no indicada o mal hecha. Hace hincapié en que «la ignorancia y la vanidad [de la persona que atiende el parto], junto con la violencia pueden dar lugar a consecuencias terribles». Desde los años 1970, la aparición de la palabra «violencia» o «maltrato» en la literatura es mucho más frecuente, incluso en el mismo título (como ejemplo: Phillips, CR (1976): *The Essence of Birth without Violence*[30]).

La evidencia científica sobre violencia obstétrica no solo usa este término. Se han usado otros términos como *mistreatment* («maltrato»), *childbirth abuse* («abuso en el parto»), etc. De hecho, existen artículos únicamente dedicados a debatir cuál es el término más adecuado[31] y es que parte de la comunidad científica se ha sentido agredida por el término. Podría sugerir intencionalidad y voluntad de hacer daño, lo que ofende a los profesionales implicados. El apellido «obstétrica» parece apuntar directamente al profesional que se dedica a la obstetricia. Por todo esto, es un término que todavía genera rechazo, a nivel de institucional. El Consejo General de Colegios Oficiales de Médicos (CGCOM, 2021) ha rechazado el concepto «violencia obstétrica», por estar «alejados de la realidad asistencial», por miedo a crear «innecesarias alarmas sociales» y «erosionar la necesaria confianza médico-paciente, al criminalizar las actuaciones de profesionales que trabajan bajo los principios del rigor científico y de la ética médica»[32]. Al margen del término usado, la realidad es que existe violencia obstétrica en los centros sanitarios, y que debemos mejorar la atención a las embarazadas, para que tengan la mejor vivencia de parto posible, en base a la evidencia científica y permitiendo que sea la protagonista de todo el proceso. Este término forma parte de la literatura científica y de la legislación, que debemos conocer y estar sensibilizados para poder mejorar la atención al parto.

Además de los debates sobre el término y su definición, la literatura recoge la casuística de maltrato y deshumanización, basándose sobre todo en análisis cualitativos. Esto podría restarles valor a ojos de la comunidad científica (especialmente en biomedicina, donde los estudios de mayor calidad a nivel científico son fundamentalmente los ensayos clínicos randomizados)[28] pero reflejan perfectamente las distintas vivencias y conductas percibidas como violencia obstétrica. Existen documentos de prácticas sin consentimiento, sin privacidad y confidencialidad, o un trato discriminatorio, hasta casos incluso de violencia verbal o abuso físico[33]. Estas conductas pueden variar por motivos culturales, socioeconómicos, en poblaciones con conflictos y expectativas diferentes en el embarazo y el parto.

No existe una única herramienta para medir la percepción de violencia obstétrica. De hecho, la sociedad civil reclama indicadores de violencia obstétrica[34]. Esto pone en valor los estudios cualitativos, ya que ahondan en el detalle de las prácticas vividas como irrespetuosas o violentas, al margen de los indicadores como la tasa de cesáreas o la tasa de episiotomías, que son imprecisos, y que no reflejan la experiencia materna o su grado de satisfacción. Además, existen denuncias sobre la falta de transparencia de estos indicadores, para evitar crear alarma social o disminuir la reputación de los centros.

Tampoco hay estudios sobre los efectos de intervenciones para disminuir la violencia obstétrica, sobre todo porque en muchos países todavía no se ha reconocido el problema y no hay acciones para prevenirlo y atajarlo.

Lo que sí que ha quedado demostrado es la relación entre la vivencia del parto y su impacto en la salud mental materna perinatal[35]. Se ha demostrado que un estado ansioso previo se relaciona con un parto más dificultoso[36], y que una experiencia traumática del parto puede desembocar en trastornos mentales periparto[37]. Estos son la punta del iceberg, ya que puede haber otras consecuencias en el ámbito familiar, de la pareja, del regreso al entorno laboral o al desarrollo de actividades de ocio de la mujer que se ven afectadas, aunque no se consideren trastornos mentales.

La Dra. Ibone Olza es una de las psiquiatras expertas en violencia obstétrica y ha estudiado esta correlación. De hecho, en una revisión[38] destaca que puede haber estrés postraumático en los propios profesionales que atienden el parto (un 26 % de las matronas cumplía criterios de estrés postraumático en un estudio de Beck[39]), al ser testigos de que un parto inicialmente sin complicaciones se convierte en una experiencia llena de medicalización y deshumanización.

Ha habido un aumento global de publicaciones al respecto. También hay un aumento de concienciación a partir de las publicaciones de la OMS y de la Relatora de la ONU, y por supuesto por la legislación en algunos países, que supone un precedente. De forma paralela, las sociedades científicas se están organizando para cuantificar el grado de satisfacción de las mujeres, con idea de mejorar la formación de profesionales sanitarios, y para fomentar protocolos más respetuosos con el embarazo y el parto.

14.4 Violencia obstétrica y anestesiología

Existen situaciones de conflicto que pueden desembocar en violencia obstétrica en las que participa el equipo de anestesiología. Muchas veces, ciertas conductas o técnicas no son mal intencionadas, sino que las hemos heredado como una práctica habitual, pero pueden ser percibidas como un mal trato o una falta de respeto por la mujer.

Tabla 2

Algunas experiencias de violencia obstétrica en relación a la atención por parte de anestesiología

PERIODO PREPARTO

- Falta de información veraz del dolor de parto, idea de que «necesitar» la epidural es un fracaso personal (*«no fui capaz de tener un parto natural»*).

- Falta de información de calidad sobre la analgesia epidural y otras alternativas antes del parto, incluyendo información sobre la posibilidad de cambiar de plan analgésico a lo largo del parto (*«pensaba que no se podía pedir más tarde»*).

- Falta de una explicación de la técnica epidural (indicaciones, contraindicaciones y complicaciones, incluyendo las más frecuentes y las menores, pero que pueden tener un impacto importante en la vivencia periparto de la gestante, como el prurito o la sensación de bloqueo motor durante unas horas) y sus distintas opciones (epidural «clásica» o «móvil») y lo que implica en el transcurso del parto.

- Falta información sobre la analgesia epidural a lo largo del parto, de la adecuación a su dolor y de la posibilidad de usar el catéter en caso de cesárea.

<h1 style="text-align:center">PERIODO INTRAPARTO</h1>

- Sentir que la analgesia del parto no es la prioridad del anestesiólogo dentro de la actividad de la guardia. Esta sensación puede deberse a lo que le refiere a la gestante el equipo obstétrico (para explicar la tardanza del anestesiólogo) o el propio anestesiólogo cuando llega por fin a colocar la epidural.

- Miedo a restricciones sin explicación: no poder comer, beber, moverse, ir al lavabo, no poder estar con su acompañante, no poder ver al bebé, etcétera.

- Trato jerárquico y deshumanizado hacia la madre, a veces paternalista, priorizando los procedimientos para el bebé pero sin tener en cuenta a la madre.

- Ridiculizar la vivencia de dolor o culpar a la embarazada por la imposibilidad de colocación, incluyendo amenazas de no tratamiento ante «mala colaboración» o de no punción si no la solicita cuando al anestesiólogo le viene mejor.

- Sensación de que los procedimientos y la atención obstétrica son «trámites» o «minucias» de la guardia, al oír comentar otras/os pacientes o temas personales delante de las gestantes.

<h1 style="text-align:center">PERIODO POSTPARTO O POSTCESÁREA</h1>

- Miedo a no poder realizar el «piel con piel» o a perderse los primeros minutos de vida del bebé y que se tomen decisiones sobre él/ella sin informarla o sin su consentimiento.

- Miedo a estar sola o a que su acompañante no sepa dónde y cómo se encuentra ella.

- Miedo a tener dolor.

- Miedo a tener un bloqueo motor persistente.

- Miedo a tener secuelas de los procedimientos realizados.

- Miedo al impacto que pueda tener la vivencia del parto en los primeros momentos de esa nueva familia.

- Miedo a tener un trastorno del ánimo (depresión postparto, ansiedad).

También puede haber vivencia de violencia obstétrica en momentos no relacionados con un embarazo, en procedimientos realizados de forma ambulatoria o en consultas externas (dolor durante histeroscopias, colocación de DIU, etc.). Existen procedimientos igual de invasivos o dolorosos en otras especialidades (como las biopsias de próstata en Urología o las colonoscopias) que se hacen con la presencia de un anestesiólogo para que se realice bajo sedación profunda o incluso anestesia general.

14.5 Hacia un parto respetado libre de violencia obstétrica

14.5.1 Actitudes del anestesiólogo

A continuación proponemos una serie de buenas prácticas en anestesiología obstétrica, clasificadas por el momento de la atención obstétrica. Algunas de ellas preconizan un cambio en las actitudes personales y otras son más bien un cambio prácticamente a nivel institucional (de circuitos, etcétera).

Tabla 3

Actitudes positivas que debemos trabajar	Actitudes que debemos abandonar
• Presentarse a las gestantes, lleven o no la peridural. Puede ser un buen momento para realizar la valoración preanestésica y resolver todas las dudas acerca de la analgesia en el parto y sus complicaciones. Es una ocasión también para conocer las expectativas de la gestante y su acompañante. En caso de que acudan 2 anestesiólogos (adjunto y residente, por ejemplo), ambos se presentarán. • Acudir lo antes posible tras la solicitud de analgesia peridural. Confirmar con el equipo obstétrico y la gestante el estadio del parto de cara a proponer la técnica analgésica más eficaz (no todas las técnicas son adecuadas para todas las situaciones). • Preguntar a la gestante si desea que el acompañante permanezca durante el procedimiento anestésico. • Informar a la gestante de las fases de la colocación de la peridural y de los posibles riesgos y complicaciones, incluyendo los cambios establecidos a lo largo del trabajo de parto cuando no evoluciona según lo previsto: por qué debe quedar en ayunas si el riesgo de cesárea es muy alto, si se administran medicaciones no administradas hasta ahora (profilaxis de broncoaspiración), etcétera.	• No gritar, no insultar, no coaccionar. • Evitar lenguaje amenazante: «Si no estás quieta, no podremos ponerte la epidural», mejor explicar el porqué de la postura. • Evitar lenguaje culpabilizador: «Si no te funciona la epidural, es por tu culpa, por estar obesa, por pedirla tarde...». • Evitar las comparaciones: «Pues la de antes aguantaba mejor», «A mí me fue bien esto». • Evitar minimizar la sintomatología, las molestias o los miedos que pueda referir, realizar escucha activa. • Evitar lenguaje racista, gordofóbico y discriminatorio de cualquier tipo.

En la cesárea

- Asegurar una correcta analgesia antes del inicio de la cesárea. En caso de que no haya un bloqueo neuroaxial adecuado, informar a la gestante de que se va a proceder a una anestesia general para que no tenga dolor. Explicar la decisión tomada.

- Atención al resto de síntomas: náuseas, vómitos, prurito.

- Acompañamiento: preguntar a la gestante si desea que entre un acompañante y aclarar en qué supuestos y por qué se considera desfavorable que entre.

- Favorecer el «piel con piel» si el estado de la madre y del neonato lo permite.

- Después de la cesárea, asegurar una adecuada analgesia.

En general, evitar cualquier trato deshumanizador y respetar a la gestante:

- No hablar de otros pacientes durante el procedimiento que se esté realizando.

- No hablar de temas personales o irrelevantes para el procedimiento que se esté realizando delante de la gestante. Aparte de ser inoportuno e indiscreto, genera desconfianza y sensación de cosificación.

- No entrar y salir de los paritorios de forma constante. No dejar las puertas abiertas, usar biombos. Llamar antes de entrar. Evitar entrar si no se va a atender a la gestante.

- A la hora de explicar los procedimientos, adaptar el lenguaje y las explicaciones a la persona que será la que reciba esos cuidados. No se trata de «maquillar complicaciones» o simplificar los procedimientos («firme aquí y le pongo la epidural»), sino de responder a las dudas de la gestante con un lenguaje adaptado sin florituras, tecnicismos o ambigüedades. Es fundamental privilegiar el momento de obtención del consentimiento informado, no como un mero trámite, sino como un momento para comunicarse eficientemente. Escucha activa para detectar miedos, angustias y poder dar una atención correcta.

Estas actitudes podrían extrapolarse a otros actos médicos que se llevan a cabo en el área obstétrica, como en pacientes que deben someterse a un legrado, y que evidentemente son extensibles a cualquier momento de la atención sanitaria: el trato respetuoso y la humanización de los cuidados no se limitan al área obstétrica.

14.5.2 Acciones de las instituciones

Las organizaciones de la sociedad civil piden desde hace años un cambio en las políticas de sanidad para que por una parte se reconozca a nivel institucional la existencia de la violencia obstétrica, y que además se tomen medidas concretas:

- Formación de profesionales sanitarios desde los estudios universitarios y durante su formación sanitaria especializada. Formación con perspectiva de género.

- Sensibilización de profesionales implicados en la atención al parto sobre qué es la violencia obstétrica y cómo mejorar la atención al parto para mejorar la vivencia materna.

- Conocimiento de la casuística de procedimientos obstétricos en los centros para tener datos reales. Transparencia con estos datos.

- Consenso entre CCAA para garantizar un parto respetado: elaboración de un Plan Nacional que incluya protocolos adaptados a las CCAA para que haya equidad interregional.

- Colaboración entre gestantes, profesionales sanitarios e instituciones para que sea posible un parto respetado. Órganos de decisión y elaboración de normativas y protocolos con equipos multidisciplinares que incluyan a las propias gestantes.

14.6 Conclusiones

- La violencia obstétrica es un tipo de violencia institucional y de género que consiste en un maltrato y un abuso de poder durante el periodo de embarazo y parto, que es cuando las mujeres se encuentran en una situación de extrema vulnerabilidad.

- Los profesionales sanitarios no la ejercen de forma intencionada en muchas ocasiones, pero deben aprender a reconocerla, formarse y desarrollar habilidades para evitarla.

- Prevenirla supone una mejoría en la vivencia del parto y una disminución de la incidencia de experiencias traumáticas relacionadas con el embarazo y el parto, o incluso trastornos como la depresión postparto o el trastorno por estrés postraumático postparto.

- El anestesiólogo o la anestesióloga que trabaja en el área obstétrica puede formar parte del cambio hacia un parto respetado libre de violencia obstétrica. La comunicación eficaz entre mujeres y profesionales es el primer paso, y debe basarse en un consentimiento informado real.

- Este proyecto no puede venir únicamente de los profesionales, sino de las instituciones, que deben garantizar su formación, establecer protocolos y velar por la seguridad de las mujeres.

Bibliografía

1. Goberna-Tricas J, Palacio Tauste A, Banús Giménez MR, Linares Sancho S, Salas Casas D (2008). Tecnología y humanización en la asistencia al nacimiento: la percepción de las mujeres. Matronas profesión (1):5-10. Recuperado el 26 de julio de 2022 de https://www.federacion-matronas.org/wp-content/uploads/2018/01/vol9n1pag5-10.pdf

2. González Salgado, S. (2011). La atención al parto hospitalario. Estudios multidisciplinares para la humanización del parto. Jornadas Universitarias Multidisciplinares para la Humanización del Parto, A Coruña. Recuperado el 26 de julio de 2022 de https://ruc.udc.es/dspace/bitstream/handle/2183/9091/CC119-art3.pdf?sequence=1&isAllowed=y

3. Biurrun Garrido, A, Goberna Tricas, J. (2013). La humanización del trabajo de parto: necesidad de definir el concepto. Revisión de la bibliografía. Matronas profesión, 14(2), 62-66. Recuperado el 26 de julio de 2022 de http://diposit.ub.edu/dspace/bitstream/2445/49091/1/631224.pdf

4. Montes Muñoz, María Jesús. (2012). The medical construction of midwifery. Representations and practices in Catalonia, Spain. Investigación y Educación en Enfermería, 30(2), 198-207. Recuperado el 26 de julio de 2022, de http://www.scielo.org.co/scielo.php?script=sci_arttext&pid=S0120-53072012000200004&lng=pt&tlng=.

5. Murialdo, V. (2019). La construcción cultural del parto respetado en Madrid. (Tesis doctoral) Recuperado el 26 de julio de 2022 de https://eprints.ucm.es/id/eprint/62537/1/T41963.pdf

6. Ministerio de Sanidad y Consumo. (2008). Estrategia de Atención al Parto Normal. Madrid: Ministerio de Sanidad y Consumo. Recuperado el 26 de julio de 2022 en https://www.elpartoesnuestro.es/sites/default/files/recursos/documents/m_sanidad_-_estrategia_de_atencion_al_parto_normal_2007.pdf

7. Grupo de trabajo de la Guía de Práctica Clínica sobre Atención al Parto Normal. Guía de Práctica Clínica sobre la Atención al Parto Normal. Plan de Calidad para el Sistema Nacional de Salud del Ministerio de Sanidad y Política Social. Agencia de Evaluación de Tecnologías Sanitarias del País Vasco (OSTEBA). Agencia de Evaluación de Tecnologías Sanitarias de Galicia (Avalia-t). 2010. Guías de Práctica Clínica en el SNS: OSTEBA N° 2009/01 Recuperado en https://portal.guiasalud.es/wp-content/uploads/2018/12/GPC_472_Parto_Normal_Osteba_compl.pdf

8. Castrillo, B. (2020) Parir entre derechos humanos y violencia obstétrica. Aproximación conceptual y análisis del reciente posicionamiento de la Organización de las Naciones Unidas. Rev. Encuentros Latinoam. 4, 196-220. Recuperado el 4 de junio de 2022 en https://ojs.fhce.edu.uy/index.php/enclat/article/view/625 (accessed on 4 June 2022).

9. Annborn, A., & Finnbogadóttir, H. R. (2022). Obstetric violence a qualitative interview study. Midwifery, 105, 103212. https://doi.org/10.1016/j.midw.2021.103212

10. Deslandes SF. Humanization of care in maternity hospitals in Rio de Janeiro from the administrator's perspective (2005). Cien Saude Colet 10(3):615-626 https://doi.org/10.1590/S1413-81232005000300018

11. Convención sobre la eliminación de todas las formas de discriminación contra la mujer. Adoptada y abierta a la firma y ratificación, o adhesión, por la Asamblea General en su resolución 34/180, de 18 de diciembre de 1979. Accesible en https://www.ohchr.org/sites/default/files/Documents/ProfessionalInterest/cedaw_SP.pdf

12. Gaceta Oficial de la República Bolivariana de Venezuela (Caracas, Lunes 23 de Abril de 2007 Nº 38.668) - Ley Orgánica sobre el derecho de las mujeres a una vida libre de violencia. Accesible en https://www.acnur.org/fileadmin/Documentos/BDL/2008/6604.pdf

13. Ley General de Acceso de las Mujeres a una Vida Libre de Violencia. En: Diario Oficial de la Federación el 1° de Febrero de 2007. Última Reforma Pub. DOF el 20 de enero de 2009; México. Accesible en https://www.gob.mx/cms/uploads/attachment/file/209278/Ley_General_de_Acceso_de_las_Mujeres_a_una_Vida_Libre_de_Violencia.pdf

14. Ley de proteccion integral para prevenir, sancionar y erradicar la violencia contra las mujeres en los ambitos en que desarrollen sus relaciones interpersonales. 2009. Accesible en: https://www.argentina.gob.ar/normativa/nacional/ley-26485-152155/actualizacion

15. Pérez D'Gregorio R. (2010). Obstetric violence: a new legal term introduced in Venezuela. International journal of gynaecology and obstetrics: the official organ of the International Federation of Gynaecology and Obstetrics, 111(3), 201-202. https://doi.org/10.1016/j.ijgo.2010.09.002

16. Organización Mundial de la Salud (2014). Prevención y erradicación de la falta de respeto y el maltrato durante la atención del parto en centros de salud. Accesible en : https://apps.who.int/iris/bitstream/handle/10665/134590/WHO_RHR_14.23_spa.pdf

17. Informe de la Relatora Especial sobre la violencia contra la mujer, sus causas y consecuencias acerca de un enfoque basado en los derechos humanos del maltrato y la violencia contra la mujer en los servicios de salud reproductiva, con especial hincapié en la atención del parto y la violencia obstétrica. Accesible en: https://saludmentalperinatal.es/wp-content/uploads/2019/09/A_74_137-ES.pdf

18. Ley 41/2002, de 14 de noviembre, básica reguladora de la autonomía del paciente y de derechos y obligaciones en materia de información y documentación clínica. BOE 274, 15-11-2002 https://www.boe.es/eli/es/l/2002/11/14/41/con

19. Informe anual 2006 y debates en las Cortes Generales / Defensor del Pueblo. Publicaciones del Congreso de los Diputados (2007). ISBN: 978-84-7943-309-3 (o.c.). Accesible en: https://www.defensordelpueblo.es/wp-content/uploads/2015/05/INFORME2006informe.pdf

MANUAL PRÁCTICO DE ANESTESIA OBSTÉTRICA

20. Jan, C. (2020). «La ONU condena a España a indemnizar a una mujer por la violencia obstétrica sufrida durante el parto». El País, 11 marzo de 2020. Accesible en: https://elpais.com/sociedad/2020-03-11/la-onu-condena-a-espana-a-indemnizar-a-una-mujer-por-la-violencia-obstetrica-sufrida-durante-el-parto.html

21. Requena Aguilar, A. Eldiario.es (2022). «La mujer detrás de la segunda condena a España por violencia obstétrica: –No recuerdo los tres meses tras el parto–». Eldiario.es, 15 julio 2022. Accesible en: https://www.eldiario.es/sociedad/mujer-detras-segunda-condena-espana-violencia-obstetrica-no-recuerdo-tres-meses-parto_1_9174030.html

22. Consejo de Ministros (2022). «El Gobierno reforma la ley de salud sexual y reproductiva y de interrupción voluntaria del embarazo». Consejo de Ministros, 17 de mayo de 2022. Accesible en: https://www.lamoncloa.gob.es/consejodeministros/resumenes/Paginas/2022/170522-rp-cministros.aspx

23. Pickles, C. (2021) Obstetric violence: what is it? (Part 1). Make Birth Better, accesible en https://www.makebirthbetter.org/blog/obstetric-violence-what-is-it

24. Briceño Morales, X., Enciso Chaves, L. V., & Yepes Delgado, C. E. (2018). Neither Medicine Nor Health Care Staff Members Are Violent By Nature: Obstetric Violence From an Interactionist Perspective. Qualitative health research, 28(8), 1308–1319. https://doi.org/10.1177/1049732318763351

25. Khalil, M., Carasso, K. B., & Kabakian-Khasholian, T. (2022). Exposing Obstetric Violence in the Eastern Mediterranean Region: A Review of Women's Narratives of Disrespect and Abuse in Childbirth. Frontiers in global women's health, 3, 850796. https://doi.org/10.3389/fgwh.2022.850796

26. Jojoa, E., Cuchumbe, D., Ledesma, J., Muños, M., Suárez, J. y Paja, A. Violencia obstétrica: haciendo visible lo invisible. Salud UIS: Revista de la Universidad Industrial de Santander, 51(2), 135-146. https://revistas.uis.edu.co/index.php/revistasaluduis/article/view/9537/9335

27. Mazuera Ayala, P. (2020). Violencia obstétrica: reproduciendo el dolor. Via Inveniendi Et Iudicandi, 16(2). https://doi.org/10.15332/19090528.6783

28. Bohren, M. A., Vogel, J. P., Hunter, E. C., Lutsiv, O., Makh, S. K., Souza, J. P., Aguiar, C., Saraiva Coneglian, F., Diniz, A. L., Tunçalp, Ö., Javadi, D., Oladapo, O. T., Khosla, R., Hindin, M. J., & Gülmezoglu, A. M. (2015). The Mistreatment of Women during Childbirth in Health Facilities Globally: A Mixed-Methods Systematic Review. PLoS medicine, 12(6), e1001847. https://doi.org/10.1371/journal.pmed.1001847

29. Blundell, James. (1827). LECTURES ON THE THEORY AND PRACTICE OF MIDWIFERY,. , 9(222), 329–335. https://doi.org/10.1016/S0140-6736(01)75285-3.

30.   Phillips C. R. (1976). The essence of birth without violence. MCN. The American journal of maternal child nursing, 1(3), 162–163. https://doi.org/10.1097/00005721-197605000-00010

31. Savage, V., & Castro, A. (2017). Measuring mistreatment of women during childbirth: a review of terminology and methodological approaches. Reproductive health, 14(1), 138. https://doi.org/10.1186/s12978-017-0403-5

32. Organización Médica Colegial (2021). El CGCOM rechaza y considera muy desafortunado el concepto de «violencia obstétrica» para describir las prácticas profesionales de asistencia al embarazo, parto y posparto en nuestro país. https://www.cgcom.es/notas-de-prensa/el-cgcom-rechaza-y-considera-muy-desafortunado-el-concepto-de-violencia-obstetrica

33. Bowser, D. and Hill, K. (2010) Exploring Evidence for Disrespect and Abuse in Facility-Based Childbirth: Report of a Landscape Analysis. Harvard School of Public Health and University Research, Washington DC. Accesible en: https://cdn2.sph.harvard.edu/wp-content/uploads/sites/32/2014/05/Exploring-Evidence-RMC_Bowser_rep_2010.pdf

34. The need to measure Obstetric Violence to address the Sustainable - Development Goal #5 «Gender Equality» CIVIL SOCIETY JOINT STATEMENT. Accesible en: https://www.elparto-esnuestro.es/informacion/campanas/obstetric-violence-indicators-un-sustainable-development-goals-framework

35. Al Adib Mendiri, Miriam, Ibáñez Bernáldez, María, Casado Blanco, Mariano, & Santos Redondo, Pedro. (2017). La violencia obstétrica: un fenómeno vinculado a la violación de los derechos elementales de la mujer. Medicina Legal de Costa Rica, 34(1), 104-111. Retrieved July 17, 2022, from http://www.scielo.sa.cr/scielo.php?script=sci_arttext&pid=S1409-00152017000100104&lng=en&tlng=es.

36. Hernández-Martínez, C., Val, V. A., Murphy, M., Busquets, P. C., & Sans, J. C. (2011). Relation between positive and negative maternal emotional states and obstetrical outcomes. Women & health, 51(2), 124–135. https://doi.org/10.1080/03630242.2010.550991

37. Olza, I., Uvnas-Moberg, K., Ekström-Bergström, A., Leahy-Warren, P., Karlsdottir, S. I., Nieuwenhuijze, M., Villarmea, S., Hadjigeorgiou, E., Kazmierczak, M., Spyridou, A., & Buckley, S. (2020). Birth as a neuro-psycho-social event: An integrative model of maternal experiences and their relation to neurohormonal events during childbirth. PloS one, 15(7), e0230992. https://doi.org/10.1371/journal.pone.0230992

38. Olza, I (2014). Estrés postraumático secundario en profesionales de la atención al parto. Aproximación al concepto de violencia obstétrica. Cuadernos de medicina psicosomática y psiquiatría de enlace, ISSN 1695-4238, N°. 111, 2014, págs. 79-83. Accesible en https://dialnet.unirioja.es/servlet/articulo?codigo=4906961

39. Beck, C. T., & Gable, R. K. (2012). A mixed methods study of secondary traumatic stress in labor and delivery nurses. Journal of obstetric, gynecologic, and neonatal nursing : JOGNN, 41(6), 747–760. https://doi.org/10.1111/j.1552-6909.2012.01386.x

CAPÍTULO 15

ECOGRAFÍA EN ANESTESIA PARA LA GESTANTE

Daniela Nieuwveld Contreras, Maider Puyada Jáuregui

El uso de la ecografía a lo largo de los años ha alcanzado protagonismo dentro del campo de la anestesiología. Existe amplia evidencia respecto a la disminución del número de complicaciones cuando se utiliza como apoyo de imagen para la realización de procedimientos intervencionistas, así como de su utilidad en el campo diagnóstico permitiendo acelerar la toma de decisiones e intervenciones terapéuticas. Todo esto asociado a una baja tasa de riesgo secundario a su empleo. En este capítulo abordaremos usos específicos en el campo de la anestesia obstétrica con la evidencia existente hasta la fecha, considerando que es un área en rápida expansión.

15.1 Ecografía para anestesia neuroaxial

Los cambios fisiológicos asociados al embarazo también afectan a la columna lumbar: se produce un aumento de la lordosis fisiológica, laxitud ligamentosa, infiltración por edema, además del aumento de peso desarrollado. Todas estas características, acompañadas muchas veces de la presencia de dolor durante la realización de la técnica, pueden hacer más difícil la ejecución de procedimientos a nivel neuroaxial.

En el caso de la anestesia para cesárea, adquiere gran importancia alcanzar este espacio epidural o intradural a pesar de las dificultades, pues una anestesia general en la embarazada conlleva mayor riesgo[1].

El uso del ultrasonido nos permite la confirmación del nivel de los espacios intradural y epidural[2], aumentar las posibilidades de éxito en punciones de espaldas difíciles y podría tener alguna utilidad en el caso particular de la embarazada cuando el IMC es mayor de 35 kg/m^2.[3]

15.1.1 Descripción del abordaje

Se han descrito técnicas tanto para la identificación de los espacios intradural, como para la punción en tiempo real, pero estas últimas aún no han demostrado mayores tasas de éxito ni menores tiempos de realización[4] por lo que la recomendación actual es su uso para determinar el espacio correcto previo a la punción.

A continuación, describiremos uno de los abordajes que de forma simple nos permite esta identificación:

1. Utilizaremos sonda convexa de baja frecuencia (2-5 MHz).

2. Paciente en la posición en la que realizaremos la punción: sentada o decúbito lateral.

3. Transductor en el plano longitudinal paramediano: identificamos el sacro como una línea continua hiperecoica y el espacio L5-S1.

Figura 1

Exploración sagital paramediana a nivel L5-S1

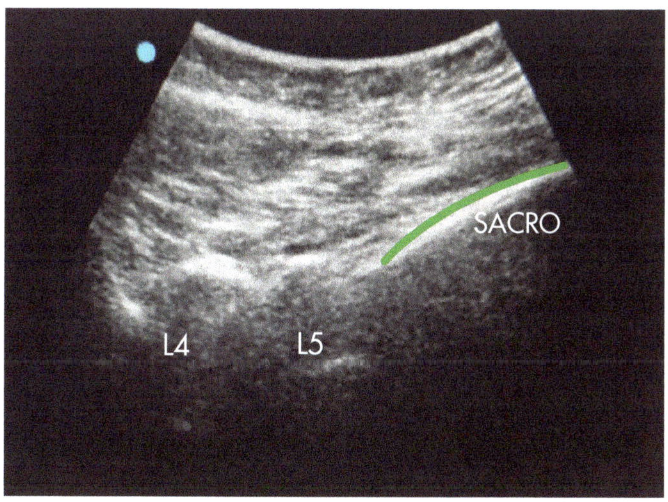

Fuente: imágenes de las autoras

4. A partir de allí ascendemos el transductor hasta el espacio en concreto a puncionar (podemos marcar uno por arriba y otro por abajo para tener más opciones).

5. Barrido lateral y medial para identificar las apófisis transversas (redondeadas «tridente») y las láminas (ángulos rectos, «serrucho»).

Figura 2

Exploración sagital paramediana a nivel L2-L4

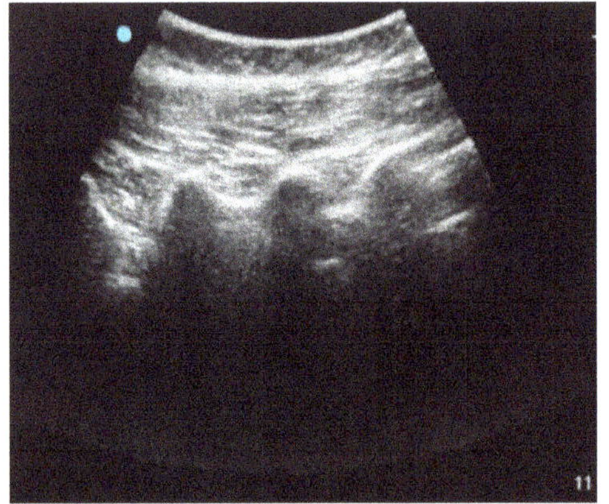

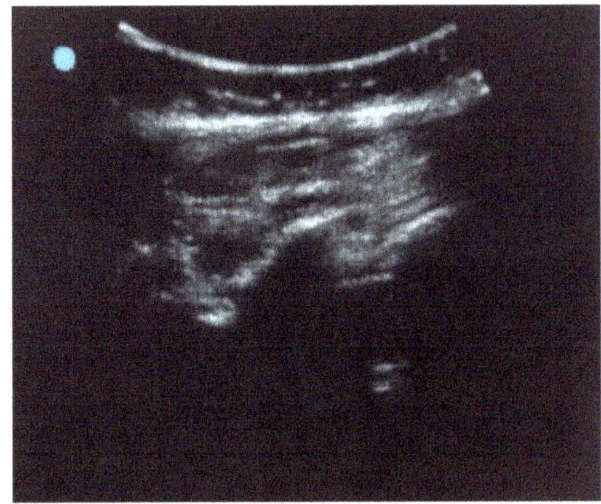

Imagen «tridente» columna lumbar generada por la sombra acústica de apófisis transversa

Imagen en «serrucho» columna lumbar generada por láminas de los cuerpos vertebrales

Fuente: imágenes de las autoras

---

6. A nivel de las láminas entre los cuerpos vertebrales, mover el ángulo del transductor hacia la línea media e identificar:

- Complejo anterior: imagen hiperecoica que corresponde a la duramadre anterior, el ligamento longitudinal posterior y el cuerpo vertebral.

- Complejo posterior generado por el ligamento amarillo y la duramadre.

7. Entre ambas estructuras encontramos el espacio intratecal, aquí realizaremos la primera marca en la piel.

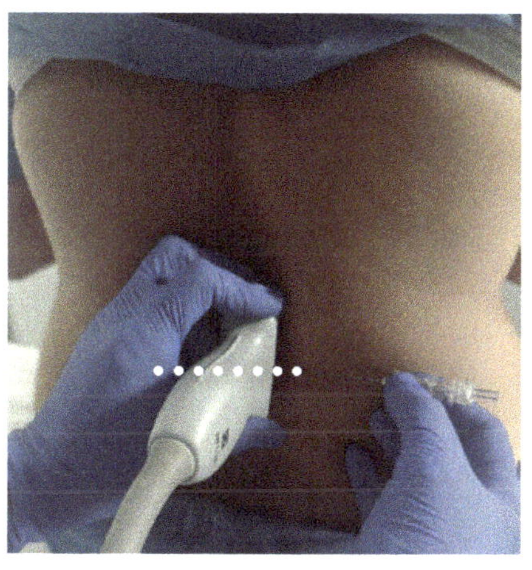
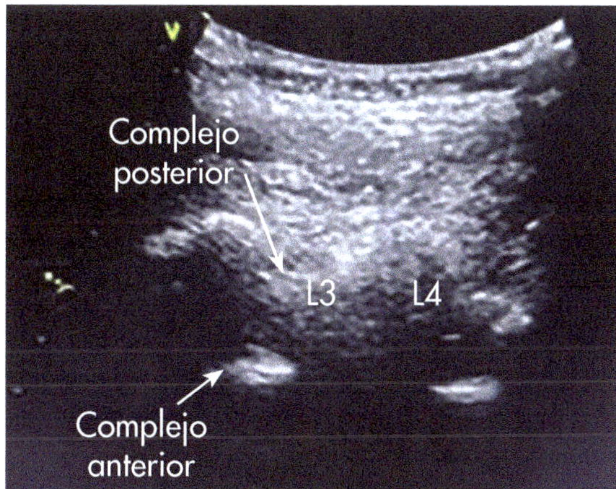

Fuente: imágenes de las autoras

8. Rotar transductor 90° para obtener un plano transversal: búsqueda de línea media.

9. Identificar la estructura ósea más central y superficial que genera sombra hipoecoica, corresponde a la apófisis espinosa y, cuando logramos centrar la imagen y ubicarla perpendicular a 90°, realizamos una marca en la piel pues aquí encontraremos línea media.

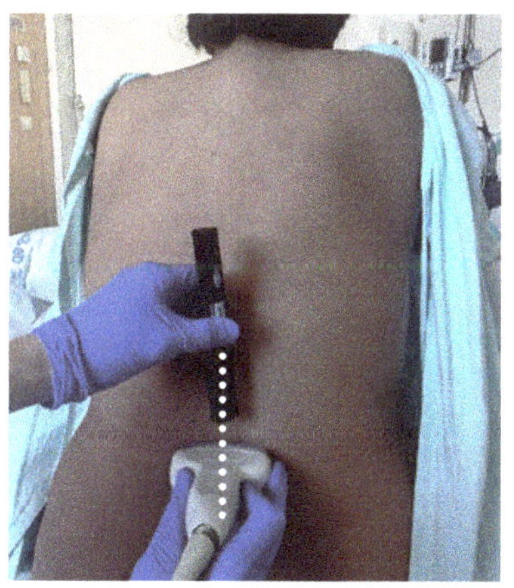
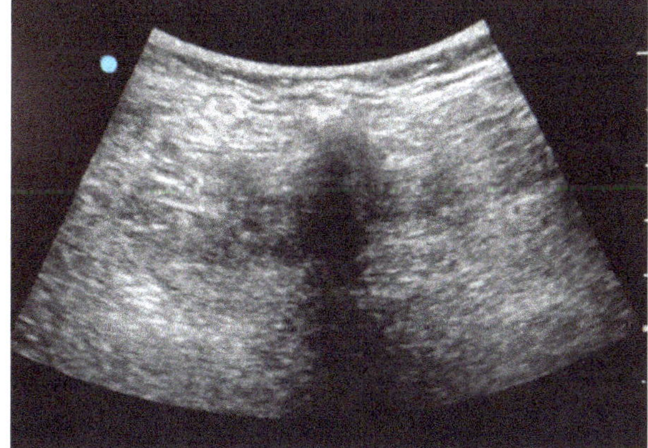

Fuente: imágenes de las autoras

MANUAL PRÁCTICO DE ANESTESIA OBSTÉTRICA

10. En el punto en el que se intersecan ambas líneas dibujadas tendríamos nuestro punto de punción.

11. Desde este punto de intersección, mover ligeramente el transductor explorando cefálico y caudal para obtener una buena visión del espacio: primero identificamos las láminas (línea hiperecoica lateral e inferior a la apófisis espinosa) y posteriormente los procesos articulares.

12. A este nivel desaparece la imagen de la apófisis transversa y deberíamos obtener la visión denominada de «murciélago» donde se observa: los procesos articulares, el complejo anterior y el complejo posterior entre los cuales está el espacio intradural.

Figura 5

Visión transversa

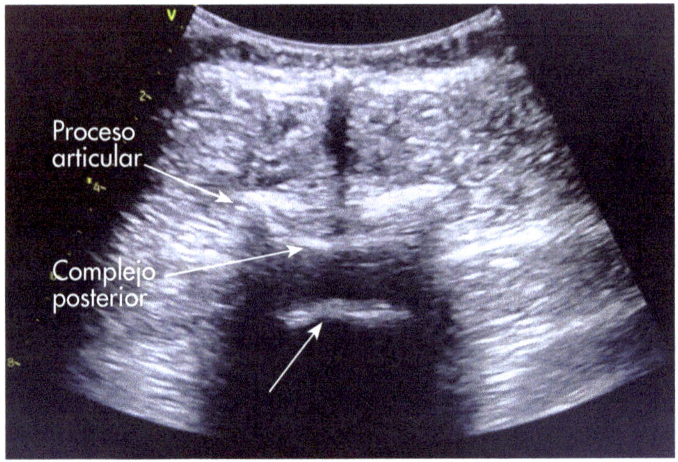

Fuente: imágenes de las autoras

13. Es posible medir a qué profundidad se encuentra el espacio epidural usando el caliper desde la piel a parte anterior del complejo posterior (no presionar demasiado con el transductor para no infra estimar la medida). También se puede inferir el ángulo de entrada a través de la posición con la que penetra el haz del transductor.

El manejo del dolor agudo asociado al postoperatorio de la cesárea es de vital importancia. Su control permite una adecuada recuperación, fortalecer el vínculo madre-hijo necesario para todos los cuidados iniciales del recién nacido, así como también evitar el desarrollo de dolor crónico, que en esta cirugía se ha informado entre un 15 a 25 % en algunas series[5,6]. Dentro de este marco, la utilización de medicación opioide neuroaxial de larga duración se considera el *gold standard* para prolongar la analgesia, tal como está descrito en las guías Prospect del año 2021[7].

El uso de estos opioides no está exento de riesgos y, por otra parte, la descripción de nuevas técnicas guiadas por ultrasonido ha fomentado el desarrollo de estrategias alternativas de analgesia multimodal. Con la evidencia existente hasta la fecha, podemos decir que el uso de técnicas de anestesia regional a nivel de la pared abdominal o lumbar para controlar el dolor postoperatorio en la cesárea es de gran utilidad y está principalmente indicado en casos en que no es posible utilizar técnicas neuroaxiales que incluyan morfina o como analgesia de rescate para dolor intenso. Realizaremos una breve descripción de las técnicas de anestesia regional que han demostrado efectividad en este escenario.

15.2.1 Bloqueo del plano transverso del abdomen (TAP)

Corresponde a la administración de anestésico local en el plano fascial entre los músculos transverso del abdomen y oblicuo interno, donde discurren las ramas anteriores de los nervios toracolumbares originados desde T6 a L1, que son los encargados de la inervación sensitiva de la pared abdominal anterolateral. Se han descrito distintos abordajes, nos enfocaremos en el TAP lateral y el TAP posterior pues han sido los más utilizados como técnica de analgesia regional para cesárea. Debido a que hay variabilidad de difusión, se han descrito extensiones entre los dermatomas T9-T12 para estos abordajes[8], con evidencia de una probable mayor duración y efectividad del TAP posterior[9].

- Abordaje lateral: se realiza a nivel de la línea media axilar entre el margen costal y la cresta ilíaca buscando las tres capas musculares para inyectar entre los músculos transverso del abdomen y oblicuo interno.

- Abordaje posterior: mover el transductor hacia atrás hasta el punto en que el músculo transverso del abdomen termina y continua la aponeurosis cercana al músculo cuadrado lumbar para inyectar a este nivel[8].

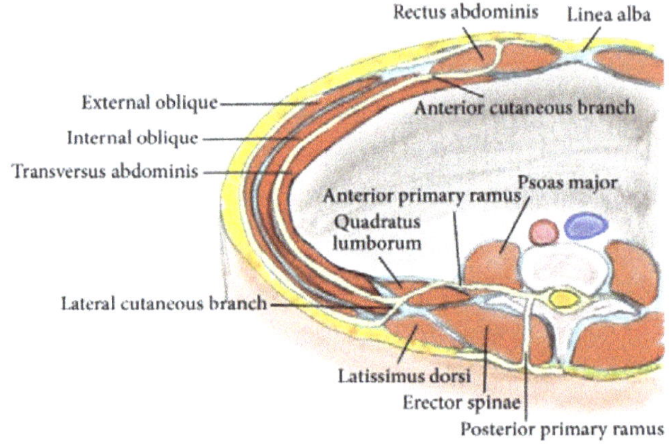

Fuente: Tsai HC, Yoshida T, Chuang TY, Yang SF, Chang CC, Yao HY, Tai YT, Lin JA, Chen KY. Transversus Abdominis Plane Block: An Updated Review of Anatomy and Techniques. Biomed Res Int. 2017;2017:8284363. doi: 10.1155/2017/8284363. Epub 2017 Oct 31. PMID: 29226150; PMCID: PMC5684553

Figura 7
Abordaje anterior TAP

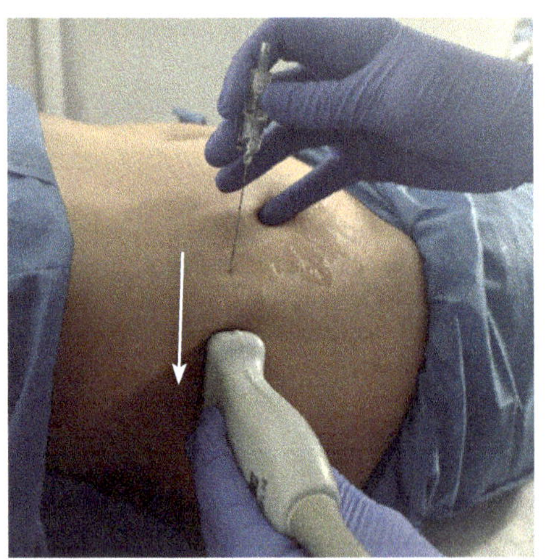

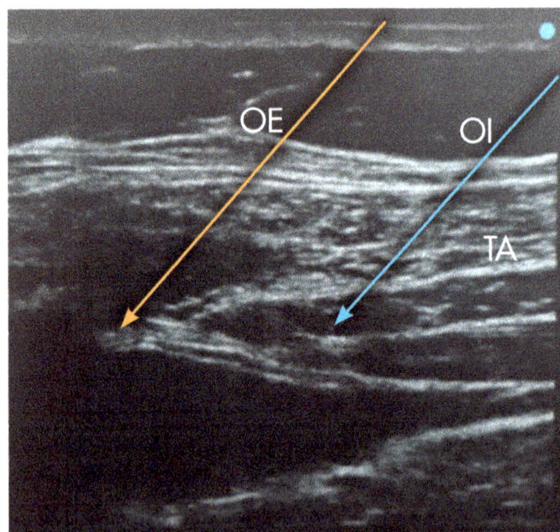

En imagen de la izquierda: flecha blanca muestra dirección de desplazamiento transductor para visualizar aponeurosis cercana al músculo cuadrado lumbar. Imagen derecha: representación en naranja de abordaje posterior y en azul abordaje lateral

Fuente: imágenes de las autoras

Al revisar la evidencia, el bloqueo TAP muestra superioridad de analgesia en las primeras 6 horas vs. no utilización de técnicas regionales. Respecto al uso de morfina intratecal, su efecto analgésico es inferior y tampoco mejora el control del dolor cuando se han utilizado asociados[10]. Ninguna técnica regional ha demostrado funcionar mejor que la morfina intradural, pero en un «network» metanálisis de Ryu en 2022, que incluye 6278 pacientes, encuentran un beneficio del bloqueo TAP cuando es asociado a un bloqueo ilioinguinal/iliohipogástrico en las pacientes sometidas a una cesárea[11].

Se han descrito casos de intoxicación por anestésico local en publicaciones que han utilizado dosis de 150 mg de bupivacaína. Debemos recordar que, debido a la fisiología del embarazo, las pacientes pueden tener mayor sensibilidad a estos compuestos. Un metaanálisis comparó el bloqueo TAP bilateral a dosis bajas (igual o menos de 50 mg a cada lado), frente a dosis altas (más de 50 mg de bupivacaína por lado) y no encontró diferencias en cuanto a efectividad[12]. Con lo anterior, se recomienda la administración de no más de 50 mg a cada lado para su realización, quizás utilizando anestésicos a menor concentración para obtener mayor volumen y favorecer la difusión a través del plano fascial, recomendamos 15 a 20 ml de levobupivacaina al 0,25 % a cada lado.

15.2.2 Bloqueo Cuadrado lumbar (QL)

El bloqueo cuadrado lumbar corresponde a un bloqueo fascial que busca depositar el anestésico local a nivel de la fascia toracolumbar para bloquear los ramos dorsales y ventrales de los nervios espinales, alcanzando dermatomas hasta T4/T6 dependiendo del abordaje. Al ser una técnica más dorsal respecto del bloqueo TAP existiría la posibilidad de difusión hacia el espacio paravertebral, lo que teóricamente podría implicar además analgesia visceral[13]. Se han descrito distintos abordajes: lateral, anterior, posterior. A continuación, se observa una representación esquemática de estos:

Al compararlo con la analgesia endovenosa, que están representados esquemáticamente en la figura 8, el bloqueo QL proporciona mejor control del dolor y reduce el consumo de opioides en las primeras 24 horas postcesárea, pero no es superior al uso de morfina intratecal y tampoco mejora la calidad de la analgesia cuando se han usado asociados.

Respecto a qué tipo de abordaje utilizar, parece haber mayor efectividad del abordaje anterior en esta cirugía en concreto[14].

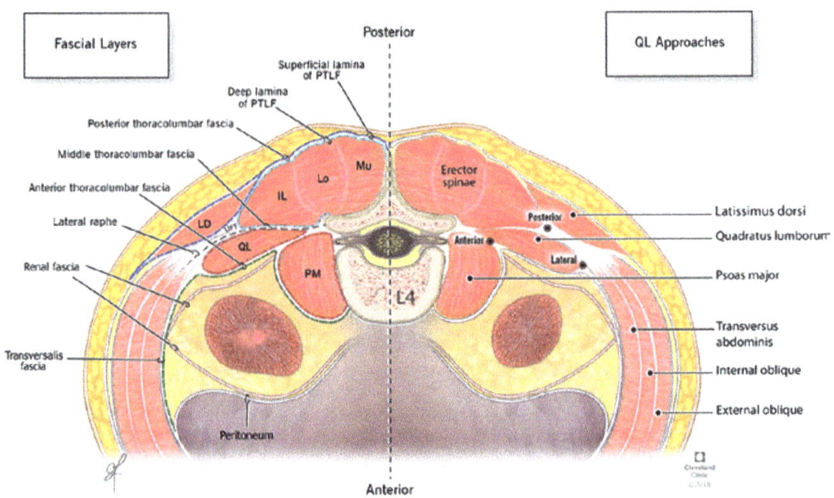

Fuente: Quadratus Lumborum BlockAnatomical Concepts, Mechanisms, and Techniques Anesthesiology. 2019;130(2):322-335. doi:10.1097/ALN.0000000000002524

Al compararlo con el bloqueo TAP, metaanálisis han demostrado equivalencia en la efectividad analgésica, aunque algunos ensayos clínicos individuales muestran menos dolor y reducción del consumo de opioides con el uso del bloqueo QL, sugiriendo además mayor duración del efecto[10].

Figura 9

Imagen ecográfica músculo cuadrado lumbar y representación de los distintos abordajes

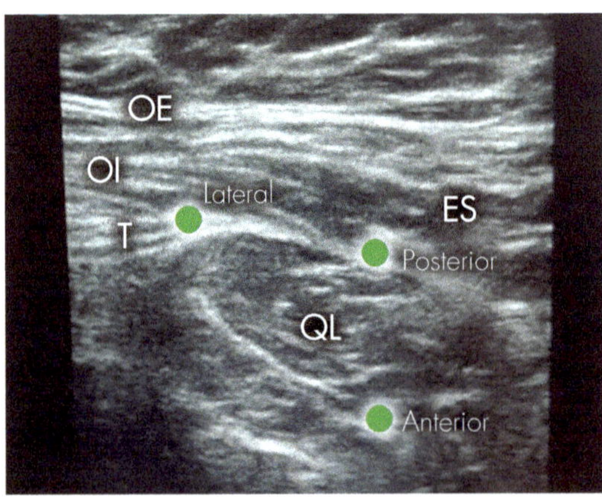

OE: músculo oblicuo externo
OI: músculo oblicuo interno
T: músculo transverso del abdomen
QL: músculo cuadrado lumbar
ES: músculo erector de la espina

Fuente: imágenes de las autoras

15.2.3 Bloqueo ilioinguinal/iliohipogástrico

También corresponde a un bloqueo de plano fascial. Se realiza con la paciente en posición supina, se coloca el transductor en la espina ilíaca anterosuperior y desde allí se alinea en dirección al ombligo. Identificamos los planos musculares y encontramos los nervios entre los músculos oblicuo interno y transverso del abdomen, aquí administramos 10 ml de anestésico local a cada lado. El nervio iliohipogástrico provee inervación sensitiva de la piel en la región inguinal y el nervio ilioinguinal de la piel de labios mayores y cara interna del muslo.

Han mostrado mejor control del dolor postoperatorio y reducen el consumo de opioides, pero solo en pacientes que no han recibido morfina intratecal[15]. Como mencionamos anteriormente, sí que parece tener mayor efectividad al combinarse con el bloqueo TAP[11].

Figura 10

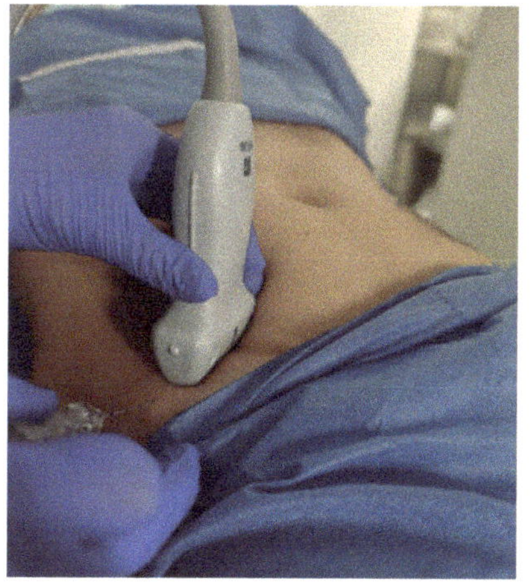
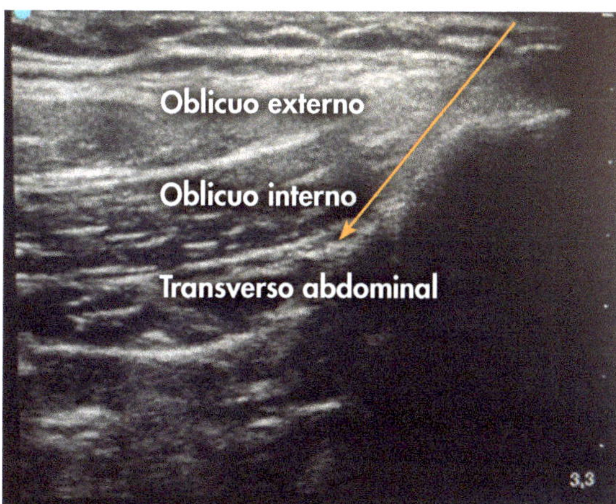

Fuente: imágenes de las autoras

15.2.4 Bloqueo del plano erector de la espina (ESP)

Corresponde a la administración de anestésico local en el plano entre el músculo erector de la espina y la apófisis transversa, que en el caso de la cirugía de cesárea es a nivel de T10-T12. Es aquí donde encontramos el ramo dorsal del nervio espinal. Su efectividad analgésica se debe a una distribución cráneo caudal y probablemente al espacio paravertebral. Puede realizarse con la paciente sentada, en decúbito lateral o prono; y dependiendo de la antropometría, puede requerir transductor lineal o convexo.

Ha surgido como alternativa al bloqueo paravertebral al ser de ejecución simple y tener un adecuado perfil de seguridad. Mejora la calidad de la analgesia en las primeras 24 horas cuando no se ha utilizado morfina intratecal y se han encontrado efectos similares al uso del bloqueo de cuadrado lumbar anterior. Podría tener resultados prometedores al comparar con morfina intratecal, pero aún hay poca evidencia para confirmarlo[10,7].

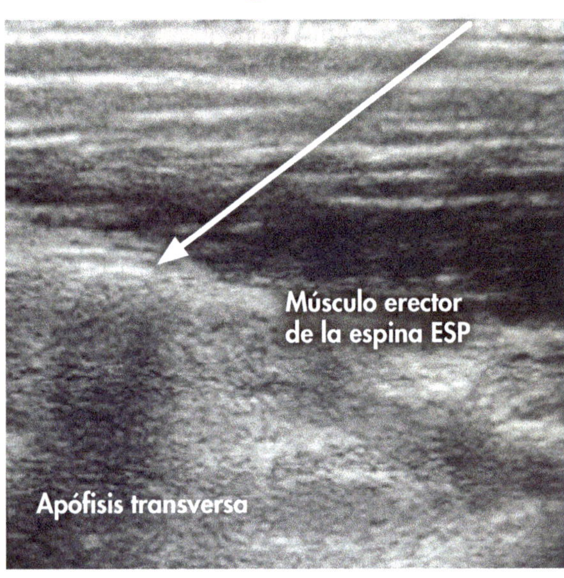

Fuente: imágenes de las autoras

15.3 Ecografía de la vía aérea: identificación de la membrana cricotiroidea

Los cambios fisiológicos inducidos por el embarazo tales como el edema de mucosas, la friabilidad de los tejidos, la disminución de la capacidad residual funcional y el aumento de los requerimientos de oxígeno, contribuyen a la dificultad del manejo de la vía aérea[16]. A esto se le suma que la mayoría de las indicaciones de cesárea bajo anestesia general son en el contexto de urgencia. En una extensa revisión de vía aérea difícil anticipada en población obstétrica mencionan que probablemente los predictores de vía aérea difícil corresponden a los mismos de la población general, pero la posibilidad de encontrar esta situación depende de muchos factores dinámicos dados por: la paciente, el escenario clínico, el entorno y el anestesiólogo.

En una situación de «no puedo ventilar, no puedo intubar» estaría indicado un acceso a la vía aérea a través de una punción cervical anterior mediante cricotiroidotomía. Existe dificultad en la identificación del punto de punción de la membrana cricotiroidea a través de la palpación de referencias anatómicas en el caso de las embarazadas con obesidad, donde se informan tasas de éxito en la identificación de un 39 %, comparado con pacientes no obesas donde se han descrito en un 71 %[17]. Se han reportado tasas más altas de éxito en la identificación de la membrana mediante ultrasonido[18]. Con toda esta información, y tal como recomiendan las guías de manejo de vía aérea difícil[16], cobra vital importancia una planificación anticipada. Si bien aún no está demostrado en la población obstétrica que la identificación de la membrana cricotiroidea aumente las probabilidades de éxito de una punción emergente, si tiene lógica en la teoría y nos entrega una herramienta de seguridad. Describiremos los pasos para realizar dicha técnica a través de los abordajes longitudinal y transverso, el uso de ambas podría incrementar las posibilidades de éxito[19].

Para marcar la membrana cricotiroidea debemos posicionar el cuello en extendido para evitar posteriores desplazamientos sagitales por cambios de posición.

15.3.1 Técnica longitudinal: identificación «collar de perlas»

Ubicar el transductor transversal sobre el manubrio esternal para identificar el anillo traqueal (centralizar para marcar la línea media), deslizar hasta ver solo la mitad de la tráquea y rotar el transductor al plano longitudinal. Aquí se observa la cara anterior de los anillos traqueales como "perlas negras en cuerda blanca", al desplazar el transductor hacia cefálico encontramos el cartílago cricoides, la parte inferior del cartílago tiroides y entre ambos la membrana cricotiroidea. En este punto podemos deslizar una aguja bajo el transductor hasta posicionar su sombra sobre la membrana, retirar el transductor y marcar el nivel exacto donde la encontraríamos.

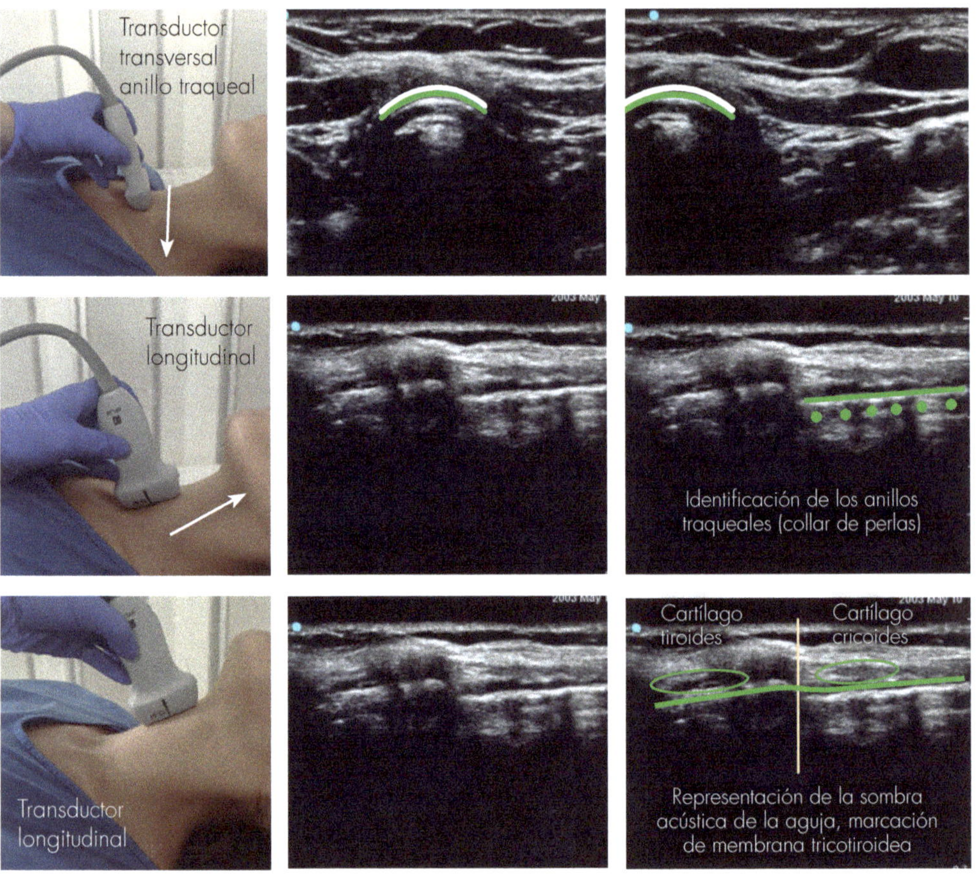

Fuente: imágenes de las autoras

15.3.2 Técnica transversa TACA («*Thyroid airline cricoid airline*»)

Si es posible, se ha de intentar palpar el cartílago tiroides; si no se localiza, basta con posicionar el transductor en el plano transverso e identificar su imagen hiperecoica triangular, deslizar caudalmente hasta observar la línea hiperecoica de la membrana cricotiroidea (airline) que corresponde a la interfase aire mucosa, continuar desplazando hacia caudal hasta observar el cartílago cricoides (imagen hiperecoica «C») y desde allí volver cranealmente para ubicar la membrana cricotiroidea y proceder a marcar.

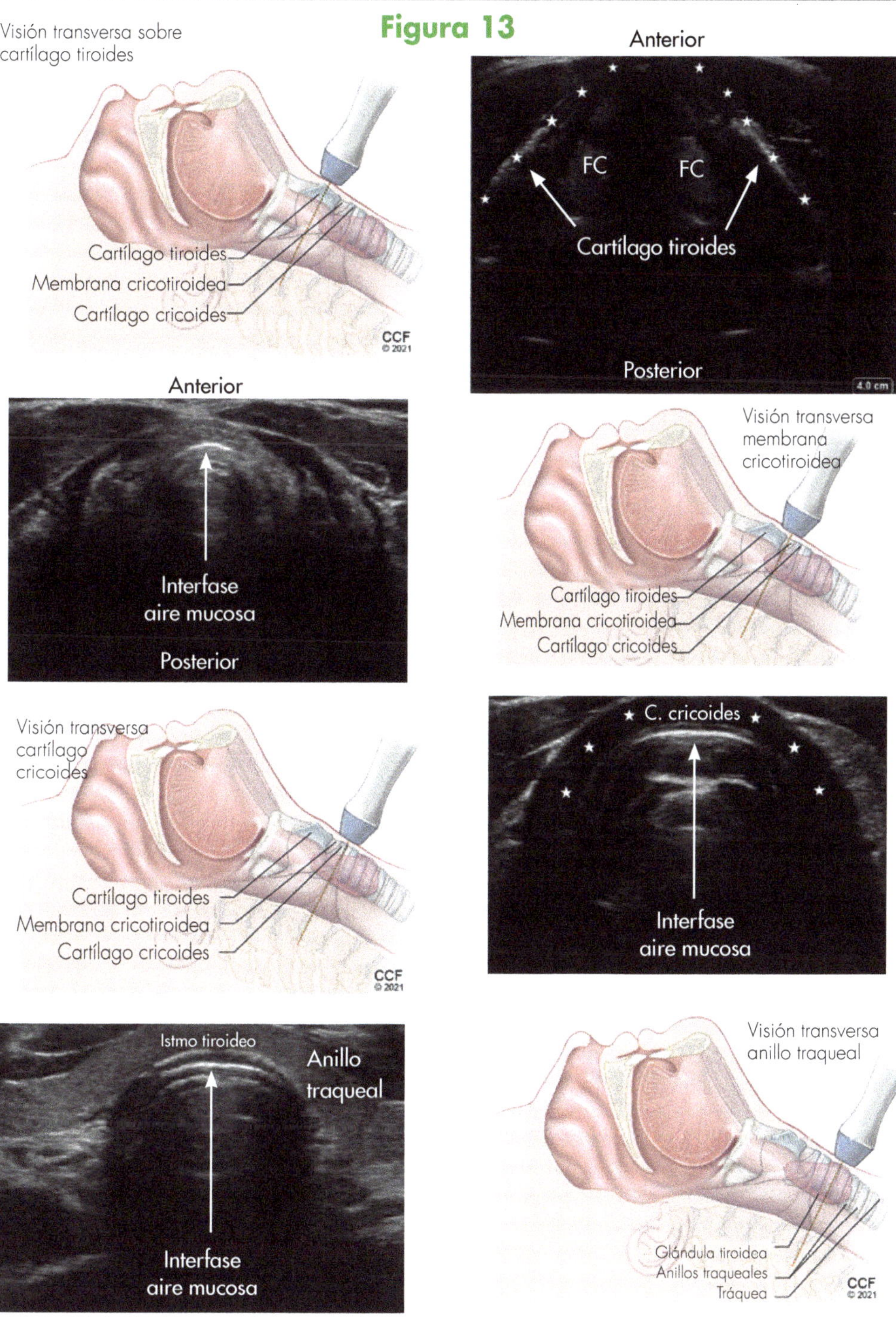

Fuente: Newsletter ASRA (American Society of regional Anesthesia) Kolli S, Singh M. POCUS spotlight: airway. ASRA News. 2021;46. https://doi.org/10.52211/asra080121.046.

15.4 Evaluación del contenido gástrico

Debido a los cambios fisiológicos experimentados en el embarazo tales como el aumento de la presión abdominal, el ascenso del estómago, la disminución del tono del esfínter esofágico inferior, etc.[16], clásicamente se ha enfrentado la inducción de una anestesia general en la embarazada en el tercer trimestre como una secuencia rápida para intentar disminuir el riesgo de aspiración pulmonar. Se ha demostrado que mediante el ultrasonido podemos determinar la probabilidad de estómago lleno en población no embarazada a través de algoritmos cuantitativos y no cuantitativos de estimación[20] que podrían extrapolarse a la población obstétrica. Recomiendan variar la posición para realizar el examen a semi incorporada en decúbito supino y lateral derecha con bastante correlación de resultados, con un límite superior de 10 cm^2 de área seccional en decúbito como medida para definir estómagos llenos[21,22]. Por el momento, en el caso de indicarse una cesárea, podría ser apropiada una evaluación individualizada para ajustar nuestro plan anestésico a cada paciente con el objetivo de disminuir riesgos perioperatorios.

Figura 14

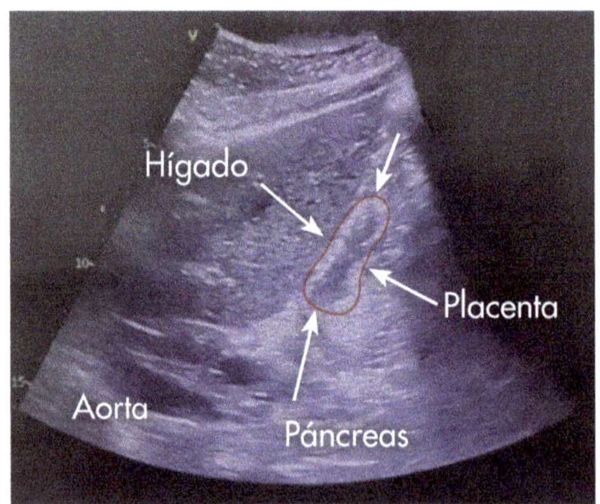

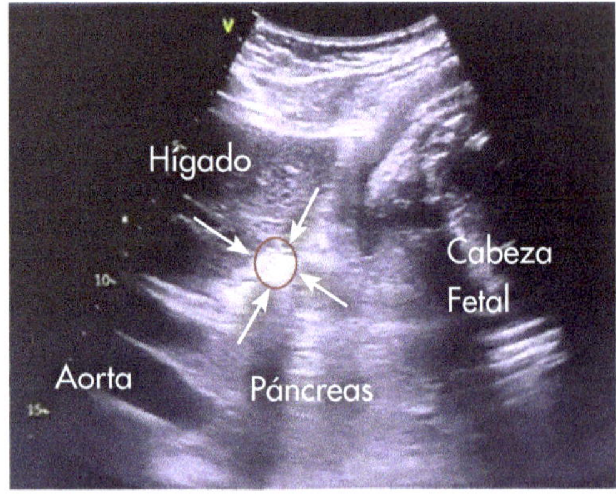

Estómago lleno embarazada 40 semanas

Estómago vacío embarazada 40 semanas (imagen ojo de buey)

Fuente: imágenes de las autoras

Al no existir suficiente evidencia específica en población embarazada, se siguen recomendando los métodos de adquisición e interpretación indicados por Perlas[20]. Utilizando una sonda convexa de baja frecuencia (2-5 MHz) con ajuste abdominal, hacer un barrido sagital desde la parte inferior del esternón, siguiendo el margen subcostal de izquierda a derecha. El estómago lo encontramos entre el lóbulo izquierdo del hígado (anterior) y el páncreas (posterior) y el antro pilórico se ubica utilizando como referencia la aorta. Podemos utilizar ajuste de profundidad y ganancia para obtener la mejor imagen posible. Al utilizar un transductor de baja frecuencia, rara vez identificamos las 5 capas del estómago que se han descrito.

15.4.1 Valoración cualitativa: Tipo de contenido gástrico

- Grado 0: antro vacío, mínima cantidad de fluido o contenido aéreo, plano u «ojo de buey».

- Grado 1: líquido claro, visible solo en decúbito lateral derecho, sugiriendo escasa cantidad.

- Grado 2: líquido claro, visible en supino y decúbito lateral derecho, sugiriendo alto volumen.

- Grado 3: Contenido fluido denso o sólido: antro distendido con contenido hiperecoico heterogéneo.

15.4.2 Valoración cuantitativa

Medir el área de sección transversal (CSA) incluyendo todo el grosor de la pared del estómago. Este valor obtenido nos permite calcular el volumen de contenido a través de la siguiente fórmula:

Volumen (ml): 27 + 14,6 x CSA en decúbito lateral derecho − 1,28 x edad

Esta fórmula se obtiene con un modelo validado para no embarazadas con IMC hasta 40 kg/m^2 y predice volúmenes de 0 a 500 ml[23].

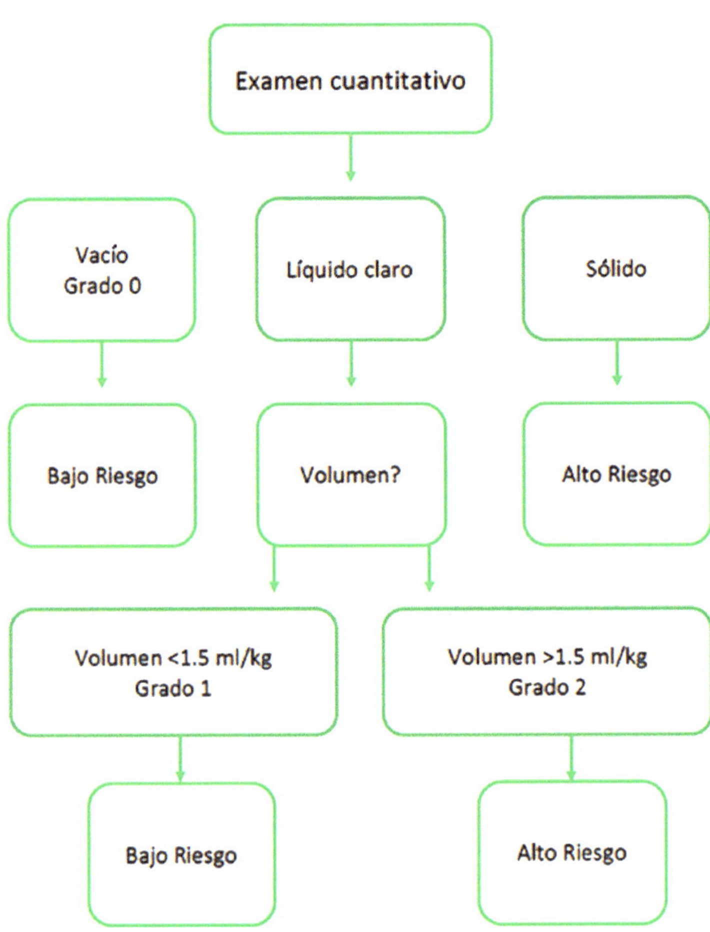

Fuente: elaborado por las autoras apartir de: Perlas A, Van de Putte P, Van Houwe P, Chan VW. I-AIM framework for point-of-care gastric ultrasound. *Br J Anaesth*. 2016 Jan;116(1):7-11. doi: 10.1093/bja/aev113. Epub 2015 May 7. PMID: 25951832.

Un volumen mayor de 1,5 ml/kg ya se considera de significancia clínica para riesgo de aspiración.

Con esta información, asociada al contexto clínico de la paciente (tiempo de ayuno, indicación de urgencia, patologías asociadas, anticipación de vía aérea difícil, etc.) podemos tomar decisiones respecto a por ejemplo: la temporalidad de la cirugía, técnica anestésica, necesidad de secuencia de intubación rápida, soporte por otro miembro del equipo, etc. Todo ello con la finalidad de aportar mayor seguridad.

15.4.3 Ecografía para evaluación hemodinámica y pulmonar

La utilidad de la ecografía en esta área, al igual que en otros pacientes críticos, permite dar soporte a algoritmos diagnósticos que incluyen shock hipovolémico (hemorragias postparto), shock cardiogénico (cardiopatía periparto, embolias) entre otras situaciones críticas. Este tema es tan amplio y relevante que merece un capítulo propio, lo que lo sitúa fuera del alcance de esta revisión.

Bibliografía

1. Guglielminotti J, Landau R, Li G. Adverse Events and Factors Associated with Potentially Avoidable Use of General Anesthesia in Cesarean Deliveries. *Anesthesiology.* 2019 Jun;130(6):912-922. doi: 10.1097/ALN.0000000000002629. PMID: 30789362; PMCID: PMC9922091.

2. Boselli E, Hopkins P, Lamperti M, Estèbe JP, Fuzier R, Biasucci DG, Disma N, Pittiruti M, Traškaitė V, Macas A, Breschan C, Vailati D, Subert M. European Society of Anaesthesiology and Intensive Care Guidelines on peri-operative use of ultrasound for regional anaesthesia (PERSEUS regional anesthesia): Peripheral nerves blocks and neuraxial anaesthesia. *Eur J Anaesthesiol.* 2021 Mar 1;38(3):219-250. doi: 10.1097/EJA.0000000000001383. PMID: 33186303.

3. Li M, Ni X, Xu Z, Shen F, Song Y, Li Q, Liu Z. Ultrasound-Assisted Technology Versus the Conventional Landmark Location Method in Spinal Anesthesia for Cesarean Delivery in Obese Parturients: A Randomized Controlled Trial. *Anesth Analg.* 2019 Jul;129(1):155-161. doi: 10.1213/ANE.0000000000003795. PMID: 30234528.

4. Zhang Y, Peng M, Wei J, Huang J, Ma W, Li Y. Comparison of ultrasound-guided and traditional localisation in intraspinal anesthesia: a systematic review and network meta-analysis. BMJ Open. 2023 Nov 2;13(11):e071253. doi: 10.1136/bmjopen-2022-071253. PMID: 37918920; PMCID: PMC10626869.

5. Weibel S, Neubert K, Jelting Y, Meissner W, Wöckel A, Roewer N, Kranke P. Incidence and severity of chronic pain after caesarean section: A systematic review with meta-analysis. *Eur J Anaesthesiol.* 2016 Nov;33(11):853-865. doi: 10.1097/EJA.0000000000000535. PMID: 27635953.

6. Borges NC, de Deus JM, Guimarães RA, Conde DM, Bachion MM, de Moura LA, Pereira LV. The incidence of chronic pain following Cesarean section and associated risk factors: A cohort of women followed up for three months. PLoS One. 2020 Sep 4;15(9):e0238634. doi: 10.1371/journal.pone.0238634. PMID: 32886704; PMCID: PMC7473578.

7. Roofthooft E, Joshi GP, Rawal N, Van de Velde M; PROSPECT Working Group* of the European Society of Regional Anaesthesia and Pain Therapy and supported by the Obstetric Anaesthetists' Association. PROSPECT guideline for elective caesarean section: updated systematic review and procedure-specific postoperative pain management recommendations. *Anaesthesia.* 2021

May;76(5):665-680. doi: 10.1111/anae.15339. Epub 2020 Dec 28. PMID: 33370462; PMCID: PMC8048441.

8. Tsai HC, Yoshida T, Chuang TY, Yang SF, Chang CC, Yao HY, Tai YT, Lin JA, Chen KY. Transversus Abdominis Plane Block: An Updated Review of Anatomy and Techniques. Biomed Res Int. 2017;2017:8284363. doi: 10.1155/2017/8284363. Epub 2017 Oct 31. PMID: 29226150; PMCID: PMC5684553.

9. Faiz SHR, Alebouyeh MR, Derakhshan P, Imani F, Rahimzadeh P, Ghaderi Ashtiani M. Comparison of ultrasound-guided posterior transversus abdominis plane block and lateral transversus abdominis plane block for postoperative pain management in patients undergoing cesarean section: a randomized double-blind clinical trial study. *J Pain Res*. 2017 Dec 19;11:5-9. doi: 10.2147/JPR.S146970. PMID: 29296094; PMCID: PMC5741073.

10. Silverman M, Zwolinski N, Wang E, Lockwood N, Ancuta M, Jin E, Li J. Regional Analgesia for Cesarean Delivery: A Narrative Review Toward Enhancing Outcomes in Parturients. *J Pain Res*. 2023 Nov 10;16:3807-3835. doi: 10.2147/JPR.S428332. PMID: 38026463; PMCID: PMC10644837.

11. Ryu C, Choi GJ, Jung YH, Baek CW, Cho CK, Kang H. Postoperative Analgesic Effectiveness of Peripheral Nerve Blocks in Cesarean Delivery: A Systematic Review and Network Meta-Analysis. *J Pers Med*. 2022 Apr 14;12(4):634. doi: 10.3390/jpm12040634. PMID: 35455750; PMCID: PMC9033028..

12. Ng SC, Habib AS, Sodha S, Carvalho B, Sultan P. High-dose vs low-dose local anaesthetic for transversus abdominis plane block post-caesarean delivery analgesia: a meta analysis. *Br J Anaesth*. 2018 Feb;120(2):252-263. doi:10.1016/j.bja.2017.11.084. Epub 2017 Dec 5. PMID:29406174.

13. Elsharkawy H, El-Boghdadly K, Barrington M. Quadratus Lumborum Block: Anatomical Concepts, Mechanisms, and Techniques. *Anesthesiology*. 2019 Feb;130(2):322-335. doi: 10.1097/ALN.0000000000002524. Erratum in: Anesthesiology. 2024 Oct 11. doi: 10.1097/ALN.0000000000005221. PMID: 30688787.

14. Koksal E, Aygun H, Genç C, Kaya C, Dost B. Comparison of the analgesic effects of two quadratus lumborum blocks (QLBs), QLB type II vs QLB type III, in caesarean delivery: A randomised study. *Int J Clin Pract*. 2021 Oct;75(10):e14513. doi: 10.1111/ijcp.14513. Epub 2021 Jun 23. PMID: 34117829.

15. Sangkum L, Tangjitbampenbun A, Chalacheewa T, Brennan K, Liu H. Peripheral Nerve Blocks for Cesarean Delivery Analgesia: A Narrative Review. Medicina (Kaunas). 2023 Nov 4;59(11):1951. doi: 10.3390/medicina59111951. PMID: 38004000; PMCID: PMC10673165.

16. Mushambi MC, Kinsella SM, Popat M, Swales H, Ramaswamy KK, Winton AL, Quinn AC; Obstetric Anaesthetists' Association; Difficult Airway Society. Obstetric Anaesthetists' Association and Difficult Airway Society guidelines for the management of difficult and failed tracheal intubation in obstetrics. *Anaesthesia*. 2015 Nov;70(11):1286-306. doi: 10.1111/anae.13260. PMID: 26449292; PMCID: PMC4606761.

17. You-Ten KE, Desai D, Postonogova T, Siddiqui N. Accuracy of conventional digital palpation and ultrasound of the cricothyroid membrane in obese women in labour. *Anaesthesia*. 2015 Nov;70(11):1230-4. doi: 10.1111/anae.13167. Epub 2015 Jul 17. PMID: 26186092.

18. Lavelle A, Drew T, Fennessy P, McCaul C, Shannon J. Accuracy of cricothyroid membrane identification using ultrasound and palpation techniques in obese obstetric patients: an observational study. *Int J Obstet Anesth*. 2021 Nov;48:103205. doi: 10.1016/j.ijoa.2021.103205. Epub 2021 Jun 30. PMID: 34280884.

19. Kristensen MS, Teoh WH. Ultrasound identification of the cricothyroid membrane: the new standard in preparing for front-of-neck airway access. *Br J Anaesth*. 2021 Jan;126(1):22-27. doi: 10.1016/j.bja.2020.10.004. Epub 2020 Oct 31. PMID: 33131758.

20. Perlas A, Van de Putte P, Van Houwe P, Chan VW. I-AIM framework for point-of-care gastric ultrasound. *Br J Anaesth*. 2016 Jan;116(1):7-11. doi: 10.1093/bja/aev113. Epub 2015 May 7. PMID: 25951832.

21. Arzola C, Perlas A, Siddiqui NT, Carvalho JCA. Bedside Gastric Ultrasonography in Term Pregnant Women Before Elective Cesarean Delivery: A Prospective Cohort Study. *Anesth Analg*. 2015 Sep;121(3):752-758. doi: 10.1213/ANE.0000000000000818. PMID: 26097988.

22. Van de Putte P, Vernieuwe L, Bouchez S. Point-of-care ultrasound in pregnancy: gastric, airway, neuraxial, cardiorespiratory. *Curr Opin Anaesthesiol*. 2020 Jun;33(3):277-283. doi: 10.1097/ACO.0000000000000846. PMID: 32324656.

23. Perlas A, Mitsakakis N, Liu L, Cino M, Haldipur N, Davis L, Cubillos J, Chan V. Validation of a mathematical model for ultrasound assessment of gastric volume by gastroscopic examination. *Anesth Analg*. 2013 Feb;116(2):357-63. doi: 10.1213/ANE.0b013e318274fc19. Epub 2013 Jan 9. PMID: 23302981.

CAPÍTULO 16

POLITRAUMATISMO EN LA GESTANTE

Anna Valle Beltrán, Nuria Alegret Monroig

16.1 Introducción

Los politraumatismos complican un 7-8 % de embarazos[2,3], con una mortalidad materna de 20-46 %[1,4], siendo la primera causa de mortalidad fetal no obstétrica[5-8].

Suele ser resultado de colisiones entre vehículos o violencia de género[4,7,9] presentándose con mayor frecuencia durante el tercer trimestre de gestación[9].

El manejo de la paciente politraumática obstétrica (PPTO) presenta una serie de factores relevantes como cambios anatómicos y fisiológicos maternos, exposición a radiaciones ionizantes y otros teratógenos y necesidad de monitorización fetal.

Es clave que el personal implicado entienda que la estabilización y supervivencia maternas son prioritarias debido a que el bienestar fetal depende directamente del materno.

Un enfoque multidisciplinario es necesario para garantizar la mejora de resultados para ambos pacientes.

16.2 Causas de mortalidad materna y fetal

Una de las primeras causas de PPTO son los accidentes de tráfico con una incidencia entre el 48 y el 72 %[10], con distintos grados de severidad[4]. El embarazo no aumenta la morbimortalidad pero influencia el patrón lesional[1,6]. Los daños dependen de la biomecánica y uso de mecanismos de protección[4].

En EEUU la primera causa de mortalidad secundaria a traumatismo durante el embarazo es la violencia de género con una incidencia del 6-30 %[1,10]. Las muertes maternas por suicidio representan el 3,3-10 %[1,11] siendo las pacientes adolescentes las de mayor riesgo[1]. La incidencia de caídas casuales aumenta al final del embarazo por el cambio que experimenta el centro de gravedad, pese a estar asociadas a escasas complicaciones maternofetales presentan una incidencia entre 3-31 %[1,4]. Las quemaduras suelen ocurrir en el ámbito doméstico y presentan un pronóstico infausto sobre madre y feto si la superficie corporal quemada es > 40 %[1], y también ante la inhalación de humo, que tendrá efectos en el feto[1]. En el caso de quemaduras eléctricas la mortalidad fetal se sitúa en el 73 %[4], si el trayecto incluye el útero, en contacto con el líquido amniótico (excelente conductor) puede provocar aborto espontáneo, muerte fetal o quemaduras[4]. Las lesiones por ahogamiento representan un 2,3 %.

Las principales causas de muerte fetal en PPTO son hipotensión de la gestante, *abruptio placentae* (ABP) y prematuridad. La mayoría de estudios han encontrado correlación entre un elevado *injury severity score* (ISS) de la mujer gestante y el incremento de riesgo de la muerte fetal[8].

16.3 Biomecánica y tipos de lesión materna y fetal

16.3.1 Traumatismo cerrado

El traumatismo cerrado es diez veces más frecuente que el penetrante, siendo la colisión entre vehículos el principal mecanismo lesional[1,4,12]. Las lesiones más comunes son de vísceras sólidas y útero-placentarias[4,13]. Durante el primer trimestre, el útero se encuentra protegido por la pelvis ósea, pero a medida que va creciendo dentro de la cavidad abdominal el riesgo de lesión aumenta. Algunos estudios sugieren que el 37 % de lesiones vitales maternas tras una colisión se complican con *abruptio placentae* (ABP), convirtiéndose en la principal causa de muerte fetal en el traumatismo cerrado[1]; también pueden aparecer contracciones uterinas que desencadenen un parto prematuro[1]. La lesión uterina traumática complica alrededor de 0,6 % de PPTO tras traumatismos directos y muy intensos sobre la pared abdominal[1]. Otro mecanismo de lesión fetal poco frecuente, es la lesión intracranial directa del feto[4], suele aparecer tras traumatismos directos sobre el cráneo o bien tras hemorragia materna masiva con la consecuente lesión hipóxico-isquémica fetal[4]. Las fracturas de pelvis, se asocian a una mortalidad fetal elevada cuando son consecuencia de colisión entre vehículos, mientras que si son por atropello presentan una mayor mortalidad materna[14]. Las lesiones asociadas a este tipo de fracturas son: lesiones uretrales y de vejiga, fracturas de cráneo fetales y sangrado retroperitoneal[1] (Figura 1).

Figura 1

Secuencia de impacto a una velocidad > 30 km/h

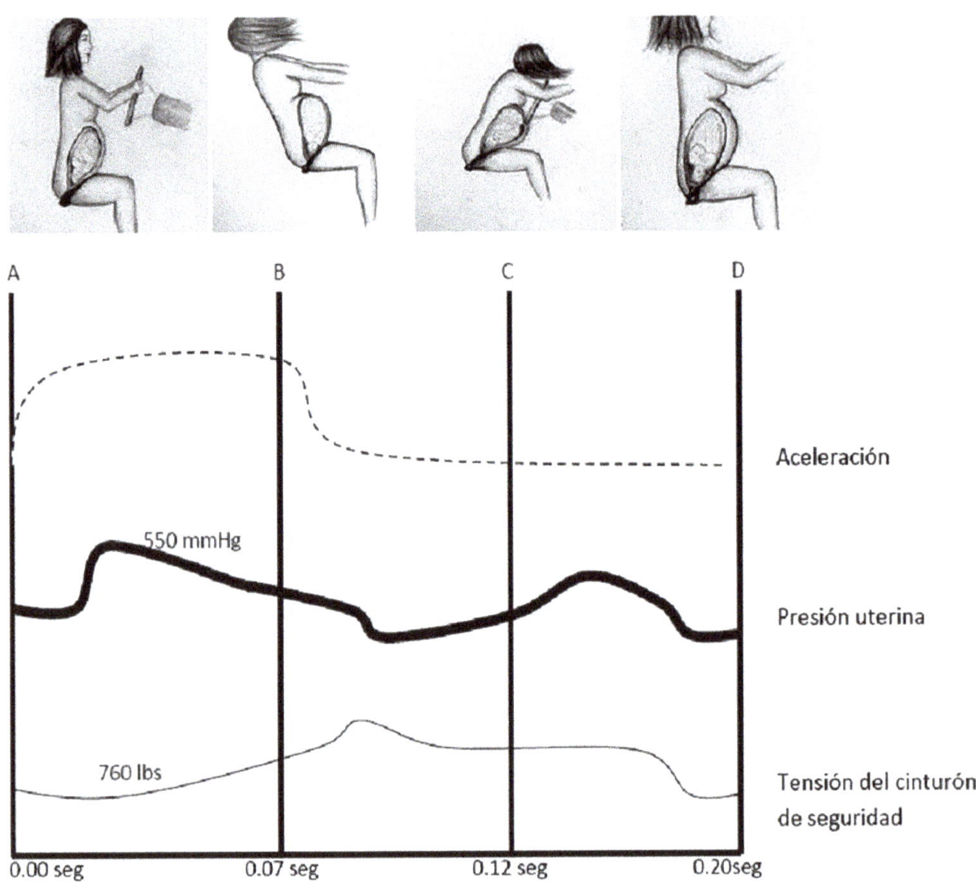

(A) Impacto del cuerpo contra el respaldo del asiento: en un primer momento el cuerpo de la paciente impacta contra el respaldo, por otra parte, dada la elasticidad de útero grávido, la aplicación de fuerza lo proyecta hacia adelante.

(B) Creando unas presiones > 550 mmHg. Tras el impacto inicial la pared abdominal y el cuerpo de la gestante son propulsados en dirección caudal sobre el asiento.

(C) Creándose una presión negativa en la pared posterior del útero suficientemente importante como para desprender la placenta (menos elástica que el útero), por último, la maniobra de contragolpe.

(D) Crea una Presión intraabdominal de 600 mmHg que provocará cambios de presión del líquido amniótico.

Fuente: *adaptado de Am J Obstet Gynecol 1990; 162:1502*

16.3.2 Traumatismo penetrante

Representa un 16 % de los traumatismos en PPTO[5], tienen mejor pronóstico los traumatismos por arma blanca que por arma de fuego[1]. La incidencia de lesión visceral a partir del segundo trimestre de gestación es 15-40 % en embarazadas *vs* 80-90 % en no embarazadas, debido al desplazamiento del contenido abdominal por el útero grávido[4]; las heridas penetrantes toracoabdominales anteriores por debajo del cuarto espacio intercostal o posteriores por debajo de la punta de la escápula pueden causar lesiones viscerales maternas difíciles de identificar[1], principalmente de intestino delgado e hígado, la mortalidad fetal es del 73 %[2,14]. En EEUU las heridas por arma de fuego presentan una mayor incidencia (73 %) causando daños mayores que aumentan la mortalidad materno-fetal[1], el útero grávido absorbe gran parte de la velocidad del proyectil, por lo que es más susceptible de sufrir lesiones directas; el 70 % de heridas abdominales por arma de fuego provocará lesiones en el feto, causando su muerte en el 40-65 % de casos; mientras que las lesiones maternas graves serán del 20 %[4,5]. Las heridas por arma blanca son de menor energía y tienen mejor pronóstico[1], causan mayor daño sobre el feto que sobre la madre, la mortalidad fetal es consecuencia de: parto prematuro, shock materno, lesión uteroplacentaria o lesión directa sobre el feto[4].

16.4 Complicaciones obstétricas del traumatismo

16.4.1 Abruptio placentae

Presenta una incidencia del 8,5-50 %[4,9] y es una complicación grave dado que puede provocar una exanguinación tanto materna como fetal[4], siendo considerada la principal causa de muerte fetal en traumatismo cerrado[15]. La mayoría suelen aparecer durante las 2-6 horas posteriores al traumatismo y prácticamente todas lo hacen durante las primeras 24 horas[4]. El diagnóstico responde a criterios clínicos, pruebas de laboratorio y electromonitorización fetal (EMF)[4,9,16]. Los signos incluyen dolor abdominal, contracciones, sangrado vaginal, parto prematuro, alteraciones en la EMF y en las pruebas de coagulación[4]. La ecografía es de poca utilidad dado que el hematoma retroplacentario aparece en 2-25 % de casos[4], debido a sus limitaciones diagnósticas se han propuesto sistemas estructurados para la valoración placentaria por TAC[17,18]. La indicación precoz de cesárea emergente consigue una supervivencia fetal del 75 %, por lo que estará indicada incluso a expensas de la prematuridad[1]. En aquellos casos con fetos no viables, el *abruptio* precipitará un parto prematuro, por lo que se aconseja un parto vaginal si la situación hemodinámica materna lo permite. En cualquier caso, será prioritario corregir la coagulopatía materna de forma agresiva[4].

16.4.2 Ruptura uterina

Su incidencia es 0,6 % más frecuentes en úteros cicatrizados o en traumatismos con impacto directo sobre el útero durante la última mitad del embarazo[4]. La mayoría incluyen al fundus (75 %), siendo resultado de una mala colocación del cinturón de seguridad o de lesiones penetrantes directas[4,9]. El grado de ruptura va desde la avulsión directa hasta hemorragias o abrasiones. Los signos y síntomas de ruptura uterina incluyen shock hemorrágico materno, distensión abdominal, contorno uterino irregular, partes fetales palpables, alteraciones repentinas de la frecuencia cardíaca fetal (FCF) e irritación peritoneal[4]. Presenta una mortalidad fetal próxima al 100 % mientras que la materna es < 10 %[1]. Ante la sospecha de ruptura uterina con compromiso fetal y materno, es prioritaria la indicación de laparotomía urgente para controlar el sangrado y facilitar la resucitación[4].

16.4.3 Parto prematuro

Puede desencadenarse por mecanismos distintos incluso menores, que provocarán un aumento en la producción de prostaglandinas: necrosis decidual secundaria a la extravasación de sangre en el margen placentario, ruptura prematura de membranas o desestabilización de los enzimas lisosómicos secundaria al traumatismo uterino[4]. En caso de confirmarse, si nos encontramos entre la 24-34 semanas de gestación (SG) deben administrarse 12 mg de betametasona intramuscular, repitiendo la dosis a las 24 horas para promover la maduración pulmonar fetal[10].

16.4.4 Lesión fetal directa

Incidencia < 1 % en traumatismo cerrado[19], clásicamente descrito tras traumatismo pélvico en gestación avanzada cuando la cabeza del feto se encuentra encajada en el canal de parto[4]. Las lesiones fetales suelen englobar el cráneo, siendo el TCE fetal causa universal de muerte del feto[2,4,20,21].

16.5 Manejo del traumatismo en la paciente obstétrica

Algoritmo 1

Actuación en urgencias

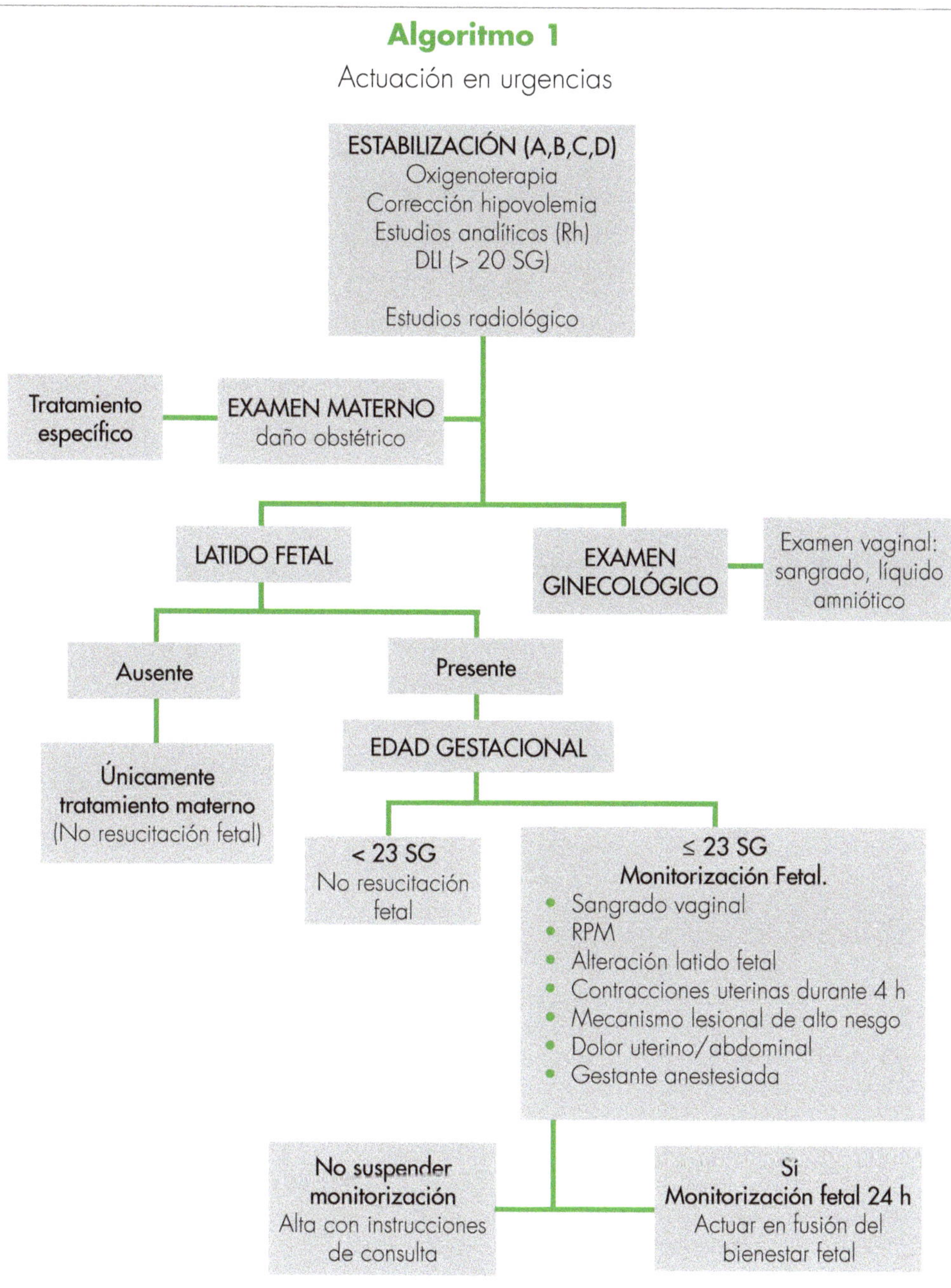

(DLI) Decúbito lateral izquierdo; (SG) Semanas de gestación; (RPM) Rotura prematura de membranas

Fuente: elaboración propia

16.5.1 Valoración primaria

Dado que la estabilización materna es prioritaria, se realizará la valoración inicial siguiendo las recomendaciones del ATLS®[9], considerando los cambios anatómicos y fisiológicos propios de la paciente gestante (Tabla 1). Se recomienda realizarse un test de embarazo a cualquier mujer en edad fértil[4,5,22]. La confirmación de gestación puede tener cierto impacto en las decisiones clínicas por lo que se recomienda la presencia de un obstetra en el box así como para realizar una cesárea emergente en caso de requerirse[9].

Tabla 1
Cambios anatómicos y fisiológicos durante el embarazo

CARDIOVASCULARES

- TA: disminuye 5-15 mmHg.
- FC: aumenta 15-20x'.
- GC: aumenta 1-1,5 L/min.
- ECG: ondas T planas o negativas en D III, V1, V2. Ondas Q en DIII y aVF.
- Volumen sanguíneo: aumenta 30-50 %.
- Posición supina: disminuye el GC ≥ 30 %.

RESPIRATORIOS

- FR: aumenta 40-50 %.
- Volumen tidal: aumenta 40 %.
- Volumen residual: disminuye 25 %.
- Diafragma: ascenso, posición más elevada.
- Consumo O_2: aumenta 15-20 % en reposo.
- pO_2: aumenta a 100-108 mmHg.
- pCO_2: disminuye a 27-32 mmHg.
- Bicarbonato: disminuye a 19-25 mEq/L.

HEMATOLOGÍA

- Hb: disminuye 1-2 g/dL por hemodilución.
- Leucocitos: aumentan hasta 5000-25.000.
- Factores de coagulación: aumentan.
- Fibrinógeno: aumenta hasta 2,6-6,1 g/L.
- D-dímero: frecuentemente positivo.

GASTROINTESTINAL

- Tracto gastrointestinal: desplazamiento hacia hemiabdomen superior, disminuye la motilidad, vaciamiento gástrico retardado, aumenta el riesgo de broncoaspiración.
- Peritoneo: es normal encontrar pequeñas cantidades de líquido libre.
- Fosfatasa alcalina: aumenta hasta 60-140 UI/L (producida por la placenta).

NEFRO-URINARIO

- Vejiga: desplazamiento cefálico, pasando a ser intraabdominal.
- Uréteres: dilatados Derecho > Izquierdo.
- Riñones: hidronefrosis moderada.
- Creatinina: disminuye a 0,6-0,7 mg/dL.

REPRODUCTIVO

- Tamaño uterino: aumenta de 7 cm y 170 g a 36 cm y 1000 g.
- Flujo sanguíneo uterino: aumenta de 60 a 600 ml/min.

(TA) Tensión arterial; (FC) Frecuencia cardíaca; (GC) Gasto cardíaco; (FR) Frecuencia respiratoria; (HB) Hemoglobina

A. **Vía aérea:** deberemos valorar su capacidad para proteger la vía aérea, oxigenar y ventilar, anticipándonos a la evolución de su curso clínico. Las pacientes gestantes son consideradas potencialmente vías aéreas difíciles.

B. **Respiración:** el consumo de oxígeno en paciente gestante aumenta un 20 %, se debería administrar oxigenoterapia suplementaria y evitar $SatO_2$ < 95 %[4,9]. En caso de requerirse drenaje torácico, los tubos de toracostomía, deberán colocarse dos espacios por encima de lo habitual.

C. **Circulación:** durante su traslado está contraindicado hinchar la porción abdominal de los pantalones antishock, dado que provocará disminución del flujo placentario[4]. Uno de los principales objetivos, es mantener el volumen sanguíneo materno, puesto que una disminución de la tensión arterial media (TAM) materna provocará disminución en el flujo uteroplacentario, recomendándose la perfusión de cristaloides y la eventual transfusión de hemoderivados[9]. En la PPTO, la resucitación inicial, deberá iniciarse de forma anticipada y expeditiva, dado que los signos de shock no aparecerán hasta que no se haya producido una pérdida de un tercio del volumen sanguíneo materno[4,12,23]. Debemos evitar la administración de vasopresores dado que disminuyen el flujo uteroplacentario[4]. A partir de las 20 SG (semanas de gestación) el útero tiene el tamaño suficiente para comprimir la vena cava inferior (VCI), por lo que se deberá lateralizar a la paciente hacia la izquierda[4,9]. En caso de requerir transfusión de hemoderivados previa obtención de pruebas cruzadas, deberá administrarse el grupo O- para evitar sensibilización de pacientes Rh- y evitar eritroblastosis fetal en las siguientes gestaciones[9].

D. **Disability:** la breve valoración neurológica de la PPTO no difiere al resto de PPT[9].

E. **Exposición:** deberemos disminuir la hipotermia y dada la posibilidad de violencia de género, es importante la valoración completa de estas pacientes, asegurando el examen de todas las áreas del cuerpo, especialmente a nivel dorsal dado que son frecuentes las lesiones en lugares poco visibles[9].

F. **Evaluación Fetal:** el traumatismo materno puede causar hipoperfusión, hipotensión e hipoxia fetal, así como complicaciones obstétricas como ruptura uterina y ABP, siendo esencial la valoración fetal una vez finalizada la valoración primaria de la madre[9].

16.5.2 Valoración secundaria

Se llevará a cabo una vez estabilizados la madre y el feto, se trata de una exploración completa que no difiere de la de las pacientes no obstétricas. En PPTO deberán explorarse de manera específica: cutáneo (equimosis en diferentes estadios para descartar violencia de género), abdominal (edad gestacional, equimosis en la zona del cinturón), exploración vaginal (evitar la exploración manual, pH de fluidos, exploración con espéculo)[9].

16.5.3 Traslados interhospitalarios

Tras la estabilización materna inicial, la paciente deberá trasladarse a un centro donde pueda ofrecerse una atención completa a corto y largo plazo[4]. Es importante recordar que un equipo de atención inicial efectivo, requiere la coordinación por parte de un *team leader* y que el obstetra deberá formar parte de este equipo y que en caso que la edad gestacional sea > 24 SG también deberá contar con un neonatólogo[9]. Los principales factores a tener en cuenta son: la severidad de las lesiones maternas y la edad gestacional[4]. La salud materna presentará prioridad sobre la fetal, por lo que inicialmente la paciente será trasladada al box de politraumático en urgencias, una vez descartadas lesiones severas maternas; en gestaciones < 23 SG en las que el feto no se considera viable y las complicaciones obstétricas son escasas, la paciente podrá ser atendida en el departamento de traumatología[4]. Por lo contrario, aquellas pacientes > 23 SG deberán estar a cargo del departamento de obstetricia lo antes posible, debido a que los scores aplicados al PPT no son predictores del riesgo de ABP o muerte fetal[4]. Los criterios de Buchsbaum (Tabla 2) pueden ser de utilidad a la hora de seleccionar a estas pacientes y a aquellas candidatas de traslado a trauma center[4].

Tabla 2
Criterios de Buchsbaum

Hematuria
Shock hemorrágico
Pérdida de conciencia
Fractura de extremidades

16.5.4 Valoración de la paciente en el box de urgencias

Los aspectos que deberán reflejarse en la historia clínica son mecanismo lesional, alergias y medicación habitual, fecha de la última menstruación, movimientos fetales, contracciones, dolor abdominal, sangrado vaginal y ruptura prematura de membranas[9].

Debido a los cambios fisiológicos durante el embarazo en caso de presentar shock hipovolémico estas pacientes se mantendrán estables a expensas de la perfusión uteroplacentaria, retrasando los signos de aparición clínica[4]. La EMF nos alertará de hipovolemia materna significativa, por ello deberá iniciarse la EMF lo antes posible en gestantes > 23 SG, la monitorización de la oxigenación fetal será necesaria en el momento que la oxigenación materna también esté comprometida[4]. En aquellas gestaciones < 23 SG un breve asesoramiento sobre la viabilidad fetal será suficiente. En cuanto al examen vaginal, en caso de sangrado y > 23 SG la exploración con espéculo y el tacto deberán diferirse tras la exclusión de ABP[4].

16.5.5 Exploraciones complementarias maternas

Radiología	Test de laboratorio	EcoFAST	Lavado peritoneal
Como norma general el feto recibe 1/3 de la radiación de la madre	Test de embarazo a mujeres en edad fértil	Detección líquido intraabdominal	Puede disminuir la necesidad de TC y radiación materno-fetal
Siempre que sea posible se usarán protectores	Valores alterados propios del embarazo	Poca sensibilidad líquido retroperitoneal	
No retrasar pruebas de imagen			

Radiología

Las recomendaciones publicadas establecen no retrasar pruebas de imagen con indicación clínica en la paciente obstétrica[4,12,24], pese a ello, la desinformación entre facultativos y usuarios sobreestima los riesgos asociados (tabla 3). Se recomienda la realización de Rx tórax y Rx pelvis en el box[4].

Tabla 3
Exposición fetal a radiación

Prueba de imagen	Dosis de radiación (rads)
Rx simple	
Tórax	< 0,001
Pelvis (AP)	0,2
Raquis Cervical	Indetectable
Raquis Torácico	< 0,001
Raquis Lumbar	0,031-4,0
Abdomen (AP)	0,133-0,92
Extremidades	0,0016-0,012
TACTAC	
Cráneo	< 0,05
Abdomen	2,8-4,6
Pélvico	1,94-5,0
Tórax	0,01-0,59

Fuente: adaptado de J Obstet Gynaecol Canada JOGC. 2015; 37(6):553-74

En caso de precisar TAC el riesgo de exposición a radiación del feto es más elevada, dependiendo de: la parte del cuerpo escaneada, la edad gestacional, el número y el grosor de los cortes y el equipo utilizado[4]. El límite de exposición fetal establecido es de 5 rads[4,9]. Hay tres factores que pueden hacernos plantear la necesidad de exponer el feto a radiaciones ionizantes[9,25]:

1. **Perdida de viabilidad:** más importante si se expone durante las primeras dos semanas postconcepción, periodo en el cual la mayoría de las mujeres desconocen su estado[9]. Hay un alto riesgo que no se implante el embrión con una exposición > 50 rads y un elevado porcentaje de aborto espontáneo, aun así, los embriones que se implantan no tendrán efectos nocivos para su salud[4,9].

2. **Potencial teratogénico de las radiaciones ionizantes:** es más importante durante el periodo de organogénesis embrionaria (2-10SG) [4]. Aunque no parece haber riesgos con exposiciones < 5 rads, el riesgo de RCIU se incrementa con exposiciones > 50 rads sobre todo a partir de la 10 SG[4,9]. Los procedimientos radiológicos habituales en la PPTO representan un riesgo de malformación muy bajo para el feto en estadios finales de la gestación > 18 SG dado que ya ha finalizado la organogénesis[4,9].

3. **Efectos carcinogénicos:** son muy discutidos, los riesgos de exposición prenatal son similares a los de exposición durante la infancia[4]. El riesgo de malignidad es < 1 % cuando la exposición acumulada durante la gestación es entre 0-5 rads, aumentando al 1-6 % con dosis acumuladas 5-50 rads y > 6 % con dosis > 50 rads[9]. No se ha reportado aumento de la incidencia de leucemia infantil en estos pacientes[22,23]. El uso de contraste de Gadolinio ha demostrado toxicidad fetal en estudios con animales por lo que su uso es discutido en humanos[4]. El contraste yodado puede ser utilizado si se considera necesario.

En la PPTO el TAC abdomino-pélvico puede ser útil en el diagnóstico de ABP[12,19]. En la valoración de imágenes en PPTO tendremos en cuenta que: presentará cardiomegalia, mediastino ligeramente agrandado y cefalización de los vasos pulmonares, así como ensanchamiento de la articulación sacroilíaca y de la sínfisis púbica[9].

Test de laboratorio

En la analítica inicial, es imperativo realizar un test de embarazo a toda mujer en edad fértil[12]. Los valores que pueden diferir de los estándares de normalidad son: leucocitos > 20.000, fibrinógeno > 4 g/L, D-dímero aumentado, pCO_2 27-32 mmHg, creatinina 50-60 µmol/L, fosfatasa alcalina > 140 UI/L[4].

Eco FAST

Es una herramienta útil para la detección de líquido intraabdominal también en gestante con una sensibilidad 83 % y una especificidad del 100 %[4,12]. Debemos tener en cuenta que es frecuente el sangrado retroperitoneal dado el aumento de flujo uterino[9].

Lavado peritoneal

Puede estar indicado en PPTO para intentar disminuir la exposición fetal a radiación. Se recomienda la técnica abierta sobre la punción a ciegas para minimizar el riesgo de punción uterina[4].

Evaluación fetal

La valoración del feto viable debe iniciarse inmediata o paralelamente al examen físico materno.

Monitorización fetal 24 horas si (> 23S)	Aloinmunización Rh	Ecografía
• Dolor abdominal • Sangrado vaginal • Contracciones > 4 horas • RPM • Registro fetal atípico • Mecanismo de alta energía • Fibrinógeno< 2 g/dl	Anti-D IgG a todas las PPTO con Rh- Dosis única de 300 mg administradas en las primeras 72 horas postraumatismo	• Útil para determinar edad gestacional • Poco útil diagnóstico *abruptio placentae* • Ecografía reglada en todas las PPTO con criterios de ingreso

Monitorización de FCF y actividad uterina

La muerte fetal es una consecuencia esperable de la muerte materna, aun así hay otros factores asociados a la mortalidad fetal[4]. La disminución de perfusión uteroplacentaria y de la oxigenación transplacentaria, nos llevará a la lesión fetal por hipoxia; este compromiso se presentará en forma de alteraciones en el patrón de frecuencia cardiaca fetal (FCF)[4].

Tabla 4

Factores asociados al incremento de mortalidad fetal tras politraumatismo

Hipotensión materna
Elevado Injury Severity Score (ISS) materno
Eyección del vehículo
Fractura pélvica materna
Atropello
Historia alcoholismo materno
Madre adolescente
Accidente de motocicleta
Historia de tabaquismo materno
Ruptura uterina traumática

Fuente: Basado en J Obstet Gynaecol Canada JOC. 2015;37(6):553-74

La EMF se iniciará tan pronto como sea posible en fetos viables (≥ 23 SG) ya que permite la valoración del bienestar fetal y la actividad uterina, siendo predictiva de potenciales complicaciones obstétricas, alteraciones como: desaceleraciones, bradicardia, taquicardia, hacen necesarios otros test así como una resucitación intraútero adecuada[4], a no ser que haya ausencia de latido fetal en la primera valoración ya que la supervivencia es nula[23]. Las contracciones uterinas ocasionales son otro de los hallazgos más frecuentes en PPTO, con una incidencia del 40 % y una resolución del 90 % sin resultados fetales adversos[4]. La intensidad y frecuencia de las contracciones son predictivos de complicaciones[4]. El tiempo durante el que debemos mantener la EMF sigue en discusión[4]. En pacientes con feto viable y traumatismo abdominal se requiere un periodo mínimo de 4 horas con una sensibilidad en la predicción ABP del 100 %[4,9]. Se sugiere hospitalización con EMF continua durante 24 horas en dolor abdominal[4,10], sangrado vaginal, contracciones > 10 min durante 4 horas, > 6 contracciones/hora durante 4 horas, RPM, registro fetal atípico o anormal (taquicardia o bradicardia fetal, desaceleraciones), mecanismo lesional de alto riesgo (alta energía, motocicleta, atropello, eyección del vehículo, ISS elevado), Fibrinógeno < 2 g/dL.

En el caso de fetos no viables < 23SG la FCF se monitorizará vía auscultación Doppler intermitente, dado que ninguna intervención obstétrica alterará los resultados en un feto previable[10,23].

Prevención Aloinmunización Rh y evaluación de la hemorragia materno-fetal

La incidencia de lesión placentaria traumática es del 10-30 %, siendo la mayoría de las hemorragias transplacentarias pequeñas o subclínicas, permitiendo estimar el grado de hemorragia transplacentaria mediante la cuantificación de células fetales en la circulación materna. Este estudio es importante en la prevención de la aloinmunización Rh en madres Rh-, teniendo en cuenta que el antígeno Rh fetal ya se encuentra en la 6 SG y que una cantidad mínima (0,001 ml) puede causar sensibilización[4]. En caso de paciente Rh- con fetos Rh+ se podría producir enfermedad hemolítica en el recién nacido[9]. Por lo que se recomienda la administración de anti-D IgG a todas las PPTO con Rh-. Una dosis única de 300 mg administrada las primeras 72 horas post traumatismo ofrece protección para un paso de 30 ml de sangre fetal al torrente sanguíneo materno[4]. El volumen fetoplacentario estimado es de 120 ml/kg de peso fetal y en más del 90 % de casos la hemorragia materno-fetal es inferior a 30 ml, por este motivo, la mayoría de pacientes están protegidas con una dosis única. Para la determinación cuantitativa podremos utilizar el test de Kleihauer-Betke (KB) o la citometría de flujo para poder determinar la necesidad de dosis adicionales de anti-D IgG[4].

El papel de la ecografía

La ecografía es una herramienta básica para la exploración de la PPTO, pero únicamente estará indicada en el box de urgencias en aquellos casos donde haya dudas de la viabilidad fetal, ya que determinará la actitud a seguir[4]. Aun así no se considera sensible para el diagnóstico de ABP, presentando entre 50-80 % de falsos negativos y aquellos ABP diagnosticados con esta herramienta serán los más aparentes clínicamente por lo que no aportará ninguna mejora diagnóstica, siendo la monitorización fetal la mejor herramienta pronóstica[4]. Pese a ello, se recomienda una exploración ecográfica reglada en toda PPTO que requiera ingreso, siendo de utilidad en: determinar edad gestacional, demostrar latido y ritmo fetal, localizar la placenta y excluir placenta previa, valorar la cantidad de líquido amniótico, determinar longitud cervical, bienestar fetal, detección de anemia fetal mediante pico sistólico de la velocidad de flujo de la arteria cerebral media ACM, determinar posibles lesiones fetales traumáticas y confirmar la muerte fetal[4]. La presencia de lesiones fetales traumáticas en la ecografía tiene un elevado pronóstico de muerte fetal asociada[23].

Controles después del alta

Los criterios de alta hospitalaria son normalización del trazado EMF y membranas intactas en ausencia de contracciones, sangrado vaginal y dolor uterino. En pacientes Rh-, debe haber recibido profilaxis antiD-IgG[10].

16.6 Indicación quirúrgica en la PPTO

La cirugía no se asocia a incremento de la mortalidad fetal[23], pero aumenta el riesgo de parto prematuro. Pese a no estar validado, se recomienda la EMF intraoperatoria en feto viable[5].

16.6.1 Cesárea emergente

Las indicaciones de cesárea emergente serán: shock hemorrágico materno, amenaza vital por exanguinación de cualquier causa, lesión uterina irreparable, distrés fetal en feto viable, lesión espinal toracolumbar inestable materna, muerte materna[5].

16.6.2 Indicaciones quirúrgicas, ¿cuándo hacer la cesárea?

En fetos entre 25-35 SG se requerirá la valoración de obstetras y neonatólogos para determinar estrategia a seguir, pero en caso de requerir cirugía no emergente y ante un feto viable, se presenta la duda de si realizar una cesárea y cuándo hacerlo. Tendremos tres opciones[26]:

- Realizar la cirugía urgente con EMF continua y contemplar la posibilidad de interrumpir el procedimiento para realizar una cesárea emergente de forma simultánea. Esta opción puede evitar la realización de dos procedimientos simultáneos y da la oportunidad de parto vaginal a término[27].

- Realizar primero la cirugía urgente seguida de la cesárea, con el objetivo de obtener mejores resultados en la primera y siempre con EMF continua[26].

- Realizar la cesárea previa a la intervención quirúrgica[26]. Esta opción parece la más adecuada en: gestación a término, necesidad de laparotomía exploradora con manipulación del útero grávido.

En aquellos casos en que se requiera laparotomía exploradora por shock hemorrágico secundario a rotura de vasos útero-ováricos (en la gestación presentan diámetros similares a la VCI), está descrita la extracción de fetos no viables[28].

16.6.3 Laparotomías exploradoras

La decisión del manejo de lesiones en vísceras sólidas puede variar en caso de requerir cesárea emergente, ya que el acceso quirúrgico que proporciona la cesárea puede utilizarse para realizar suturas directas en lesiones que podrían ser tributarias de manejo conservador[29,30]. Cabe destacar que a diferencia de otros PPT el manejo de lesiones penetrantes en el abdomen bajo se tratará de forma más conservadora debido al desplazamiento de las vísceras a la parte superior del abdomen[4].

16.6.4 Fracturas

Las fracturas son el tipo de lesión más frecuente en la PPTO hospitalizada[2], su presencia incrementa el riesgo de desprendimiento de placenta y multiplica por nueve el riesgo de eventos tromboembólicos, por lo que tendrán que recibir profilaxis antitrombótica durante el resto de gestación y postparto[2,20]. En fracturas cerradas se recomienda tratamiento conservador o retrasar la cirugía al postparto[20,31-33] en caso de requerirse tratamiento quirúrgico debemos tener en cuenta las limitaciones del posicionamiento para evitar alteraciones en el flujo uteroplacentario, así como minimizar la exposición radiológica intraoperatoria[27,34,35]. La fractura de pelvis, presenta una incidencia del 1,1 %[36], y conlleva una elevada mortalidad maternofetal[37,38] pudiendo influir también en el manejo médico quirúrgico maternofetal dada la posibilidad de: pérdida sanguínea, lesión uterina, morbilidad fetal asociada, resultados ortopédicos y complicaciones obstétricas[6,39]. Los procedimientos como la arteriografía y la eventual embolización de lesiones arteriales excederán los límites de exposición a radiación ionizante previamente mencionados siendo esta muy variable dependiendo de la complejidad, duración y número de imágenes[34]. La arteria glútea superior ha sido descrita como la más frecuentemente lesionada. Aunque la primera línea de tratamiento es el conservador[40], las técnicas quirúrgicas percutáneas y mínimamente invasivas presentan grandes ventajas sobre técnicas abiertas[37], minimizando el riesgo de lesión fetal[41]. Aquellas pacientes que precisen colocación de fijador externo, serán sometidas a cesárea electiva[42]. Son frecuentes lesiones genitourinarias asociadas[43].

16.6.5 Traumatismo craneoencefálico

En la paciente obstétrica con indicación quirúrgica por traumatismo craneoencefálico (TCE), la indicación de cesárea emergente dependerá de la presencia de sufrimiento fetal o sospecha de ABP[26,44]. En la paciente PPTO neurocrítica deberemos evitar la hipotensión arterial para mantener una adecuada presión de perfusión cerebral[45], así como las alteraciones glicémicas[26]. Los fármacos uterotónicos no están recomendados en presencia de presiones intracraneales (PIC) elevadas. En caso de optarse por el parto vaginal tras una neurocirugía reciente, deberemos tener en cuenta sus limitaciones, dados los efectos deletéreos en la PIC[26].

Bibliografía

1. Romero VC, Pearlman M. Maternal mortality due to trauma. Semin Perinatol. Febrero de 2012;36(1):60-7.

2. El Kady D. Perinatal outcomes of traumatic injuries during pregnancy. *Clin Obstet Gynecol.* Septiembre de 2007;50(3):582-91.

3. Mirza FG, Devine PC, Gaddipati S. Trauma in pregnancy: a systematic approach. *Am J Perinatol.* Agosto de 2010;27(7):579-86.

4. Jain V, Chari R, Maslovitz S, Farine D, Bujold E, Gagnon R, *et al.* Guidelines for the Management of a Pregnant Trauma Patient. *J Obstet Gynaecol Can.* Junio de 2015;37(6):553-71.

5. Petrone P, Talving P, Browder T, Teixeira PG, Fisher O, Lozornio A, *et al.* Abdominal injuries in pregnancy: a 155-month study at two level 1 trauma centers. *Injury.* Enero de 2011;42(1):47-9.

6. Aboutanos MB, Aboutanos SZ, Dompkowski D, Duane TM, Malhotra AK, Ivatury RR. Significance of Motor Vehicle Crashes and Pelvic Injury on Fetal Mortality: A Five-Year Institutional Review. *J Trauma Inj Infect Crit Care.* Septiembre de 2008;65(3):616-20.

7. Huls CK, Detlefs C. Trauma in pregnancy. Semin Perinatol. Febrero de 2018;42(1):13-20.

8. Stokes SC, Rubalcava NS, Theodorou CM, Bhatia MB, Gray BW, Saadai P, *et al.* Recognition and management of traumatic fetal injuries. *Injury.* Abril de 2022;53(4):1329-44.

9. Raja AS, Zabbo CP. Trauma in Pregnancy. *Emerg Med Clin North Am.* Noviembre de 2012;30(4):937-48.

10. Murphy NJ, Quinlan JD. Trauma in pregnancy: assessment, management, and prevention. *Am Fam Physician*. 15 de noviembre de 2014;90(10):717-22.

11. Yonkers KA, Smith MV, Forray A, Epperson CN, Costello D, Lin H, *et al*. Pregnant Women With Posttraumatic Stress Disorder and Risk of Preterm Birth. *JAMA Psychiatry*. 1 de agosto de 2014;71(8):897.

12. Lucia A, Dantoni SE. Trauma Management of the Pregnant Patient. Crit Care Clin. Enero de 2016;32(1):109-17.

13. Williams JK, McClain L, Rosemurgy AS, Colorado NM. Evaluation of blunt abdominal trauma in the third trimester of pregnancy: maternal and fetal considerations. *Obstet Gynecol*. Enero de 1990;75(1):33-7.

14. Leggon RE, Wood GC, Indeck MC. Pelvic fractures in pregnancy: factors influencing maternal and fetal outcomes. *J Trauma*. Octubre de 2002;53(4):796-804.

15. Aniuliene R, Proseviciūte L, Aniulis P, Pamerneckas A. [Trauma in pregnancy: complications, outcomes, and treatment]. Med Kaunas Lith. 2006;42(7):586-91.

16. Johnson JD, Oakley LE. Managing minor trauma during pregnancy. *J Obstet Gynecol Neonatal Nurs JOGNN*. Octubre de 1991;20(5):379-84.

17. Saphier NB, Kopelman TR. Traumatic Abruptio Placenta Scale (TAPS): a proposed grading system of computed tomography evaluation of placental abruption in the trauma patient. *Emerg Radiol*. Febrero de 2014;21(1):17-22.

18. Wei SH, Helmy M, Cohen AJ. CT evaluation of placental abruption in pregnant trauma patients. *Emerg Radiol*. Septiembre de 2009;16(5):365-73.

19. Lowdermilk C, Gavant ML, Qaisi W, West OC, Goldman SM. Screening Helical CT for Evaluation of Blunt Traumatic Injury in the Pregnant Patient. *RadioGraphics*. Octubre de 1999;19(suppl_1):S243-55.

20. Matthews G, Hammersley B. A case of maternal pelvic trauma following a road traffic accident, associated with fetal intracranial haemorrhage. *J Accid Emerg Med*. Marzo de 1997;14(2):115-7.

21. Sadro CT, Zins AM, Debiec K, Robinson J. Case report: lethal fetal head injury and placental abruption in a pregnant trauma patient. *Emerg Radiol*. Abril de 2012;19(2):175-80.

22. Barraco RD, Chiu WC, Clancy TV, Como JJ, Ebert JB, Hess LW, *et al*. Practice Management Guidelines for the Diagnosis and Management of Injury in the Pregnant Patient: The EAST Practice Management Guidelines Work Group. *J Trauma Inj Infect Crit Care*. Julio de 2010;69(1):211-4.

23. Grossman NB. Blunt trauma in pregnancy. *Am Fam Physician*. 1 de octubre de 2004;70(7):1303-10.

24. Masselli G, Derme M, Laghi F, Framarino-dei-Malatesta M, Gualdi G. Evaluating the Acute Abdomen in the Pregnant Patient. *Radiol Clin North Am*. Noviembre de 2015;53(6):1309-25.

25. Horstmann P, Larsen CF, Grønborg H. Adherence to protocol in pregnant trauma patients? A 12-year retrospective study. *Eur J Trauma Emerg Surg*. Octubre de 2014;40(5):561-6.

26. Tawfik M, Badran B, Eisa A, Barakat R. Simultaneous cesarean delivery and craniotomy in a term pregnant patient with traumatic brain injury. *Saudi J Anaesth*. 2015;9(2):207.

27. Schwarzkopf R, Gross SC, Coopersmith A, Gidumal R. Ankle Fracture Surgery on a Pregnant Patient Complicated by Intraoperative Emergency Caesarian Section. Case Rep Orthop. 2013;2013:1-4.

28. Takehana CS, Kang YS. Acute traumatic gonadal vein rupture in a pregnant patient involved in a major motor vehicle collision. *Emerg Radiol*. Agosto de 2011;18(4):349-51.

29. Icely S, Chez RA. Traumatic liver rupture in pregnancy. *Am J Obstet Gynecol*. Abril de 1999;180(4):1030-1.

30. Sorensen VJ, Bivins BA, Obeid FN, Horst HM. Management of general surgical emergencies in pregnancy. *Am Surg*. Abril de 1990;56(4):245-50.

31. Sorbi F, Sisti G, Di Tommaso M, Fambrini M. Traumatic tibia and fibula fracture in a 36 weeks' pregnant patient: a case report. *Ochsner J*. 2013;13(4):547-9.

32. Atıcı Y, Üzümcügil O, Yalçınkaya M, Atıcı A, Kabukçuoğlu YS, Öztürkmen Y. [Treatment of a pregnant patient with bilateral traumatic bimalleolar ankle fracture: a case report]. Eklem Hast Ve Cerrahisi Jt Dis Relat Surg. 2013;24(1):53-7.

33. Senst W, Schüssling G, Scholz E. [Traumatic injury complicating pregnancy (author's transl)]. Zentralbl Chir. 1980;105(17):1113-21.

34. Matthews LJ, McConda DB, Lalli TAJ, Daffner SD. Orthostetrics: Management of Orthopedic Conditions in the Pregnant Patient. *Orthopedics* [Internet]. Octubre de 2015 [consultado 13 de julio de 2022];38(10). Disponible en: https://journals.healio.com/doi/10.3928/01477447-20151002-53

35. Porter SE, Russell GV, Qin Z, Graves ML. Operative Fixation of Acetabular Fractures in the Pregnant Patient. *J Orthop Trauma*. Septiembre de 2008;22(8):508-16.

36. Almog G, Liebergall M, Tsafrir A, Barzilay Y, Mosheiff R. Management of pelvic fractures during pregnancy. *Am J Orthop Belle Mead NJ*. Noviembre de 2007;36(11):E153-159.

37. Almeida Herdoíza C, Barros Prieto E. Manejo de fractura pélvica en paciente gestante. A propósito de un caso. *Rev Colomb Ortop Traumatol*. Marzo de 2015;29(1):36-40.

38. Lo BM, Downs EJ, Dooley JC. Open-Book Pelvic Fracture in Late Pregnancy: Pediatr Emerg Care. Septiembre de 2009;25(9):586-7.

39. Occelli B, Depret-Mosser S, Renault B, Therby D, Codaccioni X, Monnier JC. [Pelvic trauma and pregnancy. Literature review and case report]. Contracept Fertil Sex 1992. Diciembre de 1998;26(12):869-75.

40. Amorosa LF, Amorosa JH, Wellman DS, Lorich DG, Helfet DL. Management of Pelvic Injuries in Pregnancy. *Orthop Clin North Am*. Julio de 2013;44(3):301-15.

41. Pape HC, Pohlemann T, Gänsslen A, Simon R, Koch C, Tscherne H. Pelvic fractures in pregnant multiple trauma patients. *J Orthop Trauma*. Mayo de 2000;14(4):238-44.

42. Stohlner V, Gill JR, Murphy CG, Carrothers AD. Definitive use of external fixation for pelvic ring injuries (open book/APC2) in pregnancy. BMJ Case Rep. 16 de diciembre de 2015;bcr2015212690.

43. Atkinson. Pelvic Fracture in the Pregnant Patient. *J Med Cases* [Internet]. 2013 [consultado 13 de julio de 2022]; Disponible en: http://www.journalmc.org/index.php/JMC/article/view/1006

44. Cohen-Gadol AA, Friedman JA, Friedman JD, Tubbs RS, Munis JR, Meyer FB. Neurosurgical management of intracranial lesions in the pregnant patient: a 36-year institutional experience and review of the literature: Clinical article. *J Neurosurg*. Diciembre de 2009;111(6):1150-7.

45. Yoo KY, Kim TS, Jeong CW, Kim SJ, Jeong ST, Jeong SW, *et al*. Anaesthetic requirements and stress hormone responses in acute cord-injured patients undergoing surgery of the injured spine: *Eur J Anaesthesiol*. Abril de 2009;26(4):304-10.

Compromiso de
reciclaje